呼吸系统疾病的
中西医护理

张　娇　主编

李顺保　主审

学苑出版社

图书在版编目（CIP）数据

呼吸系统疾病的中西医护理/张娇主编. —北京：学苑
出版社，2022.7
ISBN 978-7-5077-6441-3

Ⅰ.①呼… Ⅱ.①张… Ⅲ.①呼吸系统疾病－中西医
结合－护理 Ⅳ.①R473.56

中国版本图书馆 CIP 数据核字（2022）第 120165 号

责任编辑：付国英
出版发行：学苑出版社
社　　址：北京市丰台区南方庄 2 号院 1 号楼
邮政编码：100079
网　　址：www.book001.com
电子信箱：xueyuanpress@163.com
电　　话：010－67603091（总编室）、010－67601101（销售部）
印 刷 厂：廊坊市都印印刷有限公司
开本尺寸：787×1092　1/16
印　　张：32
字　　数：470 千字
版　　次：2022 年 8 月第 1 版
印　　次：2022 年 8 月第 1 次印刷
定　　价：198.00 元

主　编　张　娇

副主编　（以姓氏笔画为序）

陈海燕　周秀娟

魏李萍

主　审　李顺保

序

　　呼吸系统疾病是多发病、常见病。21 世纪以来，因吸烟、环境污染、病原微生物吸入，以及我国人口年龄老化日趋上升，呼吸系统疾病不仅发病率高，且死亡率已次于肿瘤、脑血管病而居第三位。21 世纪，呼吸系统传染病又发生多起，且流行范围广，如 2003 年冬春的传染性非典型肺炎（SARS），2013 年后发生的 H_7N_9 流感及其他流感，以及目前仍在全球范围肆虐的新型冠状病毒肺炎。鉴于此，对呼吸系统疾病，特别是呼吸系统传染病，应该早预防、早诊断、早治疗，力争降低病死率，是当务之急。

　　呼吸系统疾病的治疗固然重要，但护理亦不可忽视。常言道："三分治疗，七分护理。"据不完全统计，全面系统达标的护理，可以使住院病人提前三天出院；反之，则可使住院病人延迟出院。社区呼吸系统疾病病人，家庭护理尤为重要，良好达标的护理可以减少病人的感染和其他并发症，且可降低住院率，提高治愈率。鉴于此，我们组织长期从事呼吸系统疾病临床一线的护理工作者，编写本书，殷切希望能对从事该护理事业的护士同仁们有所裨益。

　　在此特别指出，自古以来，医护一体。早在周朝就有护理专职人员，《周礼·天官》所载医事制度中，在医师之下就设有"士""府""史""徒"等，"徒"即兼有护理病人的职能，著名的中医经典《黄帝内经》中也阐述了起居护理、饮食护理、病证护理、情志护理、音乐护理等。随着时代的进步，中医护理更趋成熟。1959年我国第一所中医护校在南京创立。20世纪80年代，各地中医药大学均建立了中医护理学院，编写和出版多部中医护理学教材，不仅培养出中医护理本科生，还陆续培养出中医护理硕士和博士，从而揭开中医护理高等教育的新局面。

我们在编写本书时，开辟以人体系统为纲的护理学之路，但亦遵循中医护理学的宗旨和原则，即从评估护理始，循整体护理、辨证施护、环境护理、饮食护理、情志护理、同病异护、异病同护、护理适宜技术等等方面进行撰写。另外，我们又根据呼吸系统疾病的特殊性，重视保持呼吸道的通畅而注意清理呼吸道，防止呼吸道感染，故我们除抗生素治疗外，还强调在操作中消毒，保护肺脏组织而施行氧疗，促进肺脏血液循环而施行支持疗法等，并且有机地结合中西医护理，取中西医护理之长，提高呼吸系统的护理水平和护理质量，走对走好按人体系统进行疾病护理的创新之路，以翼达到《中医药发展战略规划纲要（2016～2030年）》提出的"发挥中医护理特色和优势，提高人们生存质量"的要求。

我是一名从事内科临床一线工作56年的医生，深知"不懂护理，不是一名合格的医生"的至理，故而在大学毕业实习的一年里，利用夜班、晨班和休息日，自觉而又悄然地跟随护士学习护理知识、规范操作和护理常规等。这些宝贵经历，让我后来担当科室主任时，虽然护理工作操作熟练程度较护士稍有逊色，但指导和监督护士站工作得心应手。故而科室的医护能力共同提高，确保医疗安全，不仅提高了治愈率，且建立了良好的医患关系，无一例投诉。

本人荣幸担当该书的主审，全力以赴对书稿进行了认真详审，

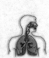

以臻完善。

　　诚然，我们的护理理论和护理工作水平有限，不足之处难免，恳请护理专家学者指正！

　　编写组力推我撰写序，乐为序。

　　　　　　　　　　八十二岁叟李顺保主任医师写于金城苔花斋

　　　　　　　　　　2021 年 3 月 15 日

前　　言

随着医学科学的发展及护理模式的转变，临床护理工作面临着新的挑战，要求护理人员不但要有娴熟的护理技术，还要全面掌握专科疾病知识和相关学科疾病知识。《中医药发展战略规划纲要（2016—2030 年）》提出：加强中医护理在老年病、慢性病防治和养生康复中的作用，发挥中医护理特色和优势，注重中医护理技术在社区和家庭护理工作中的应用以及在社区慢性病管理中的作用，提供具有中医护理特色的康复和健康指导，提高人们生存质量。

我们结合临床实际工作，针对临床护士所需要的中西医护理知识和护理技能，组织编写了《呼吸系统疾病的中西医护理》一书。本书编写结合了中医学理论和现代医学理论，集呼吸系统疾病常见症状的中西医护理、呼吸系统常见疾病的中西医护理、呼吸系统传染病的中西医护理、呼吸系统疾病行相关诊疗术后的中西医护理、行呼吸支持技术后的中西医护理、呼吸系统疾病的临床体征检查、护士的职业安全防护、病房和家庭环境防护、中药用药护理为一体，进行了全面的描述，内容简洁、易懂，便于护理人员学习。我们相信，本书的出版将有利于护理人员全面、系统地学习呼吸系统疾病专科知识和中西医护理技能，促进专科护理队伍的建设，有利于专科护理的发展，是一本实用的护理书籍。

本书副主编魏李萍负责撰写第一章、第六章、第七章、第八章，主编张娇负责撰写第二章（第一节至第十七节）、副主编周秀娟负责撰写第二章（第十八节至第二十二节）、第三章，副主编陈海燕负责撰写第四章、第五章、第九章，最后由主编统稿、修正，再由主审审阅后定稿。

　　由于编写时间仓促，编者的能力和水平有限，难免存在错误和疏漏，恳请专家、同行、读者斧正。

　　该书的顺利出版得到学苑出版社的指导和大力支持，我们深表谢忱！

编　者

2021 年 3 月 1 日

目　　录

3

目
录

第一章 呼吸系统疾病常见症状的中西医护理

第一节 发热的中西医护理

发热（pyrexia）是呼吸系统疾病的常见临床症状之一，常见于流行性感冒、肺炎、急性支气管炎等。

【病因】

1. 由病毒、细菌等病原体感染引起。

2. 由于白细胞减少和（或）功能缺陷、免疫抑制剂的应用、贫血或营养不良等疾病导致机体抵抗力下降，继发各种感染所致。

3. 肿瘤细胞所产生的内源性致热因子，如肿瘤坏死因子（TNF）、白细胞介素，引起的恶性肿瘤病人的发热。

4. 中医病因

多为外感六淫、温邪疫毒而出现发热病证。以风温、湿温病证多见。风温是外感风热，正气不足所致。湿温是外感湿热，内伤饮食所致。

【测量方法】

1. 腋下测温：需 10 分钟。

2. 口腔舌下或直肠测温：需 3 分钟。

【发热程度】

以口腔温度为标准，可将发热程度分为：低热：37.5℃～38℃；中度发热：38.1℃～39℃；高热：39.1℃～41℃；超高热：>41℃。

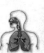

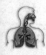

【临床表现】

体温高于正常温度，常伴有全身中毒症状，如头痛、关节疼痛、肢体酸痛、乏力、呼吸困难等。

【辅助检查】

1. 实验室检查：血液常规检查、尿常规、血液培养加药物敏感试验检查以及血沉、降钙素原、C 反应蛋白、内毒素检测。不同感染部位的分泌物、渗出物或排泄物的细菌涂片或培养等。

2. 影像学检查：胸部 X 线检查、胸部 CT 检查及胸部核磁检查有助于诊断。

【护理评估】

1. 病史

了解病人发热出现的缓急、热度及热型特点。有无感染诱因，如受凉、过度疲劳、与感染性疾病病人的接触史等。有无常见感染性疾病的临床表现，如咳嗽咳痰、胸痛、呼吸困难等。

2. 身体评估

观察病人生命体征，特别是体温变化情况。评估病人有无其他体征，如口腔黏膜有无溃疡，皮肤有无红肿破溃，牙龈有无出血，咽、扁桃体有无充血肿大，肺部有无湿啰音，腹部有无压痛等。

【常见护理问题】

1. 体温过高：与感染有关。

2. 舒适的改变：与感染、体温高有关。

【中西医护理】

（一）一般护理

1. 保持病室内温度在 20℃～24℃、湿度 55%～60%，经常通风换气。

2. 病人宜穿透气、棉质衣服，高热寒战时给予保暖，出汗较多时应及时更换衣物。

3. 给予卧位休息，采取舒适体位，减少机体热量的消耗。

（二）病情观察

1. 定期监测体温、观察感染灶的临床症状及临床体征变化，做好记录。

2. 协助医生做好各项检验标本的采集及送检工作。

3. 遵医嘱正确配置和输注抗生素等药物，并注意观察用药效果。

（三）有效降温

1. 给予物理降温或药物降温，降温过程中应密切观察体温、脉搏变化及出汗情况。

（1）物理降温可用冰帽、冰袋冷敷头部或大动脉走行处，可有效降低头部温度。

（2）对高热烦躁者可用25%～50%的酒精擦浴。

（3）对高热伴寒战、四肢厥冷者可用32℃～35℃的温水擦浴。

（4）高热惊厥者可采用冬眠疗法或亚冬眠疗法。

2. 降温时的注意事项

（1）冷敷时应避免长时间冷敷同一部位，以防局部冻伤。

（2）注意观察周围循环情况，如有脉搏细速、面色苍白、四肢厥冷者禁用冷敷和酒精擦浴。

（3）全身发疹或有出血倾向者禁忌酒精擦浴。

（4）药物降温时不可短时间内将体温降至过低，以免引起虚脱。

（5）应用冬眠疗法降温前应先补充血容量，并密切观察生命体征。

（四）饮食护理

1. 鼓励饮食高热量、高维生素、高营养的半流食或软食，补充身体所需营养。

2. 指导摄入足够水分防止脱水，每日2000 mL以上，必要时静脉补液，维持水、电解质平衡。

（五）辨证施护

1. 风热病邪由口鼻、皮毛而入，肺位居高，首当其冲，故见发热、恶风、咳嗽、口微渴等症。治以清热、宣肺、化痰为主。湿温是由湿热病邪所引起的以脾胃病变为中心的急性外感热病，初起以身热不扬、头身困重、胸闷脘痞、汗出热不解、苔白腻、脉濡缓为主要症状。治以清热化湿为主。

2. 密切观察体温变化，注意发热的时间、程度及热型。轻者热势不高，时间短暂，汗出而解；高热持续不退、神昏谵语或身热骤降、面色苍白、汗出肢冷，应立即报告医生。

3. 邪热壅肺、热炽阳明者，病室宜凉爽，首选温水擦浴以祛邪热；湿热中阻者及时修剪指甲，皮肤痒甚者可用苦参 30 g 煎水外洗或用止痒酊外擦，切勿搔抓。

4. 邪犯肺卫者，宜食宣肺泄热之品，如薄荷茶、桑菊饮等，宜可用薄荷粥，每日服 1～2 次。邪热壅肺、热炽阳明者，宜食清热生津、化痰之品，如金银花茶、绿豆汤、西瓜汁、梨汁等。肺热发疹者宜食清热凉营之品，如藕汁、鲜芦根饮等。肺胃阴伤者，宜进滋阴润肺、益胃生津之品，如百合、银耳、甲鱼等。湿遏卫气者宜食轻宣化湿之品，如鲜芦根薏仁粥，每日 1～2 次。湿热中阻者宜食清热化湿之品，如冬瓜、白萝卜、赤豆、薏仁等。

5. 中药汤剂多宜凉服，药后多饮水，并观察体温变化及出汗情况。服止咳药后不宜多饮水。

6. 风温发热可取大椎、风池、曲池、合谷、列缺、外关穴刮痧。亦可用中药擦浴、针刺、拔罐等辅助治疗。

第二节 咳嗽的中西医护理

咳嗽（cough）是由于延髓咳嗽中枢受刺激引起，是一种反射性防御反应，通过咳嗽可以清除呼吸道分泌物及气道内异物。来自耳、鼻、咽、喉、支气管、胸膜等感受区的刺激传入延髓咳嗽中枢，该中枢再将冲动传向运动神经，即喉下神经、膈神经和脊髓神经，分别引起咽肌、膈肌和其他呼吸肌的运动来完成咳嗽动作，表现为深吸气后，声门关闭，继以突然剧烈的呼气，冲出狭窄的声门裂隙产生咳嗽动作和发出声音。咳嗽伴痰液称为湿性咳嗽。咳嗽无痰称为干性咳嗽。

【病因】

1. 呼吸道感染

当鼻咽部至小支气管整个呼吸道黏膜受到刺激时，均可引起咳嗽。呼吸道感染是引起咳嗽、咳痰最常见的原因，如上呼吸道感染、支气管炎、支气管扩张症、肺炎、肺结核等。

2. 胸膜疾病

胸膜分为脏层和壁层。脏层包裹在肺的表面；壁层衬贴于胸壁的内面、纵隔外面和膈的上面。胸膜脏、壁两层相互移行，形成左右两个完全密闭的膜性囊腔。因肺突入膜性囊，正常脏、壁两层间有潜在间隙，此间隙即胸膜腔。如各种原因所致的胸膜炎、胸膜间皮瘤、自发性气胸或胸腔穿刺等均可引起咳嗽。

3. 心血管疾病

二尖瓣狭窄或其他原因所致左心衰竭引起肺瘀血或肺水肿时，因肺泡及支气管内有浆液性或血性渗出物，可引起咳嗽。另外，右心或体循环静脉栓子脱落造成肺栓塞时也可引起咳嗽。

4. 中枢神经因素

从大脑皮质发出冲动传至延髓咳嗽中枢，可随意引起咳嗽反射或抑制咳嗽反射。如皮肤受冷刺激或三叉神经分布的鼻黏膜及舌咽神经支配的咽峡部黏膜受刺激时，可反射性引起咳嗽。脑炎、脑膜炎时也可出现咳嗽。

5. 过敏因素

过敏体质者吸入致敏物，如过敏性鼻炎、外源性支气管哮喘等。

6. 其他因素所致慢性咳嗽

如服用血管紧张素转化酶抑制剂后咳嗽、胃食管返流病所致咳嗽和习惯性及心理性咳嗽等。

7. 中医病因

中医认为，咳嗽之病因有外感六淫和内邪干肺两类。气候突变，人体卫外功能减退或调摄失宣，六淫外邪及烟尘秽浊之气，由口鼻、皮毛乘虚而入，侵袭肺卫，致肺失宣降，气道不利，肺气上逆而作咳。风为六淫之首，他邪多与风邪相合侵袭人体，故临床多见风寒、发热、风燥等不同证型咳嗽。内伤咳嗽由脏腑功能失调，内邪干肺所致。肺系疾病迁延不愈，肺脏虚弱，阴伤气耗，肺主气功能失调，肃降无权，肺气上逆发为咳嗽。或肺气亏虚，气不化津，津聚成痰，肺失宣降，气逆而咳嗽。或肺阴不足，肺失濡润，阴虚火旺，虚火灼津成痰，痰阻气道，肺失宣降而上逆咳嗽。

【临床表现】

（一）症状

1. 咳嗽的性质

（1）咳嗽无痰或痰量极少，称为干性咳嗽。干咳或刺激性咳嗽常见于急性或慢性咽喉炎、喉癌、急性支气管炎初期、气管受压、支气管异物、支气管肿瘤、胸膜疾病、原发性肺动脉高压以及二尖瓣狭窄等。

（2）咳嗽伴有咳痰称为湿性咳嗽，常见于慢性支气管炎、支气管扩张、肺炎、肺脓肿和空洞型肺结核等。

2. 咳嗽的时间与规律

（1）突发性咳嗽常由于吸入刺激性气体或异物、淋巴结或肿瘤压迫气管或支气管分叉处所引起。发作性咳嗽可见于百日咳、支气管内膜结核以及以咳嗽为主要症状的支气管哮喘（变异性哮喘）等。

（2）长期慢性咳嗽，多见于慢性支气管炎、支气管扩张、肺脓肿及肺结核。

（3）夜间咳嗽常见于左心衰竭和肺结核病人，引起夜间咳嗽的原因，可能与夜间肺瘀血加重及迷走神经兴奋性增高有关。

3. 咳嗽的音色

（1）咳嗽声音嘶哑，多为声带的炎症或肿瘤压迫喉返神经所致。

（2）犬吠样咳嗽，表现为连续阵发性剧咳伴有高调吸气回声，多见

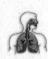

于会厌、喉部疾患或异物吸入等。

（3）金属音咳嗽，常见于因纵隔肿瘤、主动脉瘤或支气管癌直接压迫气管所致的咳嗽。

（4）嘶哑性咳嗽多见于喉炎、喉结核、喉癌和喉返神经麻痹等。

（5）咳嗽声音低微或无力，见于严重肺气肿及极度衰弱者。

4. 咳嗽伴随症状

（1）咳嗽伴发热：多见于急性上、下呼吸道感染、肺结核、胸膜炎等。

（2）咳嗽伴胸痛：常见于肺炎、胸膜炎、支气管肺癌、肺栓塞和自发性气胸等。

（3）咳嗽伴呼吸困难：见于喉水肿、喉肿瘤、支气管哮喘、慢性阻塞性肺病、重症肺炎、肺结核、大量胸腔积液、气胸、肺瘀血、肺水肿及气管或支气管异物。

（4）咳嗽伴咯血：常见于支气管扩张、肺结核、肺脓肿、支气管肺癌、二尖瓣狭窄、支气管结石、肺含铁血黄素沉着症等。

（5）咳嗽伴大量脓痰：常见于支气管扩张、肺脓肿、肺囊肿合并感染和支气管胸膜瘘。

（6）咳嗽伴有哮鸣音：多见于支气管哮喘、慢性喘息性支气管炎、心源性哮喘、弥漫性泛细支气管炎、气管与支气管异物等。当支气管肺癌引起气管与支气管不完全阻塞时可出现呈局限性分布的吸气性哮鸣音。

（7）咳嗽伴有杵状指（趾）：常见于支气管扩张、慢性肺脓肿、支气管肺癌和脓胸等。

（二）临床体征

听诊两肺的呼吸音正常或增粗，或可闻及干湿啰音。

【护理评估】

1. 病史

询问有无呼吸道感染、刺激性气体或粉尘吸入、服用血管紧张素转化酶抑制药等导致咳嗽的原因。询问咳嗽发生与持续的时间、规律、性质、程度、音色、伴随症状，咳嗽与体位、气候变化的关系。评估有无焦虑或抑郁等不良情绪反应，评估是否对日常生活和睡眠造成影响。

2. 身体评估

评估生命体征及意识状态，尤其是体温、呼吸形态。评估营养状况及病人体位，有无端坐呼吸等。评估病人皮肤黏膜，有无出汗、发绀等。评估两肺呼吸运动的一致性，是否有异常呼吸音和干、湿性啰音。

【常见护理问题】

1. 清理呼吸道无效：与呼吸道分泌物过多，痰液黏稠不易咯出有关。

2. 胸痛：与频繁咳嗽刺激有关。

3. 潜在并发症：咯血，与咳嗽、肺络受损有关。

【中西医护理】

（一）一般护理

1. 提供安静、舒适的病室环境，保持室内空气清新、洁净，注意通风。室温在18℃～22℃、湿度55%～60%，以充分发挥呼吸道的自然防御功能。

2. 慢性咳嗽病人能量消耗增加，应给予足够热量的饮食。适当增加蛋白质和维生素，避免油腻、辛辣刺激的食物。补充水分，每天饮水量达1.5～2 L，有利于呼吸道黏膜的湿润，使痰液稀释容易排出。

3. 保持舒适体位，采取坐位或半坐位有助于改善呼吸和咳嗽排痰。

（二）病情观察

1. 观察咳嗽的时间、节律、性质、声音以及加重因素。咳嗽程度是重是轻，是单声还是连续性咳，或者发作性剧咳，是否嗅到各种不同异味时咳嗽加剧，对咳嗽原因的鉴别有重要意义。

2. 观察体温、呼吸等生命体征变化，出现胸闷喘憋、胸胁引痛、头晕头痛、尿量减少或出现体温骤降、四肢不温、心慌、悸动不安、汗出、嗜睡等情况，应立即汇报医生，配合抢救。

3. 观察咳嗽伴随症状

（1）肺炎、肺脓肿、脓胸、胸膜炎等病人咳嗽可伴高热、胸痛。

（2）支气管扩张、肺结核（尤其是空洞型）、支气管肺癌病人可伴咯血。

（3）伴大量脓臭痰，将痰收集静置后出现明显分层现象多见于支气管扩张和肺脓肿病人。

（4）伴随有进行性体重下降须考虑有无支气管肺癌或结核等。

（三）用药护理

遵医嘱给予抗生素、止咳及祛痰药物，用药期间注意观察药物的疗效及不良反应。向湿性咳嗽及排痰困难病人解释并说明可待因等强镇咳药会抑制咳嗽反射，加重痰液的聚积，切勿自行服用。

（四）辨证施护

1. 外感咳嗽多起病急，病程短，常伴恶寒、发热、头痛等肺卫症状。内伤咳嗽多起病缓，病程长，因情志不遂，或饮食肥甘、生冷，或劳累受凉而加重，常反复发作，身无表证。治疗咳嗽应分清邪正盛衰和证候虚实。

2. 外感咳嗽，以祛邪利肺为主，忌敛涩留邪。风寒袭肺，当疏风散寒，宣肺止咳。风热犯肺，则疏风清热，宣肺止咳。风燥伤肺，则疏风清肺，润燥止咳。

3. 内伤咳嗽，标实为主者，当祛邪止咳。本虚为主者，当扶正补虚。虚实夹杂者，当酌情兼顾，防宣散伤正。

4. 根据气候变化适当增减衣服，忌直接当风，防复感。避免烟尘、花粉、异味刺激，禁止吸烟。盗汗者及时擦干汗液，更换湿衣被。注意休息，避免劳累。在病情许可的情况下适当进行散步、呼吸操、太极拳等锻炼。

5. 饮食以清淡、易消化、富营养为原则。忌肥甘厚味、辛辣刺激、粗糙之品，戒烟酒。多食新鲜果蔬。鼓励病人多饮水。风寒袭肺者，饮食宜温热，以宣肺散寒之品为宜，如葱白、生姜、紫苏叶等，可服杏仁粥、杏仁奶止咳。风热犯肺者，以清热化痰止咳之品为宜，如白萝卜、梨、枇杷、川贝、竹沥水等，干咳作呛、痰少质黏难咯者可食川贝蒸梨，或雪梨膏。风燥伤肺者，以疏风润燥之品为宜，如苏叶、桑叶、银耳、

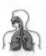

梨、黄瓜、番茄、油菜等，可频饮甘蔗汁、酸梅汤等。

6. 情志护理：病程较长者，应予以安慰和鼓励，消除思想顾虑，增强康复信心，可采用五行音乐疗法。肝火犯肺者，应劝慰病人戒怒，避免情绪激动。

第三节　咳痰的中西医护理

咳痰（expectoration）是借助支气管黏膜上皮的纤毛运动、支气管平滑肌的收缩及咳嗽反射，将呼吸道分泌物经口腔排出体外的动作。

【病因】

正常支气管黏膜腺体和杯状细胞只分泌少量黏液，以保持呼吸道黏膜的湿润。当呼吸道发生炎症时，黏膜充血、水肿，黏液分泌增多，毛细血管壁通透性增加，浆液渗出。此时含红细胞、白细胞、巨噬细胞、纤维蛋白等的渗出物与黏液、吸入的尘埃和某些组织破坏物等混合而成痰，随咳嗽动作排出。

中医认为，机体因外感六淫、内邪伤肺致咳嗽咳痰。外感风寒之邪袭肺，肺卫失宣，寒邪郁肺，气不布津，凝聚为痰，故咳痰稀薄色白。外感风热犯肺，肺失宣降，肺热灼津成痰，痰黏色白或黄稠，咯吐不爽。外感风燥伤肺，肺失濡润，燥热伤津，则无痰或痰少而黏难咯。内邪干肺，痰热壅肺，热伤肺络，热灼津液，肺失清肃，痰多质黏色黄难咯。或肺气亏虚，气不化津，津聚成痰。肺阴不足，肺失濡润，阴虚火旺，虚火灼津成痰，痰阻气道，肺失宣降而上逆咳嗽。

【临床表现】

（一）症状

1. 痰液的性状

痰液的性状可分为黏液性、浆液性、脓性、血性等。黏液性痰多见于急性支气管炎、支气管哮喘及大叶性肺炎初期，也可见于慢性支气管炎、肺结核等。浆液性痰见于肺水肿。脓性痰见于化脓性细菌性下呼吸道感染。血性痰是由于呼吸道黏膜受侵害、损害毛细血管或血液渗入肺泡所致。恶臭痰提示有厌氧菌感染。铁锈色痰为典型肺炎球菌肺炎的特征。黄绿色或翠绿色痰，提示铜绿假单胞菌感染。痰白黏稠、牵拉成丝难以咳出，提示有白色念珠菌感染。粉红色泡沫痰是肺水肿的特征。大量稀薄浆液性痰中含粉皮样物，提示棘球蚴病。如果日咳痰量数百至1000 mL 浆液泡沫痰，还需考虑肺泡癌的可能。

2. 痰量

痰量少时每天仅数毫升，多可达数百毫升，一般将 24 小时痰量超过100 mL 定为大量痰。急性呼吸道炎症时痰量较少，痰量增多常见于支气管扩张症、肺脓肿和支气管胸膜瘘。痰液黏稠难以咳出时要警惕病人是否有体液不足，痰量原来较多而突然减少，伴发热，可能为支气管引流不畅所致。

（二）临床体征

听诊两肺呼吸音正常或增粗，或可闻及干湿啰音。

【护理评估】

1. 病史

询问痰液的颜色、性质、量、气味和有无肉眼可见的异物等。慢性咳嗽伴咳痰常见于慢性支气管炎、支气管扩张症、肺脓肿和空洞型肺结核等。评估病人有无焦虑或抑郁等不良情绪反应，评估是否对病人日常生活和睡眠造成影响。

2. 身体评估

评估病人生命体征及意识状态，尤其是体温和呼吸变化。评估病人营养状况，有无营养不良表现。评估病人有无端坐呼吸、排痰困难、胸痛、发绀等症状。

【常见护理问题】

1. 清理呼吸道无效：与呼吸道分泌物过多，痰液黏稠不易咯出有关。

2. 胸痛：与频繁咳嗽、咳痰有关。

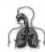

3. 潜在并发症：发绀，与咳痰不利，痰液阻塞气道有关。

【中西医护理】

（一）一般护理

1. 病室环境安静、舒适，保持室内空气清新、洁净，注意通风。室温在18℃～22℃、湿度55%～60%。

2. 保持舒适体位，采取坐位或半坐位有助于改善呼吸和咳嗽排痰。给予充足的水分，每天饮水量达1.5～2 L，有利于呼吸道黏膜的湿润，使痰液稀释容易排出。

（二）病情观察

1. 密切观察咳嗽、咳痰情况，详细记录痰液的颜色、量和性质。

2. 观察体温、呼吸等生命体征变化。

（三）有效排痰

促进有效排痰包括深呼吸、有效咳嗽、胸部叩击、体位引流和机械吸痰等一组胸部物理治疗措施。

1. 深呼吸和有效咳嗽：深呼吸可排出肺内残气及其代谢产物，增加有效通气。有效咳嗽可增强呼气流速以提高咳嗽的效率。

（1）指导病人掌握深呼吸和有效咳嗽的正确方法。病人尽可能采用坐位，先进行深而慢的腹式呼吸5～6次，然后深吸气至膈肌完全下降，屏气3～5秒，继而缩唇，缓慢地经口将肺内气体呼出，再深吸一口气屏气3～5秒，身体前倾，从胸腔进行2～3次短促有力的咳嗽，咳嗽时同时收缩腹肌，或用手按压上腹部，帮助痰液咳出。也可让病人取俯卧屈膝位，借助膈肌、腹肌收缩，增加腹压，咳出痰液。

（2）经常变换体位有利于痰液咳出。

（3）减轻咳嗽时的疼痛：对胸痛不敢咳嗽的病人，应采取相应措施防止因咳嗽加重疼痛，如胸部有伤口可用双手或枕头轻压伤口两侧，使伤口两侧的皮肤及软组织向伤口处皱起，可避免咳嗽时胸廓扩展牵拉伤口而引起疼痛。疼痛剧烈时可遵医嘱给予止痛药，30分钟后进行有效咳嗽。

呼吸系统疾病的中西医护理

2. 气道湿化：适用于痰液黏稠不易咳出者。气道湿化包括湿化治疗和雾化治疗，湿化治疗可提高吸入气体的湿度，达到湿润气道黏膜、稀释痰液的目的。雾化治疗可达到治疗疾病、改善症状的目的。

3. 胸部叩击：借助叩击所产生的振动和重力作用，使滞留在气道内的分泌物松动，并移行到中心气道，最后通过咳嗽排出体外的方法。该方法适用于久病体弱、长期卧床、排痰无力者。禁用于未经引流的气胸、肋骨骨折、有病理性骨折史、咯血、低血压及肺水肿等病人。

4. 体位引流：利用重力作用使肺、支气管内分泌物排出体外的胸部物理疗法。适用于肺脓肿、支气管扩张症等有大量痰液排出不畅时。禁用于有明显呼吸困难和发绀、近 1～2 周内曾有大咯血史、严重心血管疾病或年老体弱不能耐受的病人。

5. 机械吸痰：适用于痰液黏稠无力咳出、意识不清或建立人工气道者。可经口、鼻腔、气管插管或气管切开术进行负压吸痰。

（四）用药护理

1. 祛痰止咳口服药宜空腹服，服药后不要立即饮水，并观察咳嗽、咳痰情况。

2. 风寒袭肺者，汤药不宜久煎，宜温服，服药后略加衣被，使微汗出，热退后更衣，忌汗出当风。风热犯肺者，汤药宜温服，药后观察汗出和体温情况，以微汗、热退、脉静、身凉为佳。风燥伤肺者，桑杏汤宜偏凉服，杏苏散宜偏温服，服后卧床休息片刻。痰热郁肺者，汤药宜偏凉服。肺阴亏耗者，汤药宜少量多次频服。

（五）辨证施护

1. 外感风邪，以祛邪利肺为主，忌敛涩留邪。风寒袭肺，当疏风散寒，宣肺止咳。风热犯肺，则疏风清热，宣肺止咳。风燥伤肺，则疏风清肺，润燥止咳。

2. 内伤干肺以标实为主者，当祛邪止咳。本虚为主者，当扶正补虚。虚实夹杂者，当酌情兼顾，防宣散伤正。

3. 注意休息，避免劳累。根据气候变化适当增减衣服，避免烟尘、花粉、异味刺激，禁止吸烟。可适当进行散步、呼吸操、太极拳等锻炼。

4. 饮食以清淡、易消化、富营养为原则。忌肥甘厚味、辛辣刺激、粗糙之品，戒烟酒。多食新鲜果蔬。鼓励病人多饮水。痰少质黏难咯者可食川贝蒸梨，或雪梨膏。

第四节　咯血的中西医护理

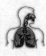

咯血（hemoptysis），喉及喉部以下的呼吸道及肺组织的血管破裂导致的出血并经咳嗽动作从口腔排出。常伴有胸闷、喉痒、咳嗽等先兆症状。

24 小时咯血量在 100 mL 以内为少量咯血，100～500 mL 为中等量咯血，咯血量在 500 mL 以上或一次咯血 > 300 mL 为大量咯血。

【病因】

1. 支气管疾病：常见支气管扩张、支气管肺癌、支气管结核和慢性支气管炎等。其发生机制主要是炎症、肿瘤、结石致支气管黏膜或毛细血管通透性增加，或黏膜下血管破裂所致。

2. 肺部疾病：常见肺结核、肺炎、肺脓肿等。肺炎出现的咯血，常见于肺炎球菌肺炎、金黄色葡萄球菌肺炎、肺炎杆菌肺炎和军团菌肺炎，支原体肺炎有时也可出现痰中带血。发生咯血的肺结核多为浸润型、空洞型肺结核和干酪样肺炎，急性血行播散型肺结核较少出现咯血。肺结核咯血的机制为结核病变使毛细血管通透性增高，血液渗出，导致痰中带血或小血块。如病变累及小血管使管壁破溃，则造成中等量咯血。如空洞壁肺动脉分支形成的小动脉瘤破裂，或继发的结核性支气管扩张形成的动静脉瘘破裂，则造成大量咯血，甚至危及生命。

3. 心血管疾病：较常见于二尖瓣狭窄，其次为先天性心脏病所致肺动脉高压或原发性肺动脉高压，另有肺栓塞、肺血管炎、高血压病等。心血管疾病引起咯血可表现为小量咯血或痰中带血、大量咯血、粉红色泡沫样血痰和黏稠暗红色血痰。其发生机制多因肺瘀血造成肺泡壁或支气管内膜毛细血管破裂和支气管黏膜下层支气管静脉曲张破裂所致。

4. 其他：血液病（如白血病、血小板减少性紫癜、血友病、再生障碍性贫血等）、某些急性传染病（如流行性出血热、肺出血型钩端螺旋体病等）、风湿性疾病（如结节性多动脉炎、系统性红斑狼疮、Wegener 肉芽肿、白塞病等）或气管、支气管子宫内膜异位症等均可引起咯血。

5. 中医病因

咯血属于中医学"血证"的范畴，是由肺络受伤，血溢脉外，经气道咳嗽而出，或一咯即出，轻者表现为痰中带血，重者纯血鲜红，血出如涌。咯血的辨证分型主要有肺热壅盛、肝火犯肺、阴虚肺热、气虚不摄、瘀血阻滞等。

【临床表现】

（一）症状

1. 年龄

青壮年咯血常见于肺结核、支气管扩张、二尖瓣狭窄等。40 岁以上有长期吸烟史（纸烟 20 支/日 × 20 年）者，应高度注意支气管肺癌的可能性。儿童慢性咳嗽伴少量咯血与低色素贫血，须注意特发性含铁血黄素沉着症的可能。

2. 咯血量

大量咯血主要见于空洞性肺结核、支气管扩张和慢性肺脓肿。支气管肺癌少有大咯血，主要表现为痰中带血，呈持续或间断性。慢性支气管炎和支原体肺炎也可出现痰中带血或血性痰，但常伴有剧烈咳嗽。

3. 颜色和性状

因肺结核、支气管扩张、肺脓肿和出血性疾病所致咯血，其颜色为鲜红色。铁锈色血痰可见于典型的肺炎球菌肺炎，也可见于肺吸虫病和肺泡出血。砖红色胶冻样痰见于典型的肺炎克雷白杆菌肺炎。二尖瓣狭窄所致咯血多为暗红色。左心衰竭所致咯血为浆液性粉红色泡沫痰。肺栓塞引起咯血为黏稠暗红色血痰。

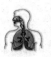

4. 咯血窒息

当大量咯血病人出现咯血不畅、情绪紧张、面色灰暗、胸闷气促、喉头痰鸣音等症状，是窒息的先兆。若病人出现表情恐怖、张口瞪目、大汗淋漓、唇指发绀、意识丧失等症状，提示咯血窒息。

（二）体征

除原发病的体征外，可有出血部位呼吸音的减弱和湿啰音。

【咯血和呕血的鉴别】

咯血和呕血的鉴别，见表1-1。

表1-1 咯血与呕血鉴别表

	咯 血	呕 血
病　　因	肺结核、支气管扩张、肺癌、肺炎、肺脓肿、心脏病	消化性溃疡、肝硬化、急性胃黏膜病变、胆道出血、胃癌
出血前症状	喉部痒感、胸闷、咳嗽	上腹部不适、恶心、呕吐
出血方式	咯出	呕出，可为喷射状
咯出血的颜色	鲜红	暗红
血中混有物	痰、泡沫	食物残渣、胃液
酸碱反应	碱性	酸性
黑　　便	无，若咽下血液量较多时可有	有，可为柏油样便，呕血停止后仍可持续数日
出血后痰的性状	常有血痰数日	无痰

【护理评估】

1. 病史

首先须鉴别是咯血还是呕血。询问出血有无明显病因及前驱症状，出血的颜色及其血中有无混合物等。仔细询问发病年龄及咯血性状。有无结核病接触史、吸烟史、职业性粉尘接触史、生食海鲜史及月经史等。

2. 身体评估

评估病人生命体征及意识状态，有无端坐呼吸、呼吸困难、发绀等表现。评估有无伴随症状，如伴有发热、胸痛、咳嗽、咳痰首先须考虑肺炎、肺结核、肺脓肿等。伴有呛咳、杵状指应考虑支气管肺癌。伴有皮肤黏膜出血应注意血液病、风湿病及肺出血型钩端螺旋体病和流行性出血热等。

【常见护理问题】

1. 潜在并发症：大咯血窒息、休克等。

2. 焦虑、恐惧：与病人对咯血的恐惧、担心预后有关。

3. 舒适的改变：与限制活动及使用垂体后叶素致使腹痛有关。

【中西医护理】

(一) 一般护理

1. 活动与休息

保持病室安静、舒适、清洁、空气清新，光线稍暗以利于病人休息。保持口腔清洁、排便通畅。病人应取平卧位头偏向一侧或患侧卧位，避免血液因重力作用流入健侧肺组织影响健侧肺通气。

2. 心理护理

多数病人都有明显的恐惧心理，医护人员应耐心解释以消除病人顾虑。

(二) 病情观察

1. 密切观察咯血情况，详细记录咯血的颜色、量和性质，并做好记录。

2. 观察病人生命体征及意识状态变化。

3. 大咯血的急救

(1) 消除紧张情绪，必要时可用小量镇静剂。宜取侧卧位，便于将血咯出，保持呼吸道通畅。若有窒息应立即取头低脚高 45° 的侧卧位，并轻拍背部，迅速排除在气道和口咽部的血块，可用较粗的鼻导管进行器械吸引，或借助支气管镜夹取血块。

(2) 高浓度吸氧，浓度大于 50%。

(3) 脑垂体后叶素静脉注射或静脉点滴，速度需缓慢。

(4) 咯血过多要输血。反复大咯血。药物治疗不易控制，根据病情和病变范围作肺段或肺叶切除治疗。

（5）咯血停止后可给温凉流质饮食。卧床休息，避免咳嗽，保持大便通畅。

4. 观察咯血伴随症状：

（1）咯血伴发热：多见于肺结核，肺炎、肺脓肿、流行性出血热、肺出血型钩端螺旋体病、支气管肺癌等。

（2）咯血伴胸痛：多见于肺炎球菌肺炎、肺结核、肺栓塞（梗死）、支气管肺癌等。

（3）咯血伴呛咳：多见于支气管肺癌、支原体肺炎等。

（4）咯血伴脓痰：多见于支气管扩张、肺脓肿、空洞性肺结核继发细菌感染等。其中干性支气管扩张则仅表现为反复咯血而无脓痰。

（5）咯血伴皮肤黏膜出血：可见于血液病、风湿病及肺出血型钩端螺旋体病和流行性出血热等。

（6）咯血伴杵状指：多见于支气管扩张、肺脓肿、支气管肺癌等。

（7）咯血伴黄疸：须注意钩端螺旋体病、肺炎球菌肺炎、肺栓塞等。

（三）药物护理

1. 使用垂体后叶素止血，由于小血管的收缩容易导致血压升高、腹痛、腹泻等，因此应严密观察不良反应并及时通知医生，对于冠心病、高血压病病人或孕妇应禁止使用。

2. 使用镇静药物时应注意观察病人的神志及意识状态。咳嗽频繁的病人可根据医嘱使用止咳药物，但应注意观察病人是否能有效地将血液咯出，以保持呼吸道通畅。

3. 亚冬眠疗法，对于难治性大咯血病人可以应用亚冬眠疗法，通过中枢镇静作用，扩张周围小动脉，减慢心率，从而降低肺循环压和支气管动脉压而达到止血目的。

4. 使用扩血管药物的病人，应严密观察血压。用药期间平卧，防止直立性低血压的发生。咯血停止48小时后，开始减量至停用。

（四）辨证施护

1. 咯血病人多惊慌、恐惧，情志过激则火动于内，气逆于上，迫血妄行而加重病情，做好心理调护对预防病情加重有着极其重要的作用。

2. 病人咯血，口腔内、呼吸中均有异味，应加强口腔护理，可用3%银花甘草液漱口，防止口腔感染。

3. 大咯血时应暂禁食，咯血停止后饮食应以易消化、清淡为原则，禁食辛辣厚味之品及过烫、过热食物，以免再动血妄行。出血多的病人耗伤阴津，止血后可分次饮用清淡流质或半流质饮食，如鲜藕汁、梨汁、西瓜汁等，具有养阴生津的作用，有利于病情恢复。同时要戒烟、忌酒。

4. 注意脉、舌等证候变化。咯血时的脉象多表现为弦数、滑数或细数。舌象表现多为舌质红或边尖红，苔白黄或黄干，若病人的脉象由数转为缓，舌象转为淡红，黄苔消失且有津液润泽则病情向好，咯血可望在较短时间内停止。若脉为洪数，口干舌燥，舌质红绛或生芒刺，舌苔黄燥，或大便燥结，小便黄，此时若咯血量虽减少但邪热未去，病情可有反复。

5. 反复咯血、气血两虚者，宜常服归脾丸。

第五节　胸痛的中西医护理

胸痛（chest pain）是临床上常见的症状，是指胸部的感觉神经纤维受到某些因素（如炎症、缺氧、物理和化学因子等）刺激后，产生冲动传至大脑皮层的痛觉中枢而引起的局部疼痛。主要由胸部疾病所致，少数由其他疾病引起。

【病因】

1. 胸壁疾病：急性皮炎、皮下蜂窝织炎、带状疱疹、肋间神经炎、肋软骨炎、流行性肌炎、肋骨骨折、多发性骨髓瘤、急性白血病等。

2. 心血管疾病：冠状动脉硬化性心脏病（心绞痛、心肌梗死）、心肌病、二尖瓣或主动脉瓣病变、急性心包炎、胸主动脉瘤（夹层动脉瘤）、肺栓塞（梗死）、肺动脉高压以及神经症等。

3. 呼吸系统疾病：胸膜炎、胸膜肿瘤、自发性气胸、血胸、支气管炎、支气管肺癌等。

4. 纵隔疾病：纵隔炎、纵隔气肿、纵隔肿瘤等。

5. 其他：过度通气综合征、痛风、食管炎、食管癌、食管裂孔疝、膈下脓肿、肝脓肿、脾梗死等。

【临床表现】

（一）症状

1. 年龄

青壮年胸痛多考虑结核性胸膜炎、自发性气胸、心肌炎、心肌病、风湿性心瓣膜病，40岁以上则须注意心绞痛、心肌梗死和支气管肺癌。

2. 胸痛部位

胸痛的部位因疾病而表现不同，如胸壁疾病所致的胸痛常固定在病变部位，且局部有压痛，若为胸壁皮肤的炎症性病变，局部可有红、肿、热、痛表现。带状疱疹所致胸痛，可见成簇的水泡沿一侧肋间神经分布伴剧痛。肋软骨炎引起胸痛，常在第一、二肋软骨处见单个或多个隆起，局部有压痛、但无红肿表现。心绞痛及心肌梗死的疼痛多在胸骨后方和心前区或剑突下，可向左肩和左臂内侧放射，也可放射于左颈或面颊部，误认为牙痛。夹层动脉瘤引起疼痛多位于胸背部，向下放射至下腹、腰部与两侧腹股沟和下肢。胸膜炎引起的疼痛多在胸侧部。食管及纵隔病变引起的胸痛多在胸骨后。肝胆疾病及膈下脓肿引起的胸痛多在右下胸，侵犯膈肌中心部时疼痛放射至右肩部。肺尖部肺癌引起疼痛多以肩部、腋下为主，向上肢内侧放射。

3. 胸痛性质

胸痛的程度可呈剧烈、轻微和隐痛。胸痛的性质可有多种多样。带状疱疹呈刀割样或灼热样剧痛。食管炎多呈烧灼痛。肋间神经痛为阵发性灼痛或刺痛。心绞痛呈绞榨样痛并有重压窒息感，心肌梗死则疼痛更为剧烈并有恐惧、濒死感。气胸在发病初期有撕裂样疼痛。胸膜炎常呈隐痛、钝痛和刺痛。夹层动脉瘤常呈突然发生胸背部撕裂样剧痛或锥痛。肺梗死亦可突然发生胸部剧痛或绞痛，常伴呼吸困难与发绀。

4. 疼痛持续时间

平滑肌痉挛或血管狭窄缺血所致的疼痛为阵发性，炎症、肿瘤、栓塞或梗死所致疼痛呈持续性。

5. 影响疼痛因素

主要为疼痛发生的诱因、加重与缓解的因素。如心绞痛发作可在劳力或精神紧张时诱发，休息后或含服硝酸甘油或硝酸异山梨酯后于1～2分钟内缓解，而对心肌梗死所致疼痛则服上药无效。食管疾病多在进食时发作或加剧，服用抗酸剂和促动力药物可减轻或消失。胸膜炎及心包炎的胸痛可因咳嗽或用力呼吸而加剧。

6. 胸痛常伴随症状

（1）胸痛伴有咳嗽、咳痰和（或）发热：常见于气管、支气管和肺部疾病。

（2）胸痛伴呼吸困难：常提示病变累及范围较大，如大叶性肺炎、自发性气胸、渗出性胸膜炎和肺栓塞等。

（3）胸痛伴咯血：主要见于肺栓塞、支气管肺癌。

（4）胸痛伴苍白、大汗、血压下降或休克：多见于心肌梗死、夹层动脉瘤、主动脉窦瘤破裂和大块肺栓塞。

（5）胸痛伴吞咽困难：多提示食管疾病，如反流性食管炎等。

（二）体征

根据原发病不同，呈现不同体征。

【护理评估】

1. 病史

评估病人发病年龄、发病急缓、诱因、加重与缓解的方式。评估病人有无既往病史等。评估病人胸痛表现，胸痛部位、性质、程度、持续时间及其有无放射痛等。

2. 身体评估

评估病人生命体征及意识状态，有无发热、咳嗽、呼吸困难、大汗、面色苍白等表现。评估有无伴随症状，包括呼吸、心血管、消化系统及其他各系统临床表现及程度。

【常见护理问题】

1. 疼痛：与疾病引起的胸痛有关。

2. 焦虑、恐惧：与病人对胸痛的恐惧，担心预后有关。

3. 舒适的改变：与胸痛引起活动受限制有关。

【中西医护理】

（一）一般护理

1. 活动与休息

尽量减少病人活动，避免疼痛加剧，如心绞痛发作病人应立即停止活动，就地休息，心肌梗死病人应在发病 12 小时内绝对卧床休息。

2. 饮食护理：根据病人疾病给予相应的饮食护理。

3. 心理护理：安慰病人，解除紧张不安情绪。

（二）病情观察

1. 评估病人疼痛的部位、性质、程度、持续时间，观察有无发热、面色苍白、大汗、恶心等伴随症状。

2. 心绞痛发作时测血压、心率，做心电图，以判断病情发展。心肌梗死病人给予吸氧，增加心肌氧供应，减轻疼痛。

（三）用药护理

1. 心绞痛、心肌梗死、肿瘤等疾病引起的胸痛，可根据病情给予药物止痛并观察止痛药物的疗效。

2. 不明原因的胸痛，在诊断明确前禁用止痛药，以免影响病情判断。

第六节　呼吸困难的中西医护理

呼吸困难（dyspnea）指病人主观上感到空气不足、呼吸费力，客观上表现为呼吸运动用力，重者可出现发绀、鼻翼煽动、端坐呼吸，辅助呼吸肌参与呼吸运动，并有呼吸频率、深度、节律的异常。肺源性呼吸

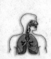

困难是由于呼吸系统疾病引起通气和（或）换气功能障碍，造成机体缺氧和（或）CO_2 潴留所致。心源性呼吸困难指各种心血管疾病引起的呼吸困难。

【病因】

1. 呼吸系统疾病

（1）气道阻塞：如支气管哮喘、肺气肿、气管-支气管炎症、水肿、肿瘤或异物所致的狭窄或梗塞。

（2）肺脏疾病：如肺炎、肺脓肿、肺水肿、弥漫性肺间质纤维化、肺不张、肺栓塞、细支气管肺泡癌等。

（3）胸廓疾病：如严重胸廓畸形、气胸、大量胸腔积液、胸膜间皮瘤、胸廓外伤等。

（4）神经肌肉疾病：如脊髓灰质炎病变累及颈髓、急性多发性神经根神经炎和重症肌无力累及呼吸肌等。

（5）膈运动障碍：如膈麻痹、大量腹水、腹腔巨大肿瘤、胃扩张等。

2. 循环系统疾病，各种原因所致的心力衰竭。

3. 中毒，如尿毒症、糖尿病酮症酸中毒、吗啡中毒、一氧化碳中毒等。

4. 血液病，如重度贫血、高铁血红蛋白血症和硫化血红蛋白血症等。

5. 神经精神因素，如颅脑外伤、脑出血、脑肿瘤、脑膜炎致呼吸中枢功能障碍，精神因素所致呼吸困难，如癔症。

【分型】

根据发病机制及临床表现特点，将呼吸困难分为五种类型：

1. 肺源性呼吸困难：根据其临床特点分为吸气性呼吸困难、呼气性呼吸困难、混合性呼吸困难。

2. 心源性呼吸困难：最常见的病因是左心衰竭引起的肺瘀血，亦见于右心衰竭、心包积液、心脏压塞时。

3. 中毒性呼吸困难。

4. 神经精神性呼吸困难。

5. 血源性呼吸困难。

【临床表现】

1. 肺源性呼吸困难

（1）吸气性呼吸困难

吸气显著困难，重者常有三凹征表现，常伴有干咳及高调吸气性喉鸣，是由于各种原因引起的喉、气管、大气管的狭窄与梗阻所致。常见于喉部疾患如急性喉炎、喉水肿、喉痉挛、白喉、喉癌等；气管病变如气管肿瘤、气管异物、气管受压等。吸气性呼吸困难重症时，由于呼吸肌极度用力，胸腔负压增大，吸气时胸骨上窝、锁骨上窝和肋间隙明显凹陷，称为"三凹征"，常伴有干咳及高调吸气性喉鸣。

（2）呼气性呼吸困难

呼气费力，呼气时间延长而缓慢，常伴有哮鸣音，是由于肺泡弹性减弱和（或）小支气管狭窄阻塞所致。常见于支气管哮喘、喘息性慢性支气管炎、慢性阻塞性肺气肿等。

（3）混合性呼吸困难

吸气与呼气均费力，呼吸频率增快、变浅，常伴有呼吸音异常，可有病理性呼吸音。是由于肺部病变广泛，呼吸面积减少，影响换气功能所致。常见于重症肺炎、重症肺结核、大片肺不张、大片肺梗塞、弥漫性肺间质纤维化、大量胸腔积液和气胸等。

（4）呼吸困难的程度，依据病人可耐受的运动量，可分为三度：①轻度：能与相同年龄的健康人同样行走，但不能同样登高或上台阶。②中度：在平地不能与相同年龄的健康人同样行走，但可按自己的速度行走或步行中需要不断休息。③重度：说话、穿衣也感呼吸困难，不能外出活动。

2. 心源性呼吸困难表现

（1）左心衰竭引起呼吸困难

左心衰竭引起呼吸困难的主要原因是肺瘀血和肺泡弹性降低。左心

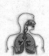

衰竭引起的呼吸困难特点为：有引起左心衰竭的基础病因，如风湿性心脏病、高血压心脏病、冠状动脉硬化性心脏病等。呈混合性呼吸困难，活动时呼吸困难出现或加重，休息时减轻或消失，卧位明显，坐位或立位时减轻，当病人病情较重时，常被迫采取半坐位或端坐体位呼吸。两肺底或全肺出现湿啰音。应用强心剂、利尿剂和血管扩张剂改善左心功能后呼吸困难症状随之好转。

急性左心衰竭时，常可出现夜间阵发性呼吸困难，表现为夜间睡眠中突感胸闷气急，被迫坐起，惊恐不安。轻者数分钟至数十分钟后症状逐渐减轻、消失。重者可见端坐呼吸、面色发绀、大汗、有哮鸣音，咳浆液性粉红色泡沫痰，两肺底有较多湿啰音，心率加快，可有奔马律。急性左心衰竭发生机制为：①睡眠时迷走神经兴奋性增高，冠状动脉收缩、心肌供血减少，心功能降低。②小支气管收缩，肺泡通气量减少。③仰卧位时肺活量减少，下半身静脉回心血量增多，致肺瘀血加重。④呼吸中枢敏感性降低，对肺瘀血引起的轻度缺氧反应迟钝，当瘀血加重，缺氧明显时，才刺激呼吸中枢做出应答反应。

（2）右心衰竭引起呼吸困难

右心衰竭严重时可引起呼吸困难，其主要原因为体循环瘀血所致。右心衰竭引起呼吸困难的发生机制为：①右心房和上腔静脉压升高，刺激压力感受器反射性地兴奋呼吸中枢。②血氧含量减少，乳酸、丙酮酸等代谢产物增加，刺激呼吸中枢。③瘀血性肝大、腹腔积液和胸腔积液，使呼吸运动受限，肺交换面积减少。

3. 中毒性呼吸困难表现

代谢性酸中毒可导致血中代谢产物增多，刺激颈动脉窦、主动脉体化学受体或直接兴奋刺激呼吸中枢引起呼吸困难。其主要表现为：①有引起代谢性酸中毒的基础病因，如尿毒症、糖尿病酮症等。②出现深长而规则的呼吸，可伴有鼾音，称为酸中毒大呼吸。

4. 神经精神性呼吸困难表现

神经性呼吸困难主要是由于呼吸中枢受增高的颅内压和供血减少的刺激，使呼吸变为慢而深，并常伴有呼吸节律的改变，如双吸气（抽泣样呼吸）、呼吸遏制（吸气突然停止）等。临床上常见于重症颅脑疾患，如脑出血、脑炎、脑膜炎、脑脓肿、脑外伤及脑肿瘤等。精神性呼吸困难主要表现为呼吸频率快而浅，伴有叹息样呼吸或出现手足搐搦。临床上常见于癔症病人，病人可突然发生呼吸困难。其发生机制多为过度通气而发生呼吸性碱中毒所致，严重时也可出现意识障碍。

【护理评估】

1. 病史

评估病人发病年龄、发病急缓、诱因、加重与缓解的方式。评估病人有无既往病史等。评估病人呼吸困难表现、严重程度及伴随症状。

2. 身体评估

评估病人生命体征及神志、意识状态，有无烦躁不安、神志恍惚、谵妄或昏迷等表现，有无口唇发绀、表情痛苦、鼻翼扇动、张口呼吸等。评估有无伴随症状，如发热、咳嗽、咳痰、咯血、胸痛等。

3. 实验室及其他检查

评估胸部 X 线检查、肺功能及血气分析检查结果。

【常见护理问题】

1. 气体交换障碍：与呼吸道痉挛、呼吸面积减少、换气功能障碍、肺瘀血、肺水肿等有关。

2. 活动无耐力：与机体缺氧有关。

【中西医护理】

（一）一般护理

1. 活动与休息

保持病室环境安静舒适、空气洁净，温度 18℃～22℃，湿度 55%～60%。室内避免存在过敏原，如尘螨、刺激性气体、花粉等。有明显呼吸困难者应卧床休息，减少活动量。

2. 保持呼吸道通畅

及时清除呼吸道分泌物及异物，指导正确使用支气管舒张药，解除支气管痉挛造成的呼吸困难，必要时建立人工气道。

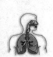

3. 心理护理

呼吸困难会使病人产生烦躁不安、焦虑、恐惧等不良情绪，加重呼吸困难。医务人员要安慰病人，保持情绪稳定。

（二）病情观察

1. 判断呼吸困难类型，动态评估病人呼吸困难的严重程度。

2. 密切观察病情变化。

（1）呼吸困难有无改善。

（2）发绀是否减轻。

（3）肺部湿啰音有无减少。

（4）监测血氧饱和度、血气分析结果等。

（5）若病情加重或血氧饱和度降低到94％以下，应立即报告医生。

3. 评估活动耐力，判断活动受限程度，制定活动目标和计划，循序渐进增加活动量。

（三）用药护理

遵医嘱应用支气管舒张剂、呼吸兴奋剂等药物，观察用药效果及不良反应。

（四）氧疗

根据呼吸困难类型、严重程度不同，进行合理氧疗，以缓解呼吸困难症状。密切观察氧疗的效果及不良反应。

第七节　发绀的中西医护理

发绀（cyanosis）是指血液中还原血红蛋白增多使皮肤和黏膜呈青紫色改变的一种表现，也可称紫绀。这种改变常发生在皮肤较薄、色素较少和毛细血管较丰富的部位，如口唇、舌、指（趾）、甲床等。

【病因】

发绀是由于血液中还原血红蛋白的绝对量增加所致。还原血红蛋白

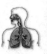

浓度可用血氧的未饱和度来表示。正常血液中含血红蛋白为 15 g/dl，能携带 20 vol/dl 的氧，此种情况称为 100% 氧饱和度。正常从肺毛细血管流经左心至体动脉的血液，其氧饱和度为 96%（19 vol/dl），而静脉血液的氧饱和度为 72%～75%（14～15 vol/dl），氧未饱和度为 5～6 vol/dl，在周围循环毛细血管血液中，氧的未饱和度平均约为 3.5 vol/dl。当毛细血管内的还原血红蛋白超过 50 g/L（5 g/dl）时（即血氧未饱和度超过 6.5 vol/dl）皮肤黏膜可出现发绀。

【分类】

1. 血液中还原血红蛋白增加（真性发绀）

（1）中心性发绀

表现为全身性（除四肢及颜面外），也累及躯干和黏膜的皮肤，但受累部位的皮肤是温暖的。发绀的原因多由心、肺疾病引起呼吸功能衰竭、通气与换气功能障碍、肺氧合作用不足导致 SaO_2 降低所致。分为肺性发绀和心性混合性发绀。

（2）周围性发绀

由于周围循环血流障碍所致。其特点表现在发绀常出现于肢体的末端与下垂部位。这些部位的皮肤是冷的，但若给予按摩或加温，使皮肤转暖，发绀可消退。可分为瘀血性周围性发绀、缺血性周围性发绀。

（3）混合性发绀

中心性发绀与周围性发绀同时存在。可见于心力衰竭等。

2. 血液中存在异常血红蛋白衍生物

（1）高铁血红蛋白血症

由于各种化学物质或药物中毒引起血红蛋白分子中二价铁被三价铁所取代，致使失去与氧结合的能力。当血中高铁血红蛋白量达到 30 g/L（3 g/dl）时可出现发绀。常见于苯胺、硝基苯、伯氨喹、亚硝酸盐、磺胺类等中毒所致发绀，其特点是发绀出现急剧，抽出的静脉血呈深棕色，给予氧疗但发绀不能改善，只有给予静脉注射亚甲蓝或大量维生素 C，发绀方可消退。由于大量进食含亚硝酸盐的变质蔬菜面引起的中毒性高铁血红蛋白血症，可出现发绀，称"肠源性青紫症"。

（2）先天性高铁血红蛋白血症

自幼即有发绀，而无心、肺疾病及引起异常血红蛋白的其他原因，有家族史，身体一般状况较好。

（3）硫化血红蛋白血症

为后天获得性。服用某些含硫药物或化学品后，使血液中硫化血红蛋白达到 5 g/L（0.5 g/dl）即可发生发绀。

【临床表现】

1. 发绀伴呼吸困难：常见于重症心、肺疾病及急性呼吸道梗阻、大量气胸等，而高铁血红蛋白血症虽有明显发绀，但一般无呼吸困难。

2. 发绀伴杵状指（趾）：提示病程较长。主要见于发绀型先天性心脏病及某些慢性肺部疾病。

3. 发绀伴意识障碍及衰竭：主要见于某些药物或化学物质中毒、休克、急性肺部感染或急性心功能衰竭等。

【护理评估】

1. 病史

评估病人发病年龄及性别，自出生或幼年即出现发绀者，常见于发绀型先天性心脏病，或先天性高铁血红蛋白血症。特发性阵发性高铁血红蛋白血症可见于育龄女性，且发绀出现多与月经周期有关。评估发绀部位及特点，用以判断发绀的类型。如为周围性，则须询问有无心脏和肺部疾病症状，如心悸、晕厥、胸痛、气促、咳嗽等。评估发病诱因及病程，急性起病又无心肺疾病表现的发绀，须询问有无摄入相关药物、化学物品、变质蔬菜以及在有便秘情况下服用含硫化物病史。

2. 身体评估

评估病人神志及意识状态，有无呼吸困难、烦躁不安、神志恍惚、谵妄或昏迷等表现。评估有无伴随症状，如心悸、发热、咳嗽、呼吸困难、胸痛、气促等。

3. 实验室及其他检查

评估血氧饱和度及血气分析结果。

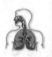

【常见护理问题】

1. 气体交换障碍：心、肺疾病引起呼吸功能衰竭、通气与换气功能障碍等有关。

2. 活动无耐力：与机体缺氧有关。

【中西医护理】

（一）一般护理

1. 活动与休息

保持病室环境安静舒适、空气洁净，室温 18℃～22℃，湿度 55%～60%。有明显呼吸困难者应卧床休息，减少活动量。

2. 保持呼吸道通畅

及时清除呼吸道分泌物及异物，必要时建立人工气道。

（二）病情观察

1. 判断发绀的类型及严重程度。

2. 密切观察病情变化。

（1）有无呼吸困难。

（2）发绀是否减轻。

（3）监测血氧饱和度、血气分析结果等。

3. 评估活动耐力，判断活动受限程度，制定活动目标和计划，循序渐进增加活动量。

（三）用药护理

遵医嘱应用支气管舒张剂、呼吸兴奋剂等药物，观察用药效果及不良反应。

（四）氧疗

根据发绀类型、严重程度不同，进行合理氧疗，以缓解呼吸困难症状。密切观察氧疗的效果及不良反应。

第八节 昏迷的中西医护理

意识障碍（disorders of consciousness）是指人对外界环境刺激缺乏反应的一种精神状态。任何原因引起的大脑皮层、皮质下结构、脑干上行网状激活系统等部位的损害或功能抑制，均可导致意识障碍。昏迷是最严重的意识障碍，表现为意识完全丧失，各种强刺激不能使其觉醒，无有意识的自主活动，不能自发睁眼。

【临床表现】

1. 浅昏迷

意识完全丧失，可有较少的无意识自发动作。对周围事物及声、光刺激全无反应，对强烈的疼痛刺激可有回避动作及痛苦表情，但不能觉醒。吞咽反射、咳嗽反射、角膜反射及瞳孔对光反射存在，生命体征无明显改变。

2. 中昏迷

对外界正常刺激均无反应，自发动作少。对强刺激的防御反射、角膜反射及瞳孔对光反射减弱，大小便潴留或失禁，生命体征发生变化。

3. 深昏迷

对外界任何刺激均无反应，全身肌肉松弛，无任何自主运动，眼球固定，瞳孔散大，各种反射消失，大小便失禁。生命体征有明显变化，如呼吸不规则，血压下降等。

【意识障碍程度判断】

国际上通用 Glasgow 昏迷评定量表来评价病人意识障碍的程度，见表 1-2。通过言语、针刺、压迫眶上神经等刺激，检查病人睁眼反应、言语反应和运动反应。量表最高评分为 15 分，最低评分为 3 分，分数越低表明病情越重。通常认为评分在 8 分以上，病人病情恢复概率较大，评分在 7 分以下表明病人预后较差，评分在 3～5 分且伴有脑干反射消失的病人死亡的风险较大。

表 1-2 Glasgow 昏迷评定量表

检查项目	临床表现	评 分
A 睁眼反应	自动睁眼	4
	呼之睁眼	3
	疼痛引起睁眼	2
	不睁眼	1
B 言语反应	定向正常	5
	应答错误	4
	言语错乱	3
	言语难辨	2
	不语	1
C 运动反应	能按指令动作	6
	对针痛能定位	5
	对针痛能躲避	4
	刺痛肢体屈曲反应	3
	刺痛肢体过伸反应	2
	无动作	1

【护理评估】

1. 病史

病人的发病方式、过程及既往健康状况，有无高血压、心脏病、内分泌及代谢疾病病史，有无受凉、感染、外伤、急性中毒、药物过敏或癫痫病史等。评估病人家庭背景，家属对病人的关心程度及预后期望等。

2. 身体评估

评估病人意识障碍类型，判断意识障碍的程度。评估病人全身情况，如瞳孔大小、形状、对光反射等。评估有无生命体征变化，有无皮肤破损、发绀、出血、水肿等。

3. 实验室及其他检查

评估 CT 检查、磁共振检查有无异常，血液生化检查是否正常。

【常见护理问题】

意识障碍：与脑组织受损、功能障碍有关。

【中西医护理】

（一）一般护理

1. 活动与休息

（1）保持病室环境安静舒适、空气流通，室温 18℃～22℃，湿度 55%～60%。

（2）昏迷病人应绝对卧床休息，加保护性床栏，避免意外。

（3）保持床单整洁、干燥，减少对皮肤的机械性刺激。

（4）保持肢体功能位，定时翻身、拍背，做好大小便护理。

2. 保持呼吸道通畅

取平卧位或侧卧位，开放气道，及时清除呼吸道分泌物及异物，必要时建立人工气道。

3. 口腔护理

注意口腔卫生，不能经口进食者给予口腔护理 2～3 次/日。

（二）病情观察

1. 严密监测并记录生命体征及意识、瞳孔变化。

2. 观察有无恶心、呕吐及呕吐物的性状和量。

3. 观察皮肤弹性及有无脱水现象，观察有无消化道出血和脑疝的早期表现。

（三）饮食护理

给予高维生素、高热量饮食，补充足够水分。鼻饲者应按时喂食，保证足够营养。按病情选用肠内营养液或肠外营养液。

（四）预防并发症

昏迷者应预防压疮、尿路感染、口腔感染和肺部感染，谵妄躁动者给予适当约束，防止坠床、自伤等。长期卧床者应注意预防下肢静脉血栓的形成。应准确记录出入量，防止水、电解质平衡紊乱。

（魏李萍）

第一章　呼吸系统疾病常见症状的中西医护理

第二章 呼吸系统常见疾病的中西医护理

第一节 急性上呼吸道感染的中西医护理

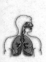
人的呼吸道分为上呼吸道和下呼吸道。上呼吸道包括鼻、咽、喉，下呼吸道包括气管、支气管、肺。上呼吸道感染是最常见的呼吸道感染性疾病。急性上呼吸道感染（简称上感）是鼻腔、咽或喉部急性炎症的概称。主要病原体是病毒，少数是细菌。发病不分年龄、性别、职业和地区，免疫功能低下者易感。通常病情较轻、病程短、可自愈，预后良好。急性上呼吸道感染是人类常见的传染病之一，多发于冬春季节，多为散发，且可在气候突变时小规模流行。主要通过喷嚏和含有病毒的飞沫经空气传播，或经污染的手和用具接触传播。

【病因】

1. 病原体

急性上呼吸道感染约有 70%～80% 由病毒引起，包括鼻病毒、冠状病毒、腺病毒、流感和副流感病毒以及呼吸道合胞病毒、埃可病毒和柯萨奇病毒等。另有 20%～30% 的上呼吸道感染为细菌引起，可单纯发生或继发于病毒感染之后，以口腔定植菌溶血性链球菌为多见，其次为流感嗜血杆菌、肺炎链球菌和葡萄球菌等，偶见革兰阴性杆菌感染。

2. 中医病因

（1）卫外功能减弱，外邪乘虚而入

中医认为急性上呼吸道感染是由于人体感受六淫邪毒或时行疫毒而

致病。因生活起居不当，寒温失调，如贪凉受寒、冒雨涉水等以致外邪侵袭而发病。过度劳累，耗伤体力，肌腠不密，易感外邪而发病。气候突变，六淫之邪肆虐，冷热失常，卫外之气未能及时应变而发病。素体虚弱，正气不足，御邪能力减弱可感邪而发病。

（2）病邪犯肺，卫表不和

肺主呼吸，气道为出入升降的通路，开窍于鼻，外合皮毛，司职卫外，不耐邪侵。外邪从口鼻、皮毛而入，肺卫首当其冲，感邪之后，很快出现卫表及上焦肺系症状。卫表被郁，邪正相争而见恶寒、发热、头痛、身痛之证。肺气失宣而见鼻塞、咽痛、咳嗽之证。

（3）病邪少有传变，病情轻重有别

病邪一般只犯肺卫，很少有传变，病程短而易愈。但亦有少数感邪深重，或老、幼、体弱，或原有某些慢性疾病者，病邪从表入里，传变迅速，可引起某些并发症或继发病。综上所述，本病病位在肺卫，其病因病机主要是外邪乘虚而入，以致卫表被郁，肺失宣肃，一般病情轻浅。

【病理】

组织学上可无明显病理改变，亦可出现上皮细胞破坏。可有炎症因子参与发病，使上呼吸道黏膜血管充血和分泌物增多，伴有单核细胞浸润，浆液性和黏液性炎性渗出。继发细菌感染者可有中性粒细胞浸润及脓性分泌物。

【临床表现】

1. 普通感冒

俗称"伤风"，为病毒感染引起，又称急性鼻炎或上呼吸道卡他。起病较急，主要表现为鼻部症状，如喷嚏、鼻塞、流清水样鼻涕，也可表现为咳嗽、咽干、咽痒或烧灼感甚至鼻后滴漏感。2～3 天后鼻涕变稠，可伴咽痛、头痛、流泪、味觉迟钝、呼吸不畅、声嘶等症状。严重者出现发热、轻度畏寒和头痛等。一般 5～7 天可痊愈，伴并发症者可致病程迁延。

2. 急性病毒性咽炎和喉炎

由鼻病毒、腺病毒、流感病毒、副流感病毒以及呼吸道合胞病毒等引起。临床表现为咽痒和烧灼感，咽痛不明显。咳嗽少见。急性喉炎多为流感病毒、副流感病毒及腺病毒等引起，临床表现为明显声嘶、讲话困难、可有发热、咽痛或咳嗽，咳嗽时咽喉疼痛加重。

3. 急性疱疹性咽峡炎

多由柯萨奇病毒 A 引起，表现为明显咽痛、发热，病程约为 1 周。查体可见咽部充血，软腭、腭垂、咽及扁桃体表面有灰白色疱疹及浅表溃疡，周围伴红晕。多发于夏季，多见于儿童，偶见于成人。

4. 急性咽结膜炎

主要由腺病毒、柯萨奇病毒等引起。表现为发热、咽痛、畏光、流泪、咽及结膜明显充血。病程 4～6 天，多发于夏季，多见于游泳传播，儿童多见。

5. 急性咽、扁桃体炎

多由溶血性链球菌，其次为流感嗜血杆菌、肺炎链球菌、葡萄球菌等引起。起病急，咽痛明显，伴发热、畏寒，体温可达 39℃ 以上，查体可发现咽部明显充血，扁桃体肿大充血，表面有黄色脓性分泌物。有时伴有颌下淋巴结肿大、压痛，而肺部查体无异常体征。

【辅助检查】

1. 血液检查

急性上呼吸道感染多为病毒性感染，白细胞计数正常或偏低，伴有淋巴细胞比例升高。细菌感染者可有白细胞计数与中性粒细胞增多和核左移现象。

2. 病原学检查

采用咽拭子进行微生物检测。细菌培养用于判断细菌类型和药物敏感试验。病毒和病毒抗体测定判断病毒类型。

【并发症】

少数病人可并发急性鼻窦炎、中耳炎、气管-支气管炎。以咽炎为表现的上呼吸道感染，部分病人可继发溶血性链球菌引起的风湿热、肾小球肾炎等，少数病人可并发病毒性心肌炎。

【诊断】

1. 根据病史、流行情况、鼻咽部发炎的症状和体征，结合周围血象和胸部 X 线检查可做出临床诊断。

2. 进行细菌培养和病毒分离，或病毒血清学检查、免疫荧光法、酶联免疫吸附检测法、血凝抑制试验等，可确定病因诊断。血液白细胞计数及分类，白细胞偏低，早期中性粒细胞稍增高。合并细菌感染白细胞总数及中性粒细胞均可增高。

3. 鉴别诊断须与初期表现为感冒症状的其他疾病如过敏性鼻炎、流行性感冒、急性气管支气管炎、急性传染病前驱症状等相鉴别。

【治疗要点】

1. 发热、头痛、咽痛、全身酸痛者给予对症治疗，必要时适当加用解热镇痛药。普通感冒无需使用抗菌药物。除非有白细胞升高、咽部脓苔、咯黄痰和流鼻涕等细菌感染证据，可根据当地流行病学史和经验用药，可选用口服青霉素、第一代头孢菌素、大环内酯类或喹诺酮类。如无发热，免疫功能正常，发病超过 2 天一般无需应用抗病毒药物治疗。对于免疫缺陷病人，可早期常规使用。利巴韦林和奥司他韦有较广的抗病毒谱，对流感病毒、副流感病毒和呼吸道合胞病毒等有较强的抑制作用，可缩短病程。

2. 急性上呼吸道感染属于中医学"感冒"的范畴。是由肺卫气虚，不能固表，感受外邪的侵袭所致。本病邪在肺卫，属表实证。中医治疗应采取解表达邪的治疗原则，风寒治以辛温发汗，风热治以辛凉解表，暑湿伤表者当清暑祛湿解表。虚体感冒，气虚上感者当益气解表，阴虚上感者当滋阴解表。

【护理评估】

1. 病史

询问本病有关的病因，发病的时间及主要症状。是否经过治疗及所用的药物。

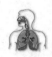

2. 身体状况

评估意识及生命体征，有无呼吸异常、发热、疼痛等。

3. 辅助检查

了解血常规检查，胸部 X 线及细菌培养结果，辅助诊断与治疗。

4. 社会支持系统

评估病人的家属及其他社会支持力量对病人的关心和支持程度。

【常见护理问题】

1. 体温过高：与病毒、细菌感染有关。

2. 清理呼吸道无效：与痰液黏稠不易咳出有关。

3. 舒适的改变：与鼻塞、咽痛、头痛有关。

4. 睡眠形态改变：与剧烈咳嗽、咳痰影响休息有关。

5. 潜在并发症：鼻窦炎、中耳炎、心肌炎、肾炎。

【中西医护理】

（一）一般护理

1. 活动与休息

保持室内合适的温度 18℃～22℃、湿度 50%～60%，空气流通。注意休息，减少外出，避免劳累，根据气候变化增减衣物。风寒、气虚感冒者，室温可稍高，注意防寒保暖。风热、阴虚感冒者，室内宜凉爽湿润。暑湿感冒者室内宜凉爽通风。

2. 饮食指导

（1）给予清淡、高热量、易消化、丰富维生素饮食，鼓励病人每天保持足够的饮水量。

（2）应忌食甜腻、辛辣、烧烤、煎、炸食物，因这类食物伤元灼津，助火生痰，也不宜消化，宜服清淡、易消化、水分多的食物。

（3）伴有发热者，可多饮水或绿豆汤、水果汁等。

（二）病情观察

1. 密切观察病人体温、寒热、汗出、咳嗽、咳痰、痰色、舌脉等。

2. 观察舌质、舌苔、脉象的变化。若舌质由红转淡，舌苔由厚转薄，由黄变白，脉象由浮数转为和缓是病退佳象，反之则是病进征象。

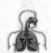

3. 定时测量生命体征，做好记录。

（三）对症护理

1. 口腔护理

保持口腔清洁，进食后漱口或给予口腔护理，防止口腔感染。

2. 防止交叉感染

做好病人隔离，减少探视，避免交叉感染。病人咳嗽或打喷嚏时应避免对着他人。病人使用的餐具、痰盂等用具应按规定消毒，或用一次性器具，回收后焚烧弃去。

3. 并发症的观察及护理：如有耳痛、耳鸣、听力减退、外耳道流脓等提示有中耳炎发生。若病人发热、头痛加重，伴脓涕，鼻窦有压痛应考虑鼻窦炎，并及时通知医生。

（四）用药护理

1. 遵医嘱对发热、头痛者，选用解热镇痛药，如复方阿司匹林、对乙酰氨基酚（扑热息痛）。

2. 鼻塞、咽痛者，口服连翘片等。鼻塞严重时可用 1% 麻黄碱滴鼻液滴鼻。注意观察药物的不良反应。

3. 服用汤药后应观察病人汗出及体温变化。风寒束表，气虚感冒者，汤药宜趁热服下，多饮热水。风热犯表者，汤药宜温服。暑湿伤表者，头晕胸闷者，可服用人丹、十滴水或藿香正气液，以缓解症状。阴虚感冒者，汤药宜浓煎，少量频服，早晚温服。

（五）心理护理

做好病人及家属的心理护理，增强病人治疗疾病的信心。讲解疾病有关知识和安全服用药物的常识。

（六）辨证施护

1. 风寒感冒发热无汗，遵医嘱针刺。鼻塞流涕，可用热毛巾敷鼻额部或按摩迎香穴。

2. 风热感冒口渴，给予温开水或清凉饮料。风热感冒者宜适用夏桑菊茶，具有辛凉解表，疏散风热之功效。风寒感冒者适用紫苏生姜鸡蛋汤，具有发散风寒，宣肺止咳作用。暑湿感冒适用冬瓜莲叶扁豆汤，具

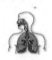

有清热解暑，祛湿和胃之效。

3. 暑湿感冒头身疼痛者，遵医嘱针刺或刮痧疗法。体虚感冒者，取大椎、肺俞、天突、膻中、中府、肾俞等穴，三伏、三九贴敷中药。艾灸，取足三里、悬钟穴，春夏季进行瘢痕艾灸，或取外关穴，麦粒灸。穴位按摩，取百会、劳宫、涌泉、神阙、足三里穴，气虚者加气海穴，阴虚者加照海、太溪穴按摩。坚持每日用凉水洗脸，预防感冒。注意四时天气变化，天暑地热之时，切忌坐卧湿地，汗出勿当风。

【健康指导】

1. 疾病预防指导

（1）增强体质、加强锻炼。平时注意户外运动及耐寒锻炼，加强营养，不断增强机体抵抗力。生活有规律，避免过度劳累。

（2）生活上慎起居，适寒温，尤其冬春当注意防寒保暖，盛夏炎热时不可贪凉露宿，或在身热汗出时开电扇、空调图一时之爽。注意天气变化，不要用电扇或空调对着身体直吹。

（3）避免口腔分泌物及胃内容物误吸入气管而发生感染，老年人睡眠时取头稍高或侧卧位，睡前勿饱食，勿吸烟、饮酒，尽量不用安眠药。

（4）保持房间空气温暖湿润，必要时可用食醋熏蒸法对室内空气进行消毒。尽量避免到拥挤的环境中，减少交叉感染的机会。

2. 疾病知识指导

（1）采取适当措施避免本病的传播，防止交叉感染。

（2）指导易反复感冒病者在未患病时，可根据不同体质辨证服用适当的中药以增强体质，提高机体免疫力。

（3）对阳虚体质常外感风寒者，可用玉屏风散加桂枝、芍药。对阴虚体质常外感风热者，可用玉屏风散加玄参、知母等。常易感冒者，可坚持每天按摩迎香穴，并服用防治的药方。如冬春风寒当令，可服用贯众汤，水煎顿服，连服3日。夏日暑湿当令，可服用藿佩汤，煎汤频服。

（4）必要时接种流感疫苗。鼻腔喷干扰素有预防作用，但可引起鼻塞等不良反应。

（5）恢复期注意加强营养，以扶助正气，防止复发。

第二节　急性气管-支气管炎的中西医护理

急性气管-支气管炎是由生物、物理、化学刺激或过敏等因素引起的急性气管-支气管黏膜炎症。下呼吸道指喉环状软骨以下的呼吸道。急性气管-支气管炎多为散发，无流行倾向，年老体弱者易感。临床症状主要为咳嗽和咳痰。常发生于寒冷季节或气候突变时。也可由急性上呼吸道感染迁延不愈所致。

【病因】

1. 感染

病毒或细菌感染是最常见的病因。常见病毒为腺病毒、流感病毒、冠状病毒、鼻病毒、单纯疱疹病毒、呼吸道合胞病毒和副流感病毒。常见细菌为流感嗜血杆菌、肺炎链球菌、卡他莫拉菌等，近年来衣原体和支原体感染明显增加，在病毒感染的基础上继发细菌感染亦较多见。

2. 理化因素

冷空气、粉尘、刺激性气体或烟雾的吸入，均可刺激气管-支气管黏膜引起急性损伤和炎症反应。

3. 过敏反应

常见的吸入致敏原包括花粉、有机粉尘、真菌孢子、动物皮毛排泄物；或对细菌蛋白质的过敏，钩虫，蛔虫的幼虫在肺内的移行均可引起气管-支气管急性炎症反应。

4. 中医病因

本病属外邪侵袭于肺，肺气壅遏不宣，清肃失常，肺气上逆所致，应祛邪利肺，按病邪性质辨证施治。

（1）外感六淫。肺脏外合皮毛，开窍于鼻，上连咽喉，六淫之邪由口鼻或皮毛而入，侵袭肺卫，致肺失宣降，气道不利，肺气上逆而作咳。风为六淫之首，邪气多随风邪侵袭人体，故外感咳嗽常以风为先导，夹有寒、热、燥、湿等邪，临床以风寒多见。

（2）内邪干肺。由情志失调、饮食不节、体弱久病等致脏腑功能失调，内邪干肺，致肺之宣降失常，肺卫失固，外邪易犯，内外合邪而发病。

【病理】

气管、支气管黏膜充血水肿，淋巴细胞和中性粒细胞浸润。可伴有纤毛上皮细胞损伤，脱离。黏液腺体肥大增生。合并细菌感染时，分泌物呈脓性。

【临床表现】

（一）症状

1. 呼吸道症状

（1）常先有急性上呼吸道症状，当炎症波及气管、支气管黏膜，出现咳嗽、咳痰，开始为频繁干咳，伴胸骨后不适，2～3 天后，痰由黏液性转为黏液脓性，偶有痰中带血。

（2）伴有支气管痉挛，可有气急和喘鸣。

2. 全身症状

可有发热、全身不适。体温多于 3～5 天内正常，咳嗽、咳痰可延迟 2～3 周才消失。

（二）体征

查体可无明显阳性表现。两肺也可有散在干、湿啰音，部位不固定，咳嗽后可减少或消失。

【辅助检查】

1. 实验室检查

周围白细胞计数可正常。由细菌感染引起者，可伴有白细胞总数和中性粒细胞百分比升高，血沉加快。痰培养可发现致病菌。

2. 影像学检查

X 线胸片检查大多为肺纹理增强。少数无异常发现。

【诊断】

根据病史、咳嗽和咳痰等呼吸道症状，两肺散在干、湿性啰音等体征，结合血象和 X 线胸片，可作出临床诊断。病毒和细菌检查有助于病因诊断，需与流行性感冒、急性上呼吸道感染及其他肺部疾病如支气管肺炎、肺结核、肺癌、肺脓肿、麻疹、百日咳等多种疾病鉴别。

【治疗要点】

1. 病人注意休息，多饮水，避免劳累。咳嗽、咳痰者可根据病情使用镇咳、化痰药物对症治疗，发热可用解热镇痛药对症处理。有细菌感染证据时应及时使用抗菌药物治疗。

2. 急性气管支气管炎属于中医学"咳嗽"的范畴，是由肺卫气虚，不能固表，感受外邪的侵袭所致。中医学认为，本病病因主要是人体正气不足和外邪侵袭两方面。中医治疗应分清外感和内伤之所属。外感咳嗽多为实证，应祛邪利肺，按病邪性质分为风寒、风热、风燥论治。

【护理评估】

1. 病史

询问本病有关的病因，是否经过治疗及所用的药物，发病的时间及主要症状。

2. 身体状况

评估病人精神状态及生命体征，有无发热、咳嗽、咳痰、呼吸异常等。

3. 辅助检查

了解血培养、血常规、胸部 X 线及痰培养的检查结果，辅助诊治。

4. 社会支持系统

评估病人家属对病人的关心和支持程度。

【常见护理问题】

1. 清理呼吸道无效：与呼吸道感染，痰液黏稠有关。

2. 气体交换障碍：与过敏、炎症引起支气管痉挛有关。

3. 舒适的改变：与发热、咳嗽有关。

4. 疼痛：胸痛，与咳嗽、气管炎症有关。

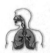

【中西医护理】

（一）一般护理

1. 活动与休息

病室环境保持舒适、安静，温湿度适宜。注意休息，避免劳累。保持空气新鲜，避免再次受凉。根据气候变化增减衣物，及时擦干汗液，更换湿衣被。

2. 饮食护理

给予高热量、清淡、易消化的食物。发热病人多饮水，多食新鲜蔬菜、水果，忌食辛辣、烧烤类食物，以利生津养液，避免导致内热发生而致该病发作。

（二）病情观察

1. 密切观察病人生命体征及咳嗽、咳痰情况，发热病人给予降温处理。

2. 鼓励病人有效咳嗽，痰液黏稠或刺激性咳嗽的病人可用雾化吸入。

（三）药物护理

1. 细菌感染可选用青霉素、螺旋霉素、磺胺制剂，必要时选用喹诺酮类、头孢菌素类抗生素。刺激性干咳可用喷托维林（维静宁）。痰液黏稠不易咳出时用氯化铵、溴己新。有喘息时加氨茶碱等止喘药。

2. 痰液黏稠病人雾化吸入对缓解症状有良好的效果。

3. 观察药物治疗的效果，做好治疗记录。

（四）辨证施护

1. 本病起病急，病程短的特点。故在初期外邪犯肺阶段，需尽早疏散热邪，防热邪入里。若已出现高热，应给予大剂量清热解毒泻火之药，尽快截断病势的蔓延和发展。

2. 饮食调护

（1）退热后除需用益气养津、清热的药物巩固疗效外，还应多饮水、多食水果，忌食生热上火之食物，以防余热未清，死灰复燃。

（2）风燥伤肺者，干咳剧烈时可取坐位或半卧位，少量饮水减轻咳嗽。

（3）风寒袭肺者饮食宜温热，以宣肺散寒。

（4）风热犯肺者以清热化痰止咳之品为宜，如白萝卜、梨、枇杷、甘蔗等。

（5）风燥伤肺者以疏风润燥之品，如苏叶、桑叶、银耳、梨、黄瓜等。

3. 情志护理

病程较长者，应予以安慰和鼓励，消除思想顾虑，增强康复信心。

【健康指导】

1. 疾病预防指导

（1）增强体质，积极参加体育锻炼，根据病人情况选择合适的体育活动，如健身操、太极拳、跑步等。增加耐寒训练，如冷水洗脸、冬泳等。

（2）避免复发，病人咳嗽、咳痰明显时注意休息，避免劳累。多饮水，进食清淡、富有营养的饮食。保持室内环境适宜，保持适当的温度和湿度。避免吸入环境中的变应原。

2. 疾病知识指导

生活上慎起居，适寒温，尤其冬春当注意防寒保暖，盛夏炎热时不可贪凉露宿。饮食宜清淡、富于营养。按医嘱用药，如2周后症状仍持续应及时就医。改善生活卫生环境，防止空气污染。清除鼻、咽、喉等部位的病灶。

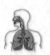

第三节　肺炎的中西医护理

肺炎是指终末气道、肺泡和肺间质的炎症，可由病原微生物、理化因素、免疫损伤、过敏及药物所致。最常见为细菌性肺炎。肺炎是肺实质的急性炎症，有肺泡毛细血管充血、水肿、肺泡内纤维蛋白渗出和细胞浸润等病理改变。以发热、咳嗽、胸痛为主要表现。60岁以上的老年人肺炎的发病率很高，并随年龄而增加。

【病因】

1. 正常的呼吸道免疫防御机制（支气管内黏液-纤毛运载系统、肺泡巨噬细胞等细胞防御的完整性等）使气管隆凸以下的呼吸道保持无菌。是否发生肺炎决定于病原体和宿主的因素。如果病原体数量多，毒力强和（或）宿主呼吸道局部和全身免疫防御系统损害，即可发生肺炎。病原体可通过空气吸入、血行播散、邻近感染部位蔓延、上呼吸道定植菌的误吸、胃肠道定植菌的误吸、人工气道吸入环境中的致病菌引起肺炎。

2. 感染为最常见病因，如细菌、病毒、真菌、寄生虫等，还有理化因素、免疫损伤、过敏及药物因素。

3. 中医病因

肺炎属中医学"风温肺热病"的范畴，是由风温之邪首犯肺卫，逆传心包，导致以发热、胸痛、咳嗽气急、痰黄为主要特点的疾患。中医学认为，肺炎常因劳倦过度、醉后当风等人体正气不足之时，感受风热之邪或风寒之邪入里化热所致。邪伤肺卫，风邪束表，卫气郁闭，故见恶寒发热。肺气失宣，故咳嗽、气喘。肺不布津、聚而为痰，伤于寒邪则为白稀痰，伤于热邪或寒邪化热则见白黏痰或黄痰。邪气阻滞肺络，则致胸痛。邪伤肺络，可见咯血。若邪气过盛，正不胜邪，邪气入里，内传营血，则面唇青紫或衄血发斑。甚则邪热内陷、逆传心包、蒙蔽心窍，出现神昏谵语或昏愦不语。

【病理】

发炎的肺小叶肿大，灰红色，岛屿状散在分布，质地变实。其中散在灰黄色，白色（气肿）的肺小叶，（多色性、斑驳色彩）。病变的小叶融合成大叶。病灶切面平滑，湿润，支气管内可挤出浑浊的黏液或黄白色脓样分泌物。初期渗出以浆液为主，细支气管和肺泡内见有浆液，其中混有少量脱落的上皮细胞、中性粒细胞，细支气管壁充血、水肿及白细胞浸润，肺泡壁毛细血管扩张、充血。渗出液中粒细胞和上皮细胞明

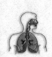

显增多。

【肺炎分类】

1. 按病因分类

（1）细菌性肺炎

如肺炎链球菌、金黄色葡萄球菌、甲型溶血性链球菌、肺炎克雷白杆菌、流感嗜血杆菌、铜绿假单胞菌肺炎等。

（2）非典型病原体所致肺炎

如军团菌、支原体、衣原体等。

（3）病毒性肺炎

如冠状病毒、腺病毒、呼吸道合胞病毒、流感病毒、麻疹病毒、巨细胞病毒、单纯疱疹病毒等。

（4）真菌性肺炎

如白念珠菌、曲霉菌、隐球菌等。

（5）其他病原体所致肺炎

如立克次体、弓形虫、寄生虫等。

（6）理化因素所致肺炎

如放射性损伤引起的肺炎、胃酸吸入引起的化学性肺炎，或对吸入内源性脂类物质产生炎症反应的类脂性肺炎等。

2. 按解剖分类

（1）大叶性（肺泡性）肺炎

病原体先在肺泡引起肺炎，经肺泡间孔向其他肺泡扩散，致使部分肺段或整个肺段、肺叶发生炎症改变。典型者表现为肺实质炎症，通常并不累及支气管。致病菌多为肺炎链球菌。胸部 X 线显示肺叶或肺段的实变阴影。

（2）小叶性（支气管性）肺炎

病原体经支气管入侵，引起细支气管、终末细支气管及肺泡的炎症，常继发于其他疾病，如支气管炎、支气管扩张、上呼吸道病毒感染以及长期卧床的危重病人。其病原体有肺炎链球菌、葡萄球菌、病毒、肺炎支原体以及军团菌等。支气管腔内有分泌物，故常可闻及湿啰音，无实

第二章　呼吸系统常见疾病的中西医护理

变征象，肺下叶常受累。

（3）间质性肺炎

以肺间质为主的炎症，可由细菌、支原体、衣原体、病毒或肺孢子菌等引起。累及支气管壁以及支气管周围，有肺泡壁增生及间质水肿，因病变仅在肺间质，故呼吸道症状较轻，异常体征较少。胸部 X 线和核磁共振检查通常表现为一侧或双侧肺下部的不规则条索状阴影，从肺门向外伸展，可呈网状，其间可有小片肺不张阴影。

3．按患病环境分类

（1）社区获得性肺炎（CAP）

社区获得性肺炎（CAP）亦称医院外获得性肺炎，是指在医院外患的感染性肺实质炎症，包括具有明显潜伏期的病原体感染而在入院后平均潜伏期内发病的肺炎。传播途径为吸入飞沫、空气或血源传播。主要病原体为肺炎链球菌、衣原体、呼吸合胞病毒等。

社区获得性肺炎的诊断依据：①新近出现的咳嗽、咳痰或原有呼吸道疾病症状加重，并出现脓性痰，伴或不伴有胸痛。②发热。③肺实质体征和（或）闻及湿性啰音。④WBC $> 10 \times 10^9/L$ 或 $< 4 \times 10^9/L$，伴或不伴有中性粒细胞核左移。⑤胸部 X 线检查显示片状、斑片状浸润性阴影或间质性改变，伴或不伴胸腔积液。以上①～④项中任何 1 项加第⑤项，除外非感染性疾病可做出诊断。

（2）医院获得性肺炎（HAP）

医院获得性肺炎（HAP）亦称医院内肺炎，是指病人入院时不存在，也不处于潜伏期，而于入院 48 小时后在医院（包括老年护理院、康复院）内发生的肺炎。也包括出院后 48 小时内发生的肺炎。主要病原体为肺炎链球菌、金黄色葡萄球菌、肺炎克雷白杆菌、鲍曼不动杆菌等。HAP 还包括呼吸机相关性肺炎（VAP）和卫生保健相关性肺炎（HCAP）。

医院获得性肺炎的诊断可依据胸部 X 线检查出现新的或进展的肺部浸润影加上下列 3 个疗程征候中的 2 个或以上可以诊断肺炎：①发热超过38℃。②血白细胞增多或减少。③脓性气道分泌物。

（3）护理院获得性肺炎

在护理院生活者是一组特殊人群，肺炎易患性最高，其临床特征和病原学分布介于 CAP 和 HAP 之间。

（4）免疫低下宿主肺炎

由于 HIV/ADIS 流行、肿瘤放化疗以及器官移植或其他疾病而接受免疫抑制剂治疗者是易感人群。

【临床表现】

肺炎的症状取决于病原体侵袭力及宿主的状态。一般急性起病，常见症状有寒战、发热，或先有短暂的上呼吸道感染史，咳嗽、咳痰，或原有呼吸道症状加重，出现脓性痰或血痰，伴或不伴胸痛。早期肺部体征无明显异常，重症或病变范围大者可有呼吸频率增快，发绀或呼吸困难等。肺实变时体征比较典型，如叩诊浊音、语颤增强或闻及湿性啰音。部分肺炎痰液具有特征症状，如肺炎克雷白杆菌咳砖红色胶冻样痰、肺炎球菌肺炎可咳铁锈色痰、卫氏并殖吸虫病为果酱样痰等。

（一）肺炎链球菌肺炎

肺炎链球菌肺炎是由肺炎链球菌或称肺炎球菌所引起的肺炎。通常急骤起病，以高热、寒战、咳嗽、血痰及胸痛为特征。X 线胸片呈肺段或肺叶急性炎症实变。

1. 症状

（1）发病前常有淋雨、受凉、醉酒、疲劳、病毒感染和生活在拥挤环境等诱因，可有数日上呼吸道感染的前驱症状。

（2）典型表现为起病急骤、畏寒或寒战、高热，体温可在数小时内达 39℃～40℃，呈稽留热，或高峰在下午或傍晚。

（3）全身肌肉酸痛，患侧胸痛明显，可放射至肩部，深呼吸或咳嗽时加剧，病人常取患侧卧位。

（4）开始痰少，可带血丝，24～48 小时后可呈铁锈色，与肺泡内浆液渗出和红细胞、白细胞渗出有关。

2. 体征

病人呈急性病容，鼻翼煽动，面颊绯红，口角和鼻周有单纯疱疹，严重者可有发绀，心动过速，心律不齐。早期肺部无明显异常体征。肺实变时，触觉语颤增强，叩诊呈浊音，听诊可闻及支气管肺泡呼吸音或管样呼吸音等实变体征。消散期可闻及湿啰音。

3. 并发症

感染严重时，可伴感染性休克，尤其是老年人。表现为心动过速、血压降低、意识模糊、烦躁、四肢厥冷、发绀、多汗等，而高热、胸痛、咳嗽等症状并不明显。并发胸膜炎时多为浆液纤维蛋白性渗出液。呼吸音减低和语颤降低多提示有胸腔积液，偶有发生脓胸，肺脓肿、脑膜炎和关节炎也有发生。

（二）葡萄球菌肺炎

葡萄球菌肺炎是由葡萄球菌引起的急性化脓性炎症，病情较重，若治疗不当，病死率较高。

1. 症状

（1）起病急骤，寒战高热、体温可达39℃～40℃，胸痛、咳嗽、咳痰，痰液多，呈脓性、脓血性。

（2）毒血症状明显，全身肌肉关节酸痛，体质衰弱，精神萎靡，严重者早期可出现周围循环衰竭。

2. 体征

肺部体征早期不明显，与临床严重的中毒症状、呼吸道症状不相符，其后可出现肺部散在湿啰音。病变较大或融合时可有肺实变体征。

（三）老年肺炎特征

1. 患病率和病死率高

在抗生素问世之前，80岁以上病人肺炎发病率约是20多岁病人的5倍，而死亡率几乎是100倍。全美医院内的10万例医院内感染中，65岁以上病人占54%，肺炎占18%，而肺炎是导致老年人死亡的最常见感染。我国诸骏仁统计8947例老年住院病人死亡原因中，肺炎由20世纪

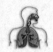

50 年代第 3 位升至 70 年代第 1 位。肺炎在老年病人尸检中的发现率为 25%～60%。

2. 临床症状不典型

（1）老年人由于基础体温较低，对感染的发热反应能力较差，即使是肺炎链球菌肺炎也很少有典型的寒战、高热、铁锈色痰等症状。起病隐，常无咳嗽、咳痰、发热、胸痛等呼吸道症状，较常见的是呼吸频率增加，呼吸急促或呼吸困难。

（2）全身中毒症状和消化道症状较常见并可早期出现，表现为精神萎靡、乏力、纳差、恶心呕吐、腹痛腹泻、心率增快、心律失常、谵忘、意识模糊等，重者出现血压下降，甚至昏迷。

（3）老年人咳嗽无力，痰多为白色或黄色脓性，易与慢性支气管炎和上呼吸道感染混淆。

（4）查体典型肺实变体征少见，血白细胞正常或低于正常。

3. 确诊困难

老年肺炎绝大多数是感染性的，因为早期应用抗生素、痰液细菌培养标本易被污染等原因，大多数肺炎未能及时发现致病菌，影响疾病的诊治。

4. 易出现并发症

老年人多因存在基础疾病，一旦出现肺炎即为重症。且易出现心力衰竭、心律失常等并发症。糖尿病病人出现血糖升高、酮症酸中毒等，感染控制不佳，可并发脱水、缺氧、休克、严重败血症或脓毒症、电解质紊乱和酸碱失衡等严重的并发症。

5. 预后差

老年人由于局部防御功能和全身的免疫功能低下，原有基础病如糖尿病、肝硬化、肺气肿、心功能不全、脑血管病后遗症等使感染迁延难愈，较长时间应用抗菌药物使致病菌的耐药性增加等，降低了疗效，增加了死亡率。老年肺炎合并呼吸衰竭、心力衰竭及多脏器功能衰竭，成为死亡的重要原因。

【辅助检查】

1. 血常规检查，细菌性肺炎可见白细胞计数和中性粒细胞增高，年老、体弱、酗酒、免疫功能低下者白细胞计数可不增高，但中性粒细胞比例仍高。病毒性肺炎和其他类型肺炎，白细胞计数可无明显变化。

2. 动脉血气分析检查。

3. 胸部 X 线：可为肺炎发生的部位、严重程度和病原学提供重要线索。

【诊断】

1. 确定诊断

（1）首先要把肺炎与呼吸道感染区别开来。呼吸道感染虽然有咳嗽、咳痰和发热等症状，但各有特点，呼吸道感染无肺实质浸润，胸部 X 线检查可鉴别。其次，肺炎须与下列疾病鉴别：肺结核、肺癌、急性肺脓肿、肺血栓栓塞病、非感染性肺部浸润等。

（2）肺炎链球菌肺炎的诊断要点是根据寒战、高热、胸痛、咳铁锈色痰、鼻唇疱疹等典型症状和肺实变体征，结合胸部 X 线检查，可作出初步诊断。

（3）病原菌检测是本病确诊的主要依据。葡萄球菌肺炎的诊断要点是根据全身毒血症状，咳脓痰，白细胞计数增高、中性粒细胞比例增加、核左移并有胸部 X 线表现，可做出初步诊断。细菌学检查是确诊依据。

2. 评估严重程度

（1）肺炎的严重性决定于三个主要因素：局部炎症程度，肺部炎症的播散和全身炎症反应程度。

（2）病人有以下危险因素会增加肺炎的严重程度和死亡危险：

病史：年龄 >65 岁，存在基础疾病或相关因素，如 COPD、糖尿病、慢性心脏、肾衰竭、慢性肝病、一年内住过院、疑有误吸、神志异常、脾脏切除术状态、长期酗酒或营养不良等。

体征：呼吸频率 >30 次/分，脉搏 ≥120 次/分，血压 <90/60 mmHg，体温 ≥40℃或 ≤35℃，意识障碍，存在肺外感染病灶如脑膜炎，甚至败血症。

实验室和影像学：白细胞计数 $> 20 \times 10^9$/L 或 $< 4 \times 10^9$/L 或中性粒细胞计数 $< 1 \times 10^9$/L。呼吸空气时 $PaO_2 < 60$ mmHg、氧合指数 < 300 或 $PaCO_2 > 50$ mmHg，血肌酐 > 106 μmol/L 或血尿素氮 > 7.1 mmol/L，血红蛋白 < 90 g/L 或血细胞比容 < 0.30，血浆清蛋白 < 25 g/L，感染中毒症或弥散性血管内凝血的证据如血培养阳性、代谢性酸中毒、凝血酶原时间和部分及活动的凝血活酶时间延长、血小板减少。胸部 X 线检查病变累及一个肺叶以上、出现空洞、病灶迅速扩散或出现胸腔积液。

（3）重症肺炎尚无普遍认同的诊断标准，如果肺炎病人需要通气支持（急性呼吸衰竭、气体交换严重障碍伴高碳酸血症或持续低氧血症）、循环支持（血流动力学障碍、外周低灌注）和需要加强监护和治疗（肺炎引起的脓毒症或基础疾病所致的其他器官功能障碍）可认为重症肺炎。

2007 年美国感染疾病学会/美国胸科学会发表的成人 CAP 处理指南中重症肺炎的标准是：主要标准：①需要有创机械通气。②脓毒症休克复苏后仍需要血管活性药物治疗。次要标准：①呼吸频率 ≥ 30 次/分。②氧合指数（PaO_2/FiO_2）≤ 250。③多肺叶浸润。④意识障碍/定向障碍。⑤氮质血症（BUN ≥ 20 mg/dL）。⑥白细胞减少（WBC < 4.0 × 10^9/L）。⑦血小板减少（血小板 < 10.0 × 10^9/L）。⑧低体温（T < 36℃）。⑨低血压，需要强力的液体复苏。符合 1 项主要标准或 3 项次要标准以上者可诊断为重症肺炎。

3. 确定病原体

采集呼吸道标本行细菌培养须在抗菌药物使用前采集，避免污染，及时送检。目前常用的标本采集方法有痰标本、经纤维支气管镜或人工气道吸引、防污染样本毛刷、支气管肺泡灌洗、血和胸腔积液培养、尿抗原实验。

【治疗要点】

1. 肺炎链球菌肺炎

（1）抗菌药物治疗

首选青霉素 G，用药途径及剂量视病情轻重及有无并发症而定。对青霉素过敏者，或耐青霉素或多重耐药菌株感染者，可用呼吸氟喹诺酮类、头孢噻肟或头孢曲松等药物，多重耐药菌株感染者可用万古霉素、替考拉宁等。

（2）支持疗法

病人应卧床休息，注意补充足够蛋白质、热量及维生素。密切监测病情变化，注意防止休克。剧烈胸痛者，可酌用少量镇痛药。中等或重症病人应给氧。

2. 葡萄球菌肺炎

（1）葡萄球菌肺炎的治疗原则是早期清除原发病灶，强有力抗感染治疗，加强支持疗法，预防并发症。

（2）抗生素治疗采取早期、联合、足量、静脉给药，不宜频繁更换抗生素。因金葡菌对青霉素多耐药，首选耐青霉素酶的半合成青霉素或头孢菌素，联合氨基糖苷类，可增强疗效。青霉素过敏者可选用红霉素、林可霉素等。MRSA 感染宜用万古霉素静滴。

（3）病人宜卧床休息，饮食补充足够热量、蛋白质，多饮水，有发绀者给予吸氧。对气胸或脓气胸应尽早引流治疗。

3. 老年肺炎

（1）早期发现，及时诊断。加强对上呼吸道感染、慢性支气管炎、肺气肿、肺心病的预防。要充分重视老年肺炎的隐匿性和不典型的临床表现，尽量避免老年肺炎的诊断延误，为治疗争取时间。

（2）老年肺炎抗生素的选择，致病菌确定之前主要考虑革兰氏阳性球菌感染，首选青霉素类或第一代头孢菌素。轻症病人可用口服抗菌药，如阿莫西林。中等症状以上者应用强的抗生素，如第二、三代头孢菌素。致病菌确定后应根据病菌种类及药敏结果选择用药。合理应用抗生素，防止滥用，尽量减少不良反应及耐药菌的产生。

4. 中医治疗首先应分清邪正虚实。外感咳嗽多为实证，应祛邪利肺，按病邪性质分为风寒、风热、风燥论治。内伤咳嗽多为邪实正虚，应扶正祛邪，除治肺外，还应从整体出发，注意治脾、治肝、治肾，初期以祛邪为主，后期以益气养阴、扶正为主。

【护理评估】

1. 评估病史

询问发作的症状、持续的时间、诱发因素，有无检查治疗等。

2. 评估身体状况

评估生命体征和精神状态，观察有无口唇、脸颊有无发绀，胸部有无压痛，听诊有无浊音。

3. 社会支持系统

评估病人和家属对疾病的认知程度和支持力度。

4. 评估检查结果

了解病人检查、检验结果，辅助诊疗。

【常见护理问题】

1. 清理呼吸道低效：与胸痛、气管及支气管分泌物增多、痰液黏稠有关。

2. 气体交换功能受损：与肺实质炎症、呼吸面积减少有关。

3. 舒适的改变：与肺部炎症累及壁层胸膜引起胸痛、乏力有关。

4. 体温过高：与肺部感染有关。

5. 潜在并发症：低氧血症、感染性休克、窒息等。

【中西医护理】

（一）一般护理

1. 活动与休息

（1）环境安静、整洁、空气新鲜，通风良好。保持合适的室温和湿度。

（2）限制探视及陪护人数，减少交叉感染机会。

（3）嘱其多卧床休息，保持舒适体位。

（4）高热者加强皮肤护理。大量出汗者应及时更换衣服和床单，保持衣物干燥、清洁。

（5）严密观察长期卧床者有无并发压疮，做好防褥疮护理。

（6）对病情允许下床者应鼓励其活动，指导做腹式呼吸锻炼，以增强呼吸深度，促进肺底部分泌物排出，防止呼吸肌失用性萎缩。

2. 饮食护理

提供高蛋白、高维生素的流质或半流质饮食，保证足够热量。在尊重病人的饮食文化的基础上避免油腻、辛辣刺激食物。如病人保留胃管，鼻饲后 30 分钟内尽量不吸痰，可有效防止胃内容物误吸。每天饮水 1500 mL 以上，利于稀释痰液及排痰。

3. 高热的护理

可采用温水擦浴、冰袋、冰帽等物理降温措施，以逐渐降温为宜，防止虚脱。病人大汗时，及时协助擦拭和更换衣物，避免受凉。必要时遵医嘱使用退热药或静脉补液，补充因发热而丢失较多的水分和电解质，加快毒素排泄和热量散发。

4. 口腔护理

做好口腔护理，鼓励病人经常漱口，口唇疱疹者局部涂抗病毒软膏，防止继发感染。

（二）病情观察

1. 监测并记录生命体征，重点观察儿童、老年人、久病体弱者的病情变化。

2. 观察病人精神和意识状态，观察病人皮肤黏膜变化，有无发绀等表现。

3. 记录出入量，观察有无尿量减少等表现。

4. 注意观察咳嗽声音、性质、节律和咯出痰的性状、颜色、气味等特征。

（三）氧疗

遵医嘱给予吸氧，使氧饱和度达 90% 以上，必要时使用呼吸机辅助呼吸。

（四）保持呼吸道通畅

1. 指导深呼吸及有效咳嗽、吸入疗法、胸部叩击、体位引流等。

2. 必要时行负压吸痰，注意无菌操作技术。

3. 保持病人气管插管导管的通畅，做好人工气道和机械通气病人的护理。

（五）用药护理

遵医嘱应用抗生素、使用降温药物等。并严密观察有无不良反应，及时对症治疗。注意特殊用药的安全性和有效性。

（六）正确留取痰标本

1. 痰常规标本的采集

嘱病人晨起用清水漱口清洁口腔，然后用力咳出气管深处的痰液，盛于痰标本采集瓶内。如查癌细胞，瓶内应放 10%甲醛溶液或 95%乙醇溶液固定后送检。

2. 痰培养标本的采集

嘱病人晨起先用漱口液漱口，再用清水漱口，以除去口腔中细菌，深吸气并用力咳 1～2 口痰于培养皿或瓶中，及时送检。

3. 24 小时痰标本的采集

容器上的标签注明起止时间，并做好交接班。取晨 7 小时至次日 7 小时的痰液全部留在容器中送检，不可将漱口液、唾液等混入。

4. 吸痰管采集痰标本

在负压吸引器吸管头端接痰培养收集瓶，开动负压吸引后，痰液即被吸入瓶内，立即送检。

（七）心理护理

多数病人担心疾病预后，应多与病人沟通，鼓励病人表达自我感受。讲解疾病相关知识，告知病人疾病的相关症状及表现、采取的治疗方案，获得病人的积极配合。

（八）并发症及处理

1. 感染性休克

（1）临床表现

心率加快、脉搏细速、血压下降、精神萎靡、神志模糊、烦躁不安、皮肤湿冷、尿量减少等。

（2）处理要点

病人取仰卧中凹位，高流量吸氧，遵医嘱快速补充血容量的同时使用血管活性药。

2. 低氧血症

（1）临床表现

头痛、烦躁不安、嗜睡等精神症状，发绀、呼吸困难症状加重，心动过速、脉率增快等循环系统症状，$PaO_2 < 60\,mmHg$ 伴或不伴 CO_2 潴留。

（2）处理要点

保持呼吸道通畅，氧疗，遵医嘱用呼吸兴奋剂，必要时机械通气。

（九）辨证施护

1. 本病具有来势较猛，发展较快的特点。故在初期外邪犯肺阶段，需尽早疏散热邪，防热邪入里。若已出现高热，应给予大剂量清热解毒泻火之药，尽快截断病势的蔓延和发展。

2. 退热后除需用益气养津、清热的药物巩固疗效外，还应多饮水、多食水果，忌食生热上火之食物，以防余热未清，死灰复燃。

3. 本病是一种因肺卫气虚，免疫力低下的情况下，机体感受热邪而致痰热互结的疾患。为预防该病发作，对体虚又易"上火"者，平常可采取补益卫气，清肺抑火的方法，提高抵御外邪的能力，避免受热而致本病发作。

4. 宜多饮水，多食新鲜蔬菜、水果，忌食辛辣、烧烤类食物，以利生津养液，避免导致内热发生而致该病发作。

5. 根据自身情况，选择适宜的锻炼项目，如散步、慢跑、太极拳、气功等加强锻炼，增强体质，提高机体免疫力。

【健康指导】

1. 疾病预防指导

（1）强调预防的重要性，多参加体育锻炼，增强体质。在日常生活中，坚持进行适当的体育锻炼，以增强耐寒及抗病能力。注意居室清洁通风，搞好居室环境卫生，保持空气清新，根据气温变化情况，尤其是早晚间要适当增减衣服，切记注意脚的保暖。

（2）年老体弱者、慢性病病人可注射肺炎疫苗。做好早期预防，积极治疗慢性气管炎、鼻炎、鼻窦炎、咽喉炎、牙周炎等疾病，以预防和清除呼吸道感染的隐患。

（3）加强营养，在饮食上要选择高蛋白、高碳水化合物的低脂肪食物以及富含维生素 A、维生素 C 的蔬菜水果，如适当多吃些鲜鱼、瘦肉、牛羊肉、鸡和鸡蛋、菜花、胡萝卜、西红柿、苹果、香蕉、梨等。

2. 疾病知识指导

对病人及家属进行有关肺炎知识的教育，使其了解肺炎的病因和诱因，避免受凉、纠正吸烟、酗酒等不良生活习惯。指导正确及时留取标本。指导病人遵医嘱按疗程用药，了解药物作用、用法、疗程和不良反应，出院后定期随访。出现高热、心率增快、咳嗽、咳痰、胸痛等症状及时就医。

3. 疾病康复指导

增强呼吸功能锻炼，训练腹式呼吸法、缩唇呼气法等。根据自身情况，选择适宜的锻炼项目，如散步、慢跑、太极拳、气功等。坚持日常锻炼，增强体质及抗病能力。

第四节　慢性支气管炎的中西医护理

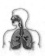

慢性支气管炎是气管、支气管黏膜及其周围组织的慢性非特异性炎症。临床上以咳嗽、咳痰为主要症状，每年发病持续 3 个月，连续 2 年或 2 年以上。排除具有咳嗽、咳痰、喘息症状的其他疾病（如肺结核、肺尘埃沉着症、肺脓肿、心脏病、心功能不全、支气管扩张、支气管哮喘、慢性鼻咽炎、食管反流综合征等疾患）。本病为中老年常见的多发病，其发病率高达 15% 以上。早期症状轻微，多于秋冬季发作，春夏缓解，随着病情缓慢进展，常并发慢性阻塞性肺气肿、肺动脉高压及肺源性心脏病。

【病因】

1. 吸烟

为最重要的环境发病因素，吸烟者慢性支气管炎的患病率比不吸烟者高 2～8 倍。烟草中的焦油、尼古丁和氢氰酸等化学物质具有多种损伤效应，使气道净化能力下降、黏液分泌增多、气道阻力增加和诱发肺气肿形成等。

2. 职业粉尘和化学物质

接触烟雾、变应原、工业废气及室内空气污染等浓度过高或时间过长时，均可能促进支气管炎发病。

3. 空气污染

大气中的有害气体如二氧化硫、二氧化氮、氯气等使气道净化能力下降、黏液分泌增多，为细菌感染创造条件。

4. 感染因素

病毒、支原体、细菌等感染是慢性支气管炎发生发展的重要原因之一。病毒感染以流感病毒、鼻病毒、腺病毒和呼吸道合胞病毒为常见。细菌感染常继发于病毒感染，常见病原体为肺炎链球菌、流感嗜血杆菌、卡他莫拉菌和葡萄球菌等。这些感染因素同样造成气管、支气管黏膜的损伤和慢性炎症。

5. 其他因素

免疫、年龄和气候等因素均与慢性支气管炎有关。寒冷空气可以刺激腺体增加黏液分泌，纤毛运动减弱，黏膜血管收缩，局部血循环障碍，有利于继发感染。老年人肾上腺皮质功能减退，细胞免疫功能下降，溶菌酶活性降低，从而容易造成呼吸道的反复感染。

6. 中医病因

慢性支气管炎属于中医学"咳嗽"和"喘证"的范畴。中医学认为，本病的发生，是由于久咳、久喘，并反复感受外邪，致使肺之体用俱损，肺主气的功能失常，宣发肃降不利，难以敛降。

【病理】

1. 病理变化

（1）支气管腺体增生肥大，分泌功能亢进

慢性支气管炎黏液腺泡明显增多，腺管扩张，浆液腺和混合腺体相应减少，有的腺体几乎全为黏液腺体所占据。杯状细胞也明显增生，增生肥大的腺体分泌机能亢进，黏液分泌量增多，因此病人每日痰量增多。

（2）支气管黏膜上皮细胞变化

由于炎症反复发作，引起上皮局灶性坏死和鳞状上皮化生，纤毛上皮细胞有不等程度损坏，纤毛变短，参差不齐或稀疏脱落。

（3）支气管壁的改变

支气管壁有各种炎性细胞浸润、充血水肿和纤维增生。支气管黏膜发生溃疡，肉芽组织增生，严重者支气管平滑肌和弹性纤维也遭破坏以致机化，引起管腔狭窄。少数可见支气管的软骨萎缩变性，部分被结缔组织所取代。管腔内可发现黏液栓。因黏膜肿胀或黏液潴留而阻塞，局部管壁易塌陷、扭曲变形或扩张。

（4）电子支气管镜检查

慢性支气管炎病例的肺泡壁可见如下变化：①Ⅰ型肺泡上皮细胞肿胀变厚，其中线粒体肿胀，内质网扩张呈空泡状，Ⅱ型肺泡上皮细胞增生。②毛细血管基底膜增厚，内皮细胞损伤，血栓形成和管腔纤维化、闭塞。③肺泡壁纤维组织弥漫性增生。这些变化在并发肺气肿和肺源性心脏病者尤为显著。

2. 中医病机

慢性支气管炎在病机上主要反映为肺、脾、肾三脏虚损，以及它们的相互关系失衡，同时又因痰、火、瘀等因素的参与而愈加复杂。其基本病机为本虚标实。

在正常情况下，肺主气，司呼吸，主宣发肃降，外合皮毛，为气机出入升降的通道。风寒热燥之邪由口鼻或皮毛而入，肺气被束，失其肃降而发病。嗜食烟酒、辛辣助火之品，灼津生痰，阻塞气道，均可使肺气上逆而发生咳嗽。病久不愈，肺气愈伤，正气无力御邪，则外邪又易复犯，以致迁延日久，缠绵不愈。脾主运化，位居中焦，为气机升降之枢纽。脾虚不能运化水湿，聚湿为痰，湿痰上渍于肺，影响气机的通畅而见咳喘、咯痰等症。肾主纳气，肾阳亏虚，气失摄纳，命门火衰，津液输化失司，肺气升降受阻，气化功能失常，水气不能宣化，为痰为饮，阻塞气道。肾阴亏损，虚火内炽，灼伤肺津，皆可使肺失宣降，肺气上

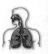

逆而咳喘咯痰。

痰、火、瘀既是脏腑失调的病理产物，又是直接或间接致病的因素。无论是外受燥热之邪，或寒郁而化热，或五志过极，饥饱劳倦伤及脏腑致功能失调所生内火，皆可与痰湿等结合形成痰火，火热壅肺，痰闭肺络而发病。久病多虚多瘀，阳气不足，不能温煦血脉和推动血液运行。或因寒邪客入血脉，血液凝滞不畅。或热入营血，血热搏结等，皆可形成瘀血。

【临床表现】

（一）症状

1. 慢性支气管炎缓慢起病，病程长，反复急性发作而病情加重。主要症状为咳嗽、咳痰，或伴有喘息。急性加重系指咳嗽、咳痰、喘息等症状突然加重。急性加重的主要原因是呼吸道感染，病原体可以是病毒、细菌、支原体和衣原体等。部分病人在起病前有急性支气管炎、流感或肺炎等急性呼吸道感染史。病人常在寒冷季节发病，出现咳嗽、咯痰，尤以晨起为著。

2. 咳嗽一般晨间咳嗽为主，睡眠时有阵咳或排痰。咳痰一般为白色黏液和浆液泡沫性，偶可带血。清晨排痰较多，起床后或体位变动可刺激排痰。喘息明显者常称为喘息性支气管炎，部分可能合伴支气管哮喘。若伴肺气肿时可表现为劳动或活动后气急。

（二）体征

早期多无异常体征。急性发作期可在背部或双肺底听到干、湿啰音，咳嗽后可减少或消失。合并哮喘可闻及广泛哮鸣音伴呼气期延长。

【辅助检查】

1. 白细胞分类计数

缓解期病人白细胞总数多正常，急性发作期并发细菌感染时白细胞总数和中性粒细胞可升高，合并哮喘的病人血嗜酸性粒细胞可增多。

2. 痰液检查

急性发作期痰液外观多呈脓性，涂片检查可见大量中性粒细胞，合并哮喘者可见较多的嗜酸性粒细胞，痰培养可见肺炎链球菌、流感嗜血杆菌及卡他摩拉菌等生长。

3. 胸部 X 线检查

早期可无明显改变，反复急性发作者可见两肺纹理增粗紊乱，呈网状或条索状及斑点状阴影，以下肺叶为明显，此系由于支气管管壁增厚、细支气管或肺泡间质炎症、细胞浸润或纤维化所致。

4. 肺功能检测

一秒用力呼气量和一秒用力呼出量/用力肺活量比值早期多无明显变化，当出现气流受阻时第 1 秒用力呼气容积（FEV_1）和 FEV_1 与肺活量（VC）或用力肺活量（FVC）的比值则减少（<70%）。当小气道阻塞时最大呼气流速−容量曲线在 75% 和 50% 肺容量时的流量可明显降低，闭合容积可增大。

【并发症】

1. 阻塞性肺气肿

为慢性支气管炎最常见的并发症。

2. 支气管肺炎

慢性支气管炎蔓延至支气管周围肺组织中，可有寒战、发热、咳嗽增剧，痰量增加且呈脓性。白细胞总数及中性粒细胞增多。胸部 X 线检查，两下肺野有小斑点状或小片阴影。

3. 支气管扩张

慢性支气管炎反复发作，支气管黏膜充血，水肿，形成溃疡，管壁纤维增生，管腔或多或少变形，扩张或狭窄，扩张部分多呈柱状变化。

【诊断】

1. 诊断

诊断主要依靠病史和症状在排除其他心肺疾患（如肺结核、尘肺、支气管哮喘、支气管扩张、肺癌、心脏病、心功能不全等）后，临床上凡有慢性或反复的咳嗽，咯痰或伴喘息，每年发病至少持续 3 个月，并连续两年或以上者，即可诊断。如每年发病持续不足 3 个月，而有明确的客观检查依据（如胸部 X 线、肺功能等）亦可诊断。

根据临床表现，将慢性支气管炎分为单纯型与喘息型。前者主要表

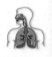

现为反复咳嗽、咯痰，后者除咳嗽、咯痰外尚有喘息症状，并伴有哮鸣音。

2. 鉴别诊断

（1）咳嗽变异型哮喘：以刺激性咳嗽为特征，灰尘、油烟、冷空气等容易诱发咳嗽，常有家庭或个人过敏疾病史。对抗生素治疗无效，支气管激发试验阳性可鉴别。

（2）嗜酸细胞性支气管炎：临床症状类似，X线胸片检查无明显改变或肺纹理增加，支气管激发试验阴性，临床上容易误诊。诱导痰检查嗜酸细胞比例增加（≥3%）可以诊断。

（3）肺结核：常有发热、乏力、盗汗及消瘦等症状。痰液找抗酸杆菌及胸部X线检查可以鉴别。

（4）支气管肺癌：多数有吸烟史，顽固性刺激性咳嗽或过去有咳嗽史，近期咳嗽性质发生改变，常有痰中带血。有时表现为反复同一部位的阻塞性肺炎，经抗菌药物治疗未能完全消退。痰脱落细胞学、胸部CT及纤维支气管镜等检查，可明确诊断。

（5）肺间质纤维化：临床经过缓慢，开始仅有咳嗽、咳痰，偶有气短感。仔细听诊在胸部下后侧可闻爆裂音（Velcro啰音）。血气分析示动脉血氧分压降低，而二氧化碳分压可不升高。

（6）支气管扩张：典型者表现为反复大量咯脓痰，或反复咯血。X线胸片常见肺野纹理粗乱或呈卷发状。高分辨螺旋CT检查有助诊断。

【治疗要点】

1. 急性加重期的治疗

（1）控制感染，选用喹诺酮类、大环类酯类、β-内酰胺类或磺胺类口服，病情严重时静脉给药。如果能培养出致病菌，可按药敏试验选用抗菌药。

（2）镇咳祛痰，根据病情可用复方甘草合剂、溴己新、盐酸氨溴索等药物。

（3）有气喘者可加用解痉平喘药，如氨茶碱、茶碱控释剂或长效 β₂ 激动剂加糖皮质激素吸入。

（4）急性发作期，由于发热、咳嗽、气急等原因，全身消耗大，机体抵抗力差，应辅以营养支持、中医中药及免疫制剂等治疗。也可应用超短波、紫外线、磁疗等，以促进炎症吸收。

2. 缓解期治疗

缓解期是病人生活质量最好的时期，抓紧时间进行康复锻炼，增强体质，提高机体免疫功能。戒烟，预防感冒。反复呼吸道感染者，可试用免疫调节剂或中医中药。

3. 中医治疗原则：慢性支气管炎当补虚泻实，标本同治，以益气养阴生津、补肾纳气为主，合以祛痰宣肺、理气之品。针灸治疗、穴位敷贴适于慢性支气管炎，有良好预防作用。

【护理评估】

1. 病史

询问本病有关的病因，是否经过治疗及所用的药物，发病的时间及主要症状，是否吸烟、吸烟量多少。

2. 身体状况

评估病人意识状态及生命体征，有无呼吸异常等。

3. 辅助检查

了解血培养，胸部 X 线及痰培养的检查结果，辅助诊断治疗。

4. 社会支持系统

评估病人家属及其他社会支持力量对病人的关心和支持程度。

【常见护理问题】

1. 清理呼吸道无效：与呼吸道分泌物多而黏稠有关。

2. 气体交换受损：与肺组织弹性降低、通气功能障碍有关。

3. 睡眠形态紊乱：与咳嗽、呼吸困难有关。

4. 焦虑：与病程长，反复发作给病人带来经济负担和精神压力有关。

5. 知识缺乏：缺乏相关保健知识。

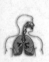
【中西医护理】

（一）一般护理

1. 活动与休息

保持室内温湿度适宜，室内空气流通新鲜。冬季应有取暖设备，避免受凉感冒，以免加重病情。适量活动，避免劳累。

2. 饮食与营养

（1）注意饮食营养，以增强体质。

（2）给予高蛋白、高热量、高维生素、易消化的食物。

（3）若食欲欠佳，可给予半流或流质饮食，注意食物的色香味，并鼓励病人多饮水，每日不少于 1500 mL。

（二）病情观察

1. 仔细观察咳嗽的性质，出现的时间和节律。观察痰液的性质、颜色、气味和量，并正确留取痰标本以便送检。

2. 保持呼吸道通畅，指导病人采取有效的咳嗽方式，遵医嘱用药、进行雾化吸入等，促进痰液排出。

3. 评估病人咳嗽、咳痰情况，指导有效咳嗽。有痰不易排出时，可使用超声雾化吸入，无条件时，可根据医嘱服用化痰药物，以稀释痰液，便于咳出。同时，还可采取体位引流等措施排痰。

4. 喘息病人主诉喘憋加重，呼吸费力，不能平卧时，应采取半卧位，按医嘱正确氧疗。

（三）用药护理

按医嘱给药，观察药物的疗效及不良反应。此类疾病最主要是控制感染，应按照医嘱针对致病菌的类别和药物敏感性合理应用抗生素，严密观察病人的体温及病情变化，耐心倾听病人的主诉。在药物治疗的同时，应注意营养支持，注意痰液的稀化和引流，这是缓解气道阻塞，有效控制感染的必要条件。

（四）心理护理

评估病人心理状况，鼓励病人保持良好心理状态，利于睡眠，保持环境舒适、安静。指导病人加强身体的耐寒锻炼，气候变化时注意衣服的增减，避免受凉。讲解疾病知识，多数病人预后良好，鼓励其树立战胜疾病信心。

（五）辨证施护

1. 高热不退无汗者，可物理降温或遵医嘱针刺。高热多汗，遵医嘱给予鲜芦根煎水代茶饮。大便秘结者，可给予淡盐水灌肠或番泻叶泡茶饮。风寒束肺咳甚者，遵医嘱给予背部拔火罐。风热、燥邪犯肺，干咳少痰，黏稠难咳，可给予中药雾化吸入。

2. 自我按摩，取三里、迎香、太阳、百会穴轻轻按揉，长年不断。

3. 起居有常，注意四时气候变化，防寒保暖。居室内切勿放置花草，禁止养宠物及铺设地毯。戒烟酒，忌食海鲜发物等易引起过敏的食物。坚持规律的生活，午饭后睡眠 1 小时左右，每天睡眠时间为 7～8 小时，保持排尿、排粪的通畅。坚持锻炼，增强体质。保持良好的情志，防止七情内伤。

4. 平素注意饮食调护，进食易消化吸收的食物。多吃萝卜、梨、冬瓜、西瓜等新鲜蔬菜水果，以养肺清热化痰。选择牛奶、豆类、蛋类、瘦猪肉等营养丰富的食物，进食山药、大枣、薏苡仁健脾，核桃仁益肾纳气，百合、梨等润肺生津的食物。忌食辛辣、肥甘厚味、浓茶、浓咖啡、烈酒及生冷食物，兼有水肿者应低盐饮食。

【健康指导】

1. 疾病预防指导

增强体质，预防感冒、戒烟，均是防治慢性支气管炎的重要措施。根据自身情况选择参加合适的体育锻炼，如健身操、太极拳、跑步等，可增加耐寒训练，如冷水洗脸、冬泳等。注意劳逸结合，保证充足睡眠。

2. 疾病知识指导

指导病人及家属了解本病的相关知识，积极配合治疗，减少急性发作。鼓励病人平时多饮水，饮水清淡、富于营养、易消化。保持室内温湿度适宜，通风良好。避免被动吸烟，避免烟雾、化学物质等有害理化因素的刺激。寒冷季节外出时应增加衣物，防止受凉感冒。

3. 心理与康复指导

注意情志调护、避免不良刺激，使病人保持良好的精神状态，防止忧郁伤损肺气。加强健康教育，改善工作条件及卫生习惯。指导病人进行呼吸功能锻炼（缩唇、腹式呼吸等），以利于肺功能的恢复。坚持长期家庭氧疗，氧流量不宜过高，$1\sim2\,L/min$。定期监测肺功能，定期复查就诊。

第五节　慢性阻塞性肺疾病的中西医护理

慢性阻塞性肺疾病（chronic obstructive pulmonary disease，COPD）是一组气流受限为特征的肺部疾病，气流受限不完全可逆，呈进行性发展，但是可以预防和治疗的疾病。主要累及肺部，但也可以引起肺外各器官的损害。

COPD 是呼吸系统疾病中的常见病和多发病，患病率和病死率均居高不下。因肺功能进行性减退，严重影响病人的劳动力和生活质量。COPD 造成巨大的社会和经济负担，根据世界银行/世界卫生组织发表的研究，至 2020 年 COPD 将成为世界疾病经济负担的第五位。

【病因】

1. 吸烟

为重要的发病因素，吸烟者慢性支气管炎的患病率比不吸烟者高$2\sim8$倍，烟龄越长，吸烟量越大，COPD 患病率越高。

2. 职业粉尘和化学物质

接触职业粉尘及化学物质，如烟雾、变应原、工业废气及室内空气污染等，浓度过高或时间过长时，均可能产生与吸烟类似的 COPD。

3. 空气污染

大气中的有害气体如二氧化硫、二氧化氮、氯气等可损伤气道黏膜上皮，使纤毛清除功能下降，黏液分泌增加，为细菌感染增加条件。

4. 感染因素

与慢性支气管炎类似，感染亦是COPD发生发展的重要因素之一。

5. 蛋白酶-抗蛋白酶失衡

蛋白水解酶对组织有损伤、破坏作用。抗蛋白酶对弹性蛋白酶等多种蛋白酶具有抑制功能，蛋白酶增多或抗蛋白酶不足均可导致组织结构破坏产生肺气肿。

6. 氧化应激

研究表明COPD病人的氧化应激增加。氧化物可直接作用并破坏许多生化大分子如蛋白质、脂质和核酸等，导致细胞功能障碍或细胞死亡，还可以破坏细胞外基质，引起蛋白酶-抗蛋白酶失衡，促进炎症反应。

7. 炎症机制

气道、肺实质及肺血管的慢性炎症是COPD的特征性改变，中性粒细胞、巨噬细胞、T淋巴细胞等炎症细胞均参与了COPD的发病过程。中性粒细胞的活化和聚集是COPD炎症过程的一个重要环节，通过释放中性粒细胞弹性蛋白酶、中性粒细胞组织蛋白酶G、中性粒细胞蛋白酶3和基质金属蛋白酶引起慢性黏液高分泌状态并破坏肺实质。

8. 其他

如自主神经功能失调、营养不良、气温变化等都有可能参与COPD的发生和发展。

9. 中医病因

慢性阻塞性肺疾病属于中医学"肺胀"和"喘证"的范畴。中医学认为，本病的发生，是由于久咳、久喘，并反复感受外邪，致使肺之体用俱损，肺主气的功能失常，宣发肃降不利，难以敛降。

（1）外邪侵袭

外邪之中以风寒、风热为主，此为实喘之重要病因。外感风寒或风热之邪，未能及时表散，邪蕴于肺，壅阻肺气，肺气不得宣降，因而上逆作喘。风寒之邪袭于肺，肺卫为邪所伤，外则郁闭皮毛。内则壅遏肺气，肺气不得宣畅，气机升降失常，上逆为喘。若表寒未解，内已化热，或肺中素有蕴热，寒邪外束，热不得泄，则热为寒郁，肺失宣降，气逆而喘。风热之邪犯于肺，肺气壅实，肺失宣肃。或邪热内盛，蒸液为痰，痰热蕴肺，清肃失司，肺气上逆，发为喘促。

（2）饮食不当

过食肥甘，或恣食生冷，或嗜酒伤中，致脾失健运，痰湿内生，上扰于肺，阻遏气道，气机不利，肃降失常，发为喘促。或湿痰久郁化热，或肺火素盛，痰受热蒸，致痰热交阻，肺失清肃，肺气上逆而作喘。

（3）情志失调

情志不遂，忧思气结，肝失条达，气失疏泄，肺气闭阻，气机不利，肺气上逆而喘。或郁怒伤肝，肝气横逆，乘于肺脏，肺气不得肃降，升多降少，气逆而喘。或惊恐伤及心肾，气机逆乱，喘出于肺。

（4）久病劳欲

慢性咳嗽、哮病、肺胀、肺痨等肺系病证，迁延不愈，久病肺虚，气阴不足，气失所主而短气喘促，后期肺之气阴不能下荫，则由肺及肾，肾元亏虚，肾不纳气而喘促不已。或劳倦过度伤脾，中气虚弱，肺气失于充养，亦可导致气虚而喘。或纵欲过度伤肾，精气内夺，肾之真元伤损，根本不固，不能助肺纳气，气失摄纳，逆气上奔为喘。

【病理】

1. COPD 的病理改变主要表现为慢性支气管炎及肺气肿的病理变化。支气管黏膜上皮细胞变性、坏死，溃疡形成。纤毛倒伏、变短、不齐、粘连，部分脱落。缓解期黏膜上皮修复、增生、鳞状上皮化生和肉芽肿形成。杯状细胞数目增多肥大，分泌亢进，腔内分泌物潴留。基底膜变厚坏死。

2. 各级支气管壁均有多种炎症细胞浸润，以中性粒细胞、淋巴细胞为主。急性发作期可见大量中性粒细胞，严重者为化脓性炎症，黏膜充血、水肿、变性坏死和溃疡形成，基底部肉芽组织和机化纤维组织增生导致管腔狭窄。炎症导致气管壁的损伤-修复过程反复发生，进而引起气管结构重塑、胶原含量增加及瘢痕形成，这些病理改变是 COPD 气流受限的主要病理基础之一。

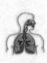

3. 肺气肿的病理改变可见肺过度膨胀，肺泡弹力减退。外观灰白或苍白，表面可见多个大小不一的大疱。镜检见肺泡壁变薄，肺泡腔扩大、破裂或形成大疱，血液供应减少，弹力纤维网破坏。细支气管壁有炎症细胞浸润，管壁黏液腺及杯状细胞增生、肥大，纤毛上皮破损、纤毛减少。有的管腔纤细狭窄或扭曲扩张，管腔内有痰液存留。细支气管的血管内膜可增厚或管腔闭塞。按累及肺小叶的部位，可将阻塞性肺气肿分为小叶中央型、全小叶型及介于两者之间的混合型三类。其中以小叶中央型为多见。

4. 中医病机

病变在肺，可影响脾、肾，后期及于心。肺主气、司呼吸，开窍于鼻，主表卫外。故外邪每易从口鼻，皮毛入侵，首先犯肺，病邪壅滞于肺，气道不利，气机升降出入失常则见喘促，咳嗽、咯痰。另肺为五脏华盖，朝百脉而通他脏，肺为娇脏，不耐邪侵，他脏之病气上犯亦可使肺失宣降，肺气胀满，壅阻气道，呼吸不利，发为喘促。

由于内外合邪，经久不愈，反复发作，终致肺脏虚损。肺虚则气失所主，短气，喘促日益加重。肺虚日久及肾致肺不主气，肾不纳气，动则喘甚，吸入困难，呼吸短促难续。肺气虚，治节失职，不能辅佐心脏运行血脉。又心阳根于命门之火，肾虚，心气，心阳亦亏虚，不能鼓动血脉运行，则血行瘀滞，出现面、唇、舌、甲床青紫，喘促加重，胸满不得卧，屡屡频作，肺肾虚损日趋严重形成恶性循环，病势愈深。

【临床表现】

（一）症状

起病缓慢，病程较长。主要症状有：

1. 慢性咳嗽

随病程发展可终身不愈。常晨间咳嗽明显，夜间有阵咳或排痰。

2. 咳痰

一般为白色黏液或浆液性泡沫性痰，偶可带血丝，清晨排痰较多。急性发作期痰量增多，可有脓性痰。

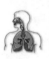

3. 气短或呼吸困难

早期在劳力时出现，后逐渐加重，以致在日常活动甚至休息时也感到气短，是 COPD 的标志性症状。

4. 喘息和胸闷

部分病人特别是重度病人或急性加重时出现喘息。

5. 其他

晚期病人有体重下降，食欲减退等。

（二）体征

早期体征可无异常，随疾病进展出现以下体征：

1. 视诊

胸廓前后径增大，肋间隙增宽，剑突下胸骨下角增宽，称为桶状胸。部分病人呼吸变浅，频率增快，严重者可有缩唇呼吸等。

2. 触诊

双侧语颤减弱。

3. 叩诊

肺部过清音，心浊音界缩小，肺下界和肝浊音界下降。

4. 听诊

两肺呼吸音减弱，呼气延长，部分病人可闻及湿性啰音和（或）干性啰音。

【辅助检查】

1. 肺功能检测

肺功能检测是判断气流受限的主要客观指标，对 COPD 诊断、严重程度评价、疾病进展、预后及治疗反应等有重要意义。

（1）第一秒用力呼气容积占用力肺活量百分比（FEV_1/FVC）是评价气流受限的一项敏感指标。第一秒用力呼气容积占预计值百分比（FEV_1%预计值），是评估 COPD 严重程度的良好指标，其变异性小，易于操作。吸入支气管舒张药后 $FEV_1/FVC < 70\%$ 及 $FEV_1 < 80\%$ 预计值者，可确定为不能完全可逆的气流受限。

（2）肺总量（TLC）、功能残气量（FRC）和残气量（RV）增高，肺活量（VC）减低，表明肺过度充气，有参考价值。由于 TLC 增加不及 RV 增高程度明显，故 RV/TLC 增高。

（3）一氧化碳弥散量（DLCO）及 DLCO 与肺泡通气量（VA）比值（DLCO/VA）下降，该项指标对诊断有参考价值。

2. 胸部 X 线检查

COPD 早期胸片可无变化，以后可出现肺纹理增粗、紊乱等非特异性改变，也可出现肺气肿改变。

3. 胸部 CT 检查

CT 检查不作为 COPD 的常规检查。高分辨 CT，对有疑问病例的鉴别诊断有一定意义。

4. 血气检查

对确定发生低氧血症、高碳酸血症、酸碱平衡失调以及判断呼吸衰竭的类型有重要意义。

【诊断】

1. 诊断依据

（1）慢性阻塞性肺疾病的诊断主要根据吸烟等高危因素史、临床症状、体征及肺功能检测等综合分析确定。

（2）不完全可逆的气流受限是 COPD 诊断的必备条件。

（3）吸入支气管舒张药后 $FEV_1/FVC < 70\%$ 及 $FEV_1 < 80\%$ 预计值可确定为不完全可逆性气流受限。

（4）有少数病人并无咳嗽、咳痰症状，仅在肺功能检测时 $FEV_1/FVC < 70\%$，而 $FEV_1 \geqslant 80\%$ 预计值，在除外其他疾病后，亦可诊断为 COPD。

2. 严重程度分级

根据 FEV_1/FVC、$FEV_1\%$ 预计值和症状可对慢性阻塞性肺疾病的严重程度做出分级，见表 2-1。

表 2-1　慢性阻塞性肺疾病严重程度分级表

分　级	分级标准
Ⅰ级：轻度	$FEV_1/FVC < 70\%$，$FEV_1 \geq 80\%$预计值，有或无慢性咳嗽、咳痰症状
Ⅱ级：中度	$FEV_1/FVC < 70\%$，$50\% \leq FEV_1 < 80\%$预计值，有或无慢性咳嗽、咳痰症状
Ⅲ级：重度	$FEV_1/FVC < 70\%$，$30\% \leq FEV_1 < 50\%$预计值，有或无慢性咳嗽、咳痰症状
Ⅳ级：极重度	$FEV_1/FVC < 70\%$，$FEV_1 < 30\%$预计值，或$FEV_1 < 50\%$预计值，伴慢性呼吸衰竭

3. 病程分期

（1）急性加重发作期（慢性阻塞性肺疾病急性加重）

指在疾病过程中，短期内咳嗽、咳痰、气短和（或）喘息加重，痰量增多，呈脓性或黏液脓性，可伴发热等症状。

（2）稳定期

指病人咳嗽、咳痰、气短等症状稳定或症状较轻。

4. 鉴别诊断

（1）支气管哮喘：在儿童或青少年期起病，以发作性喘息为特征，发作时两肺布满哮鸣音，常有家庭或个人过敏史，症状经治疗后可缓解或自行缓解。哮喘的气流受限多为可逆性，其支气管舒张试验阳性。某些病人可能存在慢性支气管炎合并支气管哮喘，在这种情况下，表现为气流受限不完全可逆，从而使两种疾病难以区分。

（2）支气管扩张：有反复发作咳嗽、咳痰特点，常反复咯血。合并感染时咯大量脓性痰。支气管碘油造影可确诊。

（3）肺结核：可有午后低热、乏力、盗汗等结核中毒症状，痰检可发现抗酸杆菌，结核菌素试验可见阳性，胸部 X 线检查可发现病灶。

（4）弥漫性泛细支气管炎：大多数为男性非吸烟者，几乎所有病人均有慢性鼻窦炎。

（5）支气管肺癌：刺激性咳嗽、咳痰，可有痰中带血，或原有慢性咳嗽，咳嗽性质发生改变，胸部 X 线片及胸部 CT 可发现占位病变、阻塞性肺不张或阻塞性肺炎。痰细胞学检查、纤维支气管镜检查以至肺活检，可有助于明确诊断。

（6）其他原因所致呼吸气腔扩大：临床上常见如代偿性肺气肿、老年性肺气肿、Down 综合征中的先天性肺气肿等，呼吸气腔均匀规则扩大而不伴有肺泡壁的破坏，临床表现可以出现劳力性呼吸困难和肺气肿体征，但肺功能测定没有气流受限的改变，即 $FEV_1/FVC \geqslant 70\%$，与 COPD 不同。

【并发症】

1. 慢性呼吸衰竭

常见 COPD 急性加重发作时，其症状明显加重，发生低氧血症和（或）高碳酸血症，可具有缺氧和 CO_2 潴留的临床表现。

2. 自发性气胸

如有突然加重的呼吸困难，并伴有明显的发绀，患侧肺部叩诊为鼓音，听诊呼吸音减弱或消失，应考虑并发自发性气胸，通过胸部 X 线检查可以确诊。

3. 慢性肺源性心脏病

由于 COPD 肺病变引起肺血管床减少及缺氧致肺动脉痉挛、血管重塑，导致肺动脉高压、右心室肥厚扩大，最终发生右心功能不全的心脏病，此类心脏病称为慢性肺源性心脏病，简称肺心病。

【治疗要点】

1. 稳定期治疗

（1）教育和劝导病人戒烟。因职业或环境粉尘、刺激性气体所致者，应脱离污染环境。

（2）支气管舒张药常用 β_2 肾上腺素受体激动剂、抗胆碱能药、茶碱类，短期按需应用可缓解症状，长期规则应用以减轻症状。稳定期慢阻肺病人病情严重程度综合评估及主要治疗药物，见表 2-2。

表 2-2　稳定期慢阻肺病人病情严重程度综合评估及主要治疗药物

评估分组	特　征	肺功能分级	上一年急性加重次数	mMRC分级	首选治疗药物
A 组	低风险，症状少	GOLD1～2 级	≤1 次	0～1 级	SAMA 或 SABA，必要时
B 组	低风险，症状多	GOLD1～2 级	≤1 次	≥2 级	LAMA 或 LABA
C 组	高风险，症状少	GOLD3～4 级	≥2 次	0～1 级	ICS 加 LABA，或 LAMA
D 组	高风险，症状多	GOLD3～4 级	≥2 次	≥2 级	ICS 加 LABA，或 LAMA

　　注：SABA：短效 β_2 受体激动剂；SAMA：短效抗胆碱能药；LABA：长效 β_2 受体激动剂；LAMA：长效抗胆碱能药；ICS：吸入糖皮质激素。

　　（3）对痰不易咳出者可应用祛痰药，常用药物有盐酸氨溴索、N-乙酰半胱氨酸、羧甲司坦。

　　（4）对重度和极重度病人（Ⅲ级和Ⅳ级），反复加重的病人，长期吸入糖皮质激素与长效 β_2 肾上腺素受体激动剂联合制剂，可增加运动耐量、减少急性加重发作频率、提高生活质量。目前常用剂型有沙美特罗加氟替卡松、福莫特罗加布地奈德。

　　（5）长期家庭氧疗（LTOT），对 COPD 慢性呼吸衰竭者可提高生活质量和生存率。对血流动力学、运动能力、肺生理和精神状态均会产生有益的影响。

　　2. 急性加重期治疗

　　（1）急性加重是指咳嗽、咳痰、呼吸困难比平时加重或痰量增多或成黄痰，或者是需要改变用药方案。最多见的急性加重原因是细菌或病毒感染。

　　（2）根据病情严重程度决定门诊或住院治疗。

　　（3）发生低氧血症者可鼻导管吸氧，或通过文丘里面罩吸氧。

　　（4）支气管舒张药的使用同稳定期。

　　（5）病人呼吸困难加重，咳嗽伴痰量增加、有脓性痰时，应根据病人所在地常见病原菌类型及药物敏感情况积极选用抗生素治疗。糖皮质激素可用口服泼尼松龙或静脉甲泼尼龙，祛痰剂可用溴己新、盐酸氨溴索。

3. 中医药治疗

慢性阻塞性肺疾病当补虚泻实，标本同治，以益气养阴生津、补肾纳气为主，合以祛痰宣肺、理气之品。

【护理评估】

1. 病史

询问本病的发病时间、本病有关的病因，是否经过治疗及所用的药物，是否吸烟及烟量多少。

2. 身体状况

评估意识及生命体征，有无呼吸异常等。

3. 辅助检查

了解血培养，胸部 X 线及痰培养的检查结果，辅助诊断治疗。

4. 社会支持系统

评估病人家属及其他社会支持力量对病人的关心和支持程度。

【常见护理问题】

1. 气体交换受损：与小气道阻塞、呼吸面积减少、通气/血流比值失调有关。

2. 清理呼吸道低效或无效：与呼吸道炎症、阻塞，痰液过多而黏稠，咳痰无力有关。

3. 营养失调：低于机体需要量，与食欲下降、摄入不足、能量需要量增加有关。

4. 焦虑：与呼吸困难影响工作、生活和害怕窒息等因素有关。

5. 活动无耐力：与日常活动供氧不足、疲劳有关。

【中西医护理】

(一) 一般护理

1. 环境和体位

室内环境安静、舒适，空气清洁，保持室温 18℃～22℃，湿度

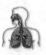

50%～60%。冬季注意保暖，避免直接吸入冷空气。病人取舒适体位。

2. 皮肤护理

由于右心衰竭，常致病人体液过多，双下肢水肿。因此，应观察病人下垂及受压部位的皮肤情况，勤翻身，避免压疮的发生。

（二）病情观察

观察病人咳嗽、咳痰、呼吸困难加重的程度。监测动脉血气分析和水、电解质、酸碱平衡状况。肺性脑病（意识障碍、氧分压下降、CO_2潴留、脑电图检查可确诊）的观察。

（三）用药护理

遵医嘱应用抗炎、止咳、祛痰、平喘等药物，观察疗效和不良反应。

（四）氧疗的护理

给予持续低流量低浓度（25%～29%）氧气吸入，讲解吸氧的目的、方法及注意事项，使病人能够坚持长期氧疗。

（五）功能锻炼

1. 呼吸肌功能锻炼

目的是使浅而快的呼吸转变为深而慢的有效呼吸，加强胸、腹呼吸肌肌力和耐力，改善呼吸功能。

2. 体育锻炼

（1）根据病情制定有效的锻炼计划。

（2）锻炼方式多种多样，如散步、练太极拳、骑自行车、体操等。

（3）病情较重者鼓励进行床上活动，锻炼以不感觉到疲劳为宜。

（六）饮食调护

科学合理安排膳食。因消化液分泌减少，以及胃肠道瘀血，胃肠蠕动减慢，病人食欲下降，因此，病人要少食多餐，平素进食易消化吸收的食物。选择牛奶、豆类、蛋类、瘦猪肉等营养丰富的食物，进食山药、大枣、薏苡仁健脾，核桃仁益肾纳气，百合、梨等润肺生津的食物。忌食辛辣、肥甘厚味、浓茶、浓咖啡、烈酒及生冷食物，忌食盐过多，兼有水肿者应低盐饮食。

（七）心理护理

指导病人加强身体的耐寒锻炼，气候变化时注意衣服的增减，避免受凉。讲解疾病知识，鼓励其树立战胜疾病信心。

（八）辨证施护

1. 痰热郁肺，痰黏稠难咳出时，给予雾化吸入，必要时吸痰，保持呼吸道通畅。病人出现呼吸困难时给予低流量持续吸氧。躁动不安者，遵医嘱给镇静药物。

2. 加强个人卫生和增强体质改善不良的饮食习惯，忌食辛辣香燥、肥腻及过于寒凉之品，提倡戒烟，特别是慢性支气管炎病人要坚持戒掉吸烟的习惯。气温骤变及感受外邪为发病的诱因，缓解期可逐步用冷水洗脸洗手，保持口腔卫生以适应气候变化。

3. 鼓励病人积极参加力所能及的体育活动锻炼，如太极拳、保健操、呼吸操、慢走等。

4. 饮食宜清淡，富有营养。饮食不宜过甜、过咸、过饱等。学会自我调理情绪，保持愉快、乐观、开朗的心情。

【健康指导】

1. 疾病预防指导

戒烟是预防疾病的重要措施，应劝导病人戒烟。避免粉尘和刺激性气体的吸入。避免和呼吸道感染人群接触，在呼吸道传染病流行期间，尽量避免去人群密集的公共场所。指导病人要根据气候变化，及时增减衣物，避免受凉感冒。

2. 疾病知识指导

（1）使病人了解疾病的相关知识，识别使病情恶化的因素。

（2）使病人理解康复锻炼的意义，充分发挥病人进行康复的主观能动性，制定个体化的锻炼计划，选择空气新鲜、安静的环境，进行步行、慢跑、气功等体育锻炼。

（3）教会病人及家属依据呼吸困难与活动之间的关系，判断呼吸困难的严重程度，以便于安排工作与生活。

（4）指导病人进行呼吸功能锻炼（缩唇、腹式呼吸等），以利于肺功能的恢复。根据自身情况选择适宜的锻炼项目，增强病人的耐寒固表、防寒御邪的功能，减少感冒发生。

（5）坚持规律的生活，保持排尿、排粪的通畅。

3. 心理指导

引导病人适应慢性病并以积极的心态对待疾病，培养生活兴趣，如听音乐、养花种草等，以分散注意力，减少孤独感，缓解焦虑、紧张的精神状态。注意情志调护、避免不良刺激，使病人保持良好的精神状态，防止忧郁伤损肺气。

4. 坚持长期家庭氧疗

（1）动脉血氧分压 ≤ 55 mmHg 或动脉血氧饱和度 ≤ 88%（或伴有高碳酸血症），动脉血氧分压 55～60 mmHg 或动脉血氧饱和度 ≤ 88%，并有肺动脉高压、心力衰竭所致的水肿或红细胞增多症者应给予家庭氧疗。

（2）氧流量不宜过高，1～2 L/min 即可，每日吸氧时间在 15 小时以上，且夜间应持续吸氧。

（3）指导病人及家属，了解氧疗的目的、必要性及注意事项，注意用氧安全，氧疗装置定期更换、清洁、消毒。

5. 饮食指导

（1）呼吸功增加使得热量和蛋白质消耗增加，导致营养不良，应制定高热量、高蛋白、高维生素的饮食计划。

（2）正餐进食量不足时，应安排少量多餐，避免在餐前和进餐时过多饮水。餐后避免平卧，有利于消化。

（3）腹胀的病人应进软食，细嚼慢咽，避免进食产气食物，如汽水、啤酒、豆类、马铃薯和胡萝卜等。避免易引起便秘的食物，如油煎食物、干果、坚果等。

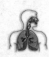

呼吸系统疾病的中西医护理

第六节　支气管哮喘的中西医护理

支气管哮喘（bronchial asthma）简称哮喘，是由多种细胞（如嗜酸性粒细胞、肥大细胞、T淋巴细胞、中性粒细胞、气道上皮细胞等）和细胞组分参与的气道慢性炎症性疾病。这种慢性炎症与气道高反应性相关，通常出现广泛多变的可逆性气流受限，并引起反复发作性的喘息、气急、胸闷或咳嗽等症状，常在夜间和（或）清晨发作、加剧，多数病人可自行缓解或经治疗缓解。

一般儿童患病率高于青壮年，老年人群的患病率有增高的趋势。成人男女患病率大致相同，发达国家患病率高于发展中国家，城市患病率高于农村。约40%的病人有家族史。

【病因】

支气管哮喘的病因还不十分清楚，病人个体过敏体质及外界环境的影响是发病的危险因素。哮喘与多基因遗传有关，同时受遗传因素和环境因素的双重影响。

1. 遗传因素

研究表明，哮喘病人亲属患病率高于群体患病率，并且亲缘关系越近，患病率越高；病人病情越严重，其亲属患病率也越高。目前，哮喘的相关基因尚未完全明确，但有研究表明存在有与气道高反应性、IgE调节和特应性反应相关的基因，这些基因在哮喘的发病中起着重要作用。

2. 环境因素

主要包括某些激发因素，如尘螨、花粉、真菌、动物毛屑、二氧化硫、氨气等各种特异和非特异性吸入物。感染，如细菌、病毒、原虫、寄生虫等。食物，如鱼、虾、蟹、蛋类、牛奶等。药物，如普萘洛尔（心得安）、阿司匹林等。气候变化、运动、妊娠等都可能是哮喘的激发因素。

3. 中医病因

本病属中医"喘病"范畴。系宿痰内伏于肺，每因外邪、饮食、情志、劳倦等因素而引触，以致气滞痰阻，肺失肃降，气道挛急、狭窄而发病。

致病因素比较复杂，凡外感风寒暑热，未能及时表散，邪阻于肺，气不布津，聚液成痰。饮食酸咸肥甘，生冷腥腻而致脾失健运，内酿痰湿，上干于肺，壅阻肺气。素禀体弱，或病后体虚，如幼年麻疹、百日咳及反复感冒，咳嗽日久，阳虚阴盛，气不化津，痰饮内生。或阴虚阳盛，热蒸液聚，痰热胶固。

【病理】

1. 病理

因病理的可逆性，肉眼观解剖学上很少有器质性改变。随疾病发展病理变化逐渐明显，肉眼可见肺过度充气及肺气肿，肺柔软疏松，可合并有肺大疱。支气管及细支气管内含有黏稠痰液及黏液栓。支气管壁增厚、黏膜肿胀充血形成皱襞，黏液栓塞局部可发现肺不张。即使在轻症的哮喘病人，可见气道上皮下有肥大细胞、肺泡巨噬细胞、嗜酸性粒细胞、淋巴细胞与嗜中性粒细胞浸润。

哮喘发作期，气道黏膜下组织水肿，微血管通透性增加，支气管内分泌物潴留，支气道平滑肌痉挛，纤毛上皮剥离，基底膜露出，杯状细胞增殖及支气管分泌物增加等病理改变。若哮喘长期反复发作，表现为支气管平滑肌的肌层肥厚，气道上皮细胞下的纤维化等致气道重构和周围肺组织对气道的支持作用消失。

2. 中医病机

（1）外邪侵袭

风寒之邪，侵袭肌表，内阻于肺，寒邪郁闭皮毛，肺气失肃降；或因风热中，肺热壅盛，清肃失职或肺有蕴热，又为寒邪所束，热不得泄，皆能导致肺气上逆而发生哮喘。

（2）痰浊阻肺

饮食失节，伤及肺气，导致上焦津液不布，凝聚寒饮，内伏于肺，或恣食肥甘太过，嗜酒伤中，脾失健运，痰浊内生，上干于肺；或病后

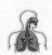

阴伤，素体阳盛，寒痰内郁化热，热蒸痰聚，致痰热胶固，内郁于肺，遇劳欲、情志的触动，即可发病。

（3）肺肾亏虚

因肺为气之主，司呼吸，外合皮毛，内为五脏华盖，久病咳伤，或他脏病气上犯，皆可使肺失宣降，肺气胀满，呼吸不利而致短气喘促。肾为气之根。与肺同司气体之出纳，故肾元不固，摄纳失常，则气不归元，阴阳不相接续，亦可气逆于肺而发为哮喘。

【临床表现】

1. 症状

（1）典型表现为发作性伴有哮鸣音的呼气性呼吸困难或发作性胸闷和咳嗽。

（2）严重者被迫采取坐位或呈端坐呼吸，干咳或咳大量白色泡沫痰，甚至出现发绀等，有时咳嗽可为唯一的症状（咳嗽变异型哮喘）。

（3）哮喘症状可在数分钟内发作，经数小时至数天，用支气管舒张药或自行缓解。某些病人在缓解数小时后可再次发作。

（4）在夜间及凌晨发作和加重常是哮喘的特征之一。有些青少年，其哮喘症状表现为运动时出现胸闷、咳嗽和呼吸困难（运动性哮喘）。

2. 体征

（1）发作时胸部呈过度充气状态，有广泛的哮鸣音，呼气音延长。但在轻度哮喘或非常严重哮喘发作，哮鸣音可不出现。

（2）心率增快、心律失常、胸腹反常运动和发绀常出现在严重哮喘病人中。

（3）非发作期体检可无异常。

3. 并发症

严重发作时可并发气胸、纵隔气肿、肺不张，长期反复发作或感染可并发慢阻肺、支气管扩张和肺源性心脏病。

【辅助检查】

1. 血液常规检查

发作时可有嗜酸性粒细胞增高，但多数不明显，如并发感染可有白

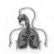

细胞总数增高，分类嗜中性粒细胞比例增高。

2. 痰液检查

痰液涂片检查在显微镜下可见较多嗜酸性粒细胞及退化形成的尖棱结晶（Charcort-Leyden 结晶体），黏液栓（Curschmann 螺旋）和透明的哮喘珠（Laennec 珠）。如合并呼吸道细菌感染，痰涂片革兰染色、细胞培养及药物敏感试验有助于病原菌诊断及指导治疗。

3. 呼吸功能检查

（1）通气功能检测

在哮喘发作时呈阻塞性通气功能改变，呼气流速指标均显著下降，1 秒钟用力呼气容积（FEV_1）、1 秒率（$FEV_1/FVC\%$）以及最高呼气流量（PEF）均减少。肺容量指标可见用力肺活量减少、残气量增加、功能残气量和肺总量增加，残气占肺总量百分比增高。缓解期上述通气功能指标可逐渐恢复。病变迁延、反复发作者，其通气功能可逐渐下降。

（2）支气管激发试验（BPT）

用以测定气道反应性。常用吸入激发剂为乙酰甲胆碱、组胺、甘露糖醇等。吸入激发剂后其通气功能下降、气道阻力增加。运动亦可诱发气道痉挛，使通气功能下降。一般适用于通气功能在正常预计值的 70% 以上的病人。如 FEV_1 下降 ≥ 20%，可诊断为激发试验阳性。通过剂量反应曲线计算使 FEV_1 下降 20% 的吸入药物累积剂量（PD_{20}-FEV_1）或累积浓度（PC_{20}-FEV_1），可对气道反应性增高的程度作出定量判断。

（3）支气管舒张试验（BDT）

用以测定气道可逆性。有效的支气管舒张药可使发作时的气道痉挛得到改善，肺功能指标好转。常用吸入型的支气管舒张剂如沙丁胺醇、特布他林及异丙托溴铵等。舒张试验阳性诊断标准：①FEV_1 较用药前增加 12% 或以上，且其绝对值增加 200 mL 或以上。②PEF 较治疗前增加 60 L/min 或增加 ≥ 20%。

（4）呼气峰流速（PEF）及其变异率测定

PEF 可反映气道通气功能的变化。哮喘发作时 PEF 下降。此外，由于哮喘有通气功能时间节律变化的特点，常于夜间或凌晨发作或加重，使其通气功能下降。若 24 小时内 PEF 或昼夜 PEF 波动率 ≥ 20%，也符合气道可逆性改变的特点。

4. 动脉血气分析

哮喘严重发作时可有缺氧，PaO_2 和 SaO_2 降低，由于过度通气可使 $PaCO_2$ 下降，pH 值上升，表现呼吸性碱中毒。如重症哮喘，病情进一步发展，气道阻塞严重，可有缺氧及 CO_2 潴留，$PaCO_2$ 上升，表现呼吸性酸中毒。如缺氧明显，可合并代谢性酸中毒。

5. 胸部 X 线检查

早期在哮喘发作时可见肺透亮度增加，呈过度充气状态。在缓解期多无明显异常。如合并呼吸道感染，可见肺纹理增加及炎症性浸润阴影。同时要注意肺不张、气胸或纵隔气肿等并发症的存在。

6. 特异性过敏原的检测

可用放射性过敏原吸附试验（RAST）测定特异性 IgE，过敏性哮喘病人血清 IgE 可较正常人高 2～6 倍。在缓解期可做皮肤过敏试验判断相关的过敏原，但应防止发生过敏反应。

【诊断】

1. 诊断标准

（1）反复发作喘息、气急、胸闷或咳嗽，多与接触变应原、冷空气、物理、化学性刺激、病毒性上呼吸道感染、运动等有关。

（2）发作时在双肺可闻及散在或弥漫性，以呼气相为主的哮鸣音，呼气相延长。

（3）上述症状可经治疗缓解或自行缓解。

（4）除外其他疾病所引起的喘息、气急、胸闷和咳嗽。

（5）临床表现不典型者（如无明显喘息或体征）应有下列三项中至少一项阳性：①支气管激发试验或运动试验阳性。②支气管舒张试验阳性。③昼夜 PEF 变异率 ≥ 20%。

符合（1）～（4）条或（4）、（5）条者，可以诊断为支气管哮喘。

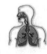

2. 支气管哮喘分期及控制水平分级

支气管哮喘可分为非急性发作期、急性发作期和哮喘持续状态（危重）。

（1）非急性发作期（亦称慢性持续期）

哮喘病人即使没有急性发作，但在相当长的时间内仍有不同频度和（或）不同程度地出现症状（喘息、咳嗽、胸闷等），肺通气功能下降。长期评估哮喘的控制水平是更为可靠和有用的严重性评估方法，对哮喘的评估和治疗的指导意义更大。哮喘控制水平分为控制、部分控制和未控制3个等级，见表2-3。

表2-3　非急性发作期哮喘控制水平的分级表

临床特征	控制（满足以下所有情况）	部分控制（任何一周出现以下1种表现）	未控制
日间症状	无（或≤2次/周）	>2次/周	任何1周出现部分控制表现≥3项
活动受限	无	任何1次	
夜间症状/憋醒	无	任何1次	
对缓解药物/急救治疗的需求	无（或≤2次/周）	>2次/周	
肺功能（PEF或FEV_1）	正常	<80%预计值或个人最佳值	
急性发作	无	≥1次/年	任何1周出现1次

（2）急性发作期

急性发作期是指气促、咳嗽、胸闷等症状突然发生或症状加重，常有呼吸困难，以呼气流量降低为其特征，常因接触变应原等刺激物或治疗不当所致。哮喘急性发作时其程度轻重不一，病情加重可在数小时或数天内出现，哮喘持续状态在数分钟内即危及生命，故应对病情作出正确评估，以便给予及时有效的紧急治疗。支气管哮喘急性发作时严重程度可分为轻度、中度、重度和危重4级，见表2-4。

表 2-4 支气管哮喘急性发作时严重程度分级表

临床特点	轻度	中度	重度	危重
气短	步行、上楼时	稍事活动	休息时	
体位	可平卧	喜坐位	端坐呼吸	
讲话方式	连续成句	常有中断	单字	不能讲话
精神状态	可有焦虑	时有焦虑、烦躁	常有焦虑、烦躁	嗜睡、意识模糊
出汗	无	有	大汗淋漓	
呼吸频率	轻度增加	增加	常 > 30 次/分	
辅助呼吸肌活动及三凹征	常无	可有	常有	胸腹矛盾运动
哮鸣音	散在，呼吸末期	响亮、弥散	响亮、弥散	减弱，乃至无
脉率（次/分）	< 100	100～120	> 120	变慢或不规则
奇脉（深呼吸时收缩压下降，mmHg）	无，< 10	可有，10～25	常有，> 25	无
使用 β_2 激动剂后 PEF 预计值或个人最佳值%	> 80%	60%～80%	< 60% 或 < 100 L/min 或作用时间 < 2h	
PaO_2（mmHg）	正常	≥ 60	< 60	
$PaCO_2$（mmHg）	< 45	≤ 45	> 45	
SaO_2（吸空气,%）	> 95	91～95	≤ 90	
pH			降低	

3. 鉴别诊断

（1）慢性阻塞性肺疾病（COPD）

多见于中老年人，有慢性咳嗽史，喘息长年存在，有加重期。病人多有长期吸烟或接触有害气体的病史。有肺气肿体征，两肺或可闻及湿啰音。

（2）左心衰竭引起的喘息样呼吸困难

病人多有高血压、冠状动脉粥样硬化性心脏病、风湿性心脏病和二尖瓣狭窄等病史和体征。阵发性咳嗽，常咳出粉红色泡沫痰，两肺可闻及广泛的湿啰音和哮鸣音，左心界扩大，心率增快，心尖部可闻及奔马律。胸部 X 线检查可见心脏增大，肺瘀血征，有助于鉴别。

（3）上气道阻塞

见于中央型支气管肺癌、气管支气管结核、复发性多软骨炎等气道疾病或异物气管吸入，导致支气管狭窄。伴发感染时，可出现喘鸣或类似哮喘样呼吸困难、肺部可闻及哮鸣音。但根据临床病史，特别是出现吸气性呼吸困难，以及痰液细胞学或细菌学检查，胸部 X 线摄片、CT或 MRI 检查或支气管镜检查等，常可明确诊断。

（4）变态反应性肺浸润

见于嗜酸性粒细胞增多症、肺嗜酸性粒细胞增多性浸润、多源性变态反应性肺泡炎等。致病原为寄生虫、原虫、花粉、化学药品、职业粉尘等，多有接触史。症状较轻者，常有干咳、低热、乏力等。症状较重者，可有发热、咳嗽、咳痰、胸闷、气急等。周围血象中嗜酸性粒细胞明显增高为特异性。胸部 X 线检查可见多发性的淡薄斑片状、云雾状浸润阴影，可自行消失或再发。

【治疗要点】

1. 脱离变应原：脱离变应原的接触是防治哮喘最有效的方法。

2. 缓解哮喘发作药物：主要作用为舒张支气管，也称支气管舒张药。

（1）β_2 肾上腺素受体激动剂（简称 β_2 激动剂）

β_2 激动剂主要通过激动呼吸道的 β_2 受体，激活腺苷酸环化酶，使细胞内的环磷酸腺苷（cAMP）含量增加，游离 Ca^{2+} 减少，从而松弛支气管平滑肌，是控制哮喘急性发作的首选药物。常用的短效 β 受体激动剂有沙丁胺醇、特布他林和非诺特罗，作用时间约为 4～6 小时。长效 β_2 受体激动剂有福莫特罗、沙美特罗及丙卡特罗，作用时间为 10～12 小时。长效 β_2 受体激动剂具有一定的抗气道炎症，增强黏液-纤毛运输功能的作用。不主张长效 β_2 受体激动剂单独使用，须与吸入激素联合应用。但福莫特罗可作为应急缓解气道痉挛的药物。

用药方法可采用吸入，包括定量气雾剂（MDI）吸入、干粉吸入、持续雾化吸入等，也可采用口服或静脉注射。首选吸入法，因药物吸入气道直接作用于呼吸道，局部浓度高且作用迅速，所用剂量较小，全身性不良反应少。教会病人正确掌握 MDI 吸入方法。儿童或重症病人可在 MDI 上加贮雾瓶，雾化释出的药物在瓶中停留数秒，病人可从容吸入，并可减少雾滴在口咽部沉积引起刺激。干粉吸入方法较易掌握。持续雾化吸入多用于重症和儿童病人，使用方法简单，易于配合。

（2）抗胆碱药

吸入抗胆碱药如异丙托溴胺（ipratropine bromide），为胆碱能受体（M 受体）拮抗剂，可以阻断节后迷走神经通路，降低迷走神经兴奋性而起舒张支气管作用，并有减少痰液分泌的作用。与 β_2 受体激动剂联合吸入有协同作用，尤其适用于夜间哮喘及多痰的病人。

（3）茶碱类

茶碱类除能抑制磷酸二酯酶，提高平滑肌细胞内的 cAMP 浓度外，还能拮抗腺苷受体，刺激肾上腺分泌肾上腺素，增强呼吸肌的收缩，增强气道纤毛清除功能和抗炎作用，是治疗哮喘的有效药物。

口服给药包括氨茶碱和控（缓）释茶碱，后者且因其昼夜血药浓度平稳，不良反应较少，且可维持较好的治疗浓度，平喘作用可维持 12～24 小时，可用于控制夜间哮喘。茶碱的主要副作用为胃肠道症状（恶心、呕吐），心血管症状（心动过速、心律失常、血压下降）及尿多，偶可兴奋呼吸中枢，严重者可引起抽搐乃至死亡。最好在用药中监测血浆氨茶碱浓度，其安全有效浓度为 6～15 μg/mL。发热、妊娠、小儿或老年，患有肝、心、肾功能障碍及甲状腺功能亢进者尤须慎用。合用西咪替丁（甲氰咪胍）、喹诺酮类、大环内酯类药物等可影响茶碱代谢而使其排泄减慢，应减少用药量。

3. 控制或预防哮喘发作的药物：此类药物主要治疗哮喘的气道炎症，亦称抗炎药。

（1）糖皮质激素

抑制炎症细胞的迁移和活化，抑制细胞因子的生成，抑制炎症介质的释放，增强平滑肌细胞 β_2 受体的反应性。分为吸入、口服和静脉用药。①吸入剂：吸入治疗是目前推荐长期抗感染治疗哮喘的最常用方法。常用吸入药物有倍氯米松、布地奈德、氟替卡松、莫米松等，后二者生物活性更强，作用更持久。②口服剂：有泼尼松（强的松）、泼尼松龙（强的松龙），用于吸入糖皮质激素无效或需要短期加强的病人。③静脉用药：重度或严重哮喘发作时应及早应用琥珀酸氢化可的松，注射后 4～6 小时起作用。或甲泼尼龙（甲基强的松龙，80～160 mg/d）起效时间更短（2～4小时）。地塞米松因在体内半衰期较长、不良反应较多，宜慎用。

（2）白三烯 LT 调节剂

通过调节 LT 的生物活性而发挥抗炎作用，同时具有舒张支气管平滑肌。可以作为轻度哮喘的一种控制药物的选择。常用半胱氨酰 LT 受体拮抗剂，如孟鲁司特（montelukast）10 mg、每天 1 次。或扎鲁司特（zafirlukast）20 mg、每日 2 次，不良反应通常较轻微，主要是胃肠道症状，少数有皮疹、血管性水肿、转氨酶升高，停药后恢复正常。

（3）其他药物

酮替酚（ketotifen）和新一代组胺 H_1 受体拮抗剂阿司咪唑、曲尼斯特、氯雷他定在轻症哮喘和季节性哮喘有一定效果，也可与 β_2 受体激动剂联合用药。

4. 急性发作期的治疗

急性发作的治疗目的是尽快缓解气道阻塞，纠正低氧血症，恢复肺功能，预防进一步恶化或再次发作，防止并发症。一般根据病情的分度进行综合性治疗。

（1）轻度：定时吸入糖皮质激素每日 200～500 μg 丙酸倍氯米松（BDP），出现症状时吸入短效的 β_2 受体激动剂，可间断吸入。效果不佳时可加用口服 β_2 受体激动剂控释片或小量茶碱控释片（200 mg/d），或加用抗胆碱药如异丙托溴胺气雾剂吸入。

（2）中度：吸入糖皮质激素每日 500～1000 μg 丙酸倍氯米松，规则吸入 β_2 激动剂或联合抗胆碱药吸入或口服长效 β_2 受体激动剂。可加用口服 LT 拮抗剂，若不能缓解，可持续雾化吸入 β_2 受体激动剂或口服糖皮质激素。

（3）重度至危重度：持续雾化吸入 β_2 受体激动剂，或合并抗胆碱药，或静脉滴注氨茶碱或沙丁胺醇。加用口服 LT 拮抗剂。静脉滴注糖皮质激素如琥珀酸氢化可的松、甲泼尼龙或地塞米松。注意维持水、电解质平衡，纠正酸碱失衡。给予氧疗。

5. 哮喘非急性发作期治疗

制定哮喘的长期治疗方案。对病人进行哮喘知识教育和控制环境、避免诱发因素贯穿于整个治疗阶段。不断评估哮喘的控制水平，治疗方法依据控制水平进行调整。如果目前的治疗方案不能够控制哮喘，治疗方案应该升级直至达到哮喘控制为止。治疗方案降级需哮喘控制维持至少 3 个月后。

6. 免疫疗法

特异性又称脱敏疗法，由于有 60% 的哮喘发病与特异性变应原有关，采用特异性变应原（如螨、花粉、猫毛等）作定期反复皮下注射，剂量由低至高，以产生免疫耐受性，使病人脱（减）敏。非特异性疗法，如注射卡介苗、转移因子、疫苗等生物制品抑制变应原反应的过程，有一定辅助的疗效。目前采用基因工程制备的人工重组抗 IgE 单克隆抗体治疗中、重度变应原哮喘，已取得较好效果。

7. 中医药治疗

中医治疗当扶正祛邪，标本同治。发病期偏重于祛邪，以宣降肺气，利痰止喘为主。缓解期以补肺益气为主，合以健脾和胃或以补肾纳气，即"发时治肺""缓时治肾"，从而通气道、保肺窍、扶正固本、改善肺功能。

【哮喘病人的自我管理】

（一）自我管理的意义、目标和内容

1. 哮喘病人自我管理的意义和目标

哮喘是一种慢性气道炎症疾病，需在医生指导下坚持长期治疗。规

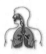

范化哮喘自我管理对于哮喘的控制与防治急性发作是非常重要的，加强哮喘病人的健康教育，指导病人开展有效的自我管理可改善病人肺功能，减轻病人气道炎症，改善哮喘控制水平，提高治疗效果，改善病人生活质量，降低个人经济负担。减少所有急性事件的发生，包括急性加重、急诊就诊及住院等。增加病人的依从性。哮喘病人自我管理的规范化尤其适用于病人症状和肺功能评分较大、曾因哮喘发作而急诊就医以及对疾病严重程度缺乏恰当的认知者。

哮喘长期管理的目标包括：①达到良好的症状控制，哮喘控制测试（asthma control test，ACT）评分 > 20 分，并维持正常活动水平。②最大程度减少哮喘发作、肺功能不可逆损害和药物相关不良反应的风险。在基于控制水平的哮喘治疗和管理策略中，评估、调整治疗、监测治疗反应形成一个持续的循环过程。在选择治疗方案和监测治疗反应时，应兼顾哮喘控制的两个方面，即症状控制和减少未来风险，以达到哮喘的"整体控制"。经过适当的治疗和管理，绝大多数哮喘病人能够达到这一目标。

2. 哮喘病人自我管理的内容

（1）哮喘自我管理相关的健康教育（哮喘疾病知识、哮喘的预防和治疗、吸入装置的使用指导和培训、用药和随诊的依从性教育等）。

（2）哮喘自我管理的工具，ACT 评分表、呼气流量峰值 PEF、书面哮喘行动计划、哮喘日记。

（3）哮喘急性发作先兆的识别和处理。①知晓哮喘发作的诱发因素。②认识哮喘发作的症状、体征及其治疗方法。③主动参与哮喘的控制和管理。④知晓避免或减少接触发作因素的措施。⑤能够制定就诊计划和定期随访。⑥能够依从医嘱的具体方案。⑦掌握正确的药物吸入方法，特别是干粉吸入剂、定量气雾剂、储雾罐、雾化器等。

（二）哮喘病人自我管理相关的健康教育

1. 了解哮喘的疾病特征和预后

（1）哮喘的疾病特征

哮喘的特征是气道的慢性炎症、气道高反应性、可逆性气流受限和气道结构改变（即气道重塑）。典型哮喘发作常因吸入（或接触）过敏原引起的免疫异常及炎症反应所致。临床表现为反复发作的喘息、气急、胸闷或咳嗽等症状，常在夜间和（或）清晨发作、加剧，多数病人可自行缓解或经治疗后缓解。

（2）哮喘的预后

哮喘的转归和预后因人而异。通过合理治疗与管理，可以控制哮喘症状，避免急性发作，部分可达到临床治愈。而不规范治疗或依从性差，哮喘则会反复发作，病情逐渐加重，气道不可逆性损害和重塑。持续气流受限，可加重气道不可逆性损害和重塑。

2. 避免诱发因素

指导病人要知道哪些变应原或触发因素是引发自己哮喘发作的诱发因素，并尽可能避免或减少接触这些诱发因素。常见的哮喘诱发因素，见表2-5。

表2-5　常见的哮喘诱发因素表

诱发因素	变应原或相关触发因素
急性上呼吸道感染	病毒，细菌，支原体等
室内变应原	尘螨，家养宠物，霉菌，蟑螂等
室外变应原	花粉，草粉等
职业性变应原	油漆，饲料，活性染料等
食物	鱼，虾，蛋类，牛奶等
药物	阿司匹林，抗生素等
非变应原因素	寒冷，运动，精神紧张，焦虑，过劳，烟雾

3. 哮喘病情的自我评估和监测

（1）哮喘问卷评估工具。应用ACT评估病情的目的是通过评估让病人知道自己的哮喘控制水平。哮喘控制测试（ACT）问卷，见表2-6。

表 2-6　哮喘控制测试（ACT）问卷

问　题	1 分	2 分	3 分	4 分	5 分	得分
1. 在过去 4 周内，在工作、学习或家中，有多少时间哮喘妨碍您进行日常活动	所有时间	大多数时间	有些时间	很少时间	没有	
2. 在过去 4 周内，您有多少次呼吸困难	每天不止 1 次	每天 1 次	每周 3～6 次	每周 1～2 次	完全没有	
3. 在过去 4 周内，因为哮喘症状（喘息、咳嗽、呼吸困难、胸闷或疼痛），您有多少次在夜间醒来或早上比平时早醒	每周 4 晚或更多	每周 2～3 晚	每周 1 次	1～2 次	没有	
4. 在过去 4 周内，您有多少次使用急救药物治疗（如沙丁胺醇）	每天 3 次以上	每天 1～2 次	每周 2～3 次	每周 1 次或更少	没有	
5. 您如何评估过去 4 周内您的哮喘控制情况	没有控制	控制很差	有所控制	控制良好	完全控制	

注：25 分，哮喘得到良好控制；20～24 分，哮喘部分控制；< 20 分，哮喘未控制。

（2）使用峰流速仪每日进行 PEF 监测。峰流速仪携带方便，操作简单，可在家自我监测 PEF，能直接反映气道通气情况，预测是否发生急性发作。每日自我 PEF 监测的目的在于让病人了解自己支气管的通气情况，以便及早识别急性发作的先兆，有助于及时采取有效措施防止或减少急性发作的次数。

4. 哮喘治疗药物

（1）控制类药物，即需要每天使用并长时间维持应用的药物，主要通过其抗炎作用使哮喘病人维持在临床控制状态，包括吸入糖皮质激素（ICS）、吸入糖皮质激素/长效 β_2 受体激动剂（ICS/LABA）、白三烯调节剂（LTRA）、口服糖皮质激素、缓释茶碱及其他有助于减少全身激素应用剂量的药物。

（2）缓解类药物，又称急救药物，在有急性发作症状时可按需使用的药物，主要通过其迅速解除支气管平滑肌痉挛从而缓解病人速发的哮喘症状，包括速效吸入和短效口服 β_2 受体激动剂（SABA）等。

5. 吸入装置及使用

吸入装置种类繁多，使用不当会影响哮喘控制，增加哮喘急性发作的风险，或因口咽部沉积药物过多而增加吸入药物的不良反应，使病人产生抵触吸入制剂的情绪。吸入装置运用技巧培训，掌握吸入制剂的正确使用方法非常重要。

吸入药物的疗效取决于肺内沉积率，而肺内沉积率又受药物剂型、给药装置和吸入技术等多种因素影响，其中干粉吸入装置肺内沉积率高于气雾剂。在使用定量压力气雾剂（pMDI）装置时，接上储雾罐可改善吸入效果，并减少药物的不良反应。为避免病人使用时的混淆，最好不要同时使用多种吸入装置。哮喘治疗常用吸入装置的选择及其特点，见表 2-7。

表 2-7　哮喘治疗常用吸入装置的选择与特点

哮喘病情	吸入装置选择	主要特点
轻～中度	定量压力气雾剂（pMDI）	方便廉价，需要压药与吸气配合，肺部沉积率差异较大，操作正确的情况下约10%～15%可达肺部
	pMDI＋储物罐	不需要压药与吸气配合，老少皆宜，减少口咽部药物沉积，肺部沉积率约为20%～30%。体积较大，塑料储物罐易产生静电
	干粉吸入剂装置（DPI）	便携方便，吸气启动，无需给药与吸气配合，需一定的吸气速度才能使药物到达肺部，重症和衰弱病人效果差。正确操作下DPI的肺部沉积率高于pMDI
中～重度	干粉吸入剂装置（DPI）	同上
	压缩雾化器溶液雾化剂吸入	需要深而慢的潮式呼吸，肺部沉积率约为10%
危重	压缩雾化器或呼吸机溶液雾化剂吸入	需要深而慢的潮式呼吸，肺部沉积率约为10%

注：各种吸入装置的详细使用方法参照其使用说明书或咨询专业护士。

6. 药物治疗的依从性

（1）影响哮喘治疗依从性的因素：①对疾病的认识欠缺，缓解后未再服药。②吸入装置使用方法不正确，用药指导不到位。③对激素治疗存在恐惧，担忧长期使用激素带来的不良反应。④长期使用药物会对病人家庭造成一定的经济负担。⑤病人忘记用药等。

（2）改善哮喘治疗依从性的措施：①治疗干预：由医生和病人共同决策药物和剂量，尽量选择长效制剂、使用单一吸入装置的联合制剂。评估病人吸入装置的应用情况，指导正确使用。②病人干预：加强病人自我管理，制定书面治疗计划，进行针对性的病人教育和提供相应的信息。③推进以病人为中心的沟通方式：医护人员应通过良好的沟通技巧、最新的监测知识和宣教工具来改善病人的依从性。④完善教育和管理结构：建立哮喘专病门诊、哮喘宣教中心、哮喘病人协会"三位一体"的系统教育管理模式，强化病人对疾病的认识，充分发挥社区在慢病管理中的作用。⑤物联网应用：可以通过远程监测吸入装置来提高病人的依从性。此外，电话随访进行干预也可改善病人依从性。

7. 健康教育实施途径

哮喘病人自我管理教育的方式包括医生直接教育、护士等医务人员教育、社会公益项目、病人相互教育、亲友帮助和远程电话、视频、网络等多种形式。

医务人员应善于利用各种渠道加强病人教育，及时评估病人是否掌握正确的知识和技能。建立医患之间的合作关系是实现有效哮喘管理的首要措施。

8. 对病人定期随访

（1）评估哮喘控制水平：检查病人的症状或 PEF 日记，评估症状控制水平（ACT 评分），如有加重应帮助分析加重的诱因，评估有无并发症。

（2）评估治疗问题：评估治疗依从性及影响因素，检查吸入装置使用情况及正确性，必要时进行纠正，询问对其他有效干预措施的依从性（如戒烟），检查并确认哮喘行动计划，如果哮喘控制水平或治疗方案变化时应及时更新哮喘行动计划。

（三）哮喘急性发作先兆的识别及处理

1. 多数哮喘急性发作前都有不同程度的前驱症状和表现，及时发现哮喘急性发作的先兆表现，并采取相应处理措施，可以减少严重的哮喘急性发作。

（1）依据症状识别哮喘急性发作先兆，如咳嗽、胸闷、气促等。

（2）依据 PEF 监测结果识别哮喘急性发作先兆。如病人的 PEF 值在近期内下降至正常预计值或个人最佳值的 60%～80% 或更低，需要警惕近期急性发作的风险。如果不知道正常预计值和个人最佳值，PEF 较平常的基础值降低 20% 以上，也需要特别注意。

2. 出现哮喘急性发作先兆的自我处理

（1）使用 SABA1～2 喷，必要时可每隔 4～8 小时吸入 1 次，但 24 小时内最多不宜超过 8 喷，布地奈德/福莫特罗作为缓解用药使用可减少严重急性发作风险，当出现哮喘急性发作先兆症状时，可增加布地奈德福莫特罗（160/4.5 μg）1～2 吸缓解症状，每日最大剂量一般不超过 6 吸。

（2）增加控制药物：当使用缓解药物后仍有症状，PEF 不能恢复至正常预计值或个人最佳值，需要增加控制药物，如增加 ICS 的剂量，或增加其他的控制药物。

（3）加用口服激素和就医：当采用以上措施后症状仍继续加重时，可加用口服激素，如泼尼松 0.5～1.0 mg/kg，并及时到医疗机构就医。

【护理评估】

1. 病史

询问病人发病的症状、持续时间、诱发因素，有无检查治疗，是否接触诱发哮喘发作的因素等。

2. 身体状况

评估生命体征及精神状态，观察皮肤黏膜变化，有无发绀，皮肤多汗等。有无三凹征、呼吸音异常等。

3. 辅助检查

了解痰液、血气分析、肺功能、胸部 X 线等检查结果，辅助诊断治疗。

4. 社会支持系统

评估病人和家属对疾病的认识程度以及对病人的关心和支持程度。

【常见护理问题】

1. 气体交换受损：与气道炎症、支气管痉挛、气道阻塞、气道分泌物增加有关。

2. 清理呼吸道无效：与痰液黏稠、无效咳嗽、疲乏有关。

3. 知识缺乏：缺乏正确使用雾化吸入装置的相关知识和哮喘防治相关知识。

【中西医护理】

（一）一般护理

1. 环境与体位

本病常为过敏原通过内因而发病，通常吸入花粉、烟尘、羽毛、棉花等；食用鱼虾、海鲜、牛奶等，接触油漆、橡皮、染料、化学品等，以及药物如磺胺药、青霉素等，均有可能成为过敏原。因此，应注意避免诱发哮喘的因素。还应预防上呼吸道感染，避免过度劳累，淋雨受凉或精神刺激，以防止哮喘发作。提供安静、舒适的环境，保持空气流通，根据病人病情采取舒适的体位。

2. 口腔与皮肤护理

哮喘发作时病人常出汗较多，应保持皮肤清洁、干燥，及时清洁皮肤、更换衣物。咳嗽后用温水漱口，保持口腔清洁。

3. 饮食护理

提供清淡、易消化、足够热量食物，避免刺激性食物及易过敏食物。对已知的易引起哮喘发作的食物应避免食用。有烟酒嗜好者应戒烟酒。

（二）病情观察

1. 观察病人神志、颜面发绀、呼吸困难的程度。

2. 观察呼吸音、哮鸣音的变化。

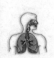

3. 观察咳嗽、咳痰的情况。

4. 对于急性发作的病人加强监护，及时发现危重症及并发症。

（三）用药护理

1. β_2 受体激动剂

遵医嘱按时给药，正确使用雾化装置保证疗效，观察药物作用及有无心悸、骨骼肌震颤等不良反应。

2. 茶碱类

（1）正确掌握输液速度、浓度，以防中毒，慎用于发热、妊娠、小儿或老年病人及心、肝、肾功能障碍或甲状腺功能亢进病人。

（2）观察药物疗效及不良反应，茶碱的主要不良反应为胃肠道症状、心血管症状及多尿，偶可兴奋呼吸中枢，严重者可引起抽搐或死亡。

3. 糖皮质激素

（1）部分病人吸入后出现口咽部念珠菌感染、声音嘶哑或呼吸道不适，指导病人吸入后用清水漱口，减少口咽部药物残留。

（2）长期吸入剂量 > 1 mg/d 的病人可出现骨质疏松等全身不良反应，应加强观察。

（3）全身用药病人应注意有无高血压、糖尿病、向心性肥胖、骨质疏松、消化性溃疡等不良反应。

（4）口服药宜在饭后服用，遵医嘱用药，不能自行减药或停药。

4. 其他

吸入抗胆碱药物时，少数病人有口苦或口干感。白三烯拮抗剂有轻微胃肠道症状，少数有皮疹、转氨酶增高，停药后恢复。禁用 β_2 受体阻滞剂，以免引起平滑肌收缩诱发和加重哮喘。指导病人正确使用吸入装置。

（四）保持呼吸道通畅

1. 鼓励病人多饮水，每日 2500～3000 mL，以补充水分，稀释痰液，改善呼吸功能，重症病人给予静脉补液，纠正水、电解质、酸碱失衡，补液时注意补液速度。

2. 协助病人排痰，可采用雾化吸入，指导病人有效咳嗽，协助翻

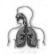

身、拍背等措施帮助排除痰液。

（五）氧疗及护理

重症哮喘常伴有不同程度的低氧血症，应遵医嘱予以吸氧，必要时机械通气。为避免气道干燥和寒冷气流的刺激而导致气道痉挛，吸入的氧气应尽量温暖湿润。在给氧过程中，监测动脉血气分析。

（六）心理护理

加强观察，鼓励病人表达心理想法。向病人解释避免不良情绪的重要性。陪伴并安慰病人，避免紧张，保持情绪稳定。做好哮喘病人的健康教育，帮助病人树立信心，有效的控制哮喘。

（七）辨证施护

1. 哮喘发作时可予针刺天突、膻中、内关等穴位，耳针各耳穴，穴位敷贴，穴位注射等可取得较好的疗效。痰气交阻，哮喘发作时，遵医嘱针刺、拔火罐等。哮喘伴有表征发热时，遵医嘱针刺或中药。缓解期可用耳针或遵医嘱针刺。

2. 饮食调护：增加饮食营养，哮喘为反复发作性疾病，容易消耗体力和精力。故应补充营养，增加机体抵抗疾病的能力，即所谓"正气存内，邪不可干"的"治本"原则。饮食宜清淡，避免辛辣食物刺激，忌肥甘厚味之品，如酒、鱼、虾、肥肉、浓茶、腌肉等。推荐食疗方：虫草老鸭煲、核桃杏仁汤、蜂蜜冲鸡蛋、黄芪炖乳鸽等。

3. 注意四时气候变化，防寒保暖。避免寒冷空气刺激，避免感冒，防止外邪诱发本病。

4. 戒烟酒、忌食海鲜发物等易引起过敏的食物，积极寻找过敏原，预防哮喘复发。

5. 保持情绪畅达，避免不良情绪刺激，以免内脏气机升降失常、精神内伤，加重疾病。

6. 劳逸结合，增强体质，避免剧烈运动和过劳，节制房事，缓解期应鼓励病人参加力所能及的体育活动，如气功、散步、跑步、太极拳、游泳等。

【健康指导】

1. 疾病知识指导

指导病人了解哮喘的激发因素，结合个人具体情况，找出各自的促激发因素，以及避免诱因的方法。了解哮喘的本质和发病机制。哮喘病人的教育与管理是提高疗效，减少复发，提高病人生活质量的重要措施。在医生指导下病人要学会自我管理、学会控制病情。相信通过长期、适当、充分的治疗，完全可以有效地控制哮喘发作。

2. 病情监测指导

指导病人识别哮喘发作先兆表现及相应处理办法，学会哮喘发作时进行简单的紧急自我处理方法。学会在家中自行监测病情变化，并进行评定，重点掌握峰流速仪的使用方法，有条件的应记录哮喘日记。采取必要措施对病人进行长期系统管理，包括鼓励哮喘病人与医护人员建立伙伴关系，通过规律的肺功能监测（包括 PEF）客观地评价哮喘发作的程度，避免和控制哮喘激发因素，减少复发。制定哮喘长期管理的用药计划，制定发作期处理方案和长期定期随访保健，改善病人的依从性，并根据病人病情变化及时修订防治计划。

3. 用药指导

了解常用平喘药物的作用、正确用量、用法、不良反应，掌握正确的吸入技术（MDI 或 Spacer 用法），遵医嘱使用 β_2 受体激动剂和糖皮质激素吸入剂。

4. 心理指导

精神心理因素在哮喘的发生发展过程中起到重要作用，培养良好的情绪和战胜疾病的信心是哮喘治疗和护理的重要内容。给予病人心理疏导，保持乐观情绪，积极参加体育活动，最大程度保持劳动能力，可有效减轻病人的不良心理反应。

5. 饮食活动指导

饮食宜清淡、易消化，忌辛辣刺激食物。喘憋多汗者，宜多饮水。注意饮食调护，保持大便通畅。进行适当的体育锻炼，如太极拳、太极剑、按摩疗法、呼吸体操、放松体操、有氧舞蹈等有氧健身项目，如散步、步行、慢跑、缓慢登楼、游泳的运动项目。

第七节　支气管扩张症的中西医护理

支气管扩张症（简称支扩），常见的慢性支气管化脓性疾病，多数起病于呼吸道感染和支气管阻塞，尤其是儿童和青年时期的麻疹、百日咳后的支气管肺炎，由于破坏支气管管壁，形成管腔扩张和变形。临床表现为慢性咳嗽、咳大量脓痰和（或）反复咯血。主要致病因素为支气管的感染阻塞和牵拉，部分有先天遗传因素。病人多有童年麻疹百日咳或支气管肺炎等病史。

【病因】

1. 支气管—肺组织感染和阻塞

支气管扩张的病因有先天性和继发性，先天性发育缺陷和遗传性疾病引起者较少见，更多为后天获得性。支气管—肺组织的感染和支气管阻塞感染引起管腔黏膜的充血、水肿，使管腔狭小分泌物易阻塞管腔，导致引流不畅而加重感染，损害支气管壁各层组织，降低其弹性，导致支气管扩张。气管-肺组织的感染和支气管阻塞促使支气管扩张的发生和发展。

2. 支气管先天性发育缺陷和遗传因素

多数病人在童年有麻疹、百日咳、流感或支气管肺炎迁延不愈的病史，以后常有呼吸道反复发作的感染。先天生长发育缺损及遗传因素引起的支气管扩张较少见。气管和主支气管扩张较少见，肺段和亚段以下的小支气管管壁支架组织薄弱，管径小，容易发生痰液潴留和阻塞，而导致支气管扩张。

3. 机体免疫功能失调

另有约30%的支气管扩张病人病因不明，但通常弥漫性的支气管扩张发生于存在遗传、免疫或解剖缺陷的病人。

4. 中医病因

支气管扩张症属于中医学"肺痈""血证"的范畴，是肺脾气虚，反复外感，导致火盛、痰壅、血瘀，以痰多质稠色黄或味腥臭，并反复咯血或痰中带血为特点的疾患。外邪反复侵袭，入理化热，致使痰热壅肺，或肝火犯肺，木火刑金，以致阴津不足，肺中燥热，支气管肺组织反复感染，支气管分泌增多，潴留在支气管中之"痰阻""火热"。支气管管腔黏膜充血、溃疡，血管瘤、支气管结构改变之"血瘀"有关。

（1）外邪袭肺

外邪侵袭是导致本病的外因。外邪以风寒、风热、疫毒之邪为主，邪蕴于肺，化热生火，灼伤肺络，煎熬肺津，而出现咯血、脓痰的症状。

（2）肺脾素虚

先天禀赋不足，肺脾两虚是发生本病的根源。肺脾两虚，易感外邪，又祛邪无力，遂致外邪反复入侵，迁延日久而成本病。

（3）虚火伤肺

久病伤阴，或外邪袭肺，耗伤肺阴，虚火内生，灼伤肺络而成本病。

（4）情志不遂

以郁怒伤肝为主要因素。情志不和，郁怒伤肝，逆气化火，上逆犯肺，灼伤肺络而成咯血、咳嗽。

（5）瘀血阻肺

以上几种病因致病日久未愈，均可导致肺气阻塞，血行滞涩，稠黏成瘀，而致瘀血阻肺，加重病情。

【病理】

1. 支气管扩张症

支气管扩张可为单侧或双侧，大多数位于下叶。左下叶支气管较细长，且受心血管压迫，引流不畅易继发感染，故左下叶较右下叶多见。病理上，支气管壁显示广泛的炎症性破坏，慢性炎症，黏液栓子和纤毛脱落。邻近的间质和肺泡区受到破坏，组织再生和纤维化，导致肺容积缩小。

病理改变的程度和特点决定本病的功能和血流动力学异常，通常包

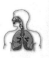

括肺容积缩小和气体流速下降，通气/血流失调和缺氧，见支气管动脉和肺动脉广泛吻合，伴支气管动脉明显增粗。支气管静脉和肺静脉吻合亦增加，上述结果增加局部血流，右向左分流和低氧血症，导致晚期出现肺动脉高压和肺心病。支气管壁组织的破坏导致管腔变形、扩大，腔内含有多量分泌物。

2. 中医病机

支气管扩张属肺系病变。肺为娇脏，喜润恶燥。火热、痰湿、瘀血是本病的常见致病因素。本病的形成常与幼年或体虚之时肺部感受外邪侵袭（如患流感、麻疹、百日咳）有关。热伤肺络，血溢脉外则见咯血或痰中带血。久病入络，或离经之血留滞不散，形成瘀血，又成为致病因素。本病自邪热犯肺到形成肺络损伤，是慢性渐进过程，病程缓慢。以本虚标实，虚实兼夹为病理特点，即肺脾两虚为本，外邪侵袭为标，肺脏本虚贯穿病程始末。本病初起主脏属肺，渐可累及肝脾，日久累及心肾。肺络损伤是本病的主要病机，外邪或他脏邪热再度伤络，形成病情反复发作，迁延难愈的病变趋势。

【临床表现】

（一）症状

1. 慢性咳嗽、大量脓痰

痰量与体位改变有关，这是由于支气管扩张部位分泌物积储，改变体位时分泌物刺激支气管黏膜引起咳嗽和排痰。其严重度可用痰量估计：①轻度 < 10 mL/d。②中度 10～150 mL/d。③重度 > 150 mL/d。急性感染发作时，黄绿色脓痰量每日可达数百毫升。

感染时痰液收集于玻璃瓶中静置数小时后出现分层的特征：上层为泡沫，下悬脓性成分，中层为混浊黏液，下层为坏死组织沉淀物。引起感染的常见病原体为铜绿假单胞菌、金黄色葡萄球菌、流感嗜血杆菌、肺炎链球菌和卡他莫拉菌。

2. 反复咯血

50%～70%的病人有程度不等的咯血，从痰中带血至大量咯血，咯血量与病情严重程度、病变范围有时不一致。部分病人以反复咯血为唯一症状，咳嗽、咳痰不明显，甚或无，且没有毒血症状，临床上称为"干性支气管扩张"，其病变多位于引流良好的上叶支气管。

3. 反复肺部感染

其特点是同一肺段反复发生肺炎并迁延不愈。这是由于扩张的支气管清除分泌物的功能丧失，引流差，易于反复发生感染。

4. 慢性感染毒血症状

如反复感染，可出现发热、盗汗、乏力、食欲减退、消瘦、贫血等，儿童可影响发育。

（二）体征

早期或干性支气管扩张可无异常肺部体征，病变重或继发感染时常可闻及下胸部、背部固定而持久的局限性粗湿啰音，有时可闻及哮鸣音，部分慢性病人伴有杵状指（趾）。出现肺气肿、肺心病等并发症时有相应体征。

【辅助检查】

1. 典型的胸部 CT 改变为扩张的支气管，表现为"轨道征""戒指征"，即扩张支气管内腔直径大于邻近血管横断面 1.5 倍以上，多个受累区域内的"葡萄串征"。由于肺实质的破坏，这些扩张的中等大小支气管几乎可延伸至胸膜。其他改变为支气管壁增厚，气道阻塞（表现为透亮度降低，如由于黏液嵌塞或气体陷闭），有时尚有实变。

2. 胸部 X 线检查可发现气管或支气管软骨及结缔组织的先天性异常。支气管镜、胸部 CT 或新的显像技术可显示受累支气管吸气时呈气囊状，呼气时萎缩。高分辨 CT 的出现，进一步提高了 CT 诊断支气管扩张的敏感性。由于其无创、易重复、易被病人接受，现已成为支气管扩张的主要诊断方法。

3. 其他检查有助于支气管扩张的直观或病因诊断。当支气管扩张呈局灶性且位于段支气管以上时，纤维支气管镜检查可发现弹坑样改变。痰液检查常显示含有丰富的中性粒细胞以及定植或感染的多种微生物。痰涂片染色以及痰细菌培养结果可指导抗生素治疗。肺功能测定可以证实由弥漫性支气管扩张或相关的阻塞性肺病导致的气流受限。

【并发症】

常见并发症有胸膜炎、脓胸、心包炎及肺源性心脏病，甚至心力衰竭。

【诊断】

1. 诊断

根据反复咯脓痰、咯血的病史和既往有诱发支气管扩张的呼吸道感染病史，传统诊断支气管扩张的金标准是支气管碘油造影，现已被高分辨CT（HRCT）取代。HRCT显示支气管扩张的异常影像学改变，即可明确诊断为支气管扩张。纤支镜检查或局部支气管碘油造影，可明确出血、扩张或阻塞的部位。还可经纤支镜进行局部灌洗，采取灌洗液标本进行涂片、细菌学和细胞学检查，进一步协助诊断和指导治疗。

2. 鉴别诊断

需与支气管扩张鉴别的疾病主要为慢性支气管炎、肺脓肿、肺结核、先天性肺囊肿、支气管肺癌和弥漫性泛细支气管炎等。

（1）慢性支气管炎

多发生在中年以上的病人，在气候多变的冬、春季节咳嗽、咳痰明显，多为白色黏液痰，感染急性发作时可出现脓性痰，但无反复咯血史。听诊双肺可闻及散在干湿啰音。

（2）肺脓肿

起病急，有高热、咳嗽、大量脓臭痰。胸部X线检查可见局部浓密炎症阴影，内有空腔液平。急性肺脓肿经有效抗生素治疗后，炎症可完全吸收消退。若为慢性肺脓肿则以往多有急性肺脓肿的病史。

（3）肺结核

常有低热、盗汗、乏力、消瘦等结核毒性症状，干湿啰音多位于上肺局部，胸部X线检查和痰结核菌检查可作出诊断。

（4）先天性肺囊肿

胸部X线检查可见多个边界纤细的圆形或椭圆阴影，壁较薄，周围

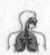

组织无炎症浸润。胸部 CT 检查和支气管碘油造影可助诊断。

（5）弥漫性泛细支气管炎

有慢性咳嗽、咳痰、活动时呼吸困难，常伴有慢性鼻窦炎，胸片和胸部 CT 显示弥漫分布的小结节影，大环内酯类抗生素治疗有效。

【治疗要点】

1. 治疗基础疾病

对活动性肺结核伴支气管扩张应积极抗结核治疗，低免疫球蛋白血症可用免疫球蛋白替代治疗。

2. 控制感染

出现痰量及其脓性成分增加等急性感染征象时需应用抗生素。铜绿假单胞菌感染时，可选择口服喹诺酮类，静脉给予氨基糖苷类或第三代头孢菌素。慢性咯脓痰者，考虑使用疗程长的抗生素。

3. 改善气流受限

支气管舒张剂可改善气流受限，并帮助清除分泌物，伴有气道高反应及可逆性气流受限的病人常有明显疗效。

4. 清除气道分泌物

使用化痰药物、振动拍背和体位引流等胸部物理治疗均有助于清除气道分泌物。

5. 治疗咯血

少量咯血经休息、镇静药、止血药，一般都能止住。大量咯血可行支气管动脉栓塞术。

6. 外科治疗

如果支气管扩张为局限性，且经充分的内科治疗仍顽固反复发作者，可考虑外科手术切除病变肺组织。如果大出血来自增生的支气管动脉、经休息和抗生素等保守治疗不能缓解反复大咯血时，病变局限者可考虑外科手术，否则采用支气管动脉栓塞术治疗。对于那些尽管采取了所有治疗仍有致残的病例，合适者可考虑肺移植。

7. 辨证论治

急性发作期宜清热化痰、清肝宁肺、降气、凉血止血为主。缓解期宜养阴润肺、益气化瘀为主，助以清热化痰。痰热蕴肺者清热解毒、宣肺化痰。火热伤肺者可清肝泻火、凉血止血。阴虚火旺者可滋阴清热，润肺止血，化痰止咳。肺气不足者宜补益肺气，润肺止咳。

【护理评估】

1. 病史

评估病人的病史及相关检查结果，辅助诊治。评估病人的心理状态，病人及其家属对本病的认知、支持程度。

2. 身体评估

评估病人的临床症状及体征，咳嗽、咳痰的程度。评估病人有无咯血及咯血的程度。

3. 实验室及其他检查

评估相关检查结果，协助诊疗。

【常见护理问题】

1. 清理呼吸道无效：与痰液量多、黏稠、咳嗽无效引起的痰液不易排出有关。

2. 窒息的危险：与痰液排出不畅及大咯血有关。

3. 营养失调：与反复感染而未及时补充营养有关。

4. 焦虑：与疾病迁延不愈有关。

【中西医护理】

（一）一般护理

1. 活动与休息

急性期尤其是大咯血时，绝对卧床休息，减少活动。缓解期适当下床活动。病室内空气流通，维持温度18℃～22℃，湿度50%～60%。减少探视，保持病室安静。

2. 饮食护理

提供高热量、高蛋白、富含维生素的饮食。避免生、冷、硬、辛辣刺激的食物。鼓励病人每天饮水1500 mL以上，以稀释痰液，利于排痰。

（二）口腔护理

指导病人咳嗽后或进食前漱口，保持口腔清洁，以增加食欲。为不

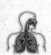

能自理的病人实施口腔护理。

（三）病情观察

1. 病人神志、意识状态及生命体征的变化。

2. 观察痰液的量、颜色、气味和黏稠度，以及与体位的关系。

3. 观察咯血的程度，有无胸闷、烦躁不安、大汗淋漓等窒息前兆症状。

4. 观察有无发热、消瘦、贫血等表现。

（四）用药指导

按医嘱使用药物，指导病人掌握药物疗效、剂量、用法及不良反应。

（五）心理护理

安慰病人放松情绪。咯血计量观察后及时清理，避免对病人产生恶性刺激。适当给予镇静剂使病人减轻焦虑情绪。

（六）体位引流护理

1. 引流前的护理

（1）向病人解释体位引流的目的、过程及注意事项。

（2）监测生命体征和行肺部听诊，以明确病变部位。

（3）选择合适的引流体位，原则上抬高患肺位置，引流支气管开口向下。①病变在上叶，取坐位或健侧卧位。②病变在中叶，取仰卧位稍向左侧。③病变在舌叶，取仰卧位稍向右侧。④病变在下叶尖端处，取俯卧位。⑤病变位于前叶各底段者，床脚抬高 30～50 cm，前底段取仰卧位，外底段取侧卧位，后底段取俯卧位。

2. 引流中的护理

（1）引流时间：根据病变部位、病情和病人体力，每天 1～3 次，每次 15～20 分钟。在餐前 1 小时或餐后 1～3 小时进行引流。引流时严密观察病情变化，如发现病人有脸色苍白、发绀、心悸、呼吸困难等症状，及时停止引流。

（2）促进痰液引流的措施：雾化吸入、胸部叩击、指导病人有效咳嗽。

3. 引流后的护理

指导病人漱口，并观察痰液情况。卧床休息，监测病人生命体征及肺部呼吸音及啰音变化，观察治疗效果并记录。

（七）纤维支气管镜吸痰护理

1. 吸痰前的护理

（1）心理护理，解释病情需要和纤维支气管镜吸痰的必要性和安全性，消除病人的恐惧感。

（2）术前4小时禁食禁饮。

（3）有假牙者取下。

（4）备 CT 片、心电图报告、出凝血时间报告。

（5）检查仪器及抢救设备，保证完好备用。

2. 吸痰中的护理

（1）保持呼吸道通畅、吸氧。

（2）置心电监护，观察病情变化。

3. 吸痰后护理

（1）禁食禁饮 3～4 小时。

（2）3 天内禁辛辣刺激食物，1 周内禁烟酒。

（3）观察有无咽喉疼痛、咯血、声嘶等。

（八）咯血护理

1. 给予精神安慰，鼓励病人将血轻轻咯出。

2. 给予温凉，易消化半流质饮食，大咯血时禁食。

3. 密切观察止血药物的作用和副作用。密切观察咯血颜色和量，并记录。保证静脉通路通畅，并正确计算每分钟滴速。

4. 大咯血病人给予患侧卧位，头偏向一侧，避免咯血窒息。准备好抢救物品和吸引器。必要时正确记录特护单。密切观察有无窒息的先兆症状。

5. 保证病室安静，避免噪音刺激。及时清除血污物品，保持床单整洁。

（九）辨证施护

1. 肺热壅肺，痰黏难咳出者，给予雾化吸入，必要时吸痰，做好气管切开的准备。

2. 溃脓期根据部位给予体位引流，配合拍背，促进痰液排出。口干明显者给予中药水煎代茶饮。

3. 大咯血者，按咯血护理常规护理。

4. 鼓励病人适当户外活动锻炼，增强体质，改善肺功能。注意四时气候变化，注意防寒保暖，预防感冒。

5. 保持精神愉悦，对久咳不愈和肝火犯肺咳嗽的病人，做好情志调护，避免精神刺激。

6. 饮食宜清淡、易消化、富营养之品。忌肥甘、油腻、煎炸、辛辣饮食及烟酒。高热者给予流食或半流食，宜食清热润肺止咳化痰之品。

【健康指导】

1. 疾病知识指导

帮助病人和家属了解疾病发生、发展与治疗、护理过程。与病人及家属共同制定长期防治计划。指导病人自我监测病情，病人和家属应学会识别病情变化的征象，一旦发现症状加重，应及时就诊。

2. 生活指导

讲明加强营养对机体康复的作用，使病人能主动摄取必需的营养素，以增加机体抗病能力。鼓励病人参加体育锻炼，建立良好的生活习惯，劳逸结合，以维护心、肺功能状态。

3. 预防呼吸道感染

支气管扩张与感染密切相关，积极防治百日咳、麻疹、支气管肺炎、肺结核等呼吸道感染。及时治疗上呼吸道慢性病灶。避免受凉，预防感冒。减少刺激性气体吸入等措施对预防支气管扩张有重要意义。戒烟、避免烟雾和灰尘刺激有助于避免疾病的复发，防止病情恶化。

4. 清除痰液

强调清除痰液对减轻症状、预防感染的重要性，指导病人及家属学习和掌握有效咳嗽、胸部叩击、雾化吸入及体位引流的排痰方法，长期

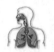

坚持，以控制病情的发展。

5. 中医预防与调护

（1）在咯血或痰中带血时，应及时采取凉血、化瘀、止血的药物控制咯血症状。

（2）注意体位引流，以保持呼吸道通畅，减少继发感染。

（3）饮食调护：①饮食上应以清淡为主，多饮水，多食新鲜水果、蔬菜。忌烟酒、辛辣、烧烤类、油炸类食品和羊肉等生热上火的食品，忌食油腻和甜类食物，以防过多生痰，常食米仁粥可健脾排痰。②本病是在肺卫气虚的基础上，内生火、痰、瘀三者相互夹杂的病理生理过程，为预防本病反复发作，对于阳盛体质、恶热喜凉者，平素应忌生痰或过热的食物，而采用补益卫气、清肺抑火之品。

（4）做好情志护理，平素应保持心情愉快，以免心情不畅、肝气郁结，导致咯血的反复发生。

（5）注意气候变化，重视防寒保暖，加强体育锻炼，预防感冒。

（6）平素坚持服用清肺抑火、健脾化痰、凉血化瘀的药物，标本同治。

第八节　肺脓肿的中西医护理

肺脓肿（lung abscess，LA）是指由于一种或多种病原菌引起的肺部化脓性感染，早期为肺组织的化脓性炎症，继而坏死、液化，由肉芽组织包围形成脓肿。临床特征为急骤起病的高热、咳嗽和咳大量脓臭痰。多发于壮年及体弱有基础疾病的老人，男性多于女性。

【病因】

1. 病原体

肺脓肿的主要病原体是细菌，包括需氧、兼性厌氧和厌氧细菌。90%肺脓肿病人合并有厌氧菌感染，毒力较强的厌氧菌在部分病人可单独致病。化疗、白血病或艾滋病病人也可为真菌感染。根据感染途径，肺脓肿可分为以下类型：

（1）吸入性肺脓肿

病原体经口、鼻、咽腔吸入致病。正常情况下，吸入物经气道黏膜-纤毛运载系统、咳嗽反射和肺巨噬细胞可迅速清除。但当有意识障碍如在麻醉、酗酒、药物过量、癫痫、脑血管意外时，或由于受寒、极度疲劳等诱因，全身免疫力与气道防御清除功能降低，吸入的病原体可致病。此外，还可由于鼻窦炎、牙槽脓肿等脓性分泌物被吸入致病。脓肿常为单发，其部位与支气管解剖和体位有关。由于右主支气管较陡直，且管径较粗大，吸入物易进入右肺。仰卧位时，好发于上叶后段或下叶背段，坐位时好发于下叶后基底段，右侧卧位时则好发于右上叶前段或后段。病原体多为厌氧菌。

（2）继发性肺脓肿

某些细菌性肺炎，如金黄色葡萄球菌、铜绿假单胞菌和肺炎克雷白杆菌肺炎等，以及支气管扩张、支气管囊肿、支气管肺癌、肺结核空洞等继发感染可导致继发性肺脓肿。支气管异物阻塞，也可导致肺脓肿特别是小儿肺脓肿的重要因素。肺部邻近器官化脓性病变，如膈下脓肿、肾周围脓肿、脊柱脓肿或食管穿孔等波及肺也可引起肺脓肿。阿米巴肝脓肿好发于右肝顶部，易穿孔膈肌至右肺下叶，形成阿米巴肺脓肿。

（3）血源性肺脓肿

因皮肤外伤感染、疖、痈、中耳炎或骨髓炎等所致的菌血症，菌栓经血行播散到肺，引起小血管栓塞、炎症和坏死而形成肺脓肿。静脉吸毒者如有右心细菌性心内膜炎，三尖瓣赘生物脱落阻塞肺小血管形成肺脓肿，常为两肺外野的多发性脓肿。致病菌以金黄色葡萄球菌、表皮葡萄球菌及链球菌为常见。

2. 中医病因

肺脓肿属于中医学"肺痈"的范畴。本病多由感受外邪，内犯于肺，热毒蕴肺，蒸灼肺脏，以致热伤肺阴，热壅血瘀，肉腐血败，成痈化脓而成，其病理表现主要为肺经热毒瘀结的实象。

【病理】

细支气管受感染物阻塞、小血管炎性栓塞、肺组织化脓性炎症、坏死，形成肺脓肿，继而坏死组织液化破溃到支气管，脓液部分排出，形成有液平的脓腔，空洞壁表面常见残留坏死组织。如急性肺脓肿治疗不彻底，或支气管引流不畅，导致大量坏死组织残留脓腔，炎症迁延3个月以上则称为慢性肺脓肿。脓腔壁成纤维细胞增生，肉芽组织使脓腔壁增厚，并可累及周围细支气管，致其变形或扩张。

【临床表现】

（一）症状

1. 吸入性肺脓肿病人多有齿、口、咽喉的感染灶，或手术、醉酒、劳累、受凉和脑血管病等病史。急性起病，畏寒、高热，体温达39℃～40℃，伴有咳嗽、咳黏液痰或黏液脓性痰，典型咳出的痰呈脓性，黄绿色，味臭，可痰中带血，留置分层。

2. 炎症累及壁层胸膜可引起胸痛，且与呼吸有关。病变范围大时可出现气促。另有精神不振、全身乏力、食欲减退等全身毒性症状。

3. 如感染不能及时控制，可于发病的10～14天，突然咳出大量脓臭痰及坏死组织，每日可达300～500 mL，静置后可分成3层。约有1/3病人有不同程度的咯血，偶有中、大量咯血而突然窒息致死。一般在咳出大量脓痰后，体温明显下降，全身毒性症状随之减轻，数周内一般情况逐渐恢复正常。肺脓肿破溃到胸膜腔，可出现突发性胸痛、气急，出现脓气胸。部分病人缓慢发病，仅有一般的呼吸道感染症状。

4. 血源性肺脓肿多先有原发病灶引起的畏寒、高热等全身脓毒症的表现。经数日或数周后才出现咳嗽、咳痰，痰量不多，极少咯血。

5. 慢性肺脓肿病人常有咳嗽、咳脓痰、反复发热和咯血，持续数周到数月。可有贫血、消瘦等慢性中毒症状。

（二）体征

肺部体征与肺脓肿的大小和部位相关。初起时肺部可无阳性体征，或患侧可闻及湿啰音。病变继续发展，可出现肺实变体征，可闻及支气

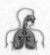

管呼吸音。肺脓腔增大时，可出现空瓮音。病变累及胸膜可闻及胸膜摩擦音或呈现胸腔积液体征。慢性肺脓肿常有杵状指（趾）。

【辅助检查】

1. 实验室检查

急性肺脓肿血白细胞总数达（20～30）×10^9/L，中性粒细胞在90%以上，核明显左移，常有毒性颗粒。慢性病人的血白细胞可稍有升高或正常，红细胞和血红蛋白减少，呈贫血状，血沉加快。

2. 细菌学检查

痰涂片革兰染色，痰、胸腔积液和血培养包括需氧和厌氧培养，以及抗菌药物敏感试验，有助于确定病原体和选择有效的抗菌药物。尤其是胸腔积液和血培养阳性时对病原体的诊断价值更大。

3. 胸部 X 线检查

（1）胸部 X 线检查早期表现为大片浓密模糊浸润阴影，边缘不清，或为团片状浓密阴影，分布在一个或数个肺段。在肺组织坏死、肺脓肿形成后，脓液经支气管排出，脓腔出现圆形透亮区及气液平面，其四周被浓密炎症浸润所环绕。脓腔内壁光整或略有不规则。经脓液引流和抗菌药物治疗后，肺脓肿周围炎症先吸收，逐渐缩小至脓腔消失，最后仅残留纤维条索阴影。

（2）慢性肺脓肿脓腔壁增厚，内壁不规则，有时呈多房性，周围有纤维组织增生及邻近胸膜增厚，肺叶收缩，纵隔可向患侧移位。并发脓胸时，患侧胸部呈大片浓密阴影。若伴发气胸可见气液平面。结合侧位胸部 X 线检查可明确肺脓肿的部位及范围大小。

（3）血源性肺脓肿，病灶分布在一侧或两侧，呈散在局限炎症，或边缘整齐的球形病灶，胸部 CT 检查则能更准确定位及识别肺脓肿和有气液平的局限性脓胸，发现体积较小的脓肿和葡萄球菌肺炎引起的肺气囊，有助于作体位引流和外科手术治疗。

4. 纤维支气管镜检查

有助于明确病因和病原学诊断及治疗。通过活检、刷检及细菌学、细胞学检查获取病因诊断。

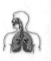

【诊断】

1. 疾病诊断

对有口腔手术、昏迷、呕吐或异物吸入后，突发畏寒、高热、咳嗽和咳大量脓臭痰等病史的病人，其血白细胞总数及中性粒细胞显增高，胸部 X 线示浓密的炎性阴影中有空腔、气液平面，诊断急性肺脓肿并不困难。有皮肤创伤感染、疖、痈等化脓性病灶，或静脉吸毒者患心内膜炎，出现发热不退、咳嗽、咳痰等症状，X 线胸片示两肺多发性肺脓肿，可诊断为血源性肺脓肿。痰、血培养，包括厌氧菌培养以及抗菌药物敏感试验，对确定病因诊断和抗菌药物的选用有重要价值。

2. 鉴别诊断

（1）细菌性肺炎

早期肺脓肿与细菌性肺炎在症状和胸部 X 线表现极为相似，但常见的肺炎链球菌肺炎多伴有口唇疱疹、铁锈色痰而无大量脓臭痰，胸部 X 线检查示肺叶或段性实变或呈片状淡薄炎症病变，边缘模糊不清，没有空洞形成。当用抗菌药物治疗后仍高热不退，咳嗽、咳痰加剧并咳出大量脓痰时应考虑为肺脓肿。

（2）空洞性肺结核继发感染

空洞性肺结核是一种慢性病，起病缓慢，病程长，可有长期咳嗽、午后低热、乏力、盗汗，食欲减退或有反复咯血。胸部 X 线显示空洞壁较厚，一般无气液平面，空洞周围炎性病变较少，常伴有条索、斑点及结节状病灶，或肺内其他部位的结核播散灶，痰中可找到结核分枝杆菌。当合并肺部感染时，可出现急性感染症状和咳大量脓臭痰，且由于化脓性细菌大量繁殖，痰中难以找到结核杆菌，此时要详细询问病史。如一时不能鉴别，可按急性肺脓肿治疗，控制急性感染后，胸片可显示纤维空洞及周围多形性的结核病变，痰结核分枝杆菌可查找。

（3）支气管肺癌

支气管肺癌阻塞支气管常引起远端肺化脓性感染，但形成肺脓肿的病程相对较长，因有一个逐渐阻塞的过程，毒性症状多不明显，脓痰量亦较少。阻塞性感染由于支气管引流不畅，抗菌药物效果不佳。因此对

40岁以上出现肺同一部位反复感染，且抗菌药物疗效差的病人，要考虑支气管肺癌引起阻塞性肺炎的可能，可送痰液找癌细胞和纤维支气管镜检查，以明确诊断。肺鳞癌也可发生坏死液化，形成空洞，但一般无毒性或急性感染症状，胸部X线示空洞壁较厚，多呈偏心空洞，残留的肿瘤组织使内壁凹凸不平，空洞周围有少许炎症浸润，肺门淋巴结可有肿大，故不难与肺脓肿区分。

（4）支气管肺囊肿继发感染

肺囊肿继发感染时，囊肿呈圆形，腔壁薄而光滑，可见气液平，周围炎症反应轻，病人无明显中毒症状和脓痰。如有以往的胸部X线检查做对照，更容易鉴别。

【治疗要点】

1. 抗生素治疗

（1）吸入性肺脓肿多为厌氧菌感染，一般均对青霉素敏感，可根据病情严重程度决定青霉素剂量。可根据病情严重程度决定青霉素剂量。体温一般在治疗3～10天内降至正常。

（2）血源性肺脓肿多为葡萄球菌和链球菌感染，可选用耐β-内酰胺酶的青霉素或头孢菌素。如为耐甲氧西林的葡萄球菌，应选用万古霉素或替考拉宁。

（3）阿米巴原虫感染，则用甲硝唑治疗。如为革兰阴性杆菌，则可选用第二代或第三代头孢菌素、氟喹诺酮类，可联用氨基糖苷类抗菌药物。

（4）抗菌药物疗程8～12周，直至胸部X线脓腔和炎症消失，或仅有少量的残留纤维化。

2. 脓液引流

脓液引流是提高疗效的有效措施。痰黏稠不易咳出者可用祛痰药或雾化吸入生理盐水、祛痰药或支气管舒张剂以利痰液引流。身体状况较好者可采取体位引流排痰，引流的体位应使脓肿处于最高位，每日2～3次，每次10～15分钟。经纤维支气管镜冲洗及吸引也是引流的有效

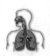

方法。

3. 手术治疗

手术适应证：①肺脓肿病程超过 3 个月，经那可治疗脓腔不缩小，或脓腔过大（5 cm 以上），估计不易闭合者。②大咯血经内科治疗无效或危及生命。③伴有支气管胸膜瘘或脓胸经抽吸、引流和冲洗疗效不佳者。④怀疑肿瘤阻塞时。

4. 辨证论治

中医治疗宜采用清热解毒，化瘀排脓为主之法，或化瘀消痈，成痈以排脓为先。遵"有脓必排"原则，注意排脓以祛邪毒，分期施治。初期为风热侵袭，内壅于肺，治宜清肺散邪。成痈期为热毒壅肺，热壅血瘀，治以清热解毒，化瘀消痈。溃脓期为热毒炽盛，血败肉腐，治宜解毒排脓。恢复期为气阴两虚，邪去正虚，当益气养阴为主，若久病邪恋正虚者，以扶正祛邪为主。

【护理评估】

1. 病史

评估病人发病因素及类型，有无其他疾病。评估病人症状，有无高热、咳嗽等。评估痰液的量、性质、颜色等。

2. 身体状况

监测病人生命体征，了解病人的意识状态，评估有无乏力、精神不振、食欲减退等。

3. 实验室检查

了解病人血常规检查、影像学检查、细菌学检查等，辅助诊断与治疗。

【常见护理问题】

1. 体温过高：与肺组织炎性坏死有关。

2. 清理呼吸道无效：与脓痰聚集有关。

3. 舒适的改变：发热、胸痛有关。

4. 焦虑：与疾病久治不愈有关。

【中西医护理】

（一）一般护理

1. 活动与休息

卧床休息，病情稳定可适当活动。病室内空气流通，维持温度18℃～22℃，湿度50%～60%。减少探视，保持病室安静。

2. 口腔护理

肺脓肿病人因高热时间长，唾液分泌少，口腔黏膜干燥，多为厌氧菌感染，咳脓臭痰，口腔内细菌易繁殖，加上大量使用抗生素，易引起口腔真菌感染。因此，肺脓肿病人应坚持每日三餐前后漱口，危重病人予以口腔护理。

（二）用药指导

遵医嘱用药，给予抗生素、祛痰药、支气管舒张药，或给予雾化吸入，以利于痰液稀释、排出。观察药物疗效及不良反应。

（三）体位引流的护理

1. 体位引流有利于大量脓痰排出体外，根据病变部位采用肺段、支气管引流的体位，使气管内痰液借重力作用，经支气管、气管排出体外。

2. 对脓痰甚多，且体质虚弱的病人应行监护，以免大量脓痰涌出但无力咳出而窒息。

3. 年老体弱、呼吸困难明显者或在高热、咯血期间不宜行体位引流。必要时，应用负压吸引器经口吸痰或支气管镜吸痰。

4. 痰量不多，中毒症状严重，提示引流不畅，应积极进行体位引流。

（四）病情观察

1. 严密观察病人神志、生命体征，尤其是体温的变化。观察咳痰情况，痰液的颜色、性质和量。

2. 教会病人正确的咳嗽咳痰方法。经常活动和变换体位，以利于痰液排出。鼓励病人饮水，以促进痰液稀释利于排出。观察痰液的颜色性质，发现血痰及时报告医生。

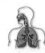

（五）心理护理

安慰病人，给予疾病相关知识指导，减轻病人焦虑情绪，积极配合治疗。

（六）辨证施护

1. 避免不良精神因素刺激，使病人保持良好的情绪状态，防止暴怒伤肝，肝气上逆伤肺络，影响疾病恢复。

（1）痈初期病人高热容易烦躁，应嘱病人安心静养，坚定信心。

（2）成痈溃疡期病人可有焦虑、恐惧情绪，应向病人解释疾病特点，使病人配合治疗，避免出现呼吸困难、痰阻气道等。

（3）恢复期要告知病人本病疗程长，治疗要彻底，因此要在精神上做好充分准备。

2. 积极治疗皮肤疖痈或肺外化脓性病灶。不要挤压疖痈，防止血源性肺脓肿发生。积极治疗皮肤外伤，避免感染引起血源性肺脓肿发生。

3. 饮食调护

（1）痈初期病人恶寒、发热、口干咽燥，应多饮水，宜食清淡、易消化的半流食。多食新鲜水果，如梨、荸荠、枇杷等清热之品。中药汤剂宜凉服。

（2）成痈期热毒灼盛，易伤阴，要特别强调饮食护理，不宜滋腻免助邪热。可选用黄花薏米粥、藕粉莲子羹、绿豆汤等。中药汤剂宜凉服。

（3）溃疡期饮食上忌辛辣、油腻厚味、辛膻发物等，宜多食水果如西瓜、葡萄、橘子，或以薏米煮粥食之，以助排脓解毒。亦可用鱼腥草30 g 煎汤代茶饮以助排脓。中药汤剂宜凉服。

（4）恢复期宜食高热量、高蛋白、高维生素饮食，鼓励病人多进食以培本逐邪，加速治愈。可选食瘦肉粥、山药大枣粥、沙参百合粥等。中药汤剂宜温服。

【健康指导】

1. 疾病预防指导

指导病人重视自身疾病，彻底治疗口腔、上呼吸道感染病灶，防止病灶分泌物吸入肺内，诱发感染。重视口腔清洁，经常漱口，多饮水。

积极治疗皮肤外伤感染、痈、疖等化脓性病灶，不挤压痈、疖，防止血源性肺脓肿的发生。保持环境整洁、舒适，维持适宜的室温和湿度，注意保暖，避免受凉。注意休息，节制房事，劳逸适度，以免劳复。坚持适当的锻炼以增强机体抗病能力。

2. 疾病知识指导

指导病人有效咳嗽、体位引流的方法，及时排出呼吸道分泌物，保持呼吸道通畅。监测病情，识别并发症，及时就诊。病人出现高热、咯血、呼吸困难等表现时应警惕大咯血、窒息的发生，需立即就诊。

3. 用药指导

由于抗生素治疗周期长，应鼓励病人及家属积极配合，按医嘱服药，向病人讲解抗生素用药的过程、方法、副作用及坚持疗程的重要性，告知病人发现异常及时就诊。

第九节　肺血栓栓塞症的中西医护理

肺栓塞（pulmonary embolism，PE）是以各种栓子（血栓、脂肪栓塞、羊水、肿瘤、空气等）阻塞肺动脉系统为其发病原因的一组疾病或临床综合征的总称，包括肺血栓栓塞症（PTE）、脂肪栓塞综合征、羊水栓塞、空气栓塞等。

肺血栓栓塞症（pulmonary thromboembolism，PTE）是肺栓塞的一种类型。PTE 为来自静脉系统或右心的血栓阻塞肺动脉或其分支所致的疾病，以肺循环和呼吸功能障碍为其主要临床和病理生理特征。PTE 为 PE 最常见的类型，占 PE 中的 95%以上，通常所称的 PE 即指 PTE。

引起 PTE 的血栓主要来源于深静脉血栓形成（deep venous thrombosis，DVT）。DVT 与 PTE 实质上为一种疾病在不同部位、不同阶段的表现，两者合称为静脉血栓栓塞症（venous thromboembolism，VTE）。

【病因】

1. DVT 和 PTE 具有共同的危险因素，即 VTE 的危险因素，包括任何可以导致静脉血液瘀滞、静脉系统内皮损伤和血液高凝状态的因素。危险因素包括原发性和继发性两类：

（1）原发性危险因素

由遗传变异引起，包括 V 因子突变、蛋白 C 缺乏、蛋白 S 缺乏和抗凝血酶缺乏等，常以反复静脉血栓形成和栓塞为主要临床表现。40 岁以下的年轻病人无明显诱因反复发生 DVT 和 PTE，或发病呈家族聚集倾向，应做相关原发性危险因素的检查。

（2）继发性危险因素

后天获得的易发生 DVT 和 PTE 的多种病理和病理生理改变。包括骨折、创伤、手术、恶性肿瘤和口服避孕药等。年龄是独立的危险因素，随着年龄的增长，DVT 和 PTE 的发病率逐渐增高。

2. 中医病因

中医认为该病的主要诱因为六淫七情、饮食劳倦、用力排便、久病卧床、手术或外伤等，致使痰湿内聚，瘀血阻络，痹阻上焦心肺经脉所致。瘀阻于肺，则哮喘咳嗽。瘀阻于心，心脉不畅，胸阳不振则心前区疼痛、胸闷、心悸、唇色发绀。闭阻阳光，不能温煦则四肢厥冷、冷汗淋漓，其则形成脱证。瘀阻于胁肋肝经，则肝气郁结引起两胁疼痛或胸痛、悬饮。病其可伤脾胃，胃气衰败，受纳无权，可致呕恶不食。气化失司，水道不利可引起尿少、尿闭等症候。

【病理】

引起 PTE 的血栓来源于下腔静脉径路、上腔静脉径路或右心腔，其中大部分来源于下肢深静脉。肺动脉血栓栓塞后由于机械阻塞，加之神经体液因素和低氧所致引起的肺动脉收缩，导致肺循环阻力增加、肺动脉高压。右心室负荷加重可致右心功能不全。回心血量减少，静脉瘀血，导致心排出量下降，可致体循环低血压或休克。

PTE 所致病情严重程度取决于栓子的大小和数量、多个栓子的递次栓塞间隔时间、是否同时存在其他心肺疾病、个体反应的差异及血栓溶解的快慢。

【临床表现】

（一）症状

PTE 的症状多种多样，缺乏特异性。症状严重程度存在很大差异。常见症状有：①不明原因的呼吸困难及气促，尤以活动后明显，为 PTE 最多见的症状。②胸痛，包括胸膜炎性胸痛或心绞痛样疼痛。③晕厥，可为 PTE 的唯一或首发症状。④烦躁不安、惊恐甚至濒死感。⑤咯血，常为小量咯血，大咯血少见。⑥咳嗽、多为干咳或伴有少量白痰，继发感染时可出现脓痰。⑦可伴有发热，多为低热，少数病人有 38℃以上的发热。由于继发肺部感染所致。

（二）体征

1. 呼吸系统体征

（1）呼吸急促最常见。

（2）发绀。

（3）肺部有时可闻及哮鸣音和（或）细湿啰音，肺野偶可闻及血管杂音。

（4）合并肺不张和胸腔积液时出现相应体征。

2. 循环系统体征

（1）心动过速。

（2）血压变化，严重时可出现血压下降甚至休克。

（3）颈静脉充盈或异常搏动。

（4）肺动脉瓣区第二心音亢进或分裂，三尖瓣区收缩期杂音。

3. 其他

可伴有发热，多为低热，少数病人有 38℃以上的发热。

（三）深静脉血栓（DVT）的症状和体征

深静脉血栓（DVT），特别是下肢 DVT 主要表现为患肢肿胀、周径增粗、疼痛或压痛、皮肤色素沉着，行走后患肢易疲劳或肿胀加重。半数以上的下肢 DVT 病人无自觉症状和明显体征。

应测量双侧下肢的周径来评价其差别。进行大、小腿周径的测量点分别为髌骨上缘以上 15 cm 处，髌骨下缘以下 10 cm 处。双侧相差 > 1 cm 即考虑有临床意义。

【辅助检查】

1. 胸部螺旋 CT

是目前最常用的 PTE 确诊手段。最大的优点是无创，对急诊病人尤有价值，对指导治疗及评价疗效也可靠。

2. 放射性核素肺通气/血流灌注扫描

是 PTE 的重要诊断方法。

3. 磁共振显像（MRI）

MRI 肺动脉造影（MRPA）对段以上肺动脉内血栓的诊断敏感性和特异性均较高。另可用于对碘造影剂过敏的病人。

4. 肺动脉造影

为诊断 PTE 的经典与参比方法。适用于临床和核扫描可疑以及需要手术治疗的病人。

5. 动脉血气分析

主要表现为低氧血症。

6. 深静脉检查

肺栓塞的栓子绝大多数来自下肢静脉，因此，静脉血栓形成的发现虽不能直接诊断肺栓塞，但却能给很大提示。

7. 血浆 D-二聚体

敏感性高而特异性差。急性 PTE 时升高。若其含量低于 500 μg/L，有重要的排除诊断价值。

【诊断】

PTE 的临床表现多样，缺乏特异性，确诊需特殊检查。诊断程序一般包括疑诊、确诊、求因三个步骤。

（一）根据临床情况疑诊 PTE

根据病人临床表现、体征，出现不明原因呼吸困难、胸痛、晕厥、休克，或伴有单侧或双侧不对称性下肢肿胀、疼痛等，应进行检查。

1. 血浆 D-二聚体

敏感性高而特异性差。急性 PTE 时升高。若其含量低于 500 μg/L，有重要的排除诊断价值。

2. 动脉血气分析

常表现为低氧血症、低碳酸血症，肺泡-动脉血氧分压差增大，部分病人的血气结果可正常。

3. 心电图检查

多数病人表现为非特异性心电图异常。最常见的改变为窦性心动过速。

4. 胸部 X 线检查

可显示肺动脉阻塞征、肺动脉高压征及右心扩大征、肺组织继发改变，胸部 X 线检查对于鉴别其他胸部疾病有重要帮助。

5. 超声心动图检查

在提示诊断和除外其他心血管疾病有重要价值。

6. 下肢深静脉超声检查

下肢为 DVT 最多发部位，超声检查为诊断 DVT 最简单的方法。

（二）对疑诊病例进一步明确诊断

在临床表现和初步检查提示 PTE 的情况下，安排确诊检查，其中有一项阳性即可确诊 PTE。

1. 胸部螺旋 CT

是目前最常用的 PTE 确诊手段。采用特殊操作技术进行 CT 肺动脉造影（CTPA），能够准确发现段以上肺动脉内的血栓。

2. 放射性核素肺通气/血流灌注扫描

是 PTE 的重要诊断方法，灌注显像可观察到直径 1 mm 以上的栓塞血管，优于 CTPA，其诊断准确性达 95%～100%。

3. 磁共振显像（MRI）

MRI 肺动脉造影（MRPA）对段以上肺动脉内血栓的诊断敏感性和特异性均较高。

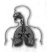

4. 肺动脉造影

为诊断 PTE 的经典方法，其敏感性为 98%，特异性为 95%～98%。肺动脉造影阳性为 PTE 金标准，因是创伤性检查，并可发生严重的并发症甚至危及生命，故应严格掌握其适应证。

（三）寻找 PTE 的成因和危险因素

1. 明确有无 DVT

通过相应检查，以帮助明确是否存在 DVT 及栓子。

2. 寻找发生 DVT 和 PTE 的诱发因素

如制动、创伤、肿瘤、长期口服避孕药等，同时要注意病人有无易栓倾向，尤其是对于 40 岁以下病人，应做易栓症方面的检查。

（四）肺血栓栓塞症（PTE）在临床分型

1. 急性肺血栓栓塞症

（1）大面积 PTE（massive PTE）

临床上以休克和低血压为主要表现，即体循环动脉收缩压 < 90 mmHg，或较基础值下降幅度 ≥ 40 mmHg，持续 15 分钟以上。须除外新发生的心律失常、低血容量或感染中毒症等其他原因所致的血压下降。

（2）非大面积 PTE（non-massive PTE）

不符合以上大面积 PTE 的标准，即未出现休克和低血压的 PTE。

2. 慢性血栓栓塞性肺动脉高压（CTEPH）

呈慢性、进行性发展的肺动脉高压的相关临床表现，后期出现右心衰竭。影像学检查证实肺动脉阻塞，经常呈多部位、较广泛的阻塞，可见肺动脉内贴血管壁、环绕或偏心分布、有钙化倾向的团块状物等慢性栓塞征象。常可发现 DVT 的存在。右心导管检查示静息肺动脉平均压 > 25 mmHg，活动后肺动脉平均压 > 30 mmHg。超声心动图检查示右心室壁增厚（右心室游离壁厚度 > 5 mm），符合慢性肺源性心脏病的诊断标准。

（五）肺血栓栓塞症（PTE）的鉴别诊断

肺血栓栓塞症在临床上需与下列疾病相鉴别：冠状动脉粥样硬化性心脏病、肺炎、特发性肺动脉高压等非血栓栓塞性肺动脉高压、主动脉夹层、其他原因所致的胸腔积液、其他原因所致的晕厥、其他原因所致的休克。

【并发症】

可致急性肺动脉高压和右心衰竭，继而肺缺血、缺氧和左心输出量下降，循环衰竭。

【治疗要点】

（一）一般处理与呼吸循环支持治疗

对高度疑诊或确诊 PTE 的病人，应进行严密监护，监测呼吸、心率、血压、静脉压、心电图及动脉血气的变化。卧床休息，保持大便通畅，避免用力，以免促进深静脉血栓脱落。可适当使用镇静、止痛、镇咳等相应的对症治疗。采用经鼻导管或面罩吸氧，以纠正低氧血症。出现右心功能不全但血压正常者，可使用多巴酚丁胺和多巴胺。若出现血压下降，可增大剂量或使用其他血管加压药物，如去甲肾上腺素等。

（二）溶栓治疗

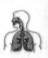

1. 适用于大面积 PTE 病例（有明显呼吸困难、胸痛、低氧血症等）对于次大面积 PTE，若无禁忌证可考虑溶栓。对于血压和右心室运动功能均正常的病例不宜溶栓。溶栓后应注意对临床及相关辅助检查情况进行动态观察，评估溶栓疗效。

2. 溶栓的时间窗一般定为 14 天以内，但若近期有新发 PTE 征象可适当延长。对有明确溶栓指征的病例宜尽早开始溶栓。

3. 溶栓治疗的主要并发症为出血。最严重的是颅内出血，发生率约 1%～2%，发生者近半数死亡。用药前应充分评估出血的危险性，必要时应配血，做好输血准备。溶栓前宜留置外周静脉套管针，以方便溶栓中取血监测，避免反复穿刺血管。

4. 溶栓治疗的绝对禁忌证有活动性内出血和近期自发性颅内出血。相对禁忌证有：①2 周内的大手术、分娩、器官活检或不能压迫止血部位的血管穿刺。②2 个月内的缺血性脑卒中，10 天内的胃肠道出血，15 天内的严重创伤。③1 个月内的神经外科或眼科手术。④难于控制的重度高血压（收缩压 > 180 mmHg，舒张压 > 110 mmHg）。⑤近期曾行心肺复苏。⑥血小板计数 $< 100 \times 10^9/L$。⑦妊娠。⑧细菌性心内膜炎。⑨严重肝、肾功能不全。⑩糖尿病出血性视网膜病变等。对于致命性大面积 PTE，上述绝对禁忌证亦应被视为相对禁忌证。

5. 常用的溶栓药物有尿激酶（UK）、链激酶（SK）和重组组织型纤溶酶原激活剂（rt-PA）。溶栓治疗后应注意对临床及相关辅助检查情况进行动态观察，评估溶栓疗效。

（1）链激酶具有抗原性，故用药前需肌注苯海拉明或地塞米松，以防止过敏反应。

（2）使用尿激酶、链激酶溶栓时无须同时使用肝素治疗。但以 rt-PA 溶栓，当 rt-PA 注射结束后，应继续使用肝素。

（3）用尿激酶或链激酶溶栓治疗后，应每 2～4 小时测定一次凝血酶原时间（PT）或活化部分凝血活酶时间（APTT），当其水平降至正常值的 2 倍时，即应启动规范的肝素治疗。

（三）抗凝治疗

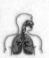

1. 抗凝治疗为 PTE 和 DVT 的基本治疗方法，可以有效地防止血栓再形成和复发，为机体发挥自身的纤溶机制溶解血栓创造条件。抗凝血药物主要有普通肝素（UFH）、低分子肝素（LMWH）和华法林（warfarin）。抗血小板药物的抗凝作用不能满足 PTE 或 DVT 的抗凝要求。

2. 临床疑诊 PTE 时，即可开始使用 UFH 或 LMWH 进行有效的抗凝治疗。

3. 应用 UFH/LMWH 前应测定基础 APTT、PT 及血常规（含血小板计数、血红蛋白），应注意是否存在抗凝的禁忌证，如活动性出血、凝血功能障碍、未予控制的严重高血压等。对于确诊的 PTE 病例，大部分禁忌证属相对禁忌证。

4. 抗凝治疗的持续时间因人而异。一般口服华法林的疗程至少为 3～6 个月。部分病例的危险因素短期可以消除，例如服雌激素或临时制动，疗程可能为 3 个月即可。对复发性 VTE、并发肺心病或危险因素长期存在者，抗凝治疗的时间应更为延长，达 12 个月或以上，甚至终生抗凝。

5. 妊娠的前3个月和最后6周禁用华法林，可用肝素或低分子肝素治疗。产后和哺乳期妇女可以服用华法林。

6. 华法林的主要并发症是出血。华法林所致出血可以用维生素K拮抗。华法林有可能引起血管性紫癜，导致皮肤坏死，多发生于治疗的前几周。

（四）肺动脉血栓摘除术

风险大，病死率高，需要较高的技术条件，仅适用于经积极的内科治疗无效的紧急情况，如致命性肺动脉主干或主要分支堵塞的大面积PTE，或有溶栓禁忌证者。

（五）肺动脉导管碎解和抽吸血栓

用导管碎解和抽吸肺动脉内巨大血栓，同时还可进行局部小剂量溶栓。适应证为肺动脉主干或主要分支的大面积PTE，并存在以下情况者：溶栓和抗凝治疗禁忌，经溶栓或积极的内科治疗无效，缺乏手术条件。

（六）放置腔静脉滤器

为防止下肢深静脉大块血栓再次脱落阻塞肺动脉，可考虑放置下腔静脉滤器。对于上肢DVT病例，还可应用上腔静脉滤器。置入滤器后如无禁忌证，宜长期口服华法林抗凝，定期复查有无滤器上血栓形成。

（七）CTEPH的治疗

若阻塞部位处于手术可及的肺动脉近端，可考虑行肺动脉血栓内膜剥脱术。

（八）辨证论治

中医属"咳血""胸痛""喘证"等范畴。引起咳血的病因很多，若因瘀阻肺络所致者，咳痰带血、心悸气喘、胸闷刺痛、口唇青紫诸症迭现。肺栓塞初起喘促气短、胸闷胸痛之症，则为痰瘀阻肺，肺气不利，治当祛邪利气为主。若喘咳气急，不能平卧，伴有心悸、四肢厥冷，则为病伤及阳，肾气不固，阳气欲脱，故当补肾纳气，回阳固脱为本。

"胸痛"一般认为上焦心肺疾病的表现。胸痛见于多种病症中，有虚实之分，虚证可因气虚、阳虚所致，实证多因瘀血痹阻所致。气虚可见心悸气短、自汗，阳虚则肢冷畏寒、冷汗淋漓，瘀血则胸痛剧烈、固定不移，故治疗上常采用益气固本、回阳救逆、活血通络等法则。

【护理评估】

1. 病史

评估病人发热缓急，既往有无慢性病或心脏瓣膜病等。评估病人临床表现，如呼吸困难程度，是否发绀，有无精神神经症状。是否心动过速、心律失常等。

2. 身体状况

评估病人生命体征及意识状态，评估心理、社会状况，有无恐惧、焦虑等心理。了解病人及家属对治疗的信心以及对疾病的认知程度。

3. 辅助检查

评估病人辅助检查结果。

【常见护理问题】

1. 气体交换受损：与肺泡通气血流比例失调有关。

2. 舒适的改变：与胸痛有关。

3. 潜在并发症：出血。

4. 焦虑/恐惧：与病人对肺栓塞的恐惧、担心预后有关。

【中西医护理】

（一）一般护理

1. 活动与休息

（1）肺栓塞活动期应绝对卧床休息，减少搬动，避免过急变换体位。

（2）对伴有深静脉血栓的病人，应患肢制动，不要过度屈曲患肢，不能按摩和热敷患肢，防止栓子脱落。同时抬高患肢，促进静脉回流。

（3）肺栓塞缓解期可适当活动。

2. 饮食护理

给予低盐、高维生素、高纤维素、低脂高蛋白、清淡易消化饮食，多食蔬菜、水果，少量多餐；少食速溶性易发酵食物，以免引起腹胀。戒除烟酒。

3. 保持大便通畅

保持排粪通畅，排粪时切勿用力，如有便秘，可以服用通便药物或缓泻剂。

（二）病情观察

1. 密切观察病情变化，严密观察心率、心律、呼吸、血压、血氧饱和度的变化。做好护理记录。

2. 准确记录出入量，为医生治疗提供依据。

3. 密切观察用药效果及副作用。

（三）对症护理

1. 保持呼吸道通畅

按需要及时吸痰，保持呼吸道通畅。吸痰时严格执行无菌操作，吸痰前后注意病人血氧饱和度变化。

2. 做好气道湿化

雾化吸入 3 次/日，防止痰痂形成，阻塞气道。

3. 保持病室清洁及有效湿度。

4. 呼吸平稳后指导病人深呼吸运动，促进肺康复。

（四）用药指导

1. 溶栓和抗凝治疗前的护理

（1）提供安静、舒适、利于抢救的病房。

（2）给予吸氧（3～6 L/min），严重缺氧者，可给予高流量吸氧，必要时使用呼吸机治疗。

（3）监测生命体征、血氧饱和度，控制血压在正常水平。

（4）评估病人病情，判断病人有无溶栓禁忌证。

（5）建立静脉通路，备好急救药品和各种抢救仪器。

2. 溶栓和抗凝治疗中的护理

（1）溶栓药需用输液泵泵入，保证药物匀速进入体内。

（2）遵医嘱进行血药浓度的监测等。

3. 溶栓和抗凝治疗后的护理

（1）观察和预防出血。

（2）观察病人神志变化，尤其是老年高血压病人，及时观察有无颅内出血；不要挖鼻孔，剔牙。

（3）溶栓后4～6小时禁食辛辣、坚硬、多渣饮食，禁止使用硬毛牙刷。

（4）尽量减少皮下、皮内、肌肉及静脉穿刺，必要时行加压包扎。

（五）心理护理

给予病人必要的关心，消除病人的紧张、恐惧、焦虑等情绪。取得病人信任，积极配合治疗和护理。

（六）辨证施护

1. 气息喘促，不能平卧者给予半坐卧位，并给予氧气吸入。

2. 高热不退给予物理降温或针刺。高热、多汗烦渴者给予生津清热之品。

3. 饮食宜清淡、易消化、富营养。

4. 为病人创造舒适、和谐的生活环境，避免不良刺激。

5. 起居有常，注意四时气候变化，防寒保暖，防止受凉。劳逸结合，适当锻炼，增强体质。

【健康指导】

1. 疾病预防指导

高血压、高血脂、糖尿病病人血液成高凝状态，易形成血栓。应将血压、血脂、血糖控制在正常范围内，控制体重、忌烟酒，降低血液的高凝状态，防止或减少血栓的形成。对高龄、肥胖、长期卧床、制动、手术、妊娠、分娩的病人注意主动或被动运动，防止血液的瘀积而致血栓的形成。

2. 疾病知识指导

讲解疾病的发生、发展及表现，病人不宜长时间保持一个体位，防止下蹲过久。如出现不明原因的呼吸困难及气促，尤以活动后明显，为PTE最多见的症状。

3. 饮食指导

饮食保证每日饮水量，多饮水可降低血液黏稠度，增加血流速度。

指导病人多食纤维素食，多食水果，多饮水，保持排粪通畅，排粪时切勿用力，如有便秘，可以服用通便药物或缓泻剂。

4. 用药及随访

如服用华法林期间，避免食用萝卜、菠菜、咖啡等食物，定期复查、随访，若有不适随时复诊。

第十节　肺动脉高压的中西医护理

肺动脉高压（pulmonary hypertension，PH）是一种临床常见病症，病因复杂，可由多种心、肺或肺血管疾病引起。PH 时因肺循环阻力增加，右心负荷增大，最终导致右心衰竭，从而引起一系列临床表现，病程中 PH 常呈进行性发展。

肺动脉高压的严重程度可根据静息肺动脉压（mPAP）水平分为：轻度（26～35 mmHg）、中度（36～45 mmHg）、重度（＞45 mmHg）。肺动脉高压按照病因、病理生理、治疗方法及预后特点将 PH 分为五个大类：①动脉性肺动脉高压（PAH）。②静脉性肺动脉高压（左心系统疾病伴发 PH）。③低氧血症相关性肺动脉高压。④慢性血栓或（和）栓塞性PH。⑤其他原因所致 PH。

特发性肺动脉高压（idiopathic pulmonary hypertension，IPH）是一种不明原因的肺动脉高压。在病理上主要表现为"致丛性肺动脉病"，即由动脉中层肥厚、向心或偏心性内膜增生及丛状损害和坏死性动脉炎等构成的疾病。

肺动脉高压（PH）的诊断标准为：海平面、静息状态下，右心导管测量所得平均肺动脉压（mPAP）＞ 25 mmHg，或者运动状态下mPAP＞30 mmHg。超声心动图是筛查 PH 最重要的无创性检查方法，超声心动图拟诊 PH 的推荐标准为肺动脉收缩压 ≥ 40 mmHg。

【病因】

1. 遗传因素：家族性 IPH 至少占所有 IPH 的 6%。

2. 免疫因素：免疫调节作用可能参与 IPH 的病理过程。有 29% 的 IPH 病人抗核抗体水平明显升高。

3. 肺血管内皮功能障碍：肺血管收缩和舒张由肺血管内皮分泌的收缩和舒张因子共同调控，前者主要为血栓素 A_2（TxA_2）和内皮素-1（ET-1），后者主要是前列环素和一氧化氮（NO）。由于上述因子表达的不平衡，导致肺血管处于收缩状态，从而引起肺动脉高压。

4. 血管壁平滑肌细胞钾离子通道缺陷。

【临床表现】

（一）特发性肺动脉高压症状

1. IPH 早期无明显症状，仅在剧烈活动时感到不适。

2. 呼吸困难：大多数 IPH 病人以活动后呼吸困难为首发症状，与心排出量减少、肺通气/血流比例失调等因素有关。

3. 胸痛：由于右心后负荷增加、耗氧量增多及冠状动脉供血减少等引起心肌缺血所致，常于活动或情绪激动时发生。

4. 头晕或晕厥：由于心排出量减少，脑组织供血突然减少所致。常在活动时出现，有时休息时也可以发生。

5. 咯血：咯血量通常较少，有时也可因大咯血而死亡。

6. 其他症状：还包括疲乏、无力，10% 的病人出现雷诺现象（肢端动脉痉挛），增粗的肺动脉压迫喉返神经引起声音嘶哑（Ortner 综合征）。

（二）体征

IPH 的体征与肺动脉高压和右心室负荷增加有关，肺动脉第二音增强，并有收缩早期喷射音，右心室增大。

【辅助检查】

1. 血液检查

肝功能和 HIV 抗体检测及血清学检测。

2. 心电图检查

提示右心室增大或肥厚。

3. 胸部 X 线检查

提示肺动脉高压的征象，肺动脉及大分枝显著扩大，周围肺血管影减少，右心室增大。

4. 超声心动图检查

可反映肺动脉高压及其相关表现。

5. 肺功能检测

有轻度限制性通气障碍和弥散功能降低。

6. 血气分析

几乎所有病人均有呼吸性碱中毒。

7. 放射性核素肺通气/灌注扫描

是排除慢性栓塞性肺动脉高压的重要手段。

8. 右心导管术

能够准确测定肺血管血流动力学状态。

9. 肺活检

对拟诊为 IPH 的病人，有相对益处。

【诊断】

IPH 须在除外各种引起肺动脉高压的病因后方可做出诊断，凡是能够引起肺动脉高压的疾病均应与 IPH 相鉴别。

【治疗要点】

特发性肺动脉高压的治疗主要针对血管收缩、内膜损伤、血栓形成及心功能不全等方面进行，旨在恢复肺血管的张力、阻力和压力，改善心功能，增加心排出量，提高生活质量。

（一）药物治疗

1. 血管舒张药

钙拮抗药仅对大约 20% 的 IPH 病人有效，急性血管扩张药物试验结果阳性是应用钙离子拮抗剂治疗的指征。前列环素不仅能扩张血管降低肺动脉压，长期应用尚可逆转肺血管改建。一氧化氮（NO）吸入是一

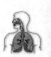

种仅选择性地扩张肺动脉而不作用于体循环的治疗方法。内皮素受体拮抗剂可改善肺动脉高压病人的临床症状和血流动力学指标，提高运动耐量，改善生活质量和存活率。

2. 抗凝治疗

抗凝治疗并不能改善病人的症状，但在某些方面可延缓疾病的进程，从而改善病人的预后。华法林作为首选的抗凝药。

3. 其他治疗

当出现右心衰竭、肝瘀血及腹水时，可用强心、利尿药治疗。使用地高辛，对抗钙拮抗剂引起心肌收缩力降低的不良反应。

（二）肺或心肺移植

疾病晚期可以行肺或心肺移植治疗。

【护理评估】

1. 病史

询问病人的症状、体征、呼吸困难程度，有无检查治疗等。

2. 身体状况

评估病人的生命体征和精神状态，观察有无口唇、脸颊发绀，有无明显的气促、心悸等。

3. 社会支持系统

评估病人和家属对疾病的认识程度以及家属对病人的支持力度。

4. 辅助检查

了解检查结果，有利于治疗。

【常见护理问题】

1. 气体交换受损：与肺血管收缩，通气/血流比值失调有关。

2. 体液过多：与心脏负荷增加、心肌收缩力下降、心排出量减少有关。

3. 营养失调，低于机体需要量：与呼吸困难，疲劳等引起食欲下降、摄入不足、能量需要量增加有关。

4. 焦虑：与呼吸困难影响工作、生活和害怕窒息等因素有关。

5. 活动无耐力：与日常活动供氧不足、疲劳有关。

【中西医护理】

（一）一般护理

1. 环境和体位

室内环境安静、舒适，空气清洁，保持合适的温湿度。冬季注意保暖，避免直接吸入冷空气。病人取舒适体位。

2. 皮肤护理

由于右心衰竭，常致病人体液过多，双下肢水肿。故应观察病人下垂及受压部位的皮肤情况，勤翻身，避免压疮的发生。

（二）病情观察

观察病人胸痛、呼吸困难程度。监测动脉血气分析和水、电解质、酸碱平衡状况。观察病人有无咯血症状。

（三）用药护理

遵医嘱应用血管舒张剂、抗凝剂、强心、利尿等药物，观察用药效果和不良反应。

（四）氧疗的护理

给予持续低流量低浓度（25%～29%）氧气吸入，并向病人讲解吸氧的目的、方法及注意事项，使病人能够坚持长期氧疗。

（五）功能锻炼

根据病情制定有效的锻炼计划。病情较重者鼓励进行床上活动。锻炼以不感觉到疲劳为宜。

（六）饮食护理

病人要少食多餐，选择营养丰富，易消化的食物。清淡为主，避免辛辣刺激食物，勿暴饮暴食，避免摄入容易引起腹胀及便秘的食物。

（七）辨证施护

1. 出现呼吸困难、喘促、发绀时给予持续吸氧，必要时做气管切开。

2. 生活上应慎起居，防寒保暖，以防感冒，诱发基础病变，加重病情。

3. 根据自身情况选择适宜的锻炼项目，增强病人的耐寒固表、防寒御邪的功能，减少感冒发生。坚持规律的生活，午饭后睡眠 1 小时左右，每天睡眠时间为 7～8 小时，保持排尿、排粪的通畅。

4. 平素进食易消化吸收的食物。忌食辛辣、肥甘厚味、浓茶、浓咖啡、烈酒及生冷食物，忌食盐过多，兼有水肿者应低盐饮食。

5. 注意情志调护、避免不良刺激，使病人保持良好的精神状态，防止忧郁伤损肺气。

【健康指导】

1. 疾病知识指导

使病人及家属了解疾病的发生、发展过程及预防发作的重要性，减少反复发作的次数。坚持家庭氧疗等。

2. 增强抗病力

加强饮食营养，以保证机体康复的需要。病情缓解期应根据肺、心功能及体力情况进行适当的体育锻炼和呼吸功能锻炼，如散步、气功、太极拳、腹式呼吸、缩唇呼吸等，改善呼吸功能，提高机体免疫功能。

3. 预防措施

积极采取各种措施，广泛宣传提倡戒烟，必要时辅以有效的戒烟药。积极防治疾病诱发因素，如呼吸道感染，避免各种变应原、有害气体、粉尘吸入等。

4. 定期门诊随访

告知病人及家属病情变化的征象，如体温升高、呼吸困难加重、胸痛加重、尿量减少、水肿明显或发现病人神志淡漠、嗜睡、躁动、口唇发绀加重等，均提示病情变化或加重，需及时就医诊治。

第十一节　肺源性心脏病的中西医护理

肺源性心脏病（cot pulmonale，简称肺心病）是指由支气管—肺组织、胸廓或肺血管病变致肺血管阻力增加，产生肺动脉高压，继而右心室结构或（和）功能改变的疾病。肺源性心脏病根据起病缓急和病程长短，可分为急性肺心病和慢性肺心病两类。临床上以慢性肺心病多见。

慢性肺源性心脏病（chronic pulmonary heart disease），简称慢性肺心病，是由肺组织、肺血管或胸廓的慢性病变引起肺组织结构和（或）功能异常，产生肺血管阻力增加，肺动脉压力增高，使右心室扩张或（和）肥厚，伴或不伴右心功能衰竭的心脏病，并排除先天性心脏病和左心病变引起者。

【病因】

1. 支气管、肺疾病

以慢性阻塞性肺疾病（COPD）最为多见，约占80%～90%，其次为支气管哮喘、支气管扩张、重症肺结核、尘肺、结节病、间质性肺炎、过敏性肺泡炎、嗜酸性肉芽肿、药物相关性肺疾病等。

2. 胸廓运动障碍性疾病

较少见，严重的脊椎后凸、侧凸、脊椎结核、类风湿关节炎、胸膜广泛粘连及胸廓成形术后造成的严重胸廓或脊椎畸形，以及神经肌肉疾患如脊髓灰质炎，均可引起胸廓活动受限、肺受压、支气管扭曲或变形，导致肺功能受损。气道引流不畅，肺部反复感染，并发肺气肿或纤维化。

3. 肺血管疾病

慢性血栓栓塞性肺动脉高压、肺小动脉炎、累及肺动脉的过敏性肉芽肿病，以及原因不明的原发性肺动脉高压，均可使肺动脉狭窄、阻塞，引起肺血管阻力增加、肺动脉高压和右心室负荷加重，发展成慢性肺心病。

4. 其他

原发性肺泡通气不足及先天性口咽畸形、睡眠呼吸暂停低通气综合征等均可产生低氧血症，引起肺血管收缩，导致肺动脉高压，发展成慢性肺心病。

5. 中医病因

慢性肺源性心脏病属于中医学"肺胀""心悸""喘证""痰饮"或"水肿"等范畴，是由肺系病长期不愈，肺脾肾虚进一步侵及于心，导

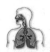

致气虚血瘀为病机特点，临床症状除气短、动则加重外，以出现心悸、水肿甚至唇舌颜面青紫、嗜睡、谵语或昏迷为特点的疾病。本病病因与外感六淫、痰湿、水饮、瘀血等相关，病位主要在肺、脾、肾、心脏等。本虚标实、虚实交错为本病之特点。本虚为肺、脾、肾、心俱虚。标实为水停、痰浊内阻、气滞血瘀为患。

【病理】

1. 肺血管阻力增加的功能性因素

缺氧、高碳酸血症和呼吸性酸中毒使肺血管收缩、痉挛，其中缺氧是肺动脉高压形成最重要的因素。

（1）缺氧使平滑肌细胞膜对 Ca^{2+} 的通透性增加，细胞内 Ca^{2+} 含量增高，肌肉兴奋-收缩偶联效应增强，直接使肺血管平滑肌收缩。

（2）高碳酸血症时，由于 H^+ 产生过多，使血管对缺氧的收缩敏感性增强，致肺动脉压增高。

2. 肺血管阻力增加的解剖学因素

解剖学因素系指肺血管解剖结构的变化，形成肺循环血流动力学障碍。主要原因是：

（1）长期反复发作的慢性阻塞性肺疾病及支气管周围炎可累及邻近肺小动脉，引起血管炎，管壁增厚、管腔狭窄或纤维化，甚至完全闭塞，使肺血管阻力增加，产生肺动脉高压。

（2）随肺气肿的加重，肺泡内压增高，压迫肺泡毛细血管，造成毛细血管管腔狭窄或闭塞。肺泡壁破裂造成毛细血管网的毁损，肺泡毛细血管床减损超过70%时肺循环阻力增大。

（3）肺血管重塑

慢性缺氧使肺血管收缩，管壁张力增高，同时缺氧时肺内产生多种生长因子（如多肽生长因子），可直接刺激管壁平滑肌细胞、内膜弹力纤维及胶原纤维增生。

（4）血栓形成

部分慢性肺心病急性发作期病人存在多发性肺微小动脉原位血栓形成，引起肺血管阻力增加，加重肺动脉高压。

3. 肺血管性疾病、肺间质疾病、神经肌肉疾病等皆可引起肺血管的病理改变，使血管腔狭窄、闭塞，肺血管阻力增加，发展成肺动脉高压。

4. 血液黏稠度增加和血容量增多

慢性缺氧产生继发性红细胞增多，血液黏稠度增加。缺氧可使醛固酮增加，使水、钠潴留。缺氧使肾小动脉收缩，肾血流减少也加重水、钠潴留，血容量增多。血液黏稠度增加和血容量增多，更使肺动脉压升高。

5. 中医病机

中医认为，慢性阻塞性肺疾患的发生、发展以致肺心病形成的过程是邪实与本虚交互作用，病变从肺而脾而心的演变过程。

肺气壅遏不宣，清肃之令失常，则发生咳、痰、喘、闭。外感咳嗽，若失治或治不当，耗伤肺气，肺气既虚营卫不固，易于受感外邪，乃反复发作，迁延不愈。肺病长久不愈，脾失健运，则水湿内停，酿湿生痰，上渍于肺，发生痰、咳、喘、闭。肺、脾久病不愈，肾虚不能纳气、制水，可使水湿停聚而成痰饮，痰饮上犯则使肺气壅遏而发生喘、痰、咳症。肺、脾、肾三脏的气、阳虚可导致心气（阳）虚。心气（阳）不足，则血流不畅，临床上常见心悸、气短、胸闷、动则加重、面色灰暗等症血瘀可使水道不通而生水肿，肾虚不能制水以致水泛，水气凌心则心悸、气短加重。肺、脾、心、肾脏等均被累及后，可出现水肿症状。

【临床表现】

1. 肺、心功能代偿期

病人有咳嗽、咳痰、气促，活动后可有心悸、呼吸困难、乏力和劳动耐力下降。急性感染时症状加重。少有胸痛或咯血。不同程度的发绀和肺气肿体征。

2. 肺、心功能失代偿期

（1）呼吸衰竭

呼吸困难加重，夜间为甚，常有头痛、失眠、食欲下降，但白天嗜睡，甚至出现表情淡漠、神志恍惚、谵妄等肺性脑病的表现。明显发绀，眼球结膜充血、水肿，严重时可有视网膜血管扩张、视乳头水肿等颅内

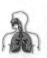

压升高的表现。腱反射减弱或消失，出现病理反射。因高碳酸血症可出现周围血管扩张的表现，如皮肤潮红、多汗。

（2）右心衰竭

气促明显，心悸、食欲不振、腹胀、恶心等。发绀明显，颈静脉怒张，心率增快，可出现心律失常，剑突下可闻及收缩期杂音，甚至出现舒张期杂音。肝大且有压痛，肝颈静脉回流征阳性，下肢水肿，重者可有腹水。少数病人可出现肺水肿及全心衰竭的体征。

【辅助检查】

1. 血液检查

红细胞计数和血红蛋白常增高，红细胞压积正常或偏高，全血黏度、血浆黏度和血小板聚集率增高，红细胞电泳时间延长，血沉一般偏快。动脉血氧饱和度常低于正常，二氧化碳分压高于正常，呼吸衰竭时更为显著。

在心力衰竭期，可有丙氨酸氨基转移酶和血浆尿素氮、肌酐、血及尿 β_2 微球蛋白、血浆肾素活性（PRA）、血浆血管紧张素 II 等含量增高等肝肾功能受损表现。合并呼吸道感染时，可有白细胞计数增高。在呼吸衰竭不同阶段可出现高钾、低钠、低钾或低氯、低钙、低镁等变化。

血气分析，慢性肺心病肺功能失代偿期可出现低氧血症或合并高碳酸血症，当 $PaO_2 < 60\,mmHg$、$PaCO_2 > 50\,mmHg$ 时，表示有呼吸衰竭。

2. 痰细菌培养

以甲型链球菌、流感杆菌、肺炎球菌、葡萄球菌等多见。近年来革兰阴性杆菌增多，如铜绿假单胞杆菌、大肠杆菌等。

3. 胸部 X 线检查

（1）肺部变化

随病因而异，肺气肿最常见，肺动脉段突出，肺动脉分支扩大，右心室扩大。

（2）肺动脉高压表现

肺动脉总干弧突出，肺门部肺动脉扩大延长及肺动脉第一分支。一般认为右肺动脉第一下分支横径 ≥ 15 mm，或右下肺动脉横径与气管横

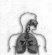

径比值 ≥ 0.17，或动态观察较原右肺下动脉干增宽 2 mm 以上，可认为有该支扩张。肺动脉高压显著时，中心肺动脉扩张，搏动增强而外周动脉骤然变细呈截断或鼠尾状。

（3）心脏变化

心脏呈垂直位，故早期心脏都不见增大。右心室流出道增大时，表现为肺动脉圆锥部显著凸出。此后右心室流入道也肥厚增大，心尖上翘。有时还可见右心房扩大。心力衰竭时可有全心扩大，但在心力衰竭控制后，心脏可恢复到原来大小。偶见左心室增大。

4. 心电图检查

右心室肥大及（或）右心房肥大是肺心病心电图的特征性改变。并有一定易变性，急性发作期由于缺氧、酸中毒碱中毒、电解质紊乱等可引起 ST 段与 T 波改变及肺型 P 波，各种心律失常，当解除诱因，病情缓解后常可有所恢复及心律失常等消失。

5. 超声心动图检查

肺总动脉舒张期内径明显增大，右肺动脉内径增大，右心室流出道增宽伴舒张末期内径增大，右心室内径增大和右心室前壁及室间隔厚度增加，搏动幅强。多普勒超声心动图检查时现三尖瓣返流及右室收缩压增高。多普勒频谱分析可显示右室射血时间缩短，右室射血前期延长。

通过测定右心室流出道内径 ≥ 30 mm、右心室内径 ≥ 20 mm、右心室前壁的厚度、左右心室内径比值 < 2、右肺动脉内径或肺动脉干及右心房增大等指标，可诊断慢性肺心病。

6. 肺功能检测

在心肺功能衰竭期不宜进行本检查，症状缓解期中可考虑测定。病人均有通换气功能障碍。表现为时间肺活量及最大通气量减少，残气量增加。用四探头功能仪以及 γ 照相和静脉弹丸式注射法注入核素 133 氙测定两肺上下叶半清除时间可反映局部通气功能，比一般肺功能的肺心病检出率高。

7. 右心导管检查

经静脉送入漂浮导管至肺动脉，直接测定肺动脉和右心室压力，可作为肺心病的早期诊断。

【并发症】

1. 肺性脑病

是由于呼吸功能衰竭所致缺氧、CO_2潴留而引起精神障碍、神经系统症状的一种综合征。但必须除外脑动脉硬化、严重电解质紊乱、单纯性碱中毒、感染中毒性脑病等。肺性脑病是慢性肺心病死亡的首要原因，应积极防治。

2. 酸碱失衡及电解质紊乱

慢性肺心病出现呼吸衰竭时，由于缺氧和CO_2潴留，当机体发挥最大限度代偿能力仍不能保持体内平衡时，可发生各种不同类型的酸碱失衡及电解质紊乱，使呼吸衰竭、心力衰竭、心律失常的病情更为恶化，对病人的预后有重要影响。应进行严密监测，并认真判断酸碱失衡及电解质紊乱的具体类别及时采取处理措施。

3. 心律失常

多表现为房性期前收缩及阵发性室上性心动过速，其中以紊乱性房性心动过速最具特征性。也可有心房扑动及心房颤动。少数病例由于急性严重心肌缺氧，可出现心室颤动以至心脏骤停。应注意与洋地黄中毒等引起的心律失常相鉴别。

4. 休克

慢性肺心病休克并不多见，一旦发生，预后不良。发生原因有严重感染、失血（多由上消化道出血所致）和严重心力衰竭或心律失常。

5. 消化道出血，因肺心病晚期消化道黏膜糜烂或缺氧而致。

【诊断】

1. 根据病人有慢性支气管炎、肺气肿、其他胸肺疾病或肺血管病变，并已引起肺动脉高压、右心室增大或右心功能不全，如 $P_2 > A_2$、颈静脉怒张、肝大压痛、肝颈静脉返流征阳性、下肢水肿及体静脉压升高等，心电图、胸部 X 线检查、超声心动图有右心增大肥厚的征象，可作出诊断。

2. 慢性肺源性心脏病须与下列疾病相鉴别：

（1）冠状动脉粥样硬化性心脏病（冠心病）

冠心病有典型的心绞痛、心肌梗死病史或心电图表现，若有左心衰竭的发作史、原发性高血压、高脂血症、糖尿病史，则有助鉴别。体检、胸部X线检查、心电图检查、超声心动图检查呈左心室肥厚为主的征象，可鉴别。

（2）风湿性心脏病

风湿性心脏病的三尖瓣疾患，应与慢性肺心病的相对三尖瓣关闭不全相鉴别。前者往往有风湿性关节炎和心肌炎病史，其他瓣膜如二尖瓣、主动脉瓣常有病变，胸部X线、心电图、超声心动图有特殊表现。

（3）原发性心肌病

多为全心增大，无慢性呼吸道疾病史，无肺动脉高压的胸部X线表现等。

【治疗要点】

（一）急性加重期治疗

1. 积极控制感染

通畅呼吸道，改善呼吸功能。纠正缺氧和CO_2潴留。控制呼吸和心力衰竭。积极处理并发症。

（1）控制感染

根据痰菌培养及药敏试验选择抗生素。

（2）氧疗

通畅呼吸道，纠正缺氧和CO_2潴留，可用鼻导管吸氧或面罩给氧。

（3）控制心力衰竭

小剂量使用利尿药，减少血容量、减轻右心负荷、消除水肿。正性肌力药的剂量宜小，用药前应注意纠正缺氧，防治低钾血症，以免发生药物毒性反应。血管扩张药可减轻心脏前、后负荷，降低心肌耗氧量，增加心肌收缩力。

第二章　呼吸系统常见疾病的中西医护理

（4）控制心律失常

一般经过治疗慢性肺心病的感染、缺氧后，心律失常可自行消失。如果持续存在可根据心律失常的类型选用药物。

2. 抗凝治疗

应用普通肝素或低分子肝素防止肺微小动脉原位血栓形成。

3. 加强护理

因病情复杂多变，必须严密观察病情变化，宜加强心肺功能的监护。翻身、拍背排出呼吸道分泌物，是改善通气功能的一项有效措施。

（二）缓解期治疗

原则上采用中西医结合综合治疗措施，目的是增强病人的免疫功能，去除诱发因素，减少或避免急性加重期的发生。慢性肺心病病人多数有营养不良，营养疗法有利于增强呼吸肌力，改善缺氧。

（三）辨证论治

肺心病为本虚标实、虚实错杂的病变，应抓住治标、治本两方面，扶正、祛邪共施，按标本缓急、各有侧重。标实者，当据病邪性质分别采取祛邪宣肺、祛痰化饮、温阳利水之法，甚至息风、开窍、止血。本虚者，当以补养心肺、益肾健脾为主，或阴阳兼顾、气阴并调，正气欲脱时则扶正固脱、救阴回阳。

1. 缓解期

缓解期主要证候为肺气虚，治疗上宜扶正固本、活血化瘀，以提高机体抵抗力，改善肺循环情况。可选用党参、黄芪、沙参、麦冬、丹参、红花等。对缓解期中病人进行康复治疗及开展家庭病床工作能明显降低急性期的发作。

2. 急性期

急性发作期表现为本虚证实，病情多变，治疗应按急则治标、标本兼治的原则。

（1）肺肾气虚外感型（肺功能不全合并呼吸道感染），偏寒者宜宣肺散寒、祛痰平喘。偏热者宜清热化痰、佐以平喘。

（2）心肺肾阳虚水泛型（以心功能不全为主），宜温肾健脾、利水

呼吸系统疾病的中西医护理

146

益气宁心，佐以活血化瘀。

（3）痰浊蔽窍型（肺性脑病），宜清热豁痰、开窍醒神。

（4）热瘀伤络型（伴有出血倾向），宜清热凉血、活血止血。气虚津伤（用激素、抗生素及利尿剂治疗后期）宜益气养阴、润肺化痰。

【护理评估】

1. 病史

询问病人发作的症状、持续的时间、诱发因素，有无检查治疗等。

2. 身体状况

评估病人的生命体征和精神状态，观察有无口唇、脸颊发绀，发作时有无明显的气促、心悸、恶心等。

3. 社会支持系统

评估病人和家属对疾病的认识程度以及家属对病人的支持力度。

4. 辅助检查

了解检查结果，有利于辅助治疗。

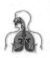

【常见护理问题】

1. 气体交换受损：与小气道阻塞、呼吸面积减少、通气/血流比值失调有关。

2. 清理呼吸道低效或无效：与呼吸道炎症、阻塞，痰液过多而黏稠，咳痰无力有关。

3. 体液过多：与心脏负荷增加、心肌收缩力下降、心排出量减少有关，重症营养不良的病人可发生低蛋白水肿致体液过多。

4. 营养失调，低于机体需要量：与呼吸困难，疲劳等引起食欲下降、摄入不足、能量需要量增加有关。

5. 焦虑：与呼吸困难影响工作、生活和害怕窒息等因素有关。

6. 活动无耐力：与日常活动供氧不足、疲劳有关。

7. 睡眠形态紊乱：与呼吸困难、不能平卧、环境刺激有关。

8. 潜在并发症：肺大疱、自发性气胸、呼吸衰竭、肺性脑病、心律失常、上消化道出血等。

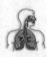

【中西医护理】

（一）一般护理

1. 环境和体位

室内环境安静、舒适，空气清洁，保持合适的温湿度，室温 18℃～22℃、湿度 50%～60% 为宜。冬季注意保暖，避免直接吸入冷空气。病人取舒适体位。

2. 皮肤护理

由于右心衰竭，常致病人体液过多，双下肢水肿。因此，应观察病人下垂及受压部位的皮肤情况，勤翻身，避免压疮的发生。

3. 科学合理安排膳食

因消化液分泌减少，以及胃肠道瘀血，胃肠蠕动减慢，病人食欲下降，因此，病人要少食多餐，选择营养丰富，易消化的食物。清淡为主，避免辛辣刺激食物，勿暴饮暴食，避免摄入容易引起腹胀及便秘的食物。

（二）病情观察

观察病人咳嗽、咳痰、呼吸困难加重的程度。监测动脉血气分析和水、电解质、酸碱平衡状况。肺性脑病的观察。

（三）用药护理

遵医嘱应用抗炎、止咳、祛痰、强心、利尿等药物，观察疗效和不良反应。

（四）氧疗的护理

给予持续低流量低浓度（25%～29%）氧气吸入，并向病人讲解吸氧的目的、方法及注意事项，使病人能够坚持长期氧疗。

（五）呼吸肌功能锻炼

目的是使浅而快的呼吸转变为深而慢的有效呼吸，加强胸、腹呼吸肌肌力和耐力，改善呼吸功能。

（六）体育锻炼

根据病情制定有效的锻炼计划。病情较重者鼓励进行床上活动。锻炼以不感觉到疲劳为宜。

（七）辨证施护

1. 痰热郁肺，痰黏稠难咳出者，给予中药雾化吸入，必要时吸痰。出现呼吸困难、喘促、发绀时给予持续吸氧，必要时做气管切开。

2. 慢性肺源性心脏病病人免疫功能低，生活上应慎起居，防寒保暖，以防感冒，诱发基础病变，加重病情。

3. 根据自身情况选择适宜的锻炼项目，增强病人的耐寒固表、防寒御邪的功能，减少感冒发生。坚持规律的生活，午饭后睡眠 1 小时左右，每天睡眠时间为 7~8 小时，保持排尿、排粪的通畅。

4. 平素进食易消化吸收的食物。选择牛奶、豆类、蛋类、瘦猪肉等营养丰富的食物，进食山药、大枣、薏苡仁健脾，核桃仁益肾纳气，百合、梨等润肺生津的食物。并可间断服用补中益气丸、六味地黄丸等补益肺脾肾的中成药，以增强肺脾肾的功能。忌食辛辣、肥甘厚味、浓茶、浓咖啡、烈酒及生冷食物，忌食盐过多，水肿者应低盐饮食。

5. 注意情志调护、避免不良刺激，使病人保持良好的精神状态，防止忧郁伤损肺气。

【健康指导】

1. 疾病知识指导

使病人及家属了解疾病的发生、发展过程及防止原发病的重要性，减少反复发作的次数。积极防治原发病，避免和预防各种导致病情急性加重的诱因。坚持家庭氧疗等。

2. 增强抗病力

加强饮食营养，以保证机体康复的需要。病情缓解期应根据肺、心功能及体力情况进行适当的体育锻炼和呼吸功能锻炼，如散步、气功、太极拳、腹式呼吸、缩唇呼吸等，改善呼吸功能，提高机体免疫功能。

3. 预防措施

预防慢性肺源性心脏病，主要是防治引起本病的支气管、肺和肺血管等基础疾病的发生。积极采取各种措施，宣传戒烟。积极防治原发病的诱发因素，如呼吸道感染，避免各种变应原、有害气体、粉尘吸入等。

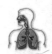

开展多种形式的群众性体育活动和卫生宣教，普及人群的疾病防治知识，增强抗病能力。

4. 定期门诊随访

告知病人及家属病情变化的征象，如体温升高、呼吸困难加重、咳嗽剧烈、咳痰不畅、尿量减少、水肿明显或发现病人神志淡漠、嗜睡、躁动、口唇发绀加重等，均提示病情变化或加重，需及时就医诊治。

第十二节　大咯血的中西医护理

咯血是指喉及喉以下的呼吸道及肺组织病变出血经口咳出。每 24 小时的咯血量大于 500 mL 或 1 次咯血量 > 300 mL，称为大咯血。

【病因】

1. 常见病因

引起大咯血的常见病因为：支气管扩张、肺结核、慢性肺脓肿、肺癌等。

2. 中医病因

咯血属于中医学"血证"的范畴，是由肺络受伤，血溢脉外，经气道咳嗽而出，或一咯即出，轻者表现为痰中带血，重者纯血鲜红，血出如涌。咯血的辨证分型主要有肺热壅盛、肝火犯肺、阴虚肺热、气虚不摄、瘀血阻滞等。

【诊断】

根据支气管扩张症、肺结核、肺癌等咯血病史，辅助检查结果即可诊断。咯血容易与上消化道出血引起的呕血相混淆，应注意鉴别。

【临床表现】

1. 先兆表现

咽喉发痒或刺激感，胸闷加剧、胸内发热、心窝部灼热感、口感甜或咸等，其中以胸部不适或咽喉发痒多见。

2. 伴随症状

大咯血病人由于恐惧可使呼吸急促，血氧饱和度下降，心率增快，血压正常或稍低。

【辅助检查】

1. 胸部 X 线或胸部 CT 检查

胸部影像可见肺门影增大，或肺内团块影，病变呈分叶状，周围有细小毛刺，病变亦可形成厚壁、偏心空洞，内壁凸凹不平。部分病例表现为阻塞性肺炎、阻塞性肺不张。断层摄影可显示支气管壁不规则增厚、受压或狭窄征象。

2. 纤维支气管镜

可以直接观察到出血部位，可在大咯血暂停期间进行。

3. 实验室检查

痰常规或痰培养、血常规、出凝血时间检查、血小板计数、免疫学检查等。

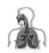

【并发症】

1. 窒息

（1）临床表现

大咯血突然中止，表情恐怖、张口瞪目、两手乱抓、抽搐、大汗淋漓，牙关紧闭或意识突然丧失。

（2）处理原则

取头低脚高位或侧卧位，迅速清除口、鼻腔内血块，牙关紧闭者，应撬开牙关清除口腔内血块，给予高流量氧气吸入，建立静脉双通道，输入呼吸兴奋剂、止血药物等。

2. 休克

（1）临床表现

精神紧张、兴奋或烦躁不安，逐渐发展为表情淡漠、反应迟钝，严重者出现意识模糊、昏迷。皮肤苍白、出冷汗、四肢冰凉。心跳、呼吸加快，早期血压正常，后期血压逐渐下降，甚至测不到。尿量逐渐减少，严重者无尿。

（2）处理原则

积极治疗大咯血，消除病因。补充血容量。血管活性药物的应用。纠正酸中毒。保暖。

【治疗要点】

1. 药物治疗

止血药物、血管活性药物、镇静及止咳药物等。

2. 选择性支气管动脉栓塞术治疗

大咯血病人选择性支气管动脉栓塞术，病人术中取平卧位，头偏向一侧以利血液咯出。给予吸氧，3～5 L/min，行心电监护，详细记录生命体征及心电图的变化。加强病情观察，观察病人神志、面色等。注入栓塞剂时，如病人主诉胸闷、胸痛、下肢麻木应暂停注入。术中输血者要警惕输血反应的发生，保证手术的安全进行。保证静脉通道的通畅，便于及时应用抢救药物。

3. 纤维支气管镜治疗

在纤维支气管镜引导下，可以直接注入止血药物。

4. 外科手术治疗

大咯血外科手术治疗的适应证是：①内科治疗无效或短时期内反复大咯血病人。②一叶肺或一侧肺有不可逆病变（如空洞、毁损肺、支气管扩张症等），对侧无病变或病变稳定者。③在正规抗结核或抗感染治疗情况下仍出现大咯血者。④出血部位能确定者。⑤全身重要脏器功能能耐受手术者。

5. 辨证论治

肺热壅盛，治法当以清热解毒、宣肺化痰。肝火犯肺，治法当以清肝泻肺、凉血止血。阴虚肺热，治法当以滋阴润肺、宁络止血。气虚不摄，治法当以补益肺气、润肺止咳。瘀血阻滞，治法当以活血散瘀、行气化滞。

【护理评估】

1. 病史

询问病人症状、咯血量、持续时间、用药情况，有无检查治疗等。

2. 身体状况

评估病人的生命体征和精神状态，观察有无贫血、发绀等，有无明显的气促、心悸等。

3. 社会支持系统

评估病人和家属对疾病的认知程度以及家属对病人的支持力度。

【常见护理问题】

1. 潜在并发症：大咯血窒息、休克等。

2. 焦虑、恐惧：与病人对大咯血的恐惧、担心预后有关。

3. 舒适的改变：与限制活动及使用垂体后叶素致使腹痛有关。

【中西医护理】

（一）一般护理

保持病室安静、舒适、清洁、空气清新，光线稍暗以利于病人休息。大咯血时应禁食，保持口腔清洁、排便通畅及床单元整洁、舒适。

（二）体位

病人应取平卧位头偏向一侧或患侧卧位，避免血液因重力作用流入健侧肺组织影响健侧肺通气或结核杆菌的肺内扩散。

（三）心理护理

多数病人都有明显的恐惧心理，医护人员应耐心解释以消除病人顾虑。向其讲述大咯血抢救成功的病例对消除病人的焦虑与恐惧有一定的作用。

（四）药物护理

1. 使用垂体后叶素止血，由于小血管的收缩容易导致血压升高、腹痛、腹泻等，因此应严密观察不良反应并及时通知医生，对于冠心病、高血压病病人或孕妇应禁止使用。

2. 使用镇静药物时应注意观察病人的神志及意识状态，咳嗽频繁的病人可根据医嘱使用止咳药物，但应注意观察病人是否能有效地将血液咯出，以保持呼吸道通畅。

3. 亚冬眠疗法，对于难治性大咯血病人可以应用亚冬眠疗法，通过中枢镇静作用，扩张周围小动脉，减慢心率，从而降低肺循环压和支气

管动脉压而达到止血目的。

4. 使用扩血管药物的病人，应严密观察血压。用药期间平卧，防止直立性低血压的发生。咯血停止 48 小时后，开始减量至停用。

（五）选择性支气管动脉栓塞治疗术护理

1. 术前护理

（1）术前禁饮禁食 4～6 小时，进行碘过敏试验，穿刺侧的腹股沟区备皮及建立静脉通路于左上肢。

（2）肌肉直射苯巴比妥 0.1 g 或地西泮 10 mg，解除病人的紧张情绪以保证手术的顺利进行。

（3）备好术中药品、导管、器械以及气管切开包、吸痰器和抢救药品等。

（4）根据病人体重备 0.5 kg 重的沙袋 2～3 个。

（5）心理护理，向病人及家属讲解手术方法、目的、效果，以减轻病人的紧张感，取得配合。

2. 术后护理

（1）一般护理：穿刺侧下肢伸直制动 24 小时，以 1～1.5 kg 重的沙袋压迫穿刺点 6～8 小时。保持呼吸道通畅，给予氧气吸入。

（2）病情观察：严密观察穿刺处伤口有无渗血及皮下血肿。观察穿刺侧肢体温度、足背动脉搏动情况，至少每 2～4 小时监测 1 次。观察咯血的量及性质，监测生命体征的变化。

（3）并发症观察：①发热、胸闷、肋间痛、胸骨后烧灼感、吞咽困难等，1 周后可逐渐缓解。②异位栓塞：胸痛剧烈或止血未成功提示发生了异位栓塞。③脊髓损伤是支气管动脉栓塞术最严重的并发症，表现为感觉障碍、尿潴留、偏瘫等，发生后应立即停止，医生进行相关处理。

（六）辨证施护

1. 大咯血病起突然，来势凶猛，病人惊慌、恐惧，情志过激则火动于内，气逆于上，迫血妄行而加重病情，做好心理调护对预防病情加重有着极其重要的作用。

2. 病人咯血，使口腔内、呼吸中均有异味，应加强口腔护理，可用3%的银花甘草液漱口，防止口腔感染。

3. 大咯血时应暂禁食，咯血停止后饮食应以易消化、清淡为原则，禁食辛辣厚味之品及过烫、过热食物，以免再动血妄行。出血多的病人耗伤阴津，止血后可分次饮用清淡流质或半流质饮食，如鲜藕汁、梨汁、西瓜汁等，具有养阴生津的作用，有利于病情恢复。同时戒烟、忌酒。

4. 注意脉象、舌苔等证候变化。咯血时的脉象多表现为弦数、滑数或细数。舌象表现多为舌质红或边尖红，苔白黄或黄干。若病人的脉象由数转为缓，舌象转为淡红，黄苔消失且有津液润泽则病情向好，咯血可望在较短时间内停止。若脉为洪数，口干舌燥，舌质红绛或生芒刺，舌苔黄燥，或大便燥结，小便黄，此时若咯血量虽减少但邪热未去，前景未可乐观，病情可有反复。

5. 反复咯血、气血两虚者，宜常服归脾丸。

【健康指导】

1. 疾病知识指导

大咯血时应绝对卧床休息，平卧位头偏向一侧或患侧卧位。保持呼吸道通畅，及时将血液咯出，避免紧张情绪。使用垂体后叶素止血治疗的病人，应注意观察有无腹痛等症状。

2. 饮食指导

大咯血时应禁食，咯血停止后可进食高热量、高蛋白富含纤维素的温凉流质、半流质或软食，避免摄入容易导致便秘的食物。

3. 疾病康复指导

咯血病人应避免过度劳累，以利于康复。减少咯血的诱发因素。定期门诊随访。告知病人及家属病情变化的征象，及时就医诊治。

第十三节 间质性肺疾病的中西医护理

间质性肺疾病（interstitial lung disease，ILD）是一组主要累及肺间质、肺泡和（或）细支气管的肺部弥漫性疾病，通常亦称作弥漫性实质性肺疾病（diffuse parenchymal lung disease，DPLD）。表现为渐进性劳力性气促、限制性通气功能障碍伴弥散功能降低、低氧血症和影像学上的双肺弥漫性病变。肺间质是指肺泡上皮与血管内皮之间、终末气道上皮以外的支持组织，包括血管及淋巴管组织。正常的肺间质主要包括两种成分：细胞及细胞外基质。

特发性肺纤维化（idiopathic pulmonary fibrosis，IPF）系指 IIP 中病理表现为寻常型间质性肺炎的一种类型，在 IIP 中最常见，占 47%～71%。病变局限于肺部，引起弥漫性肺纤维化，导致肺功能损害和呼吸困难。

【病因】

发病机制尚未完全阐明，但都有其共同规律，即肺间质、肺泡、肺小血管或末梢气道都存在不同程度的炎症，在炎症损伤和修复过程中导致肺纤维化的形成。炎症细胞、免疫细胞、肺泡上皮细胞和成纤维细胞及其分泌的介质和细胞因子，在引起肺间质纤维化的发病上起到重要作用。

【病理】

特发性肺纤维化的病理改变与病变的严重程度有关。主要特点是：①病变在肺内分布不均一，可以在同一低倍视野内看到正常、间质炎症、纤维增生和蜂窝肺的变化，以下肺和胸膜下区域病变明显。②肺泡壁增厚，伴有胶原沉积、细胞外基质增加和灶性单核细胞浸润。炎症细胞不多，通常局限在胶原沉积区或蜂窝肺区。③肺泡腔内可见到少量的Ⅱ型肺泡上皮细胞聚集。④可见蜂窝肺气囊、纤维化和纤维增殖灶。⑤继发的改变有肺容积减小、牵拉性支气管扩张和肺动脉高压等改变。

【临床表现】

（一）症状

1. 隐袭性起病，主要的症状是干咳和劳力性气促。

2. 随着肺纤维化的发展，发作性干咳和气促逐渐加重。

3. 病情进展速度有明显的个体差异，经过数月至数年发展为呼吸衰竭和肺心病。

4. 平均存活时间为 2.8～3.6 年。

5. 可伴有食欲减退、体重减轻、消瘦、无力等。

（二）体征

可出现呼吸浅快症状，双肺底闻及吸气末期 Velcro 啰音，有杵状指（趾）。晚期出现发绀等呼吸衰竭和肺心病的表现。

【辅助检查】

1. 胸部 X 线检查

胸片检查两肺弥漫的网格状或网格小结节状浸润影，以双下肺和外周明显。通常伴有肺容积减小。HRCT 有利于发现早期病变。

2. 肺功能检测

表现为限制性通气功能障碍和弥散量减少。

3. 实验室检查

可以有血沉加快，血乳酸脱氢酶增高和免疫球蛋白增高，部分病人有类风湿因子和抗核抗体阳性。

【诊断】

根据临床特征、胸部影像学表现、肺通气及弥散功能、病理活检及排除其他已知原因导致的 ILD。根据是否有外科肺活检的结果，有 2 种确诊标准。

（一）确诊标准一

1. 外科肺活检显示组织学符合寻常型间质性肺炎的改变。

2. 同时具备下列条件：

（1）排除其他已知的可引起 ILD 的疾病，如药物中毒、职业环境性接触和结缔组织病等。

（2）肺功能检测有限制性通气功能障碍伴弥散功能下降。

（3）常规胸部 X 线或 HRCT 显示双下肺和胸膜下分布为主的网状改变或伴蜂窝肺，可伴有少量磨玻璃样阴影。

（二）确诊标准二

无外科肺活检时，需要符合下列所有 4 条主要指标和 3 条以上的次要指标。

1. 主要指标

（1）除外已知原因的 ILD，如某些药物毒性作用、职业环境接触史和结缔组织病等。

（2）肺功能表现异常，包括限制性通气功能障碍（肺活量 VC 减少，而 FEV_1/FVC 正常或增加）和（或）气体交换障碍（静态/运动时 $P_{(A-a)}O_2$ 增加或 DL_{CO} 降低）。

（3）胸部 HRCT 表现为双下肺和胸膜下分布为主的网状改变或伴蜂窝肺，可伴有极少量磨玻璃样阴影。

（4）经纤维支气管镜肺活检（TBLB）或支气管肺泡灌洗液（BALF）检查不支持其他疾病的诊断。

2. 次要诊断条件

（1）年龄 > 50 岁。

（2）隐匿起病或无明确原因的进行性呼吸困难。

（3）病程 ≥ 3 个月。

（4）双肺听诊可闻及吸气性 Velcro 啰音。

【治疗要点】

特发性肺纤维化的治疗方案是糖皮质激素联合环磷酰胺或硫唑嘌呤。治疗至少持续 6 个月。治疗过程中需要监测和预防药物的副作用，尤其是骨髓抑制，粒细胞减少甚至缺乏。当肺功能严重不全、低氧血症迅速恶化，但不伴有严重的心、肝、肾病变、年龄小于 60 岁者，可考虑进行肺移植。

【护理评估】

1. 病史

询问病人症状、呼吸困难程度、持续时间及用药情况，有无检查治

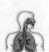

疗等。

2. 身体状况

评估病人的生命体征和精神状态，观察有无口唇、颜面发绀等，有无明显的气促、心悸等。

3. 社会支持系统

评估病人和家属对疾病的认识程度以及家属对病人的支持力度。

【常见护理问题】

1. 气体交换受损：与呼吸面积减少、通气/血流比值失调有关。

2. 清理呼吸道低效或无效：与呼吸道炎症痰液过多而黏稠，咳痰无力有关。

3. 营养失调，低于机体需要量：与呼吸困难，疲劳等引起食欲下降、摄入不足、能量需要量增加有关。

4. 焦虑：与呼吸困难影响工作、生活和害怕窒息等因素有关。

5. 活动无耐力：与日常活动供氧不足、疲劳有关。

【中西医护理】

（一）一般护理

1. 环境和体位

室内环境安静、舒适，空气清洁，保持合适的温湿度，温度 18℃～22℃、湿度 50%～60% 为宜。冬季注意保暖，避免直接吸入冷空气。病人取舒适体位。

2. 饮食护理

宜少食多餐，选择营养丰富，易消化的食物。清淡为主，避免辛辣刺激食物，勿暴饮暴食，避免摄入容易引起腹胀及便秘的食物。

（二）病情观察

观察病人咳嗽、咳痰、呼吸困难加重的程度，监测动脉血气分析和水、电解质、酸碱平衡状况。

（三）用药护理

遵医嘱应用抗炎、止咳、祛痰等药物，观察疗效和不良反应。

（四）氧疗的护理

给予持续低流量低浓度（25%～29%）氧气吸入，并向病人讲解吸氧的目的、方法及注意事项，使病人能够坚持长期氧疗。

（五）呼吸肌功能锻炼

目的是使浅而快的呼吸转变为深而慢的有效呼吸，加强胸、腹呼吸肌肌力和耐力，改善呼吸功能。

（六）体育锻炼

根据病情制定有效的锻炼计划。病情较重者鼓励进行床上活动。锻炼以不感觉到疲劳为宜。

【健康指导】

1. 疾病知识指导

向病人讲解疾病的相关知识，使病人了解疾病治疗的重要意义。指导病人进行呼吸功能锻炼（缩唇、腹式呼吸等），以利于肺功能的恢复。坚持长期家庭氧疗，氧流量不宜过高，1～2 L/min 即可，每日吸氧时间在 15 小时以上，且夜间应持续吸氧。

2. 疾病预防指导

指导病人在日常生活中避免受凉、感冒及劳累等诱发因素。加强体育锻炼，提升机体免疫能力。必要时注射免疫调节剂及疫苗。定期复查就诊。

第十四节　肺泡蛋白沉着症的中西医护理

肺泡蛋白质沉积症（pulmonary alveolar proteinosis，PAP）是指肺泡和细支气管腔内充满不可溶性富磷脂蛋白质物质的疾病。临床上以隐袭性渐进性气促和双肺弥漫性阴影为其特征。好发于中青年男性。

【病因】

病因不明确。大多认为本病可能由于机体内、外因素作用引起肺泡表面活性物质的产生、代谢、清除过程的某些环节异常所致。分原发性和继发性两种类型。继发性 PAP 多与以下因素有关：①某些化学物质或矿物质的吸入，如大量的铝、二氧化硅白陶土、钛等粉尘的吸入。②肺部感染，如肺部结核分枝杆菌、真菌和肺孢子菌感染有时与 PAP 合并存在。③恶性肿瘤或其他免疫功能低下等疾病均有同时合并 PAP 的报道。

【临床表现】

（一）症状

1. 逐渐加重的呼吸困难、轻中度干咳或咳白色黏液、团块状痰。

2. 常有乏力、纳差、体重减轻，偶有胸痛与咯血。

3. 病情缓慢进展成呼吸衰竭。

（二）体征

临床体征较少，偶可闻及少量湿啰音，严重缺氧且病程较长者可见杵状指、发绀。

【诊断】

1. 诊断主要依据胸部高分辨 CT 影像学检查和支气管肺泡灌洗或经纤维支气管镜支气管肺活检，有重要诊断价值。

2. 其他辅助检查：肺功能、实验室检查等。

【治疗要点】

1. 药物治疗

轻症病人可用盐水雾化吸入或口服祛痰药，继发感染时应选择针对性抗生素治疗。

2. 支气管肺泡灌洗

（1）全麻下经卡伦双腔管行一侧全肺灌洗。

（2）病情较轻者可采用经纤维支气管镜灌洗。

【护理评估】

1. 病史

询问病人症状、呼吸困难程度、持续时间及用药情况，有无检查治疗等。

2. 身体状况

评估病人的生命体征和精神状态，观察有无口唇、颜面发绀等，有无明显的气促、心悸等。

3. 社会支持系统

评估病人和家属对疾病的认知程度及支持力度。

【常见护理问题】

1. 气体交换受损：与肺泡表面活性物质失衡、肺泡呼吸面积减少、通气不足有关。

2. 焦虑、恐惧：与病人对肺泡蛋白沉着症的恐惧、担心预后有关。

3. 清理呼吸道低效或无效：与肺部感染或术后部分灌洗液潴留有关。

4. 潜在并发症：低氧血症、低血压、肺不张、液气胸、支气管痉挛、肺部感染、水电解质失调、急性肺水肿（24 小时内）。

【中西医护理】

（一）一般护理

1. 环境和体位

室内环境安静、舒适，空气清洁。冬季注意保暖。病人取舒适体位。

2. 饮食护理

宜少食多餐，选择营养丰富，易消化的食物。清淡为主，避免辛辣刺激食物，勿暴饮暴食，避免摄入容易引起腹胀及便秘的食物。

3. 氧疗

给予病人持续吸氧 2～4 L/min 或根据病情调节吸氧浓度，使氧饱和度维持在 90%以上。

（二）病情观察

1. 观察病人呼吸形态、颜面、指端发绀情况。

2. 低氧血症的病人注意氧饱和度、动脉血气分析以及氧疗的效果。

3. 观察痰的性质和量。

（三）遵医嘱用药

雾化吸入和口服化痰药，应用抗生素预防和控制肺部感染。

（四）做好支气管肺泡灌洗术前、术后的护理。

1. 术前护理

（1）心理护理：向病人和家属说明肺泡灌洗的目的、方法和要求，说明支气管肺泡灌洗术是目前治疗 PAP 的主要方法，并强调方法的有效性和安全性，以及病人在手术过程中应如何配合等。向病人家属说明术中、术后可能出现的并发症，及医护人员的应对措施等，是家属既有心理准备，又能消除顾虑、树立信心。

（2）术前完善相关检查：血常规、出凝血时间、血气分析、电解质、肺功能、心电图、胸部 X 线和胸部 CT 等检查结果。

（3）指导病人进行有效咳嗽和呼吸功能锻炼，以利于灌洗后肺功能的恢复和肺部分泌物的排除。

（4）物资准备：卡伦双腔管、纤维支气管镜、37℃生理盐水 10～20 L、负压吸引器、吸氧装置、震动排痰仪、简易呼吸囊、气管插管装置、呼吸机以及抢救药物等。

（5）术前 4 小时病人禁饮禁食。

（6）全麻病人留置尿管。

2. 术中护理配合

（1）全麻下经卡伦双腔管行一侧全肺灌洗。建立静脉通道，遵医嘱静脉推注麻醉药。协助气管插管、设置合理的参数并连接呼吸机。密切观察病人呼吸音、胸廓活动度、心率、血压、氧饱和度以及人机同步情况。协助灌洗、负压吸引和震动排痰，保持呼吸道通畅。收集灌洗液标本准备送检。灌洗结束后送 ICU 观察 12～24 小时，复苏后若病情稳定停用呼吸机。

（2）经纤维支气管镜灌洗。灌洗中给予高浓度氧气吸入，尽量维持气道正压高于或接近于肺动脉压。密切观察心率、血压、氧饱和度情况。协助灌洗、负压吸引，收集灌洗液标本准备送检。灌洗结束时，协助拍背，鼓励咳嗽，必要时行负压吸引，尽可能吸出肺内液体。拔出纤维支气管镜后加压吸氧 5～15 分钟。

3. 术后护理

（1）氧疗

及时纠正低氧血症，并根据病情调节吸氧浓度和给氧方式，使氧饱和度保持在 90% 以上，待病情稳定后，再逐渐降低吸氧浓度。

（2）保持呼吸道通畅

术后协助病人翻身拍背，指导其有效咳嗽，有利于潴留的灌洗液咳出，必要时给予吸痰。

（3）病情观察

因肺泡灌洗可进一步加重病人的低氧血症，故术后应严密观察病人神志、呼吸形态、口唇、肢端发绀情况，监测氧饱和度和血气分析，必要时持续心电监护。

（4）预防和控制肺部感染

保持病室空气清新、流通。做好基础护理和各种管路的护理。气管插管、机械通气病人按相关要求进行护理。

（5）维持水电解质平衡

监测血电解质、血气分析，发现问题及时向医生报告。遵医嘱用药，静脉注射呋塞米（速尿）20 mg、输入白蛋白、血浆等，并控制输液速度。准确记录液体出入量。

（6）体位与休息

给予患侧卧位或平卧位休息。经纤维支气管镜灌洗者术后休息 15 分钟后，如无明显不良反应，可护送回病房。全麻术后送重症监护室。术后卧床休息 2～3 天后根据病人个人情况指导下床活动，以不劳累为宜。

（7）饮食与营养

术后 3 小时内禁饮禁食，吞咽困难恢复后可首次饮少许温开水，如无呛咳，方可进食流质或软食。逐步加强营养，增强机体免疫力。

【健康指导】

1. 疾病知识指导

向病人讲解疾病相关知识，指导病人进行呼吸功能锻炼（缩唇腹式呼吸等），以利于肺功能的恢复。保持呼吸道通畅，及时清理呼吸道分泌物。保证充足的水分摄入，利于痰液排出。

2. 疾病康复指导

指导病人坚持家庭氧疗，学会家庭血氧饱和度监测方法。进行适当的活动锻炼，避免劳累。预防受凉感冒。定期复查就诊。

第十五节　自发性气胸的中西医护理

气胸（pneumothorax）是指胸膜破裂，气体进入胸膜腔，造成积气状态，导致周围肺组织受压。以突发一侧胸痛、伴或不伴有呼吸困难、刺激性干咳等为主要症状的病证。

气胸可分成自发性、外伤性和医源性三类。自发性气胸又可分成原发性和继发性，原发性发生在无基础肺疾病的健康人，继发性常发生在有基础肺疾病的病人，如慢性阻塞性肺疾病（COPD）。外伤性气胸系胸壁的直接或间接损伤引起，医源性气胸由诊断和治疗操作所致。胸腔内出现气体仅在三种情况下发生：①肺泡与胸腔之间产生破口，气体将从肺泡进入胸腔直到压力差消失或破口闭合。②胸壁创伤产生与胸腔的交通。③胸腔内有产气的微生物。

自发性气胸（spontaneous pneumothorax）是指肺组织及脏层胸膜的自发破裂，或靠近肺表面的肺大疱、细小气肿疱自发破裂，使肺及支气管内气体进入胸膜腔所致的气胸，可分为原发性和继发性，前者发生于无基础疾病的健康人，后者发生于有基础疾病的病人。

【分类】

自发性气胸根据脏层胸膜破裂情况不同及其发生后对胸腔内压力的影响，自发性气胸通常分为以下三种类型：

1. 闭合性（单纯性）气胸

胸膜破裂口较小，随肺萎缩而闭合，空气不再继续进入胸膜腔。胸膜腔内压接近或略超过大气压，测定时可为正压亦可为负压，视气体量

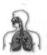

多少而定。抽气后压力下降而不复升，表明其破裂口不再漏气。

2. 交通性（开放性）气胸

破裂口较大或因两层胸膜间有粘连或牵拉，使破口持续开放，吸气与呼气时空气自由进出胸膜腔。胸膜腔内负压在大气压（0 cmH$_2$O）上下波动。抽气后可呈负压，但观察数分钟，压力又复升至抽气前水平。

3. 张力性（高压性）气胸

破裂口呈单向活瓣或活塞作用，吸气时胸廓扩大，胸膜腔内压变小，空气进入胸膜腔。呼气时胸膜腔内压升高，压迫活瓣使之关闭，致使胸膜腔内空气越积越多，内压持续升高，使肺脏受压，纵隔向健侧移位，影响心脏血液回流。此型气胸胸膜腔内压测定常超过 10 cmH$_2$O，甚至高达 20 cmH$_2$O，抽气后胸膜腔内压可下降，但又迅速复升，对机体呼吸循环功能的影响最大，必须紧急抢救处理。

【病因】

1. 原发性自发性气胸

指平时无呼吸道疾病病史，但胸膜下可有肺大泡，好发于肺尖部，一旦破裂形成气胸称为特发性气胸。多见于瘦长体型的男性青壮年。

2. 继发性自发性气胸

继发在其他肺部疾病的基础上，形成肺大疱或直接损伤胸膜所致的气胸。如慢性支气管炎、尘肺、支气管哮喘等引起的阻塞性肺疾患，肺间质纤维化、蜂窝肺和支气管肺癌部分闭塞气道产生的疱性肺气肿和肺大疱，以及靠近胸膜的化脓性肺炎、肺脓肿、结核性空洞、肺真菌病、先天性肺囊肿等。

3. 外伤气胸

常见各种胸部外伤，包括锐器刺伤、枪弹穿透伤、肋骨骨折端错位刺伤肺，以及诊断治疗性医疗操作过程中的肺损伤，如针灸刺破、肺活检、人工气胸等。

4. 其他

如慢性气胸，指气胸经 2 个月尚无全复张者。其原因为：吸收困难的包裹性液气胸，先天性支气管囊肿形成的气胸，以及与气胸相通的气

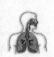

道梗阻或萎缩肺覆以较厚的包膜阻碍肺复张。脏层胸膜破裂或胸膜粘连带撕裂，航空、潜水作业如无适当防护措施时，从高压环境突然进入低压环境，或正压机械通气加压过高时，均可发生气胸。抬举重物用力过猛、剧咳、屏气甚至大笑等，有时也可诱发气胸。此外仍有少量的月经性气胸、妊娠合并气胸等。

5. 中医病因

本病的发病原因多因久病肺虚或素体不强，因再感外邪而发病。素体不强，多为先天不足，肾气虚弱致使肺卫不固，易受邪侵，肺失宣降而发病。久病肺虚，如内伤久咳，哮喘、肺胀、肺痨等肺部慢性疾患，迁延失治，痰浊内生，肺气闭阻，日久耗伤肺气阴，肺不主气而发病。

【病理】

胸膜腔是脏-壁层胸膜间的一个闭合的腔。由于肺的弹性回缩力，它是负压腔（-0.29～0.49 kPa）及（-3.5 cmH$_2$O）。当某种诱因引起肺泡内压急剧升高时，病损的肺-胸膜发生破裂，胸膜腔与大气相通，气流便流入胸腔而形成自发性气胸。自发性气胸大多都是继发性的，由于部分病人的肺组织已与壁层胸膜粘连，气胸形成时肺组织破裂瘘孔或细支气管胸膜瘘孔不能随肺压缩而闭合，致使瘘孔持续开放，胸腔压力接近于零，而成为"开放性气胸"。部分病人因支气管狭窄、半阻塞而形成活瓣样，以致吸气时空气进入胸腔，呼气时仍稽留于此，胸腔压力可超过 1.96 kPa(20 cmH$_2$O)，成为"张力性气胸"。由于上述原因，自发性气胸常难以愈合，再发气胸、局限性气胸比较多见，而单纯的闭合型气胸反而较少。

【临床表现】

（一）症状

1. 起病前部分病人可能有持重物、屏气、剧烈体力活动等诱因，但多数病人在正常活动或安静休息时发生，偶有在睡眠中发病者。

2. 大多起病急骤，病人突感一侧胸痛，针刺样或刀割样，持续时间短暂，继之胸闷和呼吸困难，可伴有刺激性咳嗽，系气体刺激胸膜所致。

3. 少数病人可发生双侧气胸，以呼吸困难为突出表现。

4. 积气量大或原已有较严重的慢性肺疾病者，呼吸困难明显，病人不能平卧。

5. 张力性气胸时胸膜腔内压骤然升高，肺被压缩，纵隔移位，迅速出现严重呼吸循环障碍。病人表情紧张、胸闷、挣扎坐起、烦躁不安、发绀、冷汗、脉速、虚脱、心律失常，甚至发生意识不清、呼吸衰竭。

（二）体征

1. 少量气胸体征不明显，听诊呼吸音减弱具有重要意义。大量气胸时，气管向健侧移位，患侧胸部隆起，呼吸运动与触觉语颤减弱，叩诊呈过清音或鼓音，心或肝浊音界缩小或消失，听诊呼吸音减弱或消失。

2. 脓气胸皆由化脓菌的感染所致，可闻及湿啰音。

3. 血气胸如失血量过多，可使血压下降，甚至发生失血性休克。

【辅助检查】

1. 胸部 X 线检查

是诊断气胸的重要方法。可显示肺受压程度、肺内病变以及有无胸膜粘连、胸腔积液及纵隔移位等。典型胸部 X 线表现为被压缩肺边缘呈外凸弧形的细线条形阴影，称为气胸线。线外透亮度增高，无肺纹理，线内为压缩的肺组织。大量气胸时，肺脏向肺门回缩，呈圆球形阴影。大量气胸或张力性气胸，常显示纵隔及心脏移向健侧。合并纵隔气肿时在纵隔旁可见透光带。根据胸部 X 线检查还可判断肺压缩面积的大小。

气胸容量的大小可依据胸部 X 线检查判断。由于气胸容量近似肺直径立方与单侧胸腔直径立方的比率：（单侧胸腔直径^3-肺直径^3）/单侧胸腔直径^3，侧胸壁至肺边缘的距离为 1 cm 时，约占单侧胸腔容量的 25% 左右，2 cm 时约 50%。故从侧胸壁与肺边缘的距离 ≥ 2 cm 为大量气胸，< 2 cm 为小量气胸。如从肺尖气胸线至胸腔顶部估计气胸大小，距离 ≥ 3 cm 为大量气胸，< 3 cm 为小量气胸。

2. 胸部 CT 检查

可判断胸膜下肺大疱。特别对肺尖检查效果较好。由于胸部 CT 无影像学重叠的弊端，可明确诊断，避免胸部 X 线检查的漏诊。

【诊断】

（一）自发性气胸

1. 突发的不明原因的呼吸困难，或在原有呼吸困难的基础上气促突然加重，用原发疾病不能解释者。

2. 突然发生剧烈胸憋伴呼吸困难，除外心肌梗死和肺梗死者。

3. 不明原因的病情进行性恶化，短期内出现心慌、出汗、面色苍白或发绀，和（或）意识障碍者。

4. 喘憋症状突然加重，双肺或单肺布满哮鸣音，而各种解痉药、皮质激素、氧疗及抗生素治疗无效者。

5. 迅速或进行性加重的发绀。

6. 根据临床表现把自发性气胸分成稳定型和不稳定型，符合下列所有表现者为稳定型，否则为不稳定型：

（1）呼吸频率＜24次/分。

（2）心率60～120次/分。

（3）血压正常。

（4）呼吸室内空气时 SaO_2＞90%。

（5）两次呼吸间可说话成句。

（二）鉴别诊断

1. 急性心肌梗死

有突然胸痛、胸闷、甚至呼吸困难、休克等临床表现。但常有高血压病、冠状动脉粥样硬化性心脏病等病史，可有心音性质及节律改变，或有左心功能不全体征，无气胸体征。不能区别时应先行床边心电图或胸片检查，同时肌钙蛋白、血清酶学等实验室检测结果可辅助鉴别。

2. 急性肺栓塞

大面积肺栓塞也可突发起病，呼吸困难，胸痛，烦躁不安，惊恐甚至濒死感，临床上与气胸相似。但病人可有咯血、低热和晕厥，并常有下肢或盆腔血栓性静脉炎、骨折、手术后、脑卒中、心房颤动等血栓来源的基础病，或长期卧床的老年人。体检、胸部 X 线及凝血功能等实验室检查可鉴别。

3. 肺大疱

位于肺周边的肺大疱，尤其是巨型肺大疱易被误认为气胸。肺大疱通常起病较缓，呼吸困难并不严重，而气胸症状多突然发生。影像学肺大疱气腔呈圆形或卵圆形，疱内有细小纹理。而气胸则呈胸外侧的透光带，其中无肺纹理可见。

【并发症】

1. 胸腔积液

发生率30%～40%，多在气胸发病后3～5天出现，量通常不多，积液不仅加重了肺萎陷，对于开放性气胸者还易发展为脓气胸。

2. 脓气胸

继发于金葡菌、厌氧菌或革兰阴性杆菌引起化脓性肺炎或肺脓肿，干酪性肺炎的气胸易合并脓气胸。

3. 血气胸

可引起胸膜粘连带中的血管撕裂。其病情轻重与撕裂的血管大小有关。小的出血随血管的收缩和内皮的蜷缩而可自动停止。大的血气胸则发病急骤，除胸痛、胸闷、气促外，还有头昏、心慌、面色苍白、皮肤凉湿、血压下降等出血性休克征象，胸部 X 线检查可见液气平面，胸腔穿刺为全血。

4. 支气管胸膜瘘

部分老年气胸病人由于基础病变的原因致使胸膜裂口不能随压缩而闭合。支气管狭窄或闭塞而使肺不能重新充气，脏层胸膜肥厚机化使肺不能充分复张，以致气胸延续 3 个月以上。

5. 纵隔气肿

多并发于张力性气胸。气量少时可无明显症状，气量多且发生迅速者则可出现循环呼吸衰竭，病情极为险恶，体检可见发绀、颈静脉怒张、心搏不能扪及、心浊音界缩小或消失、经常伴有皮下气肿，胸部 X 线检查纵隔两旁以条索影为界的透亮带。

6. 呼吸衰竭

是继发于 COPD 的老年气胸常见的并发症。

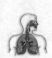

7. 循环衰竭

多并发于张力性气胸。

8. 心力衰竭

多见于患有严重心脏病的老年气胸病人。气胸所致的低氧血症、感染、呼吸运动耗氧增加、心律失常等原因均可诱发心力衰竭。

【治疗要点】

（一）保守治疗

主要适用于稳定型小量气胸，首次发生的症状较轻的闭合性气胸。应严格卧床休息，酌情予镇静、镇痛等药物。高浓度吸氧可加快胸腔内气体的吸收，经鼻导管或面罩吸入 10 L/min 的氧，可达到比较满意的疗效。保守治疗需密切监测病情改变，尤其在气胸发生后 24～48 小时内。

（二）排气疗法

1. 胸腔穿刺抽气

适用于小量气胸，呼吸困难较轻，心肺功能尚好的闭合性气胸病人。一次抽气量不宜超过 1000 mL，每日或隔日抽气 1 次。张力性气胸病情危急，应迅速解除胸腔内正压以避免发生严重并发症。

2. 胸腔闭式引流

适用于不稳定型气胸，呼吸困难明显、肺压缩程度较重，交通性或张力性气胸，反复发生气胸的病人。

3. 化学性胸膜固定术

由于气胸复发率高，为了预防复发，可胸腔内注入硬化剂（常用硬化剂有多西环素、滑石粉等），产生无菌性胸膜炎症，使脏层和壁层胸膜粘连从而消灭胸膜腔间隙。主要适应于不宜手术或拒绝手术的下列病人：①持续性或复发性气胸。②双侧气胸。③合并肺大疱。④肺功能不全，不能耐受手术者。

4. 手术治疗

（1）内科治疗无效者，可采用胸腔镜或开胸肺组织裂口修补手术。

（2）手术治疗适应证：①经引流排气无效的高压性（张力型）气胸。②经引流排气肺脏仍不能复张者。③反复发作的双侧气胸。④血气胸。⑤复发性自发性气胸和经胸部 X 线检查发现有肺大疱，尤以多发性者。

（3）手术种类：主要采取肺部分切除、裂口缝合术加部分切除、单纯肺缝合术或脏层胸膜剥离术。血气胸伴活动性出血，应作结扎断裂血管术。

5. 慢性气胸（3 个月以上），用负压吸引。胸膜粘连术对反复性气胸可用人工胸膜炎法使胸腔闭锁。即经胸腔插管或胸腔镜，注入粘连剂（如自身血液、四环素、滑石粉等）使胸膜产生无菌性炎症。同时并用持续负压吸引，促使脏层、壁层胸膜黏合，可有效防止复发。

（1）四环素 0.5g 溶解后加入生理盐水 50 mL 稀释，于抽气后注入胸腔，同时注入 2%普鲁卡因（奴佛卡因）10 mL 以减轻疼痛。

（2）自体血液（不抗凝），50 mL 注入胸腔。注意无菌操作。

用药后病人应转换体位，采取仰卧、右侧卧、左侧卧与俯卧位，每种体位持续 20 分钟，保证药物或血液均匀地分布在胸膜上。粘连术后常有胸痛、发烧，一般持续 5 天左右，可对症处理。

（三）并发症的处理

1. 脓气胸

由金黄色葡萄球菌、肺炎克雷白杆菌、铜绿假单胞菌、结核分枝杆菌以及多种厌氧菌引起的坏死性肺炎、肺脓肿以及干酪样肺炎可并发脓气胸，也可因胸穿或肋间插管引流所致。病情多危重，常有支气管胸膜瘘形成。脓液中可查到病原菌。除积极使用抗生素外，应插管引流，胸腔内生理盐水冲洗，必要时尚应根据具体情况考虑手术。

2. 血气胸

自发性气胸伴有胸膜腔内出血常与胸膜粘连带内血管断裂有关，肺完全复张后，出血多能自行停止，若继续出血不止，除抽气排液及适当输血外，应考虑开胸结扎出血的血管。

3. 纵隔气肿与皮下气肿

由于肺泡破裂逸出的气体进入肺间质，形成间质性肺气肿。肺间质内的气体沿血管鞘可进入纵隔，甚至进入胸部或腹部皮下组织，导致皮下气肿。张力性气胸抽气或闭式引流后，亦可沿针孔或切口出现胸壁皮下气肿，或全身皮下气肿及纵隔气肿。气体积聚在纵隔间隙可压迫纵隔大血管，出现干咳、呼吸困难、呕吐及胸骨后疼痛，并向双肩或双臂放射。

（四）积极治疗原发病

胸膜腔有感染可能者用抗生素预防。咳嗽剧烈者可给可待因。保持大便通畅，必要时给缓泻剂。

（五）辨证论治

1. 瘀血阻滞证，治法以活血行气、宁络止痛。胸痛较甚者加乳香、延胡索活血行气止痛。咳喘较甚者加葶苈子、白芥子、杏仁泻肺止咳平喘。若腑气不利。大便不畅者加用大黄、厚朴通腑泄壅。

2. 肝郁气滞证，治法以理气开郁、降气止痛。肝郁气滞较重者可加用郁金、青皮疏肝理气。若有心悸、失眠者加酸枣仁、合欢皮、远志养心解郁安神。气促明显者，加旋覆花、紫苏子、地龙降逆止咳平喘。咳嗽甚者，可加杏仁、百部、紫菀等降气止咳。

3. 痰热壅肺证，治法以清热化痰、止咳平喘。如身热重，可加石膏清热泻火。喘甚痰多者，加用海蛤壳、鱼腥草、冬瓜仁清热泻肺、化痰泄浊。

4. 肺气不固证，治法以补益肺气、降逆止咳。喘咳较著者，可加用沉香、紫苏子、杏仁、百部、诃子降气止咳。偏阴虚者加用沙参、麦门冬、玉竹、百合滋养肺阴。若兼有中气虚弱，肺脾同病，食少便溏等，配合四君子汤补脾养肺。伴有悬饮者，加用桔梗、茯苓、葶苈子、益母草活血利水。

5. 肺肾两虚证，治法以补肺益肾、纳气定喘。肾虚不纳、动则气喘者，可加用补骨脂、胡桃肉、紫河车补肾纳气。四肢不温、口唇紫绀加肉桂、干姜温阳通脉。若肾阴虚者，宜用七味都气丸合生脉散加减滋阴纳气。日久不愈者，可加白及、诃子敛肺生肌。

【护理评估】

1. 病史

评估病人的发病史，是否用力、有无外伤史。

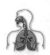

2. 身体状况

评估胸痛的性质、程度、部位。是否为刀割样或撕裂样，呼吸时是否加重。评估呼吸困难的程度。

3. 社会支持系统

评估病人心理状态，本人及家属对疾病的认知程度。

【常见护理问题】

1. 低效性呼吸形态：与肺扩张能力下降、疼痛、缺氧、焦虑有关。

2. 舒适的改变：与胸痛、胸腔闭式引流有关。

3. 焦虑：与呼吸困难、胸痛、胸腔穿刺或胸腔闭式引流术或气胸复发有关。

4. 知识缺乏：缺乏疾病相关知识。

5. 潜在并发症：复张性肺水肿、脓气胸、血气胸、纵隔气肿与皮下气肿。

【中西医护理】

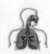

（一）一般护理

1. 休息与活动

不稳定气胸应绝对卧床休息，避免过多搬动。症状较轻者仅需卧床休息，避免用力、屏气、咳嗽等可增加胸腔内压的活动。血压平稳者可取半卧位，有利于呼吸、咳嗽排痰及胸腔引流。

2. 饮食护理

养成良好的饮食习惯，多食富含维生素、粗纤维食物，如蔬菜、水果等，预防便秘。保持大便通畅，防止排便用力引起胸痛或伤口疼痛。

（二）病情观察

1. 严密观察生命体征，注意神志、瞳孔，胸部和腹部体征以及肢体活动情况等。

2. 严密观察病人有无胸痛、胸闷、呼吸困难，注意观察呼吸频率、幅度及缺氧症状。病人出现呼吸急促、呼吸困难、发绀，应予以吸氧，氧流量2～4 L/min。如病人出现烦躁不安、心率加快、血压下降、发绀、冷汗甚至休克症状，及时通知医生处理。对胸腔闭式引流者应观察伤口有无出血、漏气、皮下气肿及胸痛、肺不张及肺水肿等情况。

（三）胸腔闭式引流的护理

1. 操作前护理

（1）心理护理：向病人和家属说明胸腔闭式引流的目的、方法及要求，说明术中、术后可能出现的并发症，及医护人员的应对措施等，使病人和家属有心理准备，消除顾虑，树立信心。

（2）术前完善相关检查：血常规、出凝血时间、血气分析、胸部X线。

（3）指导病人进行有效的咳嗽技巧和呼吸功能锻炼，以利于术后肺功能的恢复和分泌物的排出。

（4）物资准备：利多卡因、胸腔穿刺包、水封引流瓶、敷料、胶布、消毒液、生理盐水等。

2. 操作中配合

（1）吸氧 $2\sim5\,L/min$。

（2）体位：健侧卧位或坐位。

（3）局麻下经患侧锁骨中线外侧第二肋间或腋前线第4、5肋间置入引流管，引流管末端接水封引流瓶，使胸膜内压力保持在 $-3\sim-5\,cmH_2O$。

（4）固定引流管，并给予无菌敷料保护。

3. 操作后护理

（1）病情观察：生命体征、血氧饱和度、胸痛、胸闷、气紧状况。引流管水柱波动，是否有气体逸出，引流液颜色、性质、量。引流口是否有皮下气肿或渗血渗液。

（2）保证有效引流：勿折叠、扭曲、压迫管道；根据病情必要时由胸腔端向引流端挤捏管道，使之保持通畅。引流瓶液平面低于引流管胸腔出口平面40~60cm，防止逆流。对液气胸的病人如果引流瓶中泡沫产生过多，可在引流瓶中加入适当酒精（酒精含量约30%）以达到有效引流。确保引流瓶长管端置于水面下 2~3 cm。

（3）妥善固定：引流管妥善固定于床旁，确保牢固。搬动病人时防止滑脱、漏气或反流。若引流管不慎脱出，嘱病人呼气，迅速封闭引流口，立即通知医生处理。

（4）引流瓶的护理：引流瓶如无脓液、血液等，可每周更换 1～2 次。引流瓶上的排气孔应予以保护。伤口敷料有分泌物渗湿或污染时，应及时更换。

（5）呼吸功能锻炼：循序渐进进行呼吸功能锻炼，如深呼吸、咳嗽练习、吹气球等，促进肺的复张。避免增加胸内压力的活动，如用力咳嗽和提举重物等。

（6）拔管的护理：如引流管无气体逸出，无胸闷气紧等不适，遵医嘱夹管观察。如病人仍无气紧、呼吸困难、胸片示肺复张方可拔管。

（7）疼痛的管理：保持病房安静，保证病人充足的休息时间，协助病人采取舒适体位，减轻不适。指导病人活动时用手固定胸腔引流管，避免其移动而刺激胸膜；必要时遵医嘱给予止痛药物。保持排便通畅，防止排便用力引起胸痛或伤口疼痛，并防止气胸复发。

4. 并发症及处理

（1）脓气胸：可由肺炎、肺脓肿、胸腔穿刺或肋间引流所致，病情多危重，在积极使用抗生素的基础上及时引流，必要时考虑手术治疗。

（2）血气胸：常因胸膜粘连带内血管破裂所致，肺复张后，出血多能自行停止。观察出血量，若继续出血不止，除保守治疗外应考虑手术结扎血管。

（3）纵隔气肿及皮下气肿：大多数病人气体量少，多无明显症状，部分病人颈部可因皮下积气而变粗。气体积聚在纵隔间隙可压迫纵隔大血管，出现干咳、呼吸困难、呕吐及胸骨后疼痛，并向双肩及双臂放射。皮下气肿及纵隔气肿随胸腔内气体的排出减压而自行吸收。吸入浓度较高的氧气有利于纵隔气肿的吸收。

（4）复张性肺水肿：取半坐卧位休息，使双下肢下垂，高浓度吸氧 6～8 L/min，必要时湿化液中可加酒精。观察血流动力学，调整输液量，

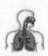

必要时可遵医嘱使用强心药、利尿药、激素类药物等。

（四）用药护理

病人疼痛剧烈时按医嘱给予止痛剂。咳嗽剧烈时遵医嘱适当给予止咳药。

（五）心理护理

本病起病较急，病人缺乏足够的思想准备，会出现焦虑不安、担心、恐惧等，要多与病人交谈，及时解答病人疑问，向病人做好解释，取得理解和配合，并稳定病人情绪。

（六）辨证施护

1. 胸痛严重者取患侧卧位，减轻疼痛。呼吸困难明显，遵医嘱做好胸腔穿刺的准备。病人喘息、气急、呼吸困难时给予氧气吸入。呼吸困难、张口抬肩、面色发绀时，立即报告医生，并配合处理。

2. 饮食宜清淡、富营养，忌食肥腻、煎炸、酸性收敛及助湿生热之品。桃红煮粥，常饮常食，以活血通络、祛瘀止痛。多进食粗纤维食物，保持大便通畅。

3. 气胸未完全缓解时应避免重体力活动及乘坐飞机，禁止进行潜水、跳水活动。

4. 起居有常，避免感冒。劳逸结合，适当锻炼。

5. 自我调适，保持愉快、乐观心情。

6. 定期复查，预防并发症的发生。

【健康指导】

1. 疾病预防指导

生活起居要有规律，不要过于疲劳。在气胸痊愈后的 1 个月内避免进行剧烈运动，如打球、跑步、骑自行车。避免提重物，避免屏气等用力过度增加胸腔压力。平时应保持精神舒畅，心情愉快。

2. 疾病知识指导

指导病人及家属了解病情，认识控制原发病对预防气胸复发的重要性，配合医生，积极治疗。饮食要富于营养，忌食辛辣、动火生痰之品，多食粗纤维食。保持大便通畅，避免便秘。避免诱发气胸的因素，如剧

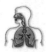

烈咳嗽、抬提重物、屏气等。突然感胸闷、胸痛、气促等及时就诊。

第十六节　结节病的中西医护理

结节病（sarcoidosis）是一种原因不明的、以非干酪样坏死性上皮样细胞肉芽肿为病理特征的系统性肉芽肿性疾病。常侵犯肺、双侧肺门淋巴结，也可以侵犯几乎全身每个器官。部分病例呈自限性，大多预后良好。以中青年发病为主，女性发病率高于男性。

【病因】

1. 遗传易感性

偶有家族性结节病的病例报道，人类白细胞抗原、嗜乳脂蛋白样基因-2 的某些位点的基因表型与结节病的临床表现、预后有一定相关性。

2. 环境因素

感染（带状疱疹等多种病毒、结核及非结核分枝杆菌、支原体及痤疮丙酸杆菌等）和粉尘（铝、锆等无机粉尘，松花粉、黏土等有机粉尘）可能与结节病的发病有关。

【病理】

结节病的病理特点是非干酪样坏死性类上皮肉芽肿。初期病变可见有较多的单核细胞、巨噬细胞、淋巴细胞等炎症细胞浸润，累及肺泡壁和间质。随着病情的进展，炎症细胞减少，非特异性的纤维化逐渐加重。

【临床表现】

（一）症状

1. 多数病例常累及肺和胸内淋巴结。

2. 早期临床症状较轻而胸部 X 线异常明显，后期主要是肺纤维化导致的呼吸困难。

3. 早期常见的呼吸道症状和体征有咳嗽、无痰或少痰，偶有少量血丝痰，可有乏力、低热、盗汗、食欲减退等。

4. 病变发展或肺纤维化时可出现胸闷、气急、发绀，甚可发生咯血、自发性气胸。

（二）体征

1. 肺部体征不明显，部分病人有少量湿啰音或捻发音。

2. 皮肤的常见表现为结节性红斑（多见于面颈部、肩部或四肢）、冻疮样狼疮、麻疹、丘疹等。

3. 眼部受累者可有虹膜睫状体炎、急性色素层炎、角膜-结膜炎等。

（三）结节病的分期

胸部 X 线表现常是结节病的首要发现，根据胸部 X 线对结节病分 5 期：

0 期：肺部 X 线检查阴性，肺部清晰。

Ⅰ期：两侧肺门和（或）纵隔淋巴结肿大，常伴右主支气管旁淋巴结肿大，肺内无异常。

Ⅱ期：肺门淋巴结肿大，伴肺浸润影。

Ⅲ期：仅见肺部浸润影，而无肺门淋巴结肿大。

Ⅳ期：肺纤维化、肺大疱和肺囊肿的改变。

【诊断】

1. 病人的临床表现和胸部 X 线表现与结节病相符合。活检证实有非干酪样坏死性类上皮结节。除外其他原因引起的肉芽肿性病变。

2. 结节病活动期，起病急、临床症状明显、病情进展较快、重要器官受累、血液生化指标异常（血清血管紧张素转换酶活性增高、高血钙、高尿钙症、血清 sIL-2R 升高等）。

3. 肺功能检测，肺活量和肺总量减低，肺弥散功能减低，最大通气量和时间肺活量均明显减低。

4. 结节病的诊断应与下列疾病鉴别：肺门淋巴结结核、淋巴瘤、肺门转移性肿瘤、其他肉芽肿病。

【治疗要点】

1. 胸内型结节病，病情稳定、无症状且肺功能正常的Ⅰ期、Ⅱ期和

Ⅲ期病人无需立即治疗。每 3 个月复查胸片和肺功能等，无进展则不需治疗。

2. 当累及心脏、肾脏、神经系统，眼部（局部用药无效时）以及高钙血症、有症状的Ⅱ期和Ⅲ期肺部结节病时，可使用全身糖皮质激素治疗。

3. 长期服用糖皮质激素者，应严密观察激素的不良反应。

4. 糖皮质激素治疗无效或病人不能耐受其副反应时，可考虑使用其他免疫抑制剂和细胞毒药物如氨甲蝶呤、硫唑嘌呤等。

【护理评估】

1. 病史

询问病人症状、呼吸困难程度、持续时间及用药情况，有无检查治疗等。

2. 身体状况

评估病人的生命体征和精神状态，观察有无口唇、颜面发绀等，有无明显的气促、心悸等。

3. 社会支持系统

评估病人和家属对疾病的认识程度及支持力度。

【常见护理问题】

1. 气体交换受损：与呼吸面积减少、通气/血流比值失调有关。

2. 清理呼吸道低效或无效：与呼吸道炎症痰液过多而黏稠，咳痰无力有关。

3. 焦虑：与呼吸困难影响工作、生活和害怕窒息等因素有关。

4. 活动无耐力：与日常活动供氧不足、疲劳有关。

【中西医护理】

（一）一般护理

1. 环境和体位

室内环境安静、舒适，空气清洁，保持合适的温湿度，室温18℃～22℃、湿度 50%～60% 为宜。病人取舒适体位。

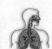

2. 饮食护理

宜少食多餐，选择营养丰富，易消化的食物。清淡为主，避免辛辣刺激食物，勿暴饮暴食，避免摄入容易引起腹胀及便秘的食物。

（二）病情观察

1. 观察病人咳嗽、咳痰、呼吸困难加重的程度。

2. 监测动脉血气分析和水、电解质、酸碱平衡状况。

（三）用药护理

遵医嘱应用泼尼松、免疫抑制剂等药物，观察疗效和不良反应。

（四）氧疗的护理

必要时给予持续低流量低浓度（25%～29%）氧气吸入，并向病人讲解吸氧的目的、方法及注意事项。

（五）功能锻炼

1. 呼吸肌功能锻炼

使浅而快的呼吸转变为深而慢的有效呼吸，加强胸、腹呼吸肌肌力和耐力，改善呼吸功能。

2. 体育锻炼

（1）根据病情制定有效的锻炼计划。

（2）病情较重者鼓励进行床上活动，锻炼以不感觉到疲劳为宜。

【健康指导】

1. 疾病预防指导

指导病人进行呼吸功能锻炼（缩唇、腹式呼吸等），以利于肺功能的恢复。加强体育锻炼，提升机体免疫能力。

2. 疾病知识指导

使病人了解疾病相关知识，积极配合治疗。避免受凉、感冒及劳累等诱发因素。定期复查就诊。讲解氧疗的重要性，鼓励病人坚持氧疗。

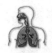

第十七节　胸腔积液的中西医护理

胸膜腔是位于肺和胸壁之间的一个潜在的腔隙。在正常情况下脏层胸膜和壁层胸膜表面上有一层很薄的液体，在呼吸运动时起润滑作用。胸膜腔和其中的液体并非处于静止状态，在每一次呼吸周期中胸膜腔形状和压力均有很大变化，使胸腔内液体持续滤出和吸收，并处于动态平衡。任何因素使胸膜腔内液体形成过快或吸收过缓，即产生胸腔积液（pleural effusions，简称胸水）。

【病因】

1. 胸膜病变

（1）胸膜毛细血管内静水压增高

如充血性心力衰竭、缩窄性心包炎、血容量增加、上腔静脉或奇静脉受阻，产生胸腔漏出液。

（2）胸膜通透性增加

如胸膜炎症（肺结核、肺炎）、结缔组织病（系统性红斑狼疮、类风湿关节炎）、胸膜肿瘤（恶性肿瘤转移、胸膜间皮瘤）、肺梗死、膈下炎症（膈下脓肿、肝脓肿、急性胰腺炎）等，产生胸腔渗出液。

（3）胸膜毛细血管内胶体渗透压降低

如低蛋白血症、肝硬化、肾病综合征、急性肾小球肾炎、黏液性水肿等，产生胸腔漏出液。

（4）壁层胸膜淋巴引流障碍

癌症淋巴管阻塞、发育性淋巴管引流异常等，产生胸腔渗出液。

2. 损伤

主动脉瘤破裂、食管破裂、胸导管破裂等，产生血胸、脓胸和乳糜胸。

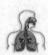

3. 医源性

药物、放射治疗、消化内镜检查和治疗、支气管动脉栓塞术、卵巢过度刺激综合征、液体负荷过大、冠脉搭桥手术、骨髓移植、中心静脉置管穿破和腹膜透析等，都可以引起渗出性或漏出性胸腔积液。

4. 中医病因

本病属中医学"悬饮"的范畴。是由于正气虚衰或有其他慢性疾病引起，导致肺气亏虚，则不能宣发，脾气亏虚，则不能转输，肾气亏虚，则不能蒸腾，三焦失于气化，导致水液不运，停滞胸胁，发为本病。引起本病的外因可归纳为外感湿寒、饮食不当、劳欲所伤等。

【临床表现】

（一）症状

1. 呼吸困难

呼吸困难是最常见的症状，多伴有胸痛和咳嗽。症状和积液量有关，积液量少于 0.3~0.5 L 时症状多不明显，大量积液时心悸及呼吸困难症状明显。

2. 胸腔积液

（1）结核性胸膜炎引起的胸腔积液多见于青年人，常有发热、干咳、胸痛，随着胸水量的增加胸痛可缓解，但可出现胸闷气促。

（2）恶性胸腔积液多见于中年以上病人，一般无发热，胸部隐痛，伴有消瘦和呼吸道或原发部位肿瘤的症状。

（3）炎性积液多为渗出性，常伴有咳嗽、咳痰、胸痛及发热。

（4）心力衰竭所致胸腔积液为漏出液，有心功能不全的其他临床表现。

（5）肝脓肿所伴右侧胸腔积液可为反应性胸膜炎，亦可为脓胸，多有发热和肝区疼痛。

（二）体征

少量积液时，可无明显体征，或可触及胸膜摩擦感及闻及胸膜摩擦音。中至大量积液时，患侧胸廓饱满，触觉语颤减弱，局部叩诊浊音，呼吸音减低或消失。可伴有气管、纵隔向健侧移位。

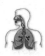

【辅助检查】

（一）诊断性胸腔穿刺和胸水检查

1. 鉴别胸腔积液的性质，区分漏出液和渗出液。

（1）漏出液

①外观清澈透明，无色或浅黄色，不凝固。②比重 < 1.018。③蛋白质含量 < 30 g/L。④细胞数 < 500 × 10⁹/L。

（2）渗出液

①外观颜色深，呈透明或混浊的草黄色或棕黄色，或血性，可自行凝固。②比重 ≥ 1.018。③蛋白质含量 ≥ 30 g/L。④细胞数 ≥ 500 × 10⁹/L。

根据 Light 标准，尤其对蛋白质浓度在 25～35 g/L 者，符合以下任何 1 条可诊断为渗出液。①胸腔积液/血清蛋白比例 > 0.5。②胸腔积液/血清 LDH 比例 > 0.6。③胸腔积液 LDH 水平大于血清正常值高限的三分之二。④胸腔积液胆固醇浓度 > 1.56 mmol/L，胸腔积液/血清胆红素比例 > 0.6，血清-胸腔积液清蛋白梯度 < 12 g/L。

2. 细胞

胸膜炎症时，胸水中可见各种炎症细胞及增生与退化的间皮细胞。恶性胸水中约有 40%～90%可查到恶性肿瘤细胞。

3. 胸水 pH 和胸水葡萄糖

正常胸水 pH 接近 7.6。pH 降低见于脓胸、食管破裂、类风湿性积液。pH 小于 7.0 见于脓胸及食管破裂所致的胸腔积液。正常胸水中葡萄糖含量与血中含量相近。脓胸、类风湿性关节炎、系统性红斑狼疮、结核和恶性胸腔积液中含量可小于 3.3 mmol/L。

4. 病原体

胸水涂片检查、培养，有助于病原诊断。

（二）胸部 X 线检查

胸部 X 线检查见肋膈角变钝，积液量增多时显示有向外侧、向上的弧形上缘的积液影。液气胸时有气液平面。

（三）超声检查

超声检查胸腔积液的灵敏度高，定位准确。

（四）胸膜活检

经皮闭式胸膜活检对胸腔积液病因诊断有重要意义，可发现肿瘤、结核和其他胸膜肉芽肿性病变。

（五）胸腔镜或开胸活检

对上述不能确诊者，必要时可经胸腔镜或开胸活检。通过胸腔镜能全面检查胸膜腔，观察病变形态特征、发布范围及邻近器官受累情况。

（六）支气管镜检查

对咯血、气道阻塞者可行支气管镜检查。

【诊断】

胸腔积液的诊断分三个步骤：确定有无胸腔积液，区别漏出液和渗出液，寻找胸腔积液的原因。

1. 确定有无胸腔积液

中量以上的胸腔积液诊断不难，症状和体征较明显。少量胸腔积液仅表现为肋膈角变钝，易与胸膜粘连混淆，可行侧位胸片。

2. 区别漏出液和渗出液

3. 寻找胸腔积液的原因

（1）漏出液常见病因是充血性心力衰竭，多为双侧胸腔积液，积液量右侧多于左侧。肝硬化胸腔积液多伴有腹水。肾病综合征胸腔积液多为双侧，可表现为肺底积液。低蛋白血症的胸腔积液多伴有全身水肿。腹膜透析胸腔积液类似于腹透液，葡萄糖高，蛋白质 $< 1.0\,g/L$。

（2）渗出液最常见的病因为结核性胸膜炎，多见于青壮年，胸痛（积液增多后胸痛减轻或消失，但出现气急），并常伴有干咳、潮热、盗汗、消瘦等结核中毒症状，胸水检查以淋巴细胞为主，间皮细胞 $< 5\%$，蛋白质多大于 $40\,g/L$，ADA 及 γ 干扰素增高，沉渣找结核杆菌或培养可呈阳性，但阳性率仅约 20%。胸膜活检阳性率达 $60\% \sim 80\%$，PPD 皮试强阳性。老年病人可无发热，结核菌素试验亦常阴性。

（3）类肺炎性胸腔积液系指肺炎、肺脓肿和支气管扩张感染引起的胸腔积液，如积液呈脓性则称脓胸。病人多有发热、咳嗽、咳痰、胸痛等症状，血白细胞升高，中性粒细胞增加伴核左移。先有肺实质的浸润影，或肺脓肿和支气管扩张的表现，然后出现胸腔积液，积液量一般不多。

（4）恶性肿瘤侵犯胸膜引起恶性胸腔积液，常由肺癌、乳腺癌和淋巴瘤直接侵犯或转移至胸膜所致，其他部位肿瘤包括胃肠道和泌尿生殖系统。中老年人多见，有胸部钝痛、咳血丝痰和消瘦等症状，胸水多呈血性、量大、增长迅速。

【治疗要点】

（一）结核性胸膜炎引起胸腔积液的治疗

1. 一般治疗，包括休息、营养支持和对症治疗。

2. 抽液治疗。由于结核性胸膜炎胸水蛋白含量高，容易引起胸膜粘连，原则上应尽快抽尽胸腔内积液或肋间插细管引流。可解除肺及心、血管受压，改善呼吸，使肺功能免受损伤。抽液后可减轻毒性症状，体温下降，有助于使被压迫的肺迅速复张。

3. 抗结核治疗。

4. 糖皮质激素治疗。全身中毒症状严重、有大量胸水者，需在有效抗结核药物治疗的同时，加用糖皮质激素。待体温正常、全身中毒症状消退、胸水明显减少时，逐渐减量至停用。停用速度不宜过快，避免出现反跳现象。

（二）类肺炎性胸腔积液和脓胸的治疗

1. 类肺炎性胸腔积液一般积液量少，经有效的抗生素治疗后可吸收，积液多者应胸腔穿刺抽液，胸水 pH ＜ 7.2 应肋间插管引流。

2. 脓胸治疗原则是控制感染、引流胸腔积液及促使肺复张，恢复肺功能。支持治疗，应给予高能量、高蛋白及富含维生素的食物，纠正水电解质紊乱及维持酸碱平衡。

（三）恶性胸腔积液的治疗

1. 胸腔积液多为晚期恶性肿瘤常见并发症，其胸水生长迅速，常因大量积液的压迫引起严重呼吸困难，甚至导致死亡。常需反复胸腔穿刺

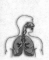

抽液，也可选择化学性胸膜固定术，在抽吸胸水或胸腔插管引流后，胸腔内注入博来霉素、顺铂、丝裂霉素等抗肿瘤药物，或胸膜粘连剂，如滑石粉等，可减缓胸水的产生。也可胸腔内注入生物免疫调节剂，如短小棒状杆菌疫苗、白介素-2、干扰素、淋巴因子激活的杀伤细胞、肿瘤浸润性淋巴细胞等，可抑制恶性肿瘤细胞、增强淋巴细胞局部浸润及活性，并使胸膜粘连。

2. 胸腔内插管持续引流，创伤小、易固定、效果好、可随时胸腔内注入药物。对插管引流后肺仍不复张者，可行胸-腹腔分流术或胸膜切除术。

3. 大量胸腔积液者行胸腔穿刺抽液时的注意事项：

（1）大量胸水者每周抽液 2～3 次，直至胸水完全消失。

（2）首次抽液不要超过 700 mL，以后每次抽液量不应超过 1000 mL。

（3）抽液过快、过多可使胸腔压力骤降，发生复张后肺水肿或循环衰竭。表现为剧咳、气促、咳大量泡沫状痰，双肺满布湿啰音，PaO_2 下降，胸部 X 线显示肺水肿征。应立即吸氧，酌情应用糖皮质激素及利尿剂，控制液体入量，严密监测病情与酸碱平衡，有时需气管插管机械通气。

（4）若抽液时发生头晕、冷汗、心悸、面色苍白、脉细等表现应考虑"胸膜反应"，应立即停止抽液，使病人平卧，必要时皮下注射 0.1% 肾上腺素 0.5 mL，密切观察病情，注意血压变化，防止休克。

（四）辨证论治

本症属中医"悬饮"范围，常予分型治疗。邪犯胸肺型，以和解少阳治法为主。饮停胸邪型，以逐水祛饮治法为主。络气不合型，以理气通络治法为主。阴虚内热型，以养阴清热治法为主。气虚不足型，以补中益气治法为主。

【护理评估】

1. 病史

询问病人病史、症状、呼吸困难程度及用药情况，有无检查治疗等。

2. 身体状况

评估病人的生命体征和精神状态，观察有无口唇、颜面发绀，有无疼痛等，有无明显的气促、心悸等。

3. 社会支持系统

评估病人和家属对疾病的认知程度及支持力度。

【常见护理问题】

1. 气体交换受损：与大量胸腔积液压迫，气体交换面积减少有关。

2. 体温过高：与细菌感染有关。

3. 营养失调：低于机体需要量，与胸膜炎症、胸腔积液等引起的高热、高消耗有关。

4. 疼痛：胸痛，与胸膜摩擦、胸腔积液等有关。

5. 潜在并发症：胸腔穿刺抽液潜在并发症有穿刺部位疼痛、出血、血胸、气胸、脓胸等。

【中西医护理】

（一）一般护理

1. 休息与活动

保持病室整洁、卫生、舒适，保持空气流通。大量胸腔积液病人，呼吸困难明显或体温过高者，应卧床休息。体温恢复和胸腔积液吸收或抽吸后，应鼓励病人逐渐活动，增加肺活量。胸腔积液完全吸收后应继续休息2～3个月，避免疲劳。

2. 营养支持

观察病人营养状况。根据情况给予高蛋白、高热量、高维生素、低脂、易消化食物。发热病人可给予流质或半流质饮食，鼓励病人足量饮水。

3. 生活护理

鼓励病人经常漱口，增加食欲，发热病人做好口腔护理，出汗多时及时协助擦汗、换衣，保持皮肤清洁干燥，避免受凉。

（二）病情观察

1. 观察病人呼吸频率、节律及呼吸困难的程度。

2. 观察病人体温变化。高热时可采用温水擦浴、酒精擦浴、冰袋等进行物理降温，寒战时应注意保暖。

3. 观察病人胸痛的程度及加重和缓解胸痛的原因。指导病人采取患侧卧位，必要时用胸带固定胸部，减少胸部活动，减轻疼痛。

4. 监测血氧饱和度和血气分析的变化。

5. 保持呼吸道通畅，鼓励病人积极排痰。

6. 对胸腔穿刺抽液后的病人，应密切观察穿刺处有无渗血或渗液、有无虚脱表现。如果低热或午后潮热转为高热，提示病重。

（三）用药指导

遵医嘱使用抗生素，观察疗效及不良反应。

（四）对症护理

1. 胸腔穿刺的护理

术前准备用物，术中配合医生操作，术后观察病情。若属于结核性胸膜炎抽液时，要做好抽液用具和抽出液的消毒隔离工作，以防交叉感染。

2. 引流管的护理

（1）嘱病人注意导管固定点，防止牵拉脱出、扭曲、阻塞。

（2）保持引流畅通，经常用生理盐水冲洗置入管，防止纤维蛋白的堵塞。

（3）严格执行无菌操作，引流速度应调在 50 mL/min，速度过快易引起复张性肺水肿。

（4）观察病情变化及引流量颜色，在开始引流 1～4 小时内，注意观察病人的脉搏、呼吸，有无胸闷、心悸、出汗等症状，如无则继续引流，同时注意引流液的颜色，并记录总量。

（5）预防感染，由于引流时间长和经引流管向胸腔注药或冲洗管等因素，有潜在感染的危险，应及时更换敷料和消毒负压瓶，以及接头以下引流管。

（6）每日更换胸腔闭式引流瓶，严格无菌操作，避免逆行感染。

（五）呼吸功能锻炼

恢复期的病人应加强呼吸功能锻炼如腹式呼吸、缩唇呼吸等。

（六）心理护理

1. 提供安全舒适的环境，使病人感到安全。

2. 耐心解释病情，消除其悲观、焦虑不安的情绪，配合治疗。

3. 加强与病人沟通，鼓励病人说出焦虑的感受，并对病人表示理解。了解病人焦虑的程度，并帮助其降低焦虑水平。

4. 当病人进行诊断和手术、检查及各种治疗护理前，耐心做好解释和宣教，消除其焦虑不安的情绪。指导病人使用放松技巧，如仰视、控制呼吸、垂肩、冷静地思考、改变说话的语音、搓脸、自我发泄等。必要时遵医嘱使用抗焦虑药，并仔细观察其药物疗效和不良反应。

（七）辨证施护

1. 初起宜和解宣利，停饮时应逐水祛饮。停饮时先服控涎丹，后用椒目瓜蒌汤加减。亦可用葶苈子、桑白皮煎水饮能泻肺行水。

2. 悬饮的不同病期要采用不同的护理。如早期寒热时，可注射柴胡液以和解清热。胸痛严重时可固定病侧胸廓，如用胶布或伤湿祛痛膏，将局部拉紧后敷贴，亦可取病侧卧位以减轻疼痛。薄荷（或黄芩）、柴胡煎水代茶饮可清解邪热。

3. 呼吸困难者可取半坐卧位。胸腔积液病人呼吸困难明显或体温过高者，应卧床休息。

4. 饮食宜清淡、富营养，忌食肥腻、煎炸、过咸、酸性收敛及助湿生热之品。悬饮病的发病多与过饮生冷、饮食不节有着密切关系，故在疾病康复过程中，忌食生冷之物，忌暴饮暴食，以免损伤脾阳，滋生水饮。悬饮病后期病人体质虚弱，消瘦乏力，故应逐步增加营养，进食高蛋白饮食，如牛奶、鸡蛋、瘦肉以及豆类食品，配合银耳、百合等滋阴之品以益气养阴，增强体质。

5. 起居有常，避免感冒。劳逸结合，适当锻炼。恢复期进行适当户外活动，以增强体质，多做深呼吸运动，防止胸膜粘连。

6. 自我调适，保持愉快、乐观心情。异常的情志变化可影响疾病康复，需做好情志护理，应予病人劝导解释，以调畅情志，行气活血。

【健康指导】

1. 疾病预防指导

预防悬饮，应调适冷暖，适时加衣，避免外感寒邪，不要冒雨涉水，勿坐湿地以防水湿浸渍。劳倦所伤亦能致病，故应修身养性，保持情态畅达。劳逸结合，避免过耗精气。

2. 疾病知识指导

（1）向病人及家属解释本病的特点及目前的病情，介绍所采用的治疗方法、药物剂量、用法和不良反应。

（2）对结核性胸膜炎的病人需特别强调坚持用药的重要性，即使临床症状消失，也不可自行停药，应定期复查，遵从治疗方案，防复发。

（3）指导病人合理安排休息与活动，逐渐增加活动量，避免过度劳累。

3. 饮食指导

加强营养，向病人及家属讲解加强营养为胸腔积液治疗的重要组成部分，需合理调配饮食，进高能量、高蛋白、富含维生素的食物，增强机体抵抗力。

第十八节　胸膜炎的中西医护理

胸膜炎是胸膜的一种炎症。胸膜是湿润的双层的黏膜，包绕着肺脏，紧贴肋骨。胸膜炎可使呼吸极度疼痛，如果不立即治疗，可致胸膜渗出，渗于两胸膜之间，称为胸腔积液。

胸膜分为脏层和壁层。脏层包裹在肺的表面，壁层衬贴于胸壁的内面、纵隔外面和膈的上面，分别称为肋胸膜、纵隔胸膜和膈胸膜。在胸廓上口，由肋胸膜和纵隔胸膜相互移行而形成的圆顶状隆起称颈胸膜或胸膜顶，向上突入颈根部。胸膜脏、壁两层相互移行，形成左右两个完全密闭的膜性囊腔。因肺突入膜性囊，正常脏、壁两层间有潜在间隙，此间隙即胸膜腔。

胸膜炎是一种常见的呼吸道疾病，尤其在冬春季发病较多。引起这种疾病的病菌除结核杆菌外，尚有葡萄球菌、链球菌等化脓性细菌。

胸膜炎分干性和湿性两种，无论是哪一种胸膜炎，在急性期都应卧床休息，采用药物治疗。在恢复期使用药物治疗的同时，辅以体育疗法，这样能增强病人的心肺功能，促进病人的体力恢复，减轻胸水造成的肺不张现象。体育疗法还能使胸膜得到轻微的活动，牵引开已经粘连的胸膜，促进胸膜腔中的炎性分泌物尽快吸收，防止发生肺粘连、肺不张等后遗症。

【分型】

1. 干性胸膜炎

当机体对结核菌过敏反应较低时，结核菌侵入胸膜，发生干性胸膜炎，治疗后，多遗留不同程度的胸膜肥厚和粘连。

2. 渗出性胸膜炎

当机体对结核菌及其代谢产物呈高度过敏时，则炎症迅速发展，炎性细胞浸润，浆液纤维蛋白的成分增多，形成大量渗液便成为渗出性胸膜炎，或由结核菌直接感染，也可引起渗出性胸膜炎。

【病因】

1. 纤维蛋白性胸膜炎

即"干性胸膜炎"，胸膜局部渗出少量纤维蛋白而无胸腔积液。多由肺部炎症蔓延至胸膜所致，多数无症状，少数病人有局限性针刺样痛。

2. 浆液纤维蛋白性胸膜炎

即"渗出性胸膜炎"，为浆液和纤维蛋白渗出积聚于胸腔内，常由结核性胸膜炎、化脓性胸膜炎、肿瘤性胸膜炎所致。胸痛、气急为主要表现。

3. 结核性胸膜炎

由结核菌从原发综合征经淋巴系统到达胸膜，或胸膜下的结核病灶蔓延至胸膜所致。临床主要有结核性干性胸膜炎、结核性渗出性胸膜炎、结核性脓胸。常有胸痛、气急及结核中毒症状。

4. 肿瘤性胸膜炎

由胸内或胸外肿瘤，直接侵犯或转移至胸膜所致。主要表现为胸闷、进行性呼吸困难，并伴原发病灶的相应症状。

5. 化脓性胸膜炎

多由肺、食道、腹部感染等蔓延至胸膜所致。表现为恶寒、高热、胸痛、咳嗽和咯吐脓痰。

6. 真菌性胸膜炎

多由放线菌、白色念球菌累及胸膜所致。

7. 结缔组织病胸膜炎

常见于类风湿性关节炎及系统性红斑狼疮等疾病。以胸痛、气急及原发疾病症状为主要表现。

8. 胆固醇性胸膜炎

为胸液中含有大量的游离胆固醇结晶，可能与脂肪代谢障碍有关，临床症状轻微。

【临床表现】

1. 干性胸膜炎

（1）由于脏层和壁层胸膜相互贴近、摩擦，而表现为患侧刀割样胸痛，深呼吸或咳嗽时，疼痛最显著。

（2）结核中毒症状较轻。

（3）体检时患侧呼吸运动受限，听诊时可闻及胸膜摩擦音。

2. 渗出性胸膜炎

（1）渗出性胸膜炎的症状比干性胸膜炎明显。病人先有乏力、畏寒、虚汗、全身不适，逐渐发热、胸痛、咳嗽、深呼气或活动时加剧，随着渗液的逐渐增加，肺脏受压，则胸闷、气短更为显著。

（2）大量渗液阻碍了壁层和脏层胸膜之间的摩擦，疼痛反而减轻，由剧痛变为钝痛、胀痛或逐渐消失。

（3）大量的胸腔积液可将气管等器官推向健侧并使肋间隙饱满，心尖搏动移位或消失，膈肌下降。

（4）叩诊时，积液上部呈浊音，下部呈实音。听诊可有呼吸音减弱或消失，语颤减弱。

（5）胸部 X 线检查可发现积液的明确部位。

【辅助检查】

1. 实验室检查

血常规、血沉、肝功、血糖、乙肝五项。

2. 胸水检查

胸水集菌、培养或胸水查结核菌。必要时做胸膜活检，以协助诊断。

3. 胸部 X 线检查

胸部 X 线胸片、胸部 CT 检查。胸部 X 线检查因胸膜腔积液的量和部位不同表现各异。

4. 胸部超声检查

可见积液反射波，能明确积液范围并可作出准确定位，有助于确定穿刺部位，是最主要的诊断方法。

5. 胸腔镜检查

用于以上检查不能确诊者。

【诊断】

1. 干性胸膜炎

呼吸运动受限，局部压痛，呼吸音减弱，可闻及胸膜摩擦音。

2. 渗出性胸膜炎

积液量多时患侧呼吸运动受限，甚则强迫体位，呼吸急促，心率加快，胸廓饱满，气管向健侧移位，叩诊呈实音，语颤、呼吸减弱或消失。

3. 胸水常规及生化检查。

4. 胸部 B 超为注意诊断依据，即可示积液部位，亦可揭示胸膜腔积液的量。

5. 胸部 X 线显示有胸腔积液的影像。

6. 必要时可用胸膜穿刺活检等确定疾病性质。

【治疗要点】

（一）抗生素治疗

1. 抗结核药物治疗适用于结核性干性或渗出性胸膜炎的治疗。

2. 非结核性胸膜炎，应针对原发病（如感染、肿瘤等）选择相应的药物治疗。

3. 化脓性胸膜炎或结核性脓胸伴感染可选用青霉素肌注治疗。

（二）缓解疼痛可用口服阿司匹林、吲哚美辛或可待因。

（三）胸腔穿刺抽液

适用于渗出性胸膜炎胸腔大量积液，有明显呼吸困难，或积液久治仍不吸收者。每次抽液量不宜超过 1000 mL，每周 2～3 次。

（四）激素治疗

与抗结核药物联用，对消除全身毒性症状，促进积液吸收，防止胸膜增厚粘连，有积极的治疗作用。可用泼尼松 15～30 mg，分 3 次口服，待全身症状改善，积液明显吸收减少时，可逐渐减量，一般用药 4～6 周。

（五）辨证论治

1. 邪犯胸肺者证候为恶寒发热，咳嗽痰少，胸胁刺痛，口苦咽干，舌红苔薄，脉弦数。治法以和解清热，理气通络为主。

2. 饮停胸胁者证候为咳唾引痛，呼吸困难，咳逆喘息，不能平卧，舌苔白腻，脉沉弦。治法以逐水祛饮为主。

3. 痰瘀互结者证候为胸痛胸闷，呼吸不畅，迁延经久不已，舌紫暗，苔白，脉弦。治法以化痰活血、理气和络为主。

4. 阴虚内热者证候为呛咳少痰，口干咽燥，潮热盗汗，五心烦热，颧红，形体消瘦，舌红少苔，脉细数。治法以滋阴清热为主。

5. 其他中医治疗方法，包括针灸，可以减轻由于胸膜炎和渗出引起的不适症状。中药麻黄可有效扩张支气管，有助平静呼吸，但要注意大剂量麻黄和大剂量的肾上腺素有相同作用，如果有高血压、心脏病，则不用。

【护理评估】

1. 病史

评估生活习惯、居住环境。评估病人的发病史，是否感受寒邪湿邪。

2. 身体状况

（1）评估胸胁疼痛的性质、程度、部位。初期为刀割样或撕裂样，呼吸时加重。进而发展为持续性胀痛，咳唾转侧更甚。饮邪消退时则多为闷痛、隐痛或胀闷不适。

（2）疼痛程度，初起疼痛剧烈，随病情加重疼痛加重，饮邪集聚甚多时则疼痛反不显著，而以喘促为主，当饮邪开始消退时，胸胁痛又起。

（3）疼痛部位，初期多于一侧胸胁，如发生于两侧者，提示病情加重，引起警惕。

3. 社会支持系统

评估病人心理状态，本人及家属对疾病的认知程度。

【常见护理问题】

1. 呼吸困难与饮停胸胁：与气机升降输布受阻有关。

2. 胸闷、胸痛与饮邪停积胸胁：与脉络受阻，气机不利有关。

3. 潜在并发症：虚脱与使用逐水剂有关。

【中西医护理】

（一）一般护理

1. 休息与活动

居室宜向阳温暖，温度适宜，空气清新、流通，避免对流风。渗出性胸膜炎多有发热，应卧床休息，采用患侧卧位，使健侧肺充分发挥代偿作用。

2. 饮食调护

（1）胸膜炎的早期易导致蛋白质的丢失，或其他全身性疾病而未注重营养的调节，从而加重胸膜炎的病情。

（2）病人应注意合理饮食的调理。加强营养，增进食欲，给予高蛋白、高热量、多种维生素易消化的饮食。宜食软饭或半流食，食物当易消化而富营养，食性宜偏温，助温化饮邪。可选用赤豆、薏米、冬瓜、芹菜、紫菜、红枣、桂圆、鸡蛋、鲤鱼、甲鱼等健脾、利气、行水的食物。适当限制饮水量，少进水果、果汁、汤汁饮料，忌食煎炸、油腻、黏滑之食品，以免助生水湿痰热，加重病情。酸性食物有收敛作用，往往使邪恋难去，应少食或不食。

（二）病情观察

1. 观察胸痛、呼吸、体温等变化。观察胸痛的部位、性质、程度、时间以及咳嗽、咯痰、呼吸等情况。

2. 对胸腔穿刺抽液后的病人，应密切观察其呼吸、脉搏、血压、神志的变化，注意穿刺处有无渗血或渗液，有无虚脱表现。如果低热或午后潮热转高热，提示病重。

（三）对症护理

1. 胸腔穿刺放液

（1）因胸腔积液过多，纵隔或心脏受压，呼吸困难明显严重者，经药物治疗渗液吸收缓慢，可作胸腔穿刺抽取渗液以缓解症状，避免纤维蛋白沉积而引起胸膜粘连增厚。

（2）抽液时速度不可过快，首次可抽液 400～600 mL，以后可逐渐增加，但每次不超过 1000 mL，以免因胸腔压力骤减，纵隔移位而引起循环障碍或休克。

（3）操作过程中时刻观察病人的呼吸、心率等情况，如病人主诉心慌、气短、出虚汗等，提示发生胸膜休克反应，则应停止操作，皮下注射肾上腺素，取平卧或半卧位，给予吸氧休息。

（4）抽水完毕，根据病情需要可向胸膜腔内注入抗结核药物或糖皮质激素，以提高对局部疾病的疗效。若属于结核性胸膜炎抽液时，要做好抽液用具和抽出液的消毒隔离工作，以防交叉感染。

2. 病人喘促、气急、呼吸困难时给予氧气吸入。

3. 如有痰液，鼓励病人积极排痰，保持呼吸道通畅。

4. 积液过多者应嘱病人卧患侧，必要时用宽胶布固定胸壁，以减少胸部活动幅度，减轻疼痛。饮停胸胁胀满者，避免频繁的翻身。

（四）用药护理

1. 疼痛治疗

胸痛剧烈者可选用止痛药物，如阿司匹林 0.3～0.6 g，每日 2～3 次。吲哚美辛（消炎痛）25 mg，每日 3 次等。咳嗽剧烈时可选用喷托维林 25 mg，每日 3～4 次。复方甘草合剂 10 mL，每日 3 次口服，或可待因 15～30 mg，3 次/日。遵医嘱酌情给服玄乎止痛片、退热止痛药。

2. 抗结核治疗

抗结核治疗的原则是早治，药物要足量和长期用药。结核性胸膜炎常采用链霉素和异烟肼联合治疗。

3. 肾上腺皮质激素的应用

在应用抗结核药物的同时，使用泼尼松类激素，适用于急性结核性渗出性胸膜炎，可使全身中毒症状减轻，促进渗出液的吸收，减少胸膜粘连。

4. 逐水剂的服用

（1）应根据医嘱准时、准量，正确地服用。宜在清晨空腹时服，若服药量大，可分次服下，但必须在 1 小时内服完。服药后嘱病人静卧休息，2～3 小时后方可进食。

（2）服药前后观察腹泻时间、次数，排便的性质、颜色、量及伴随症状。一般在药后半小时即开始腹泻，每次约 600～800 mL，4～5 次后渐止。若便次频频，超过 10 次，排出液量 1000 mL 即可出现虚脱的现象。

（五）心理护理

剧烈胸痛，易产生紧张情绪，顾虑重重。要关心病人痛苦，耐心解释，向病人说明该病是完全可以治疗的，要积极配合。使其能增强信心，保持心情舒畅，从而肝气得舒，气机调达，提高痛阈。

（六）辨证施护

1. 热熨疗法。如用热水袋或双柏散水蜜调后热敷患侧胸部，或用法半夏、陈皮、厚朴各 6 g，苍术、白术各 10 g，干姜、甘遂、大戟、白芥子各 3 g，炒热布包熨背部，可温化寒饮，减轻疼痛。遵医嘱针刺支沟、阳陵泉、外关、期门或背俞穴，以理气活络止痛。

2. 饮食调护。饮邪久郁者，可用红花泡酒，桃红煮粥，常饮常食，以活血通络，祛瘀止痛。饮食宜清淡、富营养，忌食肥腻、煎炸、酸性收敛及助湿生热之品。

3. 劳逸结合，选择适当锻炼方式，增强体质。自我调适，保持愉

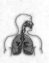

快、乐观心情。起居有常，避免感冒。定期复查，预防并发症的发生。

（七）运动疗法

1. 按摩胸部：坐、立、卧均可，脱去外衣，将两手互相搓热，用两手轻轻按摩两侧胸到局部发热为止，每日2～3次，每次5～10分钟。按摩后及时穿上衣物，防止着凉引起感冒。

2. 扩胸运动：站在地上，抬头挺胸，两臂侧平举，尽量向后振臂，然后复原，每次扩胸20～30次，每日2次。

3. 抱头转身：站在空气新鲜的地方，两手抱住后脑勺，左右转身，幅度由小到大，每侧转动20～30次，这样能使胸部扩大，运动加强。

4. 仰卧挺胸：仰卧在床上，两手放在体侧，头和脚不动，胸部尽量向上挺，挺起来后停几秒钟再落下，如此反复进行，每日2次，每次20～30下。这样能使胸部和腰背部的力量增强，防止胸膜粘连。

5. 站吸蹲呼：站在地上，两臂侧上举，同时深吸气，然后两臂向胸前交叉，身体下蹲，同时深呼气。每日2次，每次20～30下。这样站吸蹲呼，能增强膈肌的力量，使胸膜腔的炎症分泌物早日吸收。

6. 屈体运动：站在空气新鲜的地方，身体先向左侧尽量屈曲，深吸气，然后再向右侧屈曲，深呼气，反复20～30次，能牵拉胸膜，使粘连分离。

7. 前后摆臂：站在地上，用力向前后摆动两臂，向前向上摆及向后摆，幅度要尽量大些，每次20～30下。

8. 举手托天：站在地上，两手尽量向上举，背屈手腕，手掌向上，两手呈托天状，然后复原将手放下，每日2次，每次20～30下。

【健康指导】

1. 疾病预防指导

（1）指导病人生活起居要有规律，适当安排工作与休息，不要过于疲劳。

（2）平时应保持精神舒畅，心情愉快，参加一些自己喜欢的文娱活动。避免诱发本病的因素。

（3）饮食要富于营养，忌食辛辣、动火生痰之品，有烟酒嗜好者应坚决戒除。

2. 疾病知识指导

（1）为病人和家属介绍有关疾病知识的预防和识别，以便随时发现病情变化，及时就诊，调整治疗方案。

（2）积极治疗各种慢性病，以免伤及脏腑，以生本病。结核性悬饮者应坚持治疗，巩固疗效，定期复查。

（3）适当进行体育锻炼，如散步、做体操、打太极拳等，提高机体抗病能力。一旦出现胸痛、呼吸困难立即就诊。

3. 心理指导

指导病人保持乐观情绪，激励病人积极的生活方式，保持情志舒畅，从而帮助病人树立战胜疾病的信心。

第十九节　原发性支气管肺癌的中西医护理

原发性支气管肺癌（primary bronchogenic carcinoma），简称肺癌（lung cancer），为起源于支气管黏膜或腺体的恶性肿瘤。肺癌是严重危害人类健康的疾病。肺癌的早期诊断是提高治疗效果的有效途径，影像学和痰液脱落细胞学诊断的进展，对肺癌的早期诊断提供了有利条件。

【病因】

1. 吸烟

吸烟是肺癌死亡率进行性增加的首要原因。烟雾中的苯并芘、尼古丁、亚硝胺和少量放射性元素钋等均有致癌作用，尤其易致鳞状上皮细胞癌和未分化小细胞癌。被动吸烟或环境吸烟也是肺癌的病因之一。

2. 职业致癌因子

可致人类肺癌的职业因素包括石棉、砷、铬、镍、铍、煤焦油、芥子气、三氯甲醚、氯甲甲醚、烟草的加热产物以及铀、镭等放射性物质衰变时产生的氡和氡子气, 电离辐射和微波辐射等。

3. 空气污染

空气污染包括室内小环境和室外大环境污染, 室内被动吸烟、燃料燃烧和烹调过程中均可能产生致癌物。

4. 电离辐射

大剂量电离辐射可引起肺癌, 不同射线产生的效应也不同。

5. 饮食与营养

较少食用含 β 胡萝卜素的蔬菜和水果, 肺癌发生的危险性升高。

6. 其他诱发因素

有结核病者患肺癌的危险性是正常人群的 10 倍。其主要组织学类型是腺癌。此外, 病毒感染、真菌毒素 (黄曲霉素) 等, 对肺癌的发生可能也起一定作用。

7. 遗传和基因改变

研究认为肺癌可能是一种外因通过内因发病的疾病。外因可诱发细胞的恶性转化和不可逆的基因改变, 包括原癌基因的活化、抑癌基因的失活、自反馈分泌环的活化和细胞凋亡的抑制, 从而导致细胞生长的失控。

8. 中医病因

肺癌属于中医学 "肺积" "痞癖" "咯血" 等范畴。其病因病机与正气内虚、烟毒内蕴、邪毒侵肺及痰湿聚肺等有关。分为气血瘀滞、气虚痰湿、阴虚毒热、气阴两虚和阴阳两虚等证型, 中晚期肺癌以气阴两虚为主。

【分类】

(一) 原发性支气管肺癌按解剖学部位分类

1. 中央型肺癌

中央型肺癌为发生在段支气管至主支气管的肺癌, 约占 3/4, 较多见鳞状上皮细胞癌和小细胞肺癌。

2. 周围型肺癌

周围型肺癌为发生在段支气管以下的肺癌, 约占 1/4, 多见腺癌。

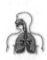

（二）肺癌按组织病理学分类

1. 非小细胞肺癌（non-small cell lung cancer，NSCLC）

（1）鳞状上皮细胞癌（简称鳞癌）

以中央型肺癌多见，并有向管腔内生长的倾向，早期常引起支气管狭窄导致肺不张或阻塞性肺炎。癌组织易变性、坏死，形成空洞或癌性肺脓肿。鳞癌最易发生于主支气管腔，发展成息肉或无蒂肿块，阻塞管腔引起阻塞性肺炎。有时也可发展成周围型，倾向于形成中央性坏死和空洞。包括乳头状型、透明细胞型、小细胞型和基底细胞样型。典型的鳞癌细胞大，呈多形性，胞浆丰富，有角化倾向，核畸形，染色深，细胞间桥多见，常呈鳞状上皮样排列。

（2）腺癌

包括腺泡状腺癌、乳头状腺癌、细支气管-肺泡细胞癌、实体癌黏液形成。典型的腺癌呈腺管或乳头状结构，细胞大小比较一致，圆形或椭圆形，胞浆丰富，常含有黏液，核大，染色深，常有核仁，核膜比较清楚。腺癌倾向于管外生长，也可循泡壁蔓延，常在肺边缘部形成直径2～4 cm 的肿块。腺癌早期即可侵犯血管、淋巴管，常在原发瘤引起症状前即已转移。

（3）大细胞癌

包括大细胞神经内分泌癌、复合性大细胞神经内分泌癌、基底细胞样癌、淋巴上皮瘤样癌、透明细胞癌、伴横纹肌样表型的大细胞癌。可发生在肺门附近或肺边缘的支气管。细胞较大，但大小不一，常呈多角形或不规则形，呈实性巢状排列，常见大片出血性坏死。大细胞癌的转移较小细胞未分化癌晚，手术切除机会较大。

（4）其他：腺鳞癌、类癌、肉瘤样癌、唾液腺型癌（腺样囊性癌、黏液表皮样癌）等。

2. 小细胞肺癌（small cell lung cancer，SCLC）

早期多已转移到肺门和纵隔淋巴结，并由于其易侵犯血管，在诊断时大多已有肺外转移。包括燕麦细胞型、中间细胞型、复合燕麦细胞型。癌细胞多为类圆形或菱形，胞浆少，类似淋巴细胞。燕麦细胞型和中间

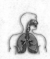

型起源于神经外胚层的 Kulchitsky 细胞或嗜银细胞。

【分期】

1. 原发性支气管肺癌临床分期

（1）美国联合癌症分类委员会（AJCC）和国际抗癌联盟（UICC）2002 年制订的 TNM 分期，见表 2-8。

表 2-8　原发性支气管肺癌临床分期表

原发肿瘤（T）	
Tx	原发肿瘤不能评价：痰、支气管灌洗液找到癌细胞，但影像学或支气管镜没有可视肿瘤
T_0	没有原发肿瘤的证据
Tis	原位癌
T_1	肿瘤最大径 ≤ 3 cm，周围为肺或脏层胸膜所包绕，镜下肿瘤没有累及叶支气管以上（即没有累及主支气管）
T_2	肿瘤大小或范围符合以下任何一点： 肿瘤最大径 > 3 cm 累及主支气管，但距隆突 ≥ 2 cm 累及脏层胸膜 扩展到肺门的肺不张或阻塞性肺炎，但不累及全肺
T_3	任何大小的肿瘤已直接侵犯下述之一者：胸壁（上沟癌）、膈肌、纵隔、胸膜、心包，肿瘤位于距隆突 2 cm 以内的主支气管但尚未累及隆突，全肺的肺不张或阻塞性炎症
T_4	任何大小的肿瘤已直接侵犯下述之一者：纵隔、心脏、大血管、气管、椎体、隆突，恶性胸腔积液或恶性心包积液；原发肿瘤同一叶内出现单个或多个卫星结节
区域淋巴结（N）	
Nx	区域淋巴结不能评价
N_0	没有区域淋巴结转移
N_1	转移至同侧支气管周围淋巴结和（或）同侧肺门淋巴结，和原发肿瘤直接侵及肺内淋巴结
N_2	转移至同侧纵隔和（或）隆突下淋巴结
N_3	转移至对侧纵隔、对侧肺门淋巴结、同侧或对侧斜角肌或锁骨上淋巴结

远处转移（M）	
Mx	远处转移不能评价
M_0	无远处转移
M_1	有远处转移

（2）TNM 与临床分期的关系，见表 2-9。

表 2-9　TNM 与临床分期的关系表

临床分期	TNM 分期
隐性癌	Tx，N_0，M_0
0 期	Tis，原位癌
I a 期	T_1，N_0，M_0
I b 期	T_2，N_0，M_0
II a 期	T_1，N_1，M_0
II b 期	T_2，N_1，M_0；T_3，N_0，M_0
III a 期	T_1，N_2，M_0；T_2，N_2，M_0；T_3，N_1，M_0；T_3，N_2，M_0
III b 期	T_4，任何 N，M_0；任何 T，N_3，M_0
IV 期	任何 T，任何 N，M_1

【临床表现】

1. 原发肿瘤的临床表现

（1）咳嗽

为早期症状常为无痰或少痰的刺激性干咳，当肿瘤引起支气管狭窄后可加重咳嗽，多为持续性，呈高调金属音性咳嗽或刺激性呛咳。

（2）血痰或咯血

多见于中央型肺癌。肿瘤向管腔内生长者可有间歇或持续性痰中带血，如果表面糜烂严重侵蚀大血管，则可引起大咯血。

（3）气短或喘鸣

肿瘤向支气管内生长，或转移到肺门淋巴结致使肿大的淋巴结压迫主支气管或隆突，或引起部分气道阻塞时，可有呼吸困难、气短、喘息，偶尔表现为喘鸣，听诊时可发现局限或单侧哮鸣音。

（4）发热

肿瘤组织坏死可引起发热，多数发热的原因是由于肿瘤引起的阻塞性肺炎所致，抗生素治疗效果不佳。

（5）体重下降

消瘦为恶性肿瘤的常见症状之一。肿瘤发展到晚期，由于肿瘤毒素和消耗的原因，并有感染、疼痛所致的食欲减退，可表现为消瘦或恶病质。

2. 肺外胸内的临床表现

（1）胸痛

多数病人可有模糊或难以描述的胸痛或钝痛，可由于肿瘤细胞侵犯所致，也可由于阻塞性炎症波及部分胸膜或胸壁引起。

（2）声音嘶哑

癌肿直接压迫或转移致纵隔淋巴结压迫喉返神经（多见左侧），可发生声音嘶哑。

（3）吞咽困难

癌肿侵犯或压迫食管，可引起吞咽困难，尚可引起气管-食管瘘，导致肺部感染。

（4）胸水

约10%的病人有不同程度的胸水，通常提示肿瘤转移累及胸膜或肺淋巴回流受阻。

（5）上腔静脉阻塞综合征

由于上腔静脉被附近肿大的转移性淋巴结压迫或右上肺的原发性肺癌侵犯，以及腔静脉内癌栓阻塞静脉回流引起。表现为头面部和上半身瘀血水肿，颈部肿胀，颈静脉扩张，病人常主诉领口进行性变紧，可在前胸壁见到扩张的静脉侧支循环。

（6）颈交感神经麻痹综合征（Horner 综合征）

肺尖部肺癌又称肺上沟瘤，易压迫颈部交感神经，引起病侧眼睑下

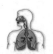

垂、瞳孔缩小、眼球内陷，同侧额部与胸壁少汗或无汗。也常有肿瘤压迫臂丛神经造成以腋下为主、向上肢内侧放射的火灼样疼痛，在夜间尤甚。

3. 胸外转移的临床表现

（1）转移至中枢神经系统

可引起颅内压增高，如头痛，恶心，呕吐，精神状态异常。少见的症状为癫痫发作，偏瘫，小脑功能障碍，定向力和语言障碍。此外还可有脑病，小脑皮质变性，外周神经病变，肌无力及精神症状。

（2）转移至骨骼

可引起骨痛和病理性骨折。肿瘤转移至脊柱后可压迫椎管引起局部压迫和受阻症状。

（3）转移至腹部

部分小细胞肺癌可转移到胰腺，表现为胰腺炎症状或阻塞性黄疸。其他细胞类型的肺癌也可转移到胃肠道、肾上腺和腹膜后淋巴结，多无临床症状，依靠 CT、MRI 或 PET 作出诊断。

（4）转移至淋巴结

锁骨上淋巴结是肺癌转移的常见部位，可毫无症状。典型者多位于前斜角肌区，固定且坚硬，逐渐增大、增多，可以融合，多无痛感。

4. 胸外的临床表现

（1）肥大性肺性骨关节病

常见于肺癌，也见于局限性胸膜间皮瘤和肺转移癌。多侵犯上、下肢长骨远端，发生杵状指（趾）和肥大性骨关节病。

（2）异位促性腺激素

大部分是大细胞肺癌，主要为男性轻度乳房发育和增生性骨关节病。

（3）分泌促肾上腺皮质激素样物

小细胞肺癌或支气管类癌是引起库欣综合征的最常见细胞类型，很多病人在瘤组织中甚至血中可测到促肾上腺皮质激素（ACTH）增高。

（4）分泌抗利尿激素

不适当的抗利尿激素分泌可引起厌食、恶心、呕吐等水中毒症状，还可伴有逐渐加重的神经并发症。

（5）神经肌肉综合征

包括小脑皮质变性、脊髓小脑变性、周围神经病变、重症肌无力和肌病等。

（6）高钙血症

可由骨转移或肿瘤分泌过多甲状旁腺素相关蛋白引起，常见于鳞癌。病人表现为嗜睡、厌食、恶心、呕吐和体重减轻及精神变化。切除肿瘤后血钙水平可恢复正常。

（7）类癌综合征

类癌综合征的典型特征是皮肤、心血管、胃肠道和呼吸功能异常。主要表现为面部、上肢躯干的潮红或水肿，胃肠蠕动增强，腹泻，心动过速，喘息，瘙痒和感觉异常。这些阵发性症状和体征与肿瘤释放不同的血管活性物质有关，如5-羟色胺、缓激肽、血管舒缓素和儿茶酚胺。

【辅助检查】

1. 影像学检查

胸部X线检查是发现肿瘤最重要的方法之一。在肺癌的普查和诊断中占重要位置。胸部CT检查可以发现普通X线检查不能发现的病变，可用来进行肺癌分期、定位。胸部磁共振（MIR）检查的主要特点是可以区分血管和实质性病变。其他影像学检查还包括支气管或血管造影、单光子发射计算机断层显像（SPECT）等。

2. 痰脱落细胞检查

痰脱落细胞检查可提高肺癌的诊断率。

3. 纤维支气管镜检查和电子支气管镜检查

对诊断、确定病变范围、明确手术指征与方式有帮助。纤维支气管镜检查的合并症少，但检查中可出现喉痉挛、气胸、低氧血症和出血。有肺动脉高压、低氧血症伴CO_2潴留和出血体质者，为肺活检的禁忌证。

4. 其他检查

如纵隔镜检查、胸腔镜检查、细胞病理检查、开胸肺活检、肿瘤标志物检查等，对肺癌的诊断有一定帮助。

【诊断】

（一）肺癌的早期诊断

1. 肺癌的治疗效果与肺癌的早期诊断密切相关。应提倡早期诊断，及早治疗以提高生存率甚至治愈率。

（1）普及肺癌的防治知识，病人有任何可疑肺癌症状时能及时就诊，对40岁以上长期重度吸烟者或有危险因素接触史者应该每年体检，进行防癌或排除肺癌的有关检查。

（2）医务人员应对肺癌的早期征象提高警惕，避免漏诊、误诊。

（3）发展新的早期诊断方法，如早期诊断的标志物等，但是细胞学和病理学检查仍是确诊肺癌的必要手段。

2. 肺癌重点排查有高危险因素的人群或有下列可疑征象者：

（1）无明显诱因的刺激性咳嗽持续2~3周，治疗无效。

（2）原有慢性呼吸道疾病，咳嗽性质改变。

（3）短期内持续或反复痰中带血或咯血，且无其他原因可解释。

（4）反复发作的同一部位肺炎，特别是肺段性肺炎。

（5）原因不明的肺脓肿，无中毒症状，无大量脓痰，无异物吸入史，抗生素治疗效果不显著。

（6）原因不明的四肢关节疼痛及杵状指（趾）。

（7）影像学提示局限性肺气肿或段、叶性肺不张。

（8）孤立性圆形病灶和单侧性肺门阴影增大。

（9）原有肺结核病灶已稳定，而形态或性质发生改变。

（10）无中毒症状的胸腔积液，尤其是呈血性、进行性增加者。

有上述表现之一，即值得怀疑，需进行必要的辅助检查，包括影像学检查，尤其是低剂量CT扫描是目前普查性发现肺癌有价值的方法。

（二）肺癌的鉴别诊断

1. 肺结核

（1）肺结核球多见于年轻病人，病灶多见于结核好发部位，如肺上叶尖后段和下叶背段。

（2）肺门淋巴结结核易与中央型肺癌相混淆，多见于儿童、青年，多有发热、盗汗等结核中毒症状。结核菌素试验常阳性，抗结核治疗有效。

（3）急性粟粒性肺结核应与弥漫型细支气管肺泡癌相鉴别。粟粒型肺结核病人年龄较轻，有发热、盗汗等全身中毒症状，呼吸道症状不明显。

2. 肺炎

若无毒性症状，抗生素治疗后肺部阴影吸收缓慢，或同一部位反复发生肺炎时，应考虑到肺癌可能。肺部慢性炎症机化，形成团块状的炎性假瘤，也易与肺癌相混淆。

3. 肺脓肿

起病急，中毒症状严重，多有寒战、高热、咳嗽、咳大量脓臭痰等症状。肺部X线表现为均匀的大片状炎性阴影，空洞内常见较深液平。血常规检查可发现白细胞和中性粒细胞增多。癌性空洞继发感染，常为刺激性咳嗽、反复血痰，随后出现感染、咳嗽加剧。

4. 纵隔淋巴瘤

颇似中央型肺癌，常为双侧性，可有发热等全身症状，但支气管刺激症状不明显，痰脱落细胞检查阴性。

5. 肺部良性肿瘤

许多良性肿瘤在影像学上与恶性肿瘤相似。其中尤以支气管腺瘤、错构瘤等。

6. 结核性渗出性胸膜炎

应与癌性胸水相鉴别。

【治疗要点】

肺癌的治疗主要有手术治疗、中医药治疗、靶向治疗、放射治疗、化学药物治疗等手段。在选择治疗方案时，应从病人全身情况、肺癌的临床病期、病理分型、有无重要的合并疾病来综合考虑。小细胞肺癌首选化疗，非小细胞肺癌多首选手术治疗。手术、放疗和射频消融为局部治疗，化疗、靶向治疗、中医药治疗为全身治疗，应综合考虑和合理安排。

（一）非小细胞肺癌（NSCLC）的治疗

1. 手术治疗

对于可耐受手术的Ⅰa、Ⅰb、Ⅱa和Ⅱb期NSCLC，首选手术。Ⅲa期病变若病人的年龄、心肺功能和解剖位置合适，也可考虑手术。外科手术是根治性治疗肺癌的首选方法。对于非小细胞肺癌，除部分Ⅲb期及Ⅳ期外，都应以手术治疗或争取手术治疗为主，根治性切除是唯一有可能让肺癌病人获得临床治愈的治疗手段。局部晚期肺癌，也可先通过其他治疗手段使癌灶缩小，然后争取手术切除。

非小细胞肺癌约占肺癌总数的80%～85%，包括鳞癌、腺癌、大细胞癌。相对于小细胞肺癌来说，非小细胞肺癌的生长较缓慢，转移也较慢。若早期发现，非小细胞肺癌的治疗方法应以手术切除为首选。

（1）局部切除术

是指楔形癌块切除和肺段切除，即对于体积很小的原发癌，年老体弱肺功能差或癌分化好、恶性度较低者等，均可考虑作肺局部切除术。

（2）肺叶切除术

对于孤立性周围型非小细胞肺癌局限于一个肺叶内，无明显淋巴结肿大，可行肺叶切除术。若癌瘤累及两叶或中间支气管，可行上、中叶或下、中叶两叶肺切除。

（3）袖状肺叶切除和楔形袖状肺叶切除术

这种术式多应用于右肺上、中叶肺癌，如癌瘤位于叶支气管，且累及叶支气管开口者，可行袖状肺叶切除。如未累及叶支气管开口，可行楔形袖状肺叶切除。

（4）全肺切除（一般尽量不做右全肺切除）

凡病变广泛，用上述方法不能切除病灶时，可慎重考虑行全肺切除。

（5）隆突切除和重建术

肺瘤超过主支气管累及隆突或气管侧壁但未超过2 cm时，可作隆突切除重建术或袖式全肺切除，若还可保留一叶肺时，则力争保留，术式可根据当时情况而定。

2. 根治性放疗

Ⅲ期病人以及拒绝或不能耐受手术的Ⅰ、Ⅱ期病人均可考虑根治性放疗。已有远处转移、恶性胸腔积液或累及心脏者一般不考虑根治性放疗。

3. 根治性综合治疗

对产生 Horner 综合征的肺上沟瘤可采用放疗和手术联合治疗。对于Ⅲa 期病人，N₂ 期病变可选择手术加术后放化疗，新辅助化疗加手术或新辅助放化疗加手术。对Ⅲb 期和肿瘤体积大的Ⅲa 病变，与单纯放疗相比，新辅助化疗（含顺铂的方案 2～3 个周期）加放疗（60 Gy）中位生存期可从 10 个月提高至 14 个月，5 年生存率可从 7% 提高至 17%。

4. 靶向治疗

肿瘤分子靶向治疗是以肿瘤组织或细胞中所具有的特异性（或相对特异）分子为靶点，利用分子靶向药物特异性阻断该靶点的生物学功能，选择性从分子水平来逆转肿瘤细胞的恶性生物学行为，从而达到抑制肿瘤生长甚至肿瘤消退的目的。

（二）小细胞肺癌（SCLC）的治疗

1. 化疗

常使用的联合方案是足叶乙苷加顺铂或卡铂，3 周一次，共 4～6 周期。其他常用的方案为足叶乙苷、顺铂和异环磷酰胺。治疗后进展或无反应的病人应该调换新的化疗药物。

2. 放疗

对明确有颅脑转移者应给予全脑高剂量放疗（40 Gy）。对有症状、胸部或其他部位病灶进展的病人，可给予全剂量放疗。

3. 综合治疗

大多数局限期的 SCLC 可考虑给予足叶乙苷加铂类药物化疗以及同步放疗的综合治疗。

4. 生物反应调节剂（BRM）治疗

BRM 为小细胞肺癌提供了一种新的治疗手段，如小剂量干扰素、转移因子、左旋咪唑、集落刺激因子在肺癌的治疗中都能增加机体对化疗、放疗的耐受性，提高疗效。

5. 中医药治疗

中医治疗可与西药治疗起协同作用，减少病人对放疗、化疗的反应，提高机体的抗病能力，在巩固疗效、促进、恢复机体功能中起到辅助作用。

（三）辨证论治

气血瘀滞，以活血散瘀、行气化滞为主。气虚痰湿，以健脾益气、化痰散结为主。阴虚毒热，以养阴清热、解毒散结为主。气阴两虚，以益气养阴为主。阴阳两虚，以温补脾肾、益气解毒为主。

1. 脾虚痰湿型：证候表现为咳嗽痰多，胸闷纳呆，神疲乏力，面色苍白，大便溏薄，舌质淡胖，苔白腻，脉濡缓或濡滑。治法以健脾除湿，温阳益气，化痰散结。

2. 气阴两虚型：证候表现为咳嗽，无痰或少痰或泡沫痰，或痰黄难咳，痰中带血，胸痛气短，心烦失眠，口干便秘，舌质红，苔花剥或光剥无苔，脉细数。治法以益气养阴，温阳清肺。

3. 气滞血瘀型：证候表现为咳嗽，痰血，气促，胸胁胀满或刺痛，大便干结，舌质有瘀斑或紫斑，苔薄黄，脉弦或涩。治法以温阳行气，化瘀散结。

4. 热毒炽盛型：证候表现为高热，气急，咳嗽，痰黄稠或血痰，胸痛口苦，口渴欲饮，便秘，尿短赤，舌质红，苔黄而干，脉大而数。治法以清热泻火，解毒散肿。

5. 气血两亏型：证候表现为面色无华，头昏肢倦，神疲懒言，动则自汗，气短，心悸怔忡，食欲不振，白细胞减少，舌质淡，舌体胖，苔少，脉细。治法以益气升血，温阳滋阴

【护理评估】

1. 病史

评估病人的发病史，是否有吸烟史、居住地、从事职业、饮食情况、原发肺疾病等。

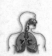

2. 身体状况

评估咳嗽、咳痰、咯血、体重下降、发热、胸闷气短的程度。评估病人有无焦虑、绝望等心理状态。

3. 社会支持系统

评估病人及家属对疾病的认知程度和支持力度。

【常见护理问题】

1. 焦虑/恐惧：与病人对癌症的恐惧、担心预后有关。

2. 疼痛：与癌细胞浸润、肿瘤压迫或转移有关。

3. 营养失调：低于机体需要量，与癌肿致机体过度消耗、压迫食管致吞咽困难、化疗反应致食欲下降、摄入量不足有关。

4. 潜在并发症：肺部感染、呼吸衰竭、术后出血、化疗药物不良反应、放射性食管炎、放射性肺炎等。

【中西医护理】

（一）一般护理

1. 休息与体位

（1）保持环境清洁、安静，采取舒适的体位，保证病人充分的休息避免病情加重。

（2）搬动病人，滚动式平缓地给病人变换体位，避免拖、拉动作。胸痛影响呼吸者，可用宽胶带于病人呼气末紧贴在患侧胸部，限制胸廓活动度。指导并协助病人用手或枕头保护胸部，以减轻深呼吸、咳嗽或变换体位所引起的胸痛。

2. 营养护理

（1）评估：评估病人的饮食习惯、营养状态和饮食摄入情况，以制定合理的饮食计划。

（2）饮食护理：①向病人及家属宣传增加营养与疾病康复及保持健康的关系，制定既适合病人饮食习惯，又有利于疾病康复的饮食计划。一般给予高蛋白、高热量、高维生素、易消化的食物。②肺癌病人应该尽量少吃高胆固醇的食物，较咸和较凉的食物也要少吃，每日进食足够量的瘦肉、蛋、奶，以补充蛋白质。香菇、木耳不仅可以提高免疫力，还能滋阴润肺，也是肺癌病人的优先选择。白萝卜、梨也可以多吃，它们能通肺经，有止咳、化痰、平喘功效。尤其是梨，能减少放、化疗所引起的干咳，但不要空腹吃梨，最好用梨煮水在饭后饮用。③做好口腔护理，增进食欲，创造愉快的就餐环境，少食多餐。④有吞咽困难者应给予流质饮食，进食宜慢，取半卧位以免发生吸入后呛咳、窒息。

（3）其他支持疗法：必要时酌情输血、血浆或白蛋白等，以减少胸腔积液的产生，纠正机体低蛋白血症。

3. 预防和控制感染

病人机体抵抗力低下，特别注意预防皮肤等感染的发生。

（二）病情观察

1. 观察病情变化，监测病人体温、脉搏、呼吸、血压等生命体征的变化。观察病人常见症状，如胸痛、呼吸困难等的动态变化。有无肿瘤转移症状。监测体重、尿量、血红蛋白等。

2. 严密观察是否有化疗、放疗的副反应，如恶心、呕吐、脱发等。对咯血量较多的病人应备好抢救物品，防止窒息。

（三）疼痛护理

1. 评估疼痛

评估疼痛时应注意胸痛的部位、性质和程度等，以及各种止痛方法的效果。注意观察疼痛加重或减轻的因素，疼痛持续、缓解或再发的时间。影响病人表达疼痛的因素等。

2. 避免加重疼痛的因素

预防上呼吸道感染，尽量避免咳嗽，必要时给予止痛剂。保持大便通畅，2天未解者应采取有效措施。指导病人进行有效的呼吸方法，如腹式呼吸、缩唇呼吸等，以减轻呼吸时给病人带来的疼痛。

3. 控制疼痛

（1）药物止痛：使用止痛药物一定要在明确诊断后，遵医嘱给药，以免止痛剂影响病情观察和诊断而延误治疗。

（2）给药原则：尽量口服给药。按时给药，即3～6小时给药一次。

（3）按阶梯给药。

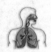

（4）个体化用药：给药应遵循 WHO 推荐的，及选用镇痛药必须从弱到强，先以非麻醉药为主，当其不能控制疼痛时依次加用弱麻醉性及强麻醉性镇痛药，并配以辅助用药，采取复合用药的方式达到镇痛效果。

（5）主要药物：非麻醉性镇痛药（阿司匹林、吲哚美辛、对乙酰氨基酚等），弱麻醉性镇痛药（可待因、布桂嗪等），强麻醉性镇痛药（吗啡、哌替啶等）。辅助性镇痛药（地西泮、异丙嗪等）。

（四）皮肤护理

1. 皮肤评估

评估化疗、放疗后对病人皮肤及身体受压部位皮肤的变化，同时，注意动态监测。

2. 化疗后的皮肤护理

由于化疗药物的毒性作用，可使皮肤干燥、色素沉着，应做好病人的解释与安慰工作。

3. 放疗后的皮肤护理

放疗时协助病人取舒适卧位，不要随意移动，以免损伤其他部位皮肤。放疗后照射部位皮肤应注意保持照射部位干燥，切勿擦去照射部位的标记。照射部位只能清水洗，不能用肥皂等刺激性洗液，而且要轻轻地拍干，不要用力擦干。在治疗过程中或治疗后，照射部位不可热敷，避免直接阳光照射或吹冷风。不可在放射部位擦任何药粉、乳液、油膏，局部禁涂凡士林等难以清洗的软膏、红汞、乙醇或碘酊等，忌贴胶布。病人宜穿宽松柔软的衣服，避免摩擦或擦伤皮肤。

4. 受压部位的皮肤护理

长期卧床者采取有效措施，防止压疮形成。

（五）用药护理

1. 化疗药物

应用化疗后，应评估机体对化疗药物是否产生毒性反应，做好动态观察并采取有效保护措施。同时还要注意保护和合理使用静脉血管，做好口腔护理。

2. 止痛药物

按医嘱用药，用药后注意观察用药的效果，有无不良反应等。一般非肠道用药者应在用药后 15～30 分钟、口服给药 1 小时后开始评估，了解疼痛缓解程度和镇痛作用时间。阿片类药物有便秘、恶心、呕吐等副作用，应嘱病人多进富含纤维素的蔬菜和水果，或饮服番泻叶冲剂等措施，缓解和预防便秘。

（六）放疗护理

1. 放射性食管炎的护理

有吞咽疼痛的病人，可给予氢氧化铝凝胶口服，注意采用流食或半流食，避免刺激性饮食。

2. 放射性肺炎的护理

协助病人进行有效的排痰，可给予适当镇咳药，早期给予抗生素、糖皮质激素治疗。

（七）心理护理

1. 评估病人有无高血压、失眠、紧张、烦躁不安、心悸等恐惧表现。是否对疾病治疗丧失信心，有无预见性悲哀，如沉默寡言、不吃不喝、伤心哭泣或有自杀念头，或不能配合治疗和护理计划。

2. 确诊后根据病人的心理承受能力和家属的意见，决定是否告知病人病情真实情况。

3. 增强病人的希望和求生信念，鼓励病人承担力所能及的生活事项。适当的活动不仅使身体受到锻炼而且能从压抑、焦虑、烦恼中解脱出来，对心理状态起到积极地调控作用。

（八）肺癌术后的护理

肺癌术后，病人应戒烟，促进康复。对肺功能减退者，应指导病人逐步增加活动量。术后要定期复查，若有复发，应立即到医院就诊，决定是否行放疗或化疗。

（九）辨证施护

1. 日常起居有常，动静结合。注意四时气候变化，避免感冒。年老体弱，长期卧床预防压疮。

2. 饮食调护：饮食宜清淡富营养、忌食肥腻、煎炸、酸性收敛及助湿生热之品。气阴两虚者给予补中益肺之品。放疗期间忌食辛辣刺激，术后忌油腻、生冷食物，化疗期间忌油腻碍胃之品。宜用清润利肺的食品，如芦笋、杏仁、香菇、胡萝卜等。药膳可用板栗烧猪肉、补肺乌骨鸡汤、虫草鸭或三七鸡等。戒烟戒酒，忌助阳发物如猪头肉、羊肉、驴肉、狗肉、公鸡肉等。

3. 情志调护：中医认为恼怒时则肝气上逆犯肺、悲忧过度伤肺、过度思虑伤脾，均对本病恢复不利，甚至加重病情或迁延不愈，故应做好情志护理，避免不良因素的刺激。调畅情志，防止五志过极。病情反复者耐心疏导，教会自我调适，保持愉快、乐观心情。定期复查，预防并发症。

4. 恢复期适当锻炼，并逐渐增加活动量，劳逸结合，增强体质。

5. 病情相对稳定期应慎风寒、节饮食、戒恼怒、节制房事，防止诱发病情加重。

【健康指导】

1. 疾病知识指导

对肺癌高危人群定期进行体检，做到早发现，早治疗。对 40 岁以上长期吸烟者出现无明显诱因的刺激性干咳持续 2～3 周治疗无效，或原有慢性肺部疾病咳嗽性质改变，持续或反复无其他原因可解释的短期内痰中带血，反复发作的同一部位的肺炎，原因不明的肺脓肿抗生素治疗效果不佳，原因不明的四肢关节疼痛及杵状指（趾），胸部 X 线检查示局限性肺气肿或段、叶性肺不张，孤立性圆形病灶和单侧性肺门阴影增大，原有肺结核病灶已稳定，而形态或性质发生改变者，应怀疑肺癌，并进行有关排癌检查。

2. 生活指导

提倡健康的生活方式，宣传吸烟对健康的危害，提倡戒烟，并注意避免被动吸烟。改善工作和生活环境，减少或避免吸入被致癌物质污染的空气和粉尘。指导病人加强营养支持，多食高蛋白、高热量、高维生素、高纤维、易消化的饮食，尽可能改善病人的食欲。合理安排休息和活动，保持良好的精神状态，避免呼吸道感染以调整机体免疫力，增强抗病能力。

3. 心理指导

做好病人及家属的心理护理，使病人尽快脱离过激的心理反应，保持较好的心理状态，增强治疗疾病的信心。向病人解释治疗中可能出现的反应，消除病人的恐惧心理，使病人做好必要的准备，完成治疗方案。可采取分散注意力的方式，如看书、听音乐等，以减轻痛苦。

4. 出院指导

督促病人坚持化疗或放疗，并告诉病人出现呼吸困难、疼痛等症状加重或不缓解时应及时随访。对晚期癌肿转移病人，要指导家属对病人临终前的护理，告知病人及家属对症处理的措施。

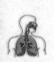

第二十节　睡眠呼吸暂停低通气综合征的中西医护理

睡眠呼吸暂停低通气综合征（sleep apnea hypopnea syndrome，SAHS）是指各种原因导致睡眠状态下反复出现呼吸暂停和（或）低通气，引起低氧血症、高碳酸血症、睡眠中断，从而使机体发生一系列病理生理改变的临床综合征。

睡眠呼吸暂停低通气综合征病人每晚睡眠过程中呼吸暂停反复发作30次以上或睡眠呼吸暂停低通气指数（AHI）≥5次/小时并伴有嗜睡等临床症状。呼吸暂停是指睡眠过程中口鼻呼吸气流完全停止≥10秒。低通气是指睡眠过程中呼吸气流强度（幅度）较基础水平降低50%以上，伴有血氧饱和度较基础水平下降≥4%，或微醒觉。

睡眠呼吸暂停低通气指数是指每小时睡眠时间内呼吸暂停加低通气的次数。

【分类】

根据睡眠过程中呼吸暂停时胸腹呼吸运动的情况，临床上将睡眠呼吸暂停综合征分为三类：①中枢型（CSAS），中枢型指呼吸暂停过程中呼吸动力消失。②阻塞型（OSAS），阻塞型指呼吸暂停过程中呼吸动力仍然存在。③混合型（MSAS），混合型指一次呼吸暂停过程中前半部分为中枢型特点，后半部分为阻塞型特点。三种类型中以阻塞型最常见，目前把阻塞型和混合型两种类型统称为阻塞型睡眠呼吸暂停低通气综合征（OSAHS）。

阻塞性睡眠呼吸暂停（OSAS）是一种以睡眠打鼾伴呼吸暂停和日间思睡为主要临床表现的睡眠呼吸疾病，患病率为2%～4%。该病可引起间歇性低氧、高碳酸血症以及睡眠结构紊乱，并可导致高血压、冠心病、心律失常、脑血管病、认知功能障碍、2型糖尿病等多器官多系统损害。研究表明，未经治疗的重度OSAS病人病死率比普通人群高3.8倍。

【病因】

1. 年龄和性别

成人OSAS患病率随年龄增长而增加，男女患病率约2：1，但女性绝经后患病率明显增加。

2. 肥胖

肥胖者易发生OSAS，肥胖者舌体肥厚且软腭悬雍垂和咽壁有过多的脂肪沉积易致气道堵塞，肥胖者肺的体积明显减少从而产生肥胖性肺换气不足综合征。

3. 家族史

OSAS具有家族聚集性，有家族史者患病危险性增加2～4倍。遗传倾向性可表现在颌面结构、肥胖、呼吸中枢敏感性等方面。

4. 上气道解剖异常

包括鼻中隔偏曲、鼻甲肥大、鼻息肉、鼻部肿瘤等。Ⅱ度以上扁桃体肥大、腺样体肥大、软腭松弛、悬雍垂过长或过粗、咽腔狭窄、咽周

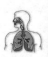

围组织肿瘤、咽腔黏膜肥厚、舌体肥大或巨舌、舌根后坠。颅颌面畸形，如狭颅症、小颌畸形。感染、创伤或手术等各种原因造成的颌骨缺损和瘢痕挛缩闭锁等。

5. 饮酒或镇静催眠药物

可使呼吸中枢对缺氧及高 CO_2 敏感性下降，上气道扩张肌肉的张力下降，进而使上气道更易塌陷而发生呼吸暂停，还能抑制中枢唤醒机制，延长呼吸暂停时间。

6. 吸烟

可通过引起上气道的慢性炎症等因素及睡眠期一过性戒断效应引发或加重 OSAS 病情。

7. 其他相关疾病

脑血管疾病、充血性心衰、甲状腺功能低下、肢端肥大症、声带麻痹、脑肿瘤、神经肌肉疾病、咽喉反流、胃食管反流、压迫大气道的上纵隔肿物等。

8. 中医病因

鼾症（睡眠呼吸暂停低通气综合征）是由于气道阻塞、气息出入受阻而出现以睡眠中出现鼾声、气息滞涩不利，甚或呼吸时有停止为主要特征的一种疾病，本病常见于中年及中年以上的肥胖人群，也可见于部分儿童和青少年。其成因与发病机制的变化十分广泛和复杂。从中医方面而论，鼾症的发生可由先天禀赋异常，气道不畅、呼吸不利所致。或因饮食不节、过食肥甘厚味、喜嗜酒酪，痰湿上阻于气道，壅滞不畅而发。或因外感六淫，感受风温热邪，灼津成痰，咽喉肿胀壅塞、气血痹阻，亦可感受风寒湿之邪，引动痰湿，诱发或加重本病。素体虚弱、病后体虚、劳倦内伤，脏腑功能失调，呼吸不和而致病亦为多见。

【分期】

睡眠可分为快速眼动睡眠（rapid eye-movement REM 睡眠）和非快速眼动睡眠（non-rapid eye-movement NREM 睡眠），后者又可进一步分为浅睡眠（Ⅰ、Ⅱ期）和深睡眠（Ⅲ、Ⅳ期）。

1. REM 睡眠

代谢和脑活动增强。除了眼肌和膈肌外，肋间肌、吸气肌和上气道肌肉等骨骼肌张力均受到明显抑制，心率血压均不规则，对低氧和高 CO_2 刺激的通气反应均明显减弱，睡眠唤醒反应也明显迟钝。REM 睡眠通常持续 20～30 分钟，每 90～120 分钟重复一次。

2. NREM 睡眠

代谢和脑活动减少，脑电图（EEG）可见弥漫性慢波。心率倾向慢而规则，通气量略减少，$PaCO_2$ 可升高 0.27～0.4 kPa（2～3 mmHg）。吸入低氧或高 CO_2 气体可触发睡眠唤醒反应。NREM 通常持续 70～100 分钟，正常人睡眠先出现 NREM 与 REM 交替。每夜 REM 睡眠约占总睡眠时间的 20%～25%，NREM 则占 75%～80%。

【临床表现】

1. 白天临床表现

（1）嗜睡

嗜睡是最常见的症状，轻者表现为日间工作或学习时间困倦、瞌睡，严重时吃饭、与人谈话时即可入睡，甚至发生严重的后果，如驾车时打瞌睡导致交通事故。

（2）头晕乏力

由于夜间反复呼吸暂停、低氧血症，使睡眠连续性中断，醒觉次数增多，睡眠质量下降，白天常有轻重不同的头晕、疲倦、乏力。

（3）精神行为异常

注意力不集中、精细操作能力下降、记忆力和判断力下降，症状严重时不能胜任工作，老年人可表现为痴呆。夜间低氧血症对大脑的损害以及睡眠结构的改变，尤其是深睡眠时相减少是主要的原因。

（4）头痛

常在清晨或夜间出现，隐痛多见，不剧烈，可持续 1～2 小时，有时需服止痛药才能缓解。与血压升高、颅内压及脑血流的变化有关。

（5）个性变化

烦躁、易激动、焦虑等，家庭和社会生活均受一定影响，由于与家庭成员和朋友情感逐渐疏远，可以出现抑郁症。

（6）性功能减退

约有10%的病人可出现性欲减退，甚至阳痿。

2. 夜间临床表现

（1）打鼾

是主要症状，鼾声不规则，高低不等，往往是鼾声-气流停止-喘气-鼾声交替出现，一般气流中断的时间为20～30秒，个别长达2分钟以上，此时病人可出现明显的发绀。

（2）呼吸暂停

75%的同室或同床睡眠者发现病人有呼吸暂停，常常担心呼吸不能恢复而推醒病人，呼吸暂停多随着喘气、憋醒或响亮的鼾声而终止。OSAHS病人有明显的胸腹矛盾呼吸。

（3）憋醒

呼吸暂停后突然憋醒，常伴有翻身，四肢不自主运动甚至抽搐，或突然坐起，感觉心慌、胸闷或心前区不适。

（4）多动不安

因低氧血症，病人夜间翻身、转动较频繁。

（5）多汗

出汗较多，以颈部、上胸部明显，与气道阻塞后呼吸用力和呼吸暂停导致的高碳酸血症有关。

（6）夜尿

部分病人诉夜间小便次数增多，个别出现遗尿。

（7）睡眠行为异常

表现为恐惧、惊叫、呓语、夜游、幻听等。

3. 全身器官损害的表现

（1）高血压病

合并高血压及顽固性高血压，血压的昼夜节律异常，表现为非杓型甚至反构型。

（2）冠心病

表现为各种类型心律失常、夜间心绞痛和心肌梗死。这是由于缺氧引起冠状动脉内皮损伤，脂质在血管内膜沉积，以及红细胞增多血黏度增加所致。

（3）心律失常，特别是缓慢性心律失常及快-慢交替性心律失常，如Ⅱ～Ⅲ度房室传导阻滞、严重的窦性心动过缓、窦性停搏、心房纤颤等。

（4）肺心病和呼吸衰竭，严重病人可出现呼吸衰竭。OSAS 与慢性阻塞性肺疾病（简称慢阻肺）重叠综合征，病情更重，死亡率更高。还会引起难治性慢性咳嗽、肺动脉高压、肺栓塞、肺间质疾病。

（5）缺血性或出血性脑血管病，精神异常如躁狂性精神病或抑郁症。

（6）内分泌系统，可导致胰岛素抵抗、糖代谢异常，甚至引发糖尿病。血脂代谢异常，代谢综合征。

【辅助检查】

1. 动脉血氧分压测定

睡眠时动脉血氧分压降低，二氧化碳分压升高，清醒时恢复正常。

2. 脑电图检测

睡眠时检测脑电图、肌电图、眼电图及呼吸气流流速可记录呼吸暂停次数，时间的异常有助确诊。

3. 胸部 X 线检查

胸部 X 线检查可了解气道情况，检查气道阻塞部位，并且对 OSAS 作出初步诊断，胸部 X 线检查很重要。

4. 多导睡眠图仪监测

多导睡眠图仪（PSG）监测是诊断 OSAS 最权威的方法，它不仅可判断其严重程度，还可全面定量评估病人的睡眠结构、睡眠中呼吸紊乱、低血氧情况，以及心电、血压的变化。特别是借助食道压检测，还可与中枢性和混合性睡眠呼吸暂停相鉴别。在每夜 7 小时睡眠中，呼吸暂停反复发作 30 次以上，每次 10 秒以上，或呼吸暂停低通气指数（AHI，指全夜睡眠期平均每小时呼吸暂停和低通气总次数）> 5 次。低通气指呼吸气流减少 50% 以上时间超过 10 秒。呼吸暂停在 NREM 睡眠Ⅰ、Ⅱ期常见，Ⅲ、Ⅳ期罕见，REM 睡眠期最常见。NREM 睡眠Ⅲ、Ⅳ期缩短，平均睡眠潜伏期常在 10 分钟以内。

【诊断】

（一）诊断方法

诊断睡眠呼吸暂停综合征最好的方法是进行睡眠监测，这是在特定的睡眠中心进行的一种夜间试验，多种监控器被用来测量睡眠时各种不同的生理信号，测量的参数包括：

1. 呼吸：气流监控仪可以发现睡眠呼吸暂停综合征的长度和频度。呼吸停止 ≥ 10 秒称作为暂停，呼吸不足通常是指呼吸气流下降 50% 以上。

2. 血氧饱合度：血氧饱合度的下降是 OSAS 病人的关键表现。

3. 肌肉运动：胸部运动的监测可以帮助诊断暂停是中枢性的还是阻塞性的。其他种类的睡眠疾病可表现为腿部的运动，下颌紧闭及其他特征性的运动等。

4. 脑电波：睡眠根据脑电波可以被分为不同的典型阶段，即快相及慢相（深、浅睡眠），这可以用仪器进行监测。

5. 心电图（ECG）：部分 OSAS 病人可以出现心律失常。

6. 身体的位置：睡眠呼吸暂停综合征最易发生于平卧位，舌根后坠容易阻塞上呼吸道。

正确判断睡眠疾病的严重程度有两种评估方法：通过计算夜间睡眠呼吸暂停综合征及呼吸不足的数量的总和的平均值，来计算每小时呼吸紊乱的平均值，也就是呼吸紊乱指数（Respiratory Distress Index，RDI），或者是暂停低通气指数（Apnea Hypopnea Index，AHI）。成人 RDI ≥ 5 即可定义为睡眠呼吸暂停综合征。睡眠呼吸暂停综合征时最低血氧饱和度，低于 85% 可以断定睡眠呼吸暂停综合征。睡眠呼吸暂停低通气综合征的病情严重程度分级，见表 2-10。

表 2-10　睡眠呼吸暂停低通气综合征病情严重程度分级表

病情分级	AHI（次/小时）	夜间最低 SaO_2（%）
轻度	5～15	85～90
中度	16～30	80～85
重度	>30	<80

（二）诊断标准

1. 症状

根据病人睡眠时打鼾伴呼吸暂停、白天嗜睡、身体肥胖、颈围粗及其他临床症状可作出临床初步诊断。

2. 体征

（1）检查有上气道狭窄因素。对确诊的 SAHS 常规进行耳鼻喉及口腔检查，了解有无局部解剖和发育异常、增生和肿瘤等。对部分病人可进行内分泌系统（如甲状腺功能）的测定。

（2）睡眠呼吸暂停低通气综合征病人的临床体征：①肥胖（BMI > 28），下颌后缩。②颈围 > 40 cm，腭垂肥大。③鼻甲肥大，扁桃体和增殖体肥大。④鼻中隔偏曲，舌体肥大。⑤下颌短小。

3. 多导睡眠监测检查（polysomnography，PSG）

每夜 7 小时睡眠过程中，反复出现呼吸暂停及低通气 ≥ 30 次，或睡眠呼吸暂停和低通气指数 ≥ 5。呼吸暂停以堵塞性为主。PSG 监测是确诊 SAHS 的金标准，并能确定其类型及病情轻重。

4. 影像学检查

上呼吸道结构异常，有呼吸道的解剖狭窄。头颅、颈部 X 线片、CT 和 MRI 测定口咽横截面积，可作狭窄的定位判断。

5. 鉴别诊断

（1）单纯性鼾症：有明显的鼾声，PSG 检查不符合上气道阻力综合征诊断，无呼吸暂停和低通气，无低氧血症。

（2）上气道阻力综合征：气道阻力增加，PSG 检查反复出现 α 醒觉波，夜间每小时微醒觉 > 10 次，睡眠连续性中断，有疲倦及白天嗜睡，可有或无明显鼾声，无呼吸暂停和低氧血症。

（3）发作性睡病：白天过度嗜睡，发作性猝倒，PSG 检查睡眠潜伏期 < 10 分钟，入睡后 20 分钟内有快速眼动时相（REM）出现，无呼吸暂停和低氧血症，多次小睡潜伏时间试验（MLST）检测，平均睡眠潜伏期 < 8 分钟，有家族史。

6. 鉴别中枢型与阻塞型睡眠呼吸暂停综合征，见表 2-11。

表 2-11　中枢型与阻塞型睡眠呼吸暂停综合征鉴别表

中枢型（CSAS）伴 $PaCO_2$ 增高	中枢型（CSAS）伴 $PaCO_2$ 正常	阻塞型（OSAHS）
呼吸衰竭	白天嗜睡	白天嗜睡
肺心病	失眠（不宁睡眠）	明显打鼾
红细胞增多症	轻度和间歇性打鼾	明显呼吸暂停或憋气
白天嗜睡	夜间觉醒（喘憋/气急）	多为肥胖体型
打鼾	体型一般正常	

（三）中医诊断

鼾症是指睡眠中出现鼾声、气息滞涩不利，甚或呼吸时有停止为主要特征的一种疾病。

1. 痰湿内阻证

夜寐不实，睡则打鼾，鼾声沉闷，时断时续，反复出现呼吸暂停及憋醒，白天头晕昏沉，睡意浓浓，不分昼夜，时时欲睡，睡不解乏，形体肥胖，口干不欲饮，或有咳喘，或有咳白黏痰，舌体胖大、边有齿痕，舌色淡红，舌苔白厚腻，脉多濡滑。

2. 痰瘀互结证

夜寐不宁，时时鼾醒，鼾声响亮，寐时可见张口呼吸，甚或呼吸暂停，夜间或有胸闷不适，形体肥胖，头重身困，面色晦黯，口唇青紫，或伴有头晕头痛，半身不遂，肢体疼痛或麻，或有鼻塞不适，或有咽中堵塞感，舌淡胖、有齿痕，或有舌色紫黯或见瘀点，脉弦滑或涩。

3. 痰热内蕴证

寝时打鼾或喘，鼾声响亮，呼吸急促，鼻息灼热，喉间气粗痰鸣，咳黄黏痰，甚者面红、憋气，胸部满闷或痛，日间口干喜饮，身热烦躁，口臭，多汗，小便短赤，大便干结，舌红，苔黄腻，脉滑数。

4. 气虚痰瘀证

睡时鼾声，时有暂停，进行性体质量增加或肥胖，晨起昏沉嗜睡，平日精神不振，健忘，或有行为、智能的改变，自觉胸闷、胸痛，或有口干、口苦，舌体胖大，舌质黯，苔白厚腻，或伴有舌底络脉青紫，脉沉涩或弦滑。

5. 肺脾气虚证

眠时打鼾，甚或呼吸反复暂停，鼾声低弱，胸闷气短，动则气促，神疲乏力，嗜睡，或动则气促，头晕健忘，形体虚胖，食少便溏，记忆力衰退，小儿可见发育不良，注意力不集中，舌淡，苔白，脉细弱。

6. 脾肾两虚证

鼾声轻微，呼吸浅促，甚至呼吸暂停，白天昏昏欲睡，呼之能醒，旋即复寐，神衰色悴，神情淡漠，反应迟钝，头晕健忘，喘息气促，腰膝酸软。偏阴虚者，伴颧红，口干咽燥，耳鸣耳聋，舌红少苔，脉沉细。偏阳虚者，伴畏寒肢冷，小便清长，夜尿频多或遗尿，性欲减退，肢体浮肿，舌淡苔白，脉沉无力。

【治疗要点】

（一）一般治疗

指导病人养成良好的睡眠习惯，获得足够的睡眠时间及最好的睡眠质量。减肥、戒烟、戒酒、慎用镇静安眠药物、侧卧位睡眠及应用鼻黏膜收缩剂滴鼻保持鼻道通畅，对轻症病人及单纯打鼾者可能有效。

（二）原发病的治疗

积极治疗原发病。如神经系统疾病、充血性心力衰竭的治疗等。

（三）药物治疗

疗效不肯定，可使用乙酰唑胺、甲羟孕酮、普罗替林等治疗。莫达非尼有改善白天嗜睡作用，应用于接受 CPAP 治疗后嗜睡症状改善不明显的病人，有一定的疗效。如有变应性鼻炎、鼻阻塞等，可用缩血管药或非特异性抗炎药喷鼻，能减轻临床症状。

（四）氧疗

可以纠正低氧血症，对继发于充血性心力衰竭的病人，可降低呼吸暂停和低通气的次数，对神经肌肉疾病有可能加重高碳酸血症，但若合并OSAHS则可能加重阻塞性呼吸暂停。

（五）器械治疗

1. 经鼻持续气道内正压通气（CPAP）治疗

是治疗中重度OSAHS病人的首选方法，采用气道内持续正压送气，可使病人的功能残气量增加，减低上气道阻力，特别是通过机械压力使上气道畅通，同时通过刺激气道感受器增加上呼吸道肌张力，从而防止睡眠时上气道塌陷。可以有效地消除夜间打鼾，改善睡眠结构，改善夜间呼吸暂停和低通气，纠正夜间低氧血症。也显著改善白天嗜睡、头痛及记忆力减退等症状。

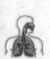

（1）适应证：①AHI ≥ 15 次/小时的病人。②AHI < 15 次/小时，但白天嗜睡等症状明显的病人。③手术治疗失败或复发者。④不能耐受其他方法治疗者。

（2）不良反应：口鼻黏膜干燥、憋气、局部压迫、结膜炎和皮肤过敏等。选择合适的鼻罩和加用湿化装置可以减轻不适症状。

（3）禁忌证：昏迷，有肺大疱、咯血、气胸和血压不稳定者。

2. 双水平气道内正压（BiPAP）治疗

使用鼻（面）罩呼吸机时，在吸气和呼气相分别给予不同的送气压力，在病人自然吸气时，送气压力较高，而自然呼气时，送气压力较低。因而既保证上气道开放，又更符合呼吸生理过程，增加了治疗依从性，适用于CPAP压力需求较高的病人，老年人有心、肺血管疾者。

3. 自动调压智能（Auto-CPAP）呼吸机治疗

根据病人夜间气道阻塞程度的不同，呼吸机送气压力随时变化。疗效和耐受性可能优于CPAP治疗。

OSAHS 病人自动调压智能（Auto-CPAP）呼吸机治疗时压力调测，受病人睡眠体位、睡眠阶段和呼吸时相等因素影响，夜间气道阻塞的程度和所需的最低有效治疗压力也随时变化。因此在进行 CPAP 治疗前，应在医院先行压力检测试验，选出并设定最佳治疗压力后在家中长期治疗，并定期复诊，再根据病情变化调整送气压力。一般来说，使用 CPAP 治疗，压力设置在 $6\sim11\,cmH_2O$ 范围，可满足大多数 OSAHS 病人的治疗需要。

4. 口腔矫治器（OA）治疗

下颌前移器是目前临床应用较多的一种，通过前移下颌位置，使舌根部及舌骨前移，上气道扩大。优点是简单、温和、费用低。适应证：①单纯性鼾症。②轻、中度 OSAHS 病人。③不能耐受其他治疗方法者。有颞颌关节炎或功能障碍者不宜采用。

（六）手术治疗

手术治疗由于其有创性及疗效有限，除一些具有手术适应证者、年轻轻症病人或 CPAP 治疗失败者外，手术治疗对大多数 OSAS 病人不作为首选。对 CSAS 病人无效。

1. 鼻手术

对鼻中隔偏曲、鼻甲肥大、鼻息肉等，可相应地采用鼻中隔矫正术、鼻息肉摘除术、鼻甲切除术等。

2. 腭垂软腭咽成形术（UPPP）

是目前最常用的手术方法。适用于口咽部狭窄的病人，如软腭过低、松弛，腭垂粗长及扁桃体肥大者。并发症有术后出血、鼻腔反流、感染等。短期疗效尚好，手术后复发较常见（50%～70%）。术后鼾声消失并不意味着呼吸暂停和低氧血症的改善，无鼾声的呼吸暂停更危险，会延误进一步的治疗，故术后应随访和监测病人。手术时保证有效的呼吸支持，避免发生窒息。

3. 激光辅助咽成形术

利用激光进行咽部成形术。

4. 低温射频消融术

是一种软组织射频微创手术，利用射频能量使目标组织容积缩小和顺应性降低。

5. 正颌手术

包括下颌前移术、颏前移术、颏前移和舌骨肌肉切断悬吊术、双颌前移术等。适用于各种原因的下颌后缩、小颌畸形与下颌弓狭窄等病人。

（七）辨证论治

鼾症多属本虚标实之证。标实以痰浊贯穿始终，渐而瘀血内生，痰瘀并重互结，并兼见痰浊化热为患。本虚以肺、脾、肾虚衰为主。治疗当根据邪实正虚的偏胜，分别选用扶正与祛邪的治则。标实者，根据病邪性质分别采用化痰祛瘀、开窍醒神、清热化痰、平肝泻火之法，佐以健脾益气。本虚者，根据脏腑阴阳虚损情况，可选用健脾益肺、固肾培元、调和阴阳之法，佐以化痰通窍。

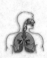

【护理评估】

1. 病史

评估病人的发病史，是否有肥胖、呼吸暂停、内分泌紊乱等。

2. 身体状况

评估打鼾程度、有无行为异常、白天嗜睡等症状。评估病人有无焦虑等心理状态。

3. 社会支持系统

评估病人及家属对疾病的认知程度。

【常见护理问题】

1. 低效型呼吸形态：与呼吸道阻塞、通气/血流比值失调有关。

2. 睡眠形态紊乱：与气道阻塞，气流受限、低氧血症有关。

3. 知识的缺乏：与病人对睡眠呼吸暂停低通气综合征疾病了解不足有关。

4. 潜在并发症：低氧血症、高血压病、冠心病、心律失常、肺心病、呼吸衰竭、出血性脑血管病等。

【中西医护理】

（一）一般护理

1. 休息与活动

嘱病人不要过度劳累，采用侧卧位睡眠，可减少舌根后坠。睡眠时给予吸氧 2 L/min，可改善夜间氧合作用。睡眠前避免使用镇静剂。

（1）环境和体位

室内环境安静、舒适，空气清洁，保持合适的温湿度。病人取舒适体位。

（2）饮食护理

肥胖病人应控制饮食、多食粗纤维食物，控制总热能，加强运动，并辅以中医药疗法以减轻体重。禁止吸烟及饮酒，以避免诱发因素。纠正病人饮食、生活习惯和行为疗法，让病人自觉控制饮食，在规定时间内降低体重的 5%～10%。

（3）呼吸训练

老年人肺活量降低是 SAS 病人的危险因素，教病人学会深而慢的呼吸，从而增加肺活量。

（二）病情观察

1. 观察病人睡眠、呼吸困难等症状严重程度。密切观察病人白天有无嗜睡的现象，嗜睡明显、注意力难以集中的病人不宜从事驾驶、高空作业等有潜在危险的工作。注意病人有无夜间行为异常，如夜游症等。

2. 监测动脉血气分析和水、电解质、酸碱平衡状况。

（三）对症护理

1. NCPAP 治疗及护理

SAS 的呼吸调节障碍在一定程度上是可逆的，长期坚持 NCPAP 治疗可形成良性循环，降低 SAS 的危险因素。睡眠时通过密闭的面罩将正压空气送入气道，空气流速调至 100 L/min，压力维持在 5～15 cmH$_2$O 之间。根据病人情况设定正压水平，压力参数从 5 cmH$_2$O 开始，随着睡眠

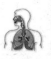

加深而逐渐增加压力，直至调到设定的正压水平。使用过程中应选用舒适的面罩以减少皮肤损伤，保持各管道衔接紧密，注意有无鼻出血胸闷及烦躁不安等症状。

2. 手术治疗及护理

手术分 UPPP 和射频等离子两种手术方式。UPPP 手术的目的是增加软腭、扁桃体窝和咽后壁间的间隙，解除呼吸道梗阻。射频等离子手术通过黏膜下组织减容、瘢痕挛缩等，可使气道腔径扩大、软组织紧张度增强，能有效地提升软腭，使其紧张度增大，扩大咽腔，降低呼吸道阻力及睡眠鼾声。

（1）术前准备

详细解答病人的提问，讲解术中术后注意事项，指导家属给予鼓励、关心和支持。术前 3 天早晚刷牙，并以 1∶5000 呋喃西林液漱口。全麻病人术前 6 小时禁食水。局麻病人在手术日早晨可进食少量面包，术前 30 分钟常规给予阿托品 0.5 mg 肌注。必要时行预防性气管切开术。合并的心脑血管病及慢性支气管炎得到有效控制。

（2）术后护理

全麻病人取平卧头侧位或头低位，局麻病人取半坐卧位，头稍向前倾，以降低咽部肌肉的张力而减轻疼痛。病人出现胸闷、咽喉阻塞感、声音嘶哑和进行性呼吸困难，说明有创口或喉头水肿，应及时吸氧、应用糖皮质激素，必要时行气管切开。手术过程中应用肾上腺素伤口不易出血，但术后有继发出血的可能。分泌物中带少量血丝属正常现象，如以鲜血为主时，应及时通知医生，同时做好各项止血准备。术后 6 小时给予凉流质饮食，避免大口喝水，以防反流。逐渐向普通饮食过度，但禁食干硬食物。术后止痛可食用雪糕，给予冰袋颌下冷敷。尽量不用或慎用镇痛剂，以防对呼吸的抑制作用。预防感染，术后次日以 1∶5000 呋喃西林液漱口，餐后用温开水漱口冲洗食物残渣，鼻咽、口咽部存在着大量的寄居菌群和致病菌落，术后极易继发感染，宜及时应用广谱高效的抗生素。术后第 2 日，鼓励病人下床活动或做床上活动，多说话或做张口动作，以减轻术后不良反应。

（四）用药护理

根据医嘱病人禁用降低中枢神经系统兴奋性的药物，如镇静剂和安眠剂。

（五）心理护理

了解病人病情，做好细致的解释工作，消除病人的紧张心理。护理病人的过程中，护理人员要用良好的精神和语言，使病人对医务人员产生信任感，让病人养成良好的生活习惯。

（六）饮食控制

肥胖病人鼓励减肥，合理控制饮食。戒烟酒，避免服用镇静剂。

（七）辨证施护

1. 为病人创造安静、舒适的环境，避免不良刺激。起居有常，注意气候变化，预防感冒。劳逸结合，适当锻炼，增强体质。

2. 饮食宜清淡、易消化、富营养。

3. 安慰并鼓励病人树立战胜疾病的信心，积极配合治疗和护理。

【健康指导】

1. 疾病知识指导

向病人及家属讲解疾病的发病机制、发展和转归，注意语言通俗。鼓励肥胖病人减肥，适量控制饮食或药物减肥等。指导病人睡眠体位改变，取侧卧位睡眠，抬高床头。根据病情需要给予氧疗。

2. 疾病康复指导

指导病人戒烟酒，避免服用镇静剂。积极控制病情，预防并发症的发生。使用呼吸机治疗的病人，应注意选用舒适的面罩以减少皮肤损伤。

第二十一节　呼吸衰竭的中西医护理

呼吸衰竭（respiratory failure）是指各种原因引起的肺通气和（或）换气功能严重障碍，以致在静息状态下亦不能维持足够的气体交换，导致低氧血症伴（或不伴）高碳酸血症，进而引起一系列病理生理改变和相应临床表现的综合征。

呼吸衰竭的动脉血气分析诊断标准：在海平面、静息状态、呼吸空气条件下，动脉血氧分压（PaO_2）< 60 mmHg，伴或不伴二氧化碳分压（$PaCO_2$）> 50 mmHg，并排除心内解剖分流和原发于心排出量降低等因素，可诊断为呼吸衰竭。

【病因】

1. 气道阻塞性病变：气管-支气管的炎症、痉挛、肿瘤、异物、纤维化瘢痕，如慢性阻塞性肺疾病（COPD）、重症哮喘等引起气道阻塞和肺通气不足，或伴有通气/血流比例失调，导致缺氧和 CO_2 潴留，发生呼吸衰竭。

2. 肺组织病变：各种累及肺泡和（或）肺间质的病变，如肺炎、肺气肿、严重肺结核、弥漫性肺纤维化、肺水肿、矽肺等，均致肺泡减少、有效弥散面积减少、肺顺应性减低、通气/血流比例失调，导致缺氧或合并 CO_2 潴留。

3. 肺血管疾病：肺栓塞、肺血管炎等可引起通气/血流比例失调，或部分静脉血未经过氧合直接流入肺静脉，导致呼吸衰竭。

4. 胸廓与胸膜病变：胸部外伤造成连枷胸、严重的自发性或外伤性气胸、脊柱畸形、大量胸腔积液或伴有胸膜肥厚与粘连、强直性脊柱炎、类风湿性脊柱炎等，均可影响胸廓活动和肺脏扩张，造成通气减少及吸入气体分布不均，导致呼吸衰竭。

5. 神经肌肉疾病：脑血管疾病、颅脑外伤、脑炎以及镇静催眠剂中毒，可直接或间接抑制呼吸中枢。脊髓颈段或高位胸段损伤（肿瘤或外伤）、脊髓灰质炎、多发性神经炎、重症肌无力、有机磷中毒、破伤风以及严重的钾代谢紊乱，均可累及呼吸肌，造成呼吸肌无力、疲劳、麻痹，导致呼吸动力下降而引起肺通气不足。

6. 中医病因

呼吸衰竭属于中医学"喘证""喘脱"的范畴。中医学认为急性呼吸衰竭是因外感温热病毒，伤损，产后瘀血留滞，溺水，点击，烧伤，

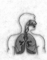

烫伤，疮毒内攻及水湿犯肺等导致肺气郁闭，宣降失常所致。慢性呼吸衰竭则是因外感六淫，内伤七情，素嗜香烟，饮食劳倦，工作环境不良，导致久咳、顽喘、肺胀等多种因素，久病上损及下，肺虚及肾。

肺主气，司呼吸，吸入大气中清气，呼出浊气，与大气相通，为气机出入升降之枢纽。肺为娇脏，外合皮毛。外邪侵袭人体首先犯肺，肺失宣降而发咳喘。若久病不愈可致肺气虚损，并累及脾肾。肺虚不能调节治理心血的运行，则心气心阳亦亏虚，终至肺、脾、肾、心俱虚而成为本病的发病基础。气候变化，饮食、情志及劳累等因素，则可诱发为本病。

【分类】

1. 根据动脉血气分析分类

（1）Ⅰ型呼吸衰竭

即缺氧性呼吸衰竭，血气分析特点是 $PaO_2 < 60$ mmHg，$PaCO_2$ 降低或正常。主要见于肺换气障碍（通气/血流比例失调、弥散功能损害和肺动-静脉分流）疾病，如严重肺部感染性疾病、间质性肺疾病、急性肺栓塞等。

（2）Ⅱ型呼吸衰竭

即高碳酸性呼吸衰竭，血气分析特点是 $PaO_2 < 60$ mmHg，同时伴有 $PaCO_2 > 50$ mmHg。系肺泡通气不足所致。单纯通气不足，低氧血症和高碳酸血症的程度是平行的，若伴有换气功能障碍，则低氧血症更为严重，如 COPD。

2. 根据发病急缓分类

（1）急性呼吸衰竭

由于某些突发的致病因素，如严重肺疾患、创伤、休克、急性气道阻塞等，使肺通气和（或）换气功能迅速出现严重障碍，在短时间内引起呼吸衰竭。因机体不能很快代偿，若不及时抢救，会危及病人生命。

（2）慢性呼吸衰竭

指某些慢性疾病，如 COPD、间质性肺疾病、肺结核、神经肌肉病变等，其中以 COPD 最常见，造成呼吸功能的损害逐渐加重，经过较长

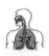

时间发展为呼吸衰竭。

3. 根据发病机制分类

（1）换气性呼吸衰竭

换气性呼吸衰竭也称肺衰竭。肺组织、气道阻塞和肺血管病变造成的呼吸衰竭，称为肺衰竭。肺组织和肺血管病变常引起换气功能障碍，表现为Ⅰ型呼吸衰竭。

（2）通气性呼吸衰竭

通气性呼吸衰竭也称泵衰竭。驱动或制约呼吸运动的中枢神经系统、外周神经系统、神经肌肉组织（包括神经-肌肉接头和呼吸肌）以及胸廓统称为呼吸泵，这些部位的功能障碍引起的呼吸衰竭称为泵衰竭。通常泵衰竭主要引起通气功能障碍，表现为Ⅱ型呼吸衰竭。

【病理】

1. 低氧血症和高碳酸血症的发生机制

（1）肺通气不足：正常成人在静息状态下有效肺泡通气量约为4 L/min，才能维持正常的肺泡氧分压（PaO_2）和二氧化碳分压（$PaCO_2$）。肺泡通气量减少会引起PaO_2下降和$PaCO_2$上升，从而引起缺氧和CO_2潴留。

（2）弥散障碍：系指O_2、CO_2等气体通过肺泡膜进行交换的物理弥散过程发生障碍。氧和二氧化碳通过呼吸膜进行气体交换的过程称谓弥散。当呼吸膜两侧气体分压差为0.133 kPa（1 mmHg）时，每分钟通过呼吸膜的气体量为该气体的弥散量。气体分子的弥散是从高分压流向低分压，而达到膜两侧气体分压的平衡。气体弥散的速度取决于肺泡膜两侧气体分压差、气体弥散系数、肺泡膜的弥散面积、厚度和通透性，同时气体弥散量还受血液与肺泡接触时间以及心排出量、血红蛋白含量、通气/血流比例的影响。此外，弥散与体表面积有关，男性大于女性。老年人由于肺气肿、肺泡膜退行性变化，使氧的弥散量有所减少。体位也可影响弥散量，仰卧位大于直立位。吸气深度也可影响弥散量，深吸气时扩张肺毛细血管，增加肺血容量，使弥散量增加。在弥散障碍时，通常以低氧血症为主。

（3）通气/血流比例失调：血液流经肺泡时，能否保证得到充足的 O_2 和充分地排出 CO_2，使血液动脉化，除需有正常的肺通气功能和良好的肺泡膜弥散功能外，还取决于肺泡通气量与血流量之间的正常比例。正常成人静息状态下，通气/血流比值约为 0.8。肺泡通气/血流比值失调主要表现为部分肺泡通气不足和部分肺泡血流不足。肺泡通气/血流比例失调导致低氧血症，而无 CO_2 潴留。

（4）肺内动-静脉解剖分流增加：由于肺部病变如肺泡萎陷、肺不张、肺水肿和肺炎实变均可引起肺动脉样分流增加，使静脉血没有接触肺泡气进行气体交换的机会。因此，提高吸氧浓度并不能提高动脉血氧分压。分流量越大，吸氧后提高动脉血的氧分压效果越差，如分流量超过 30%，吸氧对氧分压的影响有限。氧弥散能力仅为二氧化碳的 1/20，故在弥散障碍时，产生单纯缺氧。

（5）氧耗量增加：发热、寒战、呼吸困难和抽搐均增加氧耗量。氧耗量增加，肺泡氧分压下降。

2. 低氧血症和高碳酸血症对机体的影响

（1）对中枢神经系统的影响：脑组织耗氧量大，约占全身耗氧量的 1/5～1/4。中枢皮质神经元细胞对缺氧最为敏感。通常完全停止供氧 4～5 分钟即可引起不可逆的脑损害。对中枢神经影响的程度与缺氧的程度和发生速度有关。CO_2 潴留降低脑细胞兴奋性，抑制皮质活动。缺氧和 CO_2 潴留均会使脑血管扩张，血流阻力降低，血流量增加以代偿脑缺氧。缺氧和酸中毒还能损伤血管内皮细胞使其通透性增高，导致脑间质水肿。引起脑组织充血、水肿和颅内压增高，压迫脑血管，进一步加重脑缺血、缺氧，形成恶性循环，严重时出现脑疝。

肺性脑病是由于缺氧和 CO_2 潴留导致的神经精神障碍症候群称为肺性脑病，又称 CO_2 麻醉。早期表现为失眠、兴奋、烦躁不安等症状，随 CO_2 潴留加重可引起头痛、头晕、烦躁不安、言语不清、精神错乱、扑翼样震颤、嗜睡、昏迷、抽搐和呼吸抑制。

（2）对循环系统的影响：PaO_2 降低和 $PaCO_2$ 升高，可以引起反射

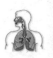

性心率加快、心肌收缩力增强，使心排出量增加。缺氧和CO_2潴留时，交感神经兴奋引起皮肤和腹腔器官血管收缩，而冠状血管主要受局部代谢产物的影响而扩张，血流量增加。严重的缺氧和CO_2潴留可直接抑制心血管中枢，造成心脏活动受抑和血管扩张、血压下降和心律失常等严重后果。心肌早期轻度缺氧即在心电图上显示出来，急性严重缺氧可导致心室颤动或心脏骤停，长期慢性缺氧可导致心肌纤维化、心肌硬化。

（3）对呼吸系统的影响：呼吸衰竭病人的呼吸变化受到PaO_2降低和$PaCO_2$升高所引起的反射活动及原发疾病的影响，低氧血症对呼吸的影响远较CO_2潴留的影响为小。

呼吸衰竭CO_2潴留的病人不能高浓度吸氧。CO_2是强有力的呼吸中枢兴奋剂，$PaCO_2$急骤升高，呼吸加深加快。长时间严重的CO_2潴留，会造成中枢化学感受器对CO_2的刺激作用发生适应。当$PaCO_2 > 80\,mmHg$时，会对呼吸中枢产生抑制和麻醉效应，此时呼吸运动主要靠PaO_2降低对外周化学感受器的刺激作用维持。因此对这种病人进行氧疗时，如吸入高浓度氧，由于解除了低氧对呼吸的刺激作用，可造成呼吸抑制。

（4）对肾功能的影响：呼吸衰竭的病人多合并肾功能不全，若及时治疗，随着外呼吸功能的好转，肾功能可以恢复。

（5）对消化系统的影响：呼吸衰竭的病人合并消化道功能障碍，表现为消化不良、食欲不振，甚至出现胃肠黏膜糜烂、坏死、溃疡和出血。缺氧可直接或间接损害肝细胞使丙氨酸氨基转移酶上升，若缺氧能够得到及时纠正，肝功能可逐渐恢复正常。

（6）呼吸性酸中毒及电解质紊乱：肺通气、弥散和肺循环功能障碍引起肺泡换气减少，血$PaCO_2$增高（$> 45\,mmHg$），pH下降（< 7.35），H^+浓度升高（$> 45\,mmol/L$），导致呼吸性酸中毒。早期可出现血压增高，中枢神经系统受累，如躁动、嗜睡、精神错乱、扑翼样震颤等。

3. 中医病机

肺系病变久延不愈，肺气虚损可累及脾肾。脾失健运，气血化生无源，肾虚摄纳失常，气不归元，气逆于肺则喘促。肺主通调，脾主转输，肾司开合，肺脾肾俱虚，则三焦决渎失职，水湿泛溢，致全身水肿，水气凌心则心悸气喘。肺虚不能治理调节心血运行，血脉瘀阻，必累及于心。心气亏虚，血行瘀滞则心悸，喘促加重，面唇发绀并见颈脉怒张。水湿聚为痰，痰浊蒙蔽心神可出现神志模糊、嗜睡，甚则昏迷。痰浊郁于肝，引动肝风上蒙清窍，则可出现狂躁、抽搐、言语错乱等症状。

【临床表现】

1. 急性呼吸衰竭的临床表现

（1）呼吸困难

呼吸衰竭最早出现的症状。多数病人有明显的呼吸困难，可表现为频率、节律和幅度的改变。较早表现为呼吸频率增快，病情加重时出现呼吸困难，辅助呼吸肌活动加强，如三凹征。中枢性疾病或中枢神经抑制性药物所致的呼吸衰竭，表现为呼吸节律改变，如潮式呼吸、比奥呼吸等。

（2）发绀

是缺氧的典型表现。当动脉血氧饱和度低于90%时，可在口唇、指甲出现发绀。发绀受皮肤色素及心功能的影响。

（3）精神神经症状

急性缺氧可出现精神错乱、躁狂、昏迷、抽搐等症状。合并急性CO_2潴留，可出现嗜睡、淡漠、扑翼样震颤，以至呼吸骤停。

（4）循环系统表现

多数病人有心动过速，严重低氧血症、酸中毒可引起心肌损害，亦可引起周围循环衰竭、血压下降、心律失常、心搏停止。

（5）消化和泌尿系统表现

严重呼吸衰竭对肝、肾功能都有影响，部分病例可出现丙氨酸氨基转移酶与血浆尿素氮升高。个别病例可出现尿蛋白、红细胞和管型。因胃肠道黏膜屏障功能损伤，导致胃肠道黏膜充血水肿、糜烂渗血或应激性溃疡，引起上消化道出血。

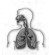

2. 慢性呼吸衰竭的临床表现

（1）呼吸困难

慢性阻塞性肺疾病所致的呼吸衰竭，病情较轻时表现为呼吸费力伴呼气延长，严重时发展成浅快呼吸。若并发 CO_2 潴留，$PaCO_2$ 升高过快或显著升高以致发生 CO_2 麻醉时，病人可由呼吸过速转为浅慢呼吸或潮式呼吸。

（2）神经症状

慢性呼吸衰竭伴 CO_2 潴留时，随 $PaCO_2$ 升高可表现为先兴奋后抑制现象。兴奋症状包括失眠、烦躁、躁动、夜间失眠而白天嗜睡（昼夜颠倒现象）。合并肺性脑病表现为神志淡漠、肌肉震颤或扑翼样震颤、间歇抽搐、昏睡，甚至昏迷等。

（3）循环系统表现

CO_2 潴留使外周体表静脉充盈、皮肤充血、温暖多汗、血压升高、心排出量增多而致脉搏洪大。多数病人有心率加快，脑血管扩张产生搏动性头痛。

【辅助检查】

1. 动脉血气分析

动脉血氧分压（PaO_2）< 60 mmHg，伴或不伴二氧化碳分压（$PaCO_2$）> 50 mmHg，pH 可正常或降低。

2. 胸部影像学检查

胸部 X 线、胸部 CT 检查和放射性核素肺通气/灌注扫描等可协助诊断。

3. 其他检查

肺功能检测能判断通气功能障碍的性质及是否合并有换气功能障碍。纤维支气管镜检查可明确大气道情况和取得病理学证据。

【诊断】

有导致呼吸衰竭的病因或诱因，有低氧血症或伴高碳酸血症的临床表现，血气分析可判断呼吸衰竭的严重程度，胸部影像学、肺功能和纤维支气管镜检查可明确病因。

【治疗要点】

呼吸衰竭治疗应加强呼吸支持，包括保持呼吸道通畅、纠正缺氧和改善通气等，呼吸衰竭病因和诱发因素的治疗，加强一般支持治疗和对其他重要脏器功能的监测与支持。

（一）急性呼吸衰竭的治疗

1. 保持呼吸道通畅

保持呼吸道通畅是最基本、最重要的治疗措施。气道不畅使呼吸阻力增加，呼吸功消耗增多，会加重呼吸肌疲劳。气道阻塞致分泌物排出困难将加重感染，同时也可能发生肺不张，使气体交换面积减少。

（1）若病人昏迷应使其处于仰卧位，头后仰，托起下颌并将口打开。

（2）清除气道内分泌物及异物。

（3）缓解支气管痉挛，使用支气管舒张剂解除支气管痉挛。

（4）必要时应建立人工气道。急性呼吸衰竭者人工气道的建立有三种方法：①简便人工气道，主要有口咽通气道、鼻咽通气道和喉罩，是气管内导管的临时替代方式，在病情危重不具备插管条件时应用，待病情允许后再行气管插管或切开。②气管插管，急性呼吸衰竭气管插管的指征因病而异。急性呼吸衰竭病人昏迷逐渐加深，呼吸不规则或出现暂停，呼吸道分泌物增多，咳嗽和吞咽反射明显减弱或消失时，应行气管插管使用机械通气。③气管切开。

2. 氧疗

（1）吸氧浓度：确定吸氧浓度的原则是保证 PaO_2 迅速提高到 60 mmHg 或脉搏容积血氧饱和度（SpO_2）达90%以上的前提下，尽量减低吸氧浓度。

（2）吸氧装置：面罩、鼻导管或鼻塞给氧。

3. 增加通气量，改善 CO_2 潴留

（1）呼吸兴奋剂：主要适用于以中枢抑制为主、通气量不足引起的呼吸衰竭，对以肺换气功能障碍为主所导致的呼吸衰竭病人不宜使用。使用呼吸兴奋剂须保持气道通畅，否则会促发呼吸肌疲劳，并进而加重

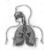

CO_2 潴留。脑缺氧、水肿未纠正而出现频繁抽搐者慎用。病人的呼吸肌功能基本正常，不可突然停药。

（2）机械通气：呼吸衰竭时应用机械通气能维持必要的肺泡通气量，降低 $PaCO_2$，改善肺的气体交换效能，使呼吸肌得以休息，有利于恢复呼吸肌功能。

急性呼吸衰竭病人无创正压通气（NIPPV）用于急性呼吸衰竭的治疗，病人应具备以下基本条件：清醒能够合作，血流动力学稳定，不需要气管插管保护（即病人无误吸、严重消化道出血、气道分泌物过多且排痰不利等情况），无影响使用鼻/面罩的面部创伤，能够耐受鼻/面罩。

急性呼吸衰竭机械通气的主要并发症为：通气过度造成呼吸性碱中毒，通气不足加重原有的呼吸性酸中毒和低氧血症，出现血压下降、心输出量下降、脉搏增快等循环功能障碍，气道压力过高或潮气量过大可致气压伤，如气胸、纵隔气肿或间质性肺气肿，人工气道长期存在可并发呼吸机相关肺炎（VAP）。

4. 病因治疗

针对不同病因采取适当的治疗措施，也是治疗呼吸衰竭的根本所在。

5. 一般支持疗法

积极纠正电解质紊乱和酸碱平衡失调，加强液体管理，防止血容量不足和液体负荷过大，保证充足的营养及热量供给。

6. 其他重要脏器功能的监测与支持

呼吸衰竭往往会累及其他重要脏器，加强对重要脏器功能的监测与支持，预防和治疗肺动脉高压、肺源性心脏病、肺性脑病、肾功能不全、消化道功能障碍和弥散性血管内凝血（DIC）等。特别要注意防治多器官功能障碍综合征（MODS）。

（二）慢性呼吸衰竭的治疗

慢性呼吸衰竭的治疗原则是：治疗原发病、保持气道通畅、氧疗等。

1. 氧疗

COPD 是导致慢性呼吸衰竭的常见呼吸系统疾病，病人常伴有 CO_2 潴留，氧疗时需注意保持低浓度吸氧，防止血氧含量过高。

2. 机械通气

根据病情选用无创机械通气或有创机械通气。在 COPD 急性加重早期给予无创机械通气可以防止呼吸功能不全加重，缓解呼吸肌疲劳，减少后期气管插管率，改善预后。

3. 抗感染

慢性呼吸衰竭急性加重的常见诱因是感染，有些非感染因素诱发的呼吸衰竭也易继发感染。

4. 呼吸兴奋剂的应用

慢性呼吸衰竭的病人必要时可服用呼吸兴奋剂阿米三嗪 $50\sim100\,mg$，2 次/日。该药通过刺激颈动脉体和主动脉体的化学感受器兴奋呼吸中枢，增加通气量。

5. 纠正酸碱平衡失调

慢性呼吸衰竭常有 CO_2 潴留，导致呼吸性酸中毒，机体常以增加碱储备来代偿，以维持 PH 于相对正常水平。当以机械通气等方法较为迅速地纠正呼吸性酸中毒时，原已增加的碱储备会使 PH 升高，对机体造成严重危害，故在纠正呼吸性酸中毒的同时，应当注意同时纠正潜在的代谢性碱中毒，通常给予病人盐酸精氨酸和补充氯化钾。

（三）辨证论治

中医治疗以痰、瘀、热为标，肺、脾、心、肾之虚为本，其病理过程由肺阴亏虚发展到气阴双虚、脾肾阳虚、心阳衰败，治疗宜分清脏腑虚实及标本缓急，缓解期当补肺、脾、心、肾之虚、治本为要，兼以祛痰清热化瘀之法。急性发作期多见痰浊蒙闭、痰火扰心、痰热动风之证，病情危重，当以祛痰清热，醒神开窍，熄风止痉为主。

呼吸衰竭急性期，痰湿化热，上壅于肺者治法以清肺利痰、止咳平喘为主。脾肾阳虚，水气凌心者治法以健脾利湿，温阳利水为主。痰浊闭窍者治法以清肺利窍、芳香开窍为主。肝风内动者治法以清肺利痰，滋阴平肝、活血熄风为主。热瘀伤络者治法以清肺利痰、活血通络为主。阳微欲绝者治法以益气养阴、回阳固脱为主。

呼吸衰竭缓解期，肺肾两虚者治法以补益肺肾为主。心脾肾阳虚，

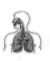

第二章　呼吸系统常见疾病的中西医护理

水饮内停者治法以温阳利水，化瘀通络为主。

【护理评估】

1. 病史

评估症状、病因、诱发因素，有无检查治疗等。

2. 身体状况

评估生命体征和精神状态，观察有无呼吸困难、发绀、神经-精神症状及循环系统表现等。

3. 社会支持系统

评估病人和家属对疾病的认识程度以及家属对病人的支持力度。

4. 辅助检查

了解检查结果，有利于辅助治疗。

【常见护理问题】

1. 低效性呼吸形态：与肺的顺应性降低、呼吸肌疲劳、呼吸道阻力增加等有关。

2. 清理呼吸道无效：与呼吸道感染、分泌物过多或黏稠，呼吸肌疲劳，无效咳嗽或咳嗽无力有关。

3. 自理能力缺陷：与长期患病、反复急性发作致身体衰弱有关。

4. 营养失调：低于机体需要量，与摄入不足、呼吸功能增加和呼吸道感染使能量消耗增加有关。

5. 潜在并发症：肺性脑病、消化道出血、心力衰竭、休克等。

【中西医护理】

(一) 一般护理

1. 协助病人取舒适卧位，有利于改善呼吸。病室内温湿度适宜。风寒束肺、肾阳亏虚、水气凌心者，室温可稍高，注意防寒保暖。痰热阻肺、阴虚、燥热咳喘者，室内宜凉爽、湿润、通气，避免直接吹风。

2. 饮食宜清淡甘凉，痰浊壅盛者，忌肥甘厚味及滋腻生痰食物。痰瘀内阻者忌辛辣、香燥、油炸、火烤食物，忌烟酒。

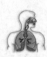

（二）病情观察

1. 观察病情，防止并发症。

（1）评估病人呼吸频率、节律和深度，使用呼吸机的情况，呼吸困难程度。

（2）密切观察生命体征及神志变化，及时发现肺性脑病及休克。

（3）观察缺氧和 CO_2 潴留的症状和体征，监测动脉血气分析值。

（4）注意观察尿量及粪便颜色，及时发现上消化道出血等并发症。

2. 保持呼吸道通畅，改善通气。

（1）指导并协助病人进行有效的咳嗽、咳痰，对于痰液黏稠的病人，可采用雾化稀释痰液。

（2）对于咳嗽无力或昏迷的病人，给予定时协助翻身、拍背，促进排痰，必要时可机械吸痰。

3. 遵医嘱正确氧疗，密切观察氧疗效果。

4. 指导病人有效呼吸。协助和指导病人取半卧位或坐位，增加呼吸肌的效能，促进肺膨胀。指导病人进行呼吸肌功能锻炼，教会病人腹式呼吸及缩唇呼气法，改善肺通气功能。

（三）机械通气的护理

根据病人病情选择合适的机械通气方式，加强监测管理，预防并发症。

（四）用药护理

遵医嘱使用抗生素控制肺部感染，并注意观察药物的疗效及副作用。

（五）心理护理

呼吸衰竭病人常对病情和预后有所顾虑、对治疗丧失信心等，应多了解和关心病人的心理状况，解除病人顾虑，树立信心。

（六）辨证施护

1. 气虚发热者食健脾益气食物，阴虚发热者食滋阴清热食物，血虚发热可食益气养血之品，肝郁发热可食疏肝理气、清热结郁之品。

2. 素有哮喘、肺胀等肺系疾病者应节饮食，少食甜黏肥腻之品，以免助湿生痰，并应戒烟酒，忌辛辣动火刺激类食品。肺燥热而咳者可食梨、生萝卜、枇杷等润燥、清热之品，并可进食少量水果、果汁以清热化痰。肺气虚者可食百合、银耳、甲鱼等滋阴补肺。脾气虚者可食粥类，如山药大枣粥、薏苡仁粥等健脾养胃。肾气虚者宜多食核桃仁、白果、胎盘以补肾纳气，多食蛋、瘦肉、鱼等食物以培本逐邪。

3. 天气变化时尤需慎风寒，以免感受外邪而诱发。平日应加强休养、气功锻炼以固根本。

4. 阴虚低热盗汗者遵医嘱给予中药煎水代茶饮。阴津耗伤，肠燥便秘者，遵医嘱给予通便药或中药煎水代茶饮。

5. 解除思想顾虑，鼓励和安慰病人树立信心，积极配合治疗和护理。加强情志护理，避免不良刺激，防止忧郁、焦虑而伤损肺气。对肝逆犯肺者，应戒恼怒，保持良好的心理状态。

【健康指导】

1. 疾病知识指导

向病人及家属讲解疾病的发病机制、发展和转归，注意语言通俗。指导病人遵医嘱正确用药，并讲解相关药物的用法和注意事项等。根据病情，指导病人制定合理休息与活动计划。避免劳累、情绪激动等不良因素刺激。

2. 饮食与营养

指导病人合理安排膳食，加强营养，改善体质。

3. 康复知识指导

鼓励病人进行呼吸功能锻炼，并教会病人有效咳嗽、咳痰及呼吸功能锻炼方法，提高病人的自我护理能力。教会病人有效呼吸和咳嗽咳痰技术，如缩唇呼吸、腹式呼吸、体位引流、叩背等方法，提高病人的自我护理能力。指导并教会病人及家属合理的家庭氧疗方法及注意事项。

4. 用药指导

将病人使用的药物、剂量、用法和注意事项告诉病人，并写在纸上交给病人以便需要时使用。指导病人避免各种引起呼吸衰竭的诱因，若有气急、发绀加重等变化，及时就医。

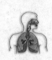

第二十二节　急性呼吸窘迫综合征的中西医护理

急性呼吸窘迫综合征（acute respiratory distress syndrome，ARDS）是指各种肺内、肺外致病因素导致的急性弥漫性、炎症性肺损伤引起的急性呼吸衰竭。临床上以呼吸窘迫、顽固性低氧血症和呼吸衰竭为特征，肺部影像学表现为非均一性、渗出性病变。其主要病理特征为炎症导致的肺微血管通透性增高，肺泡渗出富含蛋白质的液体，进而导致肺水肿及透明膜形成，可伴有肺泡出血。病理生理改变以肺容积减少、肺顺应性降低和严重通气/血流比例失调为主。

【病因】

1. 肺内因素

系直接因素，指对肺的直接损伤，包括：①化学性因素，如吸入毒气、烟尘、胃内容物及氧中毒等。②物理性因素，如肺挫伤、放射性损伤等。③生物性因素，如重症肺炎。

2. 肺外因素

系间接因素，包括严重休克、感染中毒症、严重非胸部创伤、大面积烧伤、大量输血、急性胰腺炎、药物或麻醉品中毒等

【病理】

1. 急性呼吸窘迫综合征（ARDS）的发病机制主要是多种炎症细胞及其释放的炎症介质和细胞因子间接介导的肺炎症反应，引起肺泡膜损伤、毛细血管通透性增加和微血栓形成。并可造成肺泡上皮损伤，表面活性物质减少或消失，加重肺水肿和肺不张，从而引起肺的氧合功能障碍，导致顽固性低血氧症。

2. 急性呼吸窘迫综合征（ARDS）的主要病理改变是肺广泛性充血水肿和肺泡内透明膜形成。病理过程分为渗出期、增生期和纤维化期，三个阶段常重叠存在。

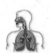

3. 呼吸窘迫的发生机制主要为低氧血症刺激颈动脉体和主动脉体化学感受器，反射性刺激呼吸中枢，产生过度通气。肺充血、水肿刺激毛细血管旁 J 感受器，反射性使呼吸加深、加快，导致呼吸窘迫。

4. 急性呼吸窘迫综合征（ARDS）肺形态改变特点：

（1）肺水肿和肺不张在肺内呈"不均一"分布，即在重力依赖区（仰卧位时靠近背部的肺区）以肺水肿和肺不张为主，通气功能极差，而在非重力依赖区（仰卧位时靠近胸前壁的肺区）的肺泡通气功能基本正常。

（2）由于肺水肿和肺泡萎陷，使功能残气量和有效参与气体交换的肺泡数量减少，因而称 ARDS 肺为"婴儿肺（baby lung）"或"小肺（small lung）"。引起严重通气/血流比例失调、肺内分流和弥散障碍，造成顽固性低氧血症和呼吸窘迫。

【临床表现】

1. 症状

（1）急性呼吸窘迫综合征（ARDS）多于原发病起病后 72 小时内发生。

（2）除原发病的相应症状和体征外，最早出现的症状是呼吸加快，并呈进行性加重的呼吸困难、发绀，常伴有烦躁、焦虑、出汗等。

（3）呼吸困难的特点是呼吸深快、费力，病人常感到胸廓紧束、严重憋气，即呼吸窘迫，不能用通常的吸氧疗法改善，亦不能用其他原发心肺疾病（如气胸、肺气肿、肺不张、肺炎、心力衰竭）解释。

2. 体征

早期体征可无异常，双肺可闻及少量细湿啰音，后期多可闻及水泡音，可有管状呼吸音。

【辅助检查】

1. 胸部 X 线检查

早期无异常或有轻度间质改变，肺纹理增多，出现斑片状、大片状浸润阴影，后期出现肺间质纤维化改变。

2. 动脉血气分析

典型的改变为 PaO_2 降低，$PaCO_2$ 降低，pH 升高。

3. 肺功能监测

ARDS 时肺顺应性降低，无效腔通气量比例增加，无呼气流速限制。

4. 心脏超声检查

有助于明确心脏情况。

【诊断】

根据 ARDS 柏林定义，符合下列 4 项条件者可诊断为 ARDS。

1. 有明确的 ARDS 致病因素且在 1 周内出现的急性或进展性呼吸困难。

2. 胸部 X 线检查、胸部 CT 显示两肺浸润阴影，不能完全用胸腔积液、肺叶、全肺不张和结节影解释。

3. 呼吸衰竭不能完全用心力衰竭和液体负荷过重解释。如果临床没有危险因素，需要用客观检查（如超声心动图）来评价心源性肺水肿。

4. 低氧血症，氧合指数 ≤ 300 mmHg。用于计算氧合指数的 PaO_2 需在机械通气参数呼气末正压（PEEP）、持续气道内正压（CPAP）不低于 5 cmH_2O 的条件下测定。所在地海拔超过 1000 m 时，需对 PaO_2/FiO_2 进行校正，校正 PaO_2/FiO_2 = 实际（PaO_2/FiO_2）×（所在地大气压值/760）。根据氧合指数，可确定 ARDS 的严重程度：轻度：200 mmHg < PaO_2/FiO_2 ≤ 300 mmHg；中度：100 mmHg < PaO_2/FiO_2 ≤ 200 mmHg；重度：PaO_2/FiO_2 ≤ 100 mmHg。

【治疗要点】

积极治疗原发病，氧疗，机械通气以及调节液体平衡等。

1. 原发病的治疗

是治疗 ARDS 首要原则和基础，应积极寻找原发病灶并予以彻底治疗。感染是导致 ARDS 的常见原因，治疗上宜选择广谱抗生素。

2. 纠正缺氧

（1）当组织得不到充足的氧，或不能充分利用氧时，组织的代谢、功能及形态结构都可能发生异常变化，此病理过程称缺氧。根据缺氧的原因和血氧的变化，可分为下列4种类型：①低张性缺氧：特点为动脉血氧分压降低，使动脉血氧饱和度减少，组织供氧不足。②血液性缺氧：特点是因血红蛋白数量减少或性质改变，以致血氧含量降低或血红蛋白结合的氧不易释放所引起组织缺氧。③循环性缺氧：特点是因组织血流量减少，使组织供氧量减少所致，又称低动力性缺氧。④组织性缺氧：因组织中毒、细胞损坏等因素引起组织细胞利用氧障碍引起缺氧。

（2）氧疗，使体内可利用氧明显增加，并可减少呼吸做功，降低缺氧性肺动脉高压。

（3）采取有效措施，尽快提高 PaO_2。一般高浓度给氧，使 $PaO_2 \geqslant 60\,mmHg$ 或 $SaO_2 \geqslant 90\%$。轻症者可使用面罩给氧，但多数病人需使用机械通气。

（4）成人急性呼吸窘迫综合征氧疗的适应证有：①不伴 CO_2 潴留的低氧血症：病人主要是氧合功能障碍，通气功能基本正常，可予较高浓度吸氧（$\geqslant 35\%$），使 PaO_2 提高到 $60\,mmHg$ 或 SaO_2 达 90% 以上。②伴明显 CO_2 潴留的低氧血症者应予低浓度（$< 35\%$）持续吸氧，控制 PaO_2 于 $60\,mmHg$ 或 SaO_2 于 90% 或略高。

（5）成人急性呼吸窘迫综合征氧疗，应避免长时间高浓度吸氧（$FiO_2 > 0.5$），防止氧中毒，注意吸入气体的湿化，吸氧装置需定期消毒，注意防火。

3. 机械通气

诊断为 ARDS 者，应尽早进行机械通气，以提供充分的通气和氧合，支持器官功能。

4. 液体管理

合理限制液体入量，减轻肺水肿。在血压稳定和保证组织器官灌注前提下，液体出入量宜轻度负平衡，可使用利尿药促进水肿的消退。

5. 营养支持与监护

ARDS 时机体处于高代谢状态，应补充足够的营养。静脉营养可引起感染和血栓形成等并发症，应提倡全胃肠营养，不仅可避免静脉营养的不足，而且能够保护胃肠黏膜，防止肠道菌群异位。

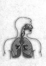

6. 其他治疗

糖皮质激素、表面活性物质替代治疗，吸入一氧化氮等可能有一定价值。

【护理评估】

1. 病史

询问病人的症状与体征、有无诱发因素，有无原发病等。

2. 身体状况

评估病人的生命体征和精神状态，观察有无呼吸窘迫、发绀等。

3. 社会支持系统

评估病人和家属对疾病的认识程度以及家属对病人的支持力度。

4. 辅助检查

了解检查结果，有利于辅助治疗。

【常见护理问题】

1. 清理呼吸道无效：与呼吸道感染、分泌物过多或黏稠、咳痰无力有关。

2. 低效型呼吸形态：与呼吸窘迫、低氧血症有关。

3. 焦虑：与病人呼吸窘迫、担心预后有关。

4. 自理缺陷：与严重缺氧、呼吸困难、机械通气有关。

5. 营养失调：低于机体需要量，与气管插管、代谢增加有关。

6. 潜在并发症：误吸、呼吸机相关性肺炎、呼吸机相关肺损伤。

7. 潜在并发症：重要器官缺氧性损伤。

【中西医护理】

（一）一般护理

1. 协助病人取舒适体位，利于改善呼吸状态。病情允许时采取半卧位或坐位，以利于膈肌下降，胸廓扩张，从而增大呼吸量。

2. 做好口腔护理及皮肤护理，注意更换体位，预防压疮。

3. 给予易消化、富营养、高热量流质饮食或半流质饮食。

（二）病情观察

1. 严密观察病情，防止并发症。观察呼吸频率、节律和深度，使用呼吸机的情况，呼吸困难程度。

2. 观察缺氧及 CO_2 潴留情况。观察有无发绀、球结膜水肿、肺部有无异常呼吸音及啰音。

3. 监测心率、心律及血压，必要时进行血流动力学监测。

4. 观察有无肺性脑病的表现，如有异常应及时通知医生。昏迷者应评估瞳孔、肌张力、腱反射及病理反射。

5. 观察和记录每小时尿量和液体出入量，有肺水肿的病人需适当保持负平衡。

6. 监测动脉血气分析和生化检查结果，了解电解质和酸碱平衡情况。

7. 保持呼吸道通畅，促进痰液引流。

（1）指导并协助病人进行有效的咳嗽、咳痰。

（2）病情严重、意识不清的病人可进行机械吸引，以清除口咽部分泌物。

（3）气管插管或气管切开，则给予气管内吸痰，必要时也可用纤维支气管镜吸痰并冲洗。

（4）注意观察痰的色、质、量、味及痰液的实验室检查结果，并及时做好记录。

（三）氧疗

1. 氧疗能提高肺泡内氧分压，减轻组织损伤恢复脏器功能。减轻呼吸做功，减少耗氧量。降低缺氧性肺动脉高压，减轻右心负荷。

2. 应根据基础疾病、呼吸衰竭的类型和缺氧严重程度选择适当地给氧方法和吸氧浓度。

3. 氧疗时应注意保持吸入氧气的湿化，以免干燥的氧气对呼吸道产生刺激作用，并促进气道黏液栓形成。

4. 输送氧气的导管、面罩、气管导管等应妥善固定，使病人舒适。保持其清洁与通畅，定时更换消毒，防止交叉感染。

5. 向病人及家属说明氧疗的重要性，嘱其不要擅自停止吸氧或变动氧流量。

（四）用药护理

遵医嘱用药，并观察疗效和不良反应。病人使用呼吸兴奋药时应保持呼吸道通畅，适当提高吸入氧浓度，静脉滴注时速度不宜过快，注意观察呼吸频率、节律、神志变化以及动脉血气的变化，以便调节剂量。如出现恶心、呕吐、烦躁、面色潮红、皮肤瘙痒等现象，需减慢滴速。若经 4～12 小时未见疗效，或出现肌肉抽搐等严重不良反应时，应及时通知医生。

（五）心理护理

做好心理护理，以减轻病人紧张、焦虑情绪，必要时给予镇静剂。

（六）辨证施护

1. 饮食应少食甜黏肥腻之品，以免助湿生痰，并应戒烟酒，忌辛辣动火刺激类食品。肺燥热而咳者可食梨、生萝卜、枇杷等润燥、清热之品，并可进食少量水果、果汁以清热化痰。

2. 天气变化时尤需慎风寒，以免感受外邪而诱发。平日应加强休养、气功等锻炼以固根本。

3. 解除思想顾虑，鼓励和安慰病人树立信心，积极配合治疗和护理。加强情志护理，避免不良刺激，防止忧郁、焦虑而伤损肺气。

【健康指导】

1. 疾病知识指导

向病人及家属讲解疾病的发生、发展和转归。根据病人的具体情况指导病人制订合理的活动与休息计划，教会病人避免氧耗量较大的活动，并在活动过程中增加休息。避免劳累、情绪激动等不良因素刺激。

2. 康复指导

教会病人有效呼吸和咳嗽咳痰技术，如缩唇呼吸、腹式呼吸、体位引流、叩背等方法，提高病人的自我护理能力，延缓肺功能恶化。指导并教会病人及家属合理的家庭氧疗方法及注意事项。鼓励病人进行耐寒锻炼和呼吸功能锻炼，如用冷水洗脸等，以提高呼吸道抗感染的能力。避免吸入刺激性气体，劝告戒烟。预防呼吸道感染。

3. 饮食指导

指导病人合理安排膳食，加强营养，改善体质。

4. 用药指导与病情监测

出院时应将病人使用的药物、剂量、用法和注意事项告诉病人。若有气急、发绀加重等症状，应尽早就医。

（张　娇　周秀娟）

第三章　呼吸系统传染病的中西医护理

第一节　流行性感冒的中西医护理

流行性感冒（influenza）简称流感，是由流感病毒引起的急性呼吸道传染病。临床表现为高热、全身酸痛、乏力等全身中毒症状，伴有呼吸道症状。潜伏期短，传染性强，传播迅速。

【病原学】

由流感病毒感染。流感病毒极易发生变异，甲型流感病毒的抗原变异最快。流感病毒不耐热、酸和乙醚，对甲醛、乙醇、紫外线等敏感。

【流行病学】

1. 传染源

病人和隐性感染者是本病的主要传染源。自潜伏期末到发病后 5 天内均可有病毒从鼻涕、唾液、痰液等分泌物排出，传染期约 1 周，以发病 3 天内传染性最强。

2. 传播途径

主要通过飞沫经呼吸道空气传播。病毒随咳嗽、打喷嚏、说话所致飞沫传播为主，也可通过病毒污染的茶具、食具、毛巾等间接传播。传播速度和广度与人口密度有关。

3. 人群易感性

人群普遍易感。感染后对同一抗原型可获得不同程度的免疫力，同型免疫力通常不超过 1 年，不同亚型间无交叉免疫性。病毒变异后，人群重新易感，故可反复发病。

4. 流行特征

（1）流感常突然发生，迅速蔓延，发病率高和流行过程短是流感的流行特征。

（2）流行常沿交通线传播，从大城市向中小城市、农村扩散。流行以冬春季节为多。

（3）大流行的发生与下列 4 种因素有关：①潜伏期短，仅 1～2 天。②流感病毒具有较强传染性，易发生变异，以呼吸道空气飞沫传播为主要方式。③感染后免疫力持续时间短且各型及各亚型之间无交叉免疫性。

（4）大流行主要由甲型流感病毒引起。一般每 10～15 年可发生一次大流行，每 2～3 年可有一次小流行。乙型流感可局部流行、散发或大流行。丙型流感一般散发。

【病理】

流感病毒主要通过感染呼吸道内各类细胞，并在细胞内复制导致细胞损伤和死亡而致病。受病毒感染的上皮细胞发生变性、坏死与脱落，露出基底细胞层，导致黏膜充血、水肿，炎症渗出，产生发热、头痛、肌痛等全身症状。

【临床表现】

潜伏期 1～3 天，最短数小时，最长 4 天。

1. 典型流感

此型最常见。全身症状较重，呼吸道症状较轻。急起高热，显著头痛、肌痛、关节痛、乏力、咽干、咽痛及食欲减退等。中毒症状与发热程度有关。部分病人有鼻塞、流涕、干咳、声音嘶哑等。查体可见急性发热面容，面颊潮红，眼结膜及咽部充血，有的病人可出现口腔黏膜疱疹。肺部可闻及干啰音。发热多于 1～2 天内达高峰，3～4 天内退热，其他症状随之缓解，但上呼吸道症状常持续 1～2 周后才逐渐消失，体力恢复亦较慢。

2. 肺炎型流感

多见于老年人、婴幼儿，患有慢性心、肺、肾等疾患或接受免疫抑制剂治疗者。起病时与典型流感相似，但于发病1～2天内病情迅速加重。出现高热、全身衰竭、烦躁不安、剧烈咳嗽、血性痰液、呼吸急促、发绀。双肺听诊呼吸音粗，满布湿啰音、哮鸣音，但无肺实变体征。胸部X线检查显示双肺絮状阴影，散在分布，近肺门处较多，周围较少。痰培养无致病菌生长，痰易分离出流感病毒。病程可达3～4周。

3. 轻型流感

在流感流行时，以较轻的全身症状和呼吸道症状为主要表现，轻中度发热、咳嗽、咳少量黏液痰，无明显呼吸困难。病程2～4天。

4. 其他类型

较少见。胃肠型多见于儿童，以恶心、呕吐、腹泻、腹痛为主要症状，一般2～3天可恢复。脑膜脑炎型为病毒侵入神经系统，引起病毒性脑炎，出现高热、昏迷、谵妄、抽搐等表现，可有脑膜刺激征，脑脊液细胞数可轻度增加。肌炎型仅见于儿童，以横纹肌溶解为主要表现。另外还有心肌炎型和心包炎型。

【并发症】

1. 呼吸道感染主要为继发细菌感染，如急性鼻旁窦炎或急性化脓性扁桃体炎、细菌性气管炎和支气管炎、肺炎等。

2. 肺外并发症较少见，主要有雷耶（Reye）综合征、中毒性休克、心肌炎及心包炎等。

【辅助检查】

1. 血常规检查：白细胞总数减少，中性粒细胞减少为主，淋巴细胞相对增多。如继发细菌感染，可有白细胞显著增多。

2. 病原学检查：鼻黏膜印片检测抗原有助于早期诊断。病毒分离是确定诊断的重要依据，核酸检测快速、敏感，特异性较高。

【诊断】

1. 有流行病学史。冬春季节在同一地区，1～2天内有大量上呼吸道感染病人发病的病史或接触史等。

2. 临床表现为起病急骤，有持续高热、肌肉关节酸痛等较重全身中毒症状，呼吸道表现较轻。

3. 体格检查及胸部 X 线检查辅助诊断。

【治疗要点】

1. 一般治疗

卧床休息和支持治疗。

2. 对症治疗

高热者可用解热镇痛药物，酌情选用安乃近、苯巴比妥钠等。

3. 抗生素的应用

应积极防治继发性细菌感染。有继发细菌感染、风湿病史者、抵抗力差的幼儿和老人、慢性心肺疾病病人可考虑应用磺胺或抗生素。

4. 抗病毒治疗

应早期用药，金刚烷胺和甲基金刚烷甲胺对甲型流感病毒有效。奥司他韦可特异性抑制甲、乙型病毒复制。利巴韦林（三氮唑核苷）对各型流感均有疗效，不良反应少。

5. 中草药

中草药治疗流感的方法较多，效果较好。如金银花、连翘、黄芪等已证实可以提升免疫力兼杀灭病毒和细菌。

【护理评估】

1. 病史

询问病人症状、发病时间、有无疫情接触史，有无检查治疗等。

2. 身体状况

评估病人的生命体征和精神状态，观察有无疼痛、呼吸困难等症状。

3. 社会支持系统

评估病人和家属对疾病的认识程度。

4. 辅助检查

了解检查结果，利于诊疗。

【常见护理问题】

1. 体温过高：与病毒感染有关。

2. 气体交换障碍：与病毒性肺炎或合并细菌性肺炎有关。

3. 疼痛：头痛、全身酸痛，与病毒感染导致毒血症、发热有关。

【中西医护理】

（一）一般护理

1. 活动和休息：急性期应卧床休息，协助病人做好生活护理。

2. 营养与饮食：发热期应多饮水，给予易消化、营养丰富的流质或半流质食。伴呕吐或腹泻严重者，应适当增加静脉营养。

3. 按呼吸道隔离要求做好呼吸道隔离。隔离期应避免外出，外出佩戴口罩。

（二）病情观察

1. 观察病人的生命体征，有无高热不退、呼吸急促、发绀、血氧饱和度下降。

2. 观察有无咳嗽、咳痰，咳嗽的性质、时间、诱因、节律、音色，痰液的性状、量等。

3. 协助采集血液、痰液或呼吸道分泌物标本，以明确诊断或发现继发性细菌感染。

（三）对症护理

病人有咳嗽、咳痰、胸闷、气急、发绀等肺炎症状时，应协助取半卧。予以吸氧，必要时吸痰，并报告医生及时处理。

（四）用药护理

严密观察用药后的效果及不良反应。儿童避免使用阿司匹林。金刚烷胺有一定的中枢神经系统不良反应，如头晕、嗜睡、失眠和共济失调等，老年及有血管硬化者慎用，孕妇及有癫痫史者禁用。

【健康指导】

1. 疾病预防指导

锻炼身体，增强机体的抵抗力。根据天气变化及时增减衣服。流感流行时应尽可能减少公众集会，尤其是室内活动，以防止疫情扩散。房

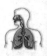

间要经常通风换气，保持清洁。

2. 疾病知识指导

指导病人减少病毒传播的方法，室内每天进行空气消毒或开窗通风换气，病人使用过的食具应煮沸，衣物、手帕等可用含氯消毒液消毒或阳光下曝晒 2 小时。

3. 保护易感人群

接种疫苗是预防流感的基本措施，可获得 60%～90% 的保护效果。接种应在每年流感流行前的秋季进行。

第二节　传染性非典型性肺炎的中西医护理

传染性非典型肺炎（infectious atypical pneumonia）又称严重急性呼吸综合征（severe acute respiratory syndrome，SARS），是一种因感染 SARS 相关冠状病毒而导致的急性传染病。以急起发热、头痛、肌肉酸痛、乏力、干咳、胸闷、腹泻和白细胞减少为特征，严重者出现快速进展的呼吸功能衰竭。本病是一种新的呼吸道传染病，其临床表现与其他非典型肺炎相似，但传染性强、病情进展快、病死率高是此病的主要特点。

【病原学】

SARS 病毒是一类新的冠状病毒。SARS 病毒特异性 IgM 抗体在起病后较早出现，在急性期或恢复早期达到高峰，约 3 个月后消失。IgG 抗体在起病后 2 周出现，病后 3 周达到高峰，12 个月后仍持续高效价，可能是保护性抗体。SARS 病毒对外界环境的抵抗力较其他冠状病毒强。在干燥物体表面或腹泻病人粪便中可存活 4 天，在 4℃ 培养可存活 21 天，−80℃ 可长期保存。但对乙醚、氯仿、甲醛等常用的消毒剂敏感，加热至 56℃15 分钟即可杀灭。

【流行病学】

1. 传染源

病人是最重要的传染源。传染性主要在急性期，尤其发病初期。部分病人频繁咳嗽，呼吸道分泌物多，因呼吸衰竭需要气管插管，此时传染性最强。个别病人造成数十人甚至上百人感染，被称为"超级传播者"。潜伏期病人传染性低，作为传染源的意义不大。康复病人无传染性。隐性感染者是否存在及其作为传染源的意义尚未确定。从果子狸等野生动物体内可分离出与人 SARS 相关病毒基因序列高度同源的冠状病毒，是否为本病的贮存宿主和传染源仍有待确定。

2. 传播途径

（1）飞沫传播：近距离飞沫传播是本病最主要的传播途径。病人咳嗽、大声讲话、打喷嚏形成气溶胶颗粒，喷出后被易感者吸入而感染，但飞沫在空气中停留的时间短，移动距离仅为 1 m。

（2）接触传播：通过直接接触病人的呼吸道分泌物、消化道排泄物或其他体液，或间接接触被病人污染的物品，可导致感染，实验室研究者在接触、处理病人标本或病毒株时，如防护不足亦可造成感染。

（3）其他：有证据显示急性期病人可通过粪便排出病毒，污染住宅的排污系统。若出现污水和废气反流，可能会造成局部环境污染，引起传播。

3. 人群易感性

人群普遍易感，各年龄组人群均可发病，但病人的密切接触者如家庭成员、同一病房的病人、医护人员和探视者等具有较高的危险性。

4. 流行特征

本病于 2002 年 11 月在我国广东省首先出现，随后蔓延至山西、北京、内蒙古、天津、河北等地。2003 年 2 月下旬开始在我国香港流行，并波及越南、加拿大、新加坡、中国台湾等地区和国家。本次流行发生于冬末春初。男女之间发病无差，各年龄组均可发病，以青壮年为主。死亡病例中老年人较多。在家庭和医院有聚集发病现象，社区以散发为主。

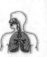

【病理】

发病机制尚不清楚。目前认为主要与 SARS 病毒诱导机体免疫损伤有关。病毒在侵入机体后，早期可出现病毒血症，引起机体细胞免疫受损，出现异常免疫反应，造成肺部损害。肺部的病理改变表现为以弥漫性肺泡损伤、间质性肺炎病变为主，有肺水肿及透明膜形成。病程 3 周后有肺泡内机化以及肺间质纤维化，造成肺泡纤维闭塞，可见小血管内微血栓和肺出血，散在的小叶性肺炎，肺泡上皮脱落、增生等病变。

【临床表现】

潜伏期约为 1～16 天，通常在 3～5 天。

1. 早期临床表现

一般为病初 1～7 天。起病急，发热，体温常超过 38℃，可伴有畏寒、乏力、头痛、畏食等中毒症状。部分病人可有干咳、胸痛、腹泻等不适，常无流涕、咽痛等呼吸道卡他症状。3～7 天后出现干咳、少痰，偶有痰中带血丝，可为胸闷。肺部体征不明显，部分病人可有少量湿啰音，或有肺实变的体征。

2. 进展期临床表现

病情多 10～14 天达到高峰，感染中毒症状加重，并出现频繁干咳、气短或呼吸急促、呼吸困难，活动耐力下降，肺实变体征进一步加重，被迫卧床休息。易继发呼吸道感染，少数病人可因出现急性呼吸窘迫综合征（ARDS）而危及生命。

3. 恢复期临床表现

病程 2～3 周后，随着发热减退，其他症状体征也逐渐缓解、消失，但肺部炎症的吸收和恢复需在体温正常后 2 周。

4. 轻型病人临床症状轻，病程短，多见于儿童或接触时间较短者。重症病人病情重，进展快，容易出现（ARDS）。符合下列情况中 1 条者即为重型：①多个肺叶病变或胸部 X 线检查 48 小时内病灶进展 > 50%。②呼吸困难，呼吸频率 > 30 次/分。③低氧血症，吸氧 3～5 L/min 条件下，SaO_2 < 93%，或氧合指数 < 30 mmHg。④出现休克、ARDS 或 MODS。老年病人表现常不典型。早期妊娠合并本病者易致流产，妊娠

晚期孕妇的病死率增加。

【辅助检查】

1. 实验室检查

血常规检查早期白细胞数正常或降低，淋巴细胞数绝对值常减少，并发细菌感染时，白细胞计数可升高。血液生化检查多数病人出现肝功能异常，丙氨酸氨基转移酶、乳酸脱氢酶、肌酸激酶升高。血气分析部分病人出现低氧血症和呼吸性碱中毒，重者出现 I 型呼吸衰竭。病原学检查采集病人呼吸道分泌物、排泄物、血液等标本，进行病毒分离，阳性可明确诊断。免疫学检查应用 IFA 和 ELISA 检测 SARS 特异性抗体，双份血清抗体有 4 倍及以上升高可作为确诊的依据，阴性不排除本病。实验室 RT-PCR 检测 SARSV-RNA 单份或多份标本 2 次以上为阳性者可明确诊断，阴性不排除本病。

2. 胸部影像学检查

胸部 X 线检查、胸部 CT 检查见肺部以间质性肺炎为主要特征。有不同程度的片状、斑片状浸润性阴影或呈网状样改变，部分病人的病情进展迅速，呈大片状阴影，常为双侧改变，阴影吸收消散较慢。肺部阴影与症状体征可不一致，临床症状还不严重时，胸部 X 线检查中已显示肺部有絮状阴影，并呈快速发展趋势。

【诊断】

1. 流行病学史：发病前 2 周内密切接触过同类病人（与 SARS 病人其同生活，照顾 SARS 病人或曾经接触 SARS 病人的排泄物，尤其是气道分泌物）。属于受传染的群体发病者之一或明确的传染给他人的证据。生活在流行区或发病前 2 周到过本病流行的地区。

2. 临床表现：起病急，以发热为首发症状，体温 > 38℃，伴头痛、全身酸痛、乏力、腹泻、咳嗽、无痰、呼吸急促，呼吸窘迫综合征，肺部啰音、肺实变体征。

3. 实验室检查：血白细胞计数不升高或降低，淋巴细胞计数减低。

4. 胸部影像学检查：肺部不同程度的片状、斑片状浸润性阴影或呈网状样改变。部分病人进展迅速，呈大片状阴影，常为多叶或双侧改变，阴影吸收消散慢，肺部阴影与症状体征可不一致。

5. 抗菌药物治疗无明显效果。

6. 排除类似疾病：排除原发细菌性或真菌性肺炎、肺结核、肺部肿瘤、非感染性肺间质性疾病、肺水肿、肺不张、肺栓塞、肺嗜酸性粒细胞浸润症、肺血管炎等临床表现类似的肺部疾患。

【治疗要点】

1. 一般治疗

加强休息，适当补充液体及维生素。

2. 对症治疗

体温超过38.5℃者，可用解热镇痛药。高热者给予冰敷、酒精擦浴等物理降温。儿童忌用阿司匹林，因该药有可能引起 Reye 综合征。咳嗽、咳痰者给予镇咳、祛痰药。有心、肝、肾等器官功能损害，应给予相应的处理。气促明显、轻度低氧血症者应及早给予持续鼻导管吸氧。

3. 积极控制感染

早期选用大环内酯类、氟喹诺酮类、β-内酰胺类、四环素类等抗生素。若为耐药球菌感染，可选用去甲万古霉素等。

4. 糖皮质激素的应用

对于有严重中毒症状、高热持续3天不退或重症病人，建议应用激素，具体剂量根据病情调整。但儿童应慎用。

5. 中药辅助治疗

适当的中医治疗对控制本病有积极作用。

6. 抗病毒治疗

可选用利巴韦林，但其疗效仍不明确。亦可用干扰素、利托那韦及奥司他韦（达菲）。

7. 增强免疫功能

重症病人可使用已康复的传染性非典型肺炎病人的血清进行治疗，亦可使用免疫增强药物如胸腺肽、免疫球蛋白。

8. 重症病人的处理

重症病人应加强病情监测，尽早收入重症监护病房。使用无创正压通气需持续，暂停时间不宜超过 30 分钟，直到病情缓解。严重呼吸困难和低氧血症经无创正压通气治疗无改善或不能耐受无创正压通气治疗者，应考虑有创正压通气治疗。

【护理评估】

1. 病史

评估病人症状、发病时间、有无疫情接触史，有无检查治疗等。

2. 身体状况

评估病人的生命体征和精神状态，观察有无气短、呼吸困难等症状。

3. 社会支持系统

评估病人和家属对疾病的认识程度，评估家属对病人的支持力度。

【常见护理问题】

1. 体温过高：与病毒感染有关。

2. 气体交换障碍：与肺部病变导致气体交换障碍有关。

3. 恐惧、焦虑：与隔离、担心疾病预后有关。

4. 营养失调：低于机体需要量与发热、纳差、腹泻等有关。

【中西医护理】

（一）一般护理

1. 活动和休息：急性期应卧床休息，协助病人做好生活护理。

2. 营养与饮食：发热期应多饮水，给予易消化、营养丰富的流质或半流质食。伴呕吐或腹泻严重者，应适当增加静脉营养。

（二）病情观察

多数病人在起病后的 14 天内都属于进展期，应密切监测病人体温、呼吸频率、呼吸道有无阻塞，以及血气分析、血常规，心、肝、肾功能等情况。定期复查胸片，早期复查间隔时间不超过 3 天。

（三）隔离

1. 实施呼吸道隔离防止疫情蔓延。

2. 住院病人需严格隔离，不得离开病区。

（1）严格规定探视制度，不设陪护，不得探视。如出现病人病情危重等特殊情况确需探视的，探视者必须按规定做好个人防护。

（2）工作人员进入隔离病室必须做好个人防护，须戴医用防护口罩或 N95 口罩，戴帽子、医用防护眼罩及手套、鞋套等，穿隔离衣，以保证无体表暴露于空气中。

（3）房间定期、定时用含氯消毒剂或 0.5% 过氧乙酸溶液擦拭、消毒。对病人的呕吐物、分泌物、排泄物用含 250～500 mg/L 有效氯的消毒剂溶液浸泡 30 分钟后排入下水道。接触过病人或其他被污染物品后，应用消毒剂消毒手，包括用 0.5% 碘伏溶液涂擦 1～3 分钟。用 75% 酒精或 0.2% 过氧乙酸溶液浸泡 1～3 分钟。

3. 密切接触者应隔离观察，避免与家人密切接触。

（四）对症护理

1. 及时吸氧，保持呼吸道通畅。

2. 咳痰者给予祛痰药，鼓励病人咳出痰液，必要时给予雾化吸入。

3. 呼吸困难者应根据病情及耐受情况，选择氧疗和无创伤正压机械通气。

4. 必要时予以气管插管或气管切开，呼吸机给氧，并做好医护人员的防护。

（五）用药护理

密切观察糖皮质激素的不适反应，如继发真菌感染、血糖升高和骨质疏松症等。

（六）心理护理

严密隔离后由于病人对病情的恐惧可出现焦虑、抑郁、烦躁不安的心理。恢复期病人可能会出现与外界交往障碍、担心受到别人歧视等心理。医护人员应及时与病人沟通，关心安慰病人，了解其真实的思想动态，有针对性地解决病人存在的心理问题，帮助病人树立战胜疾病的信心和勇气。

【健康指导】

1. 疾病预防指导

本病尚无效果肯定的预防药物及灭活疫苗。管理传染源、切断传播途径是预防本病传播的关键。疫情流行期间减少大型群众性集会或活动，避免去人多或相对密闭的地方。不随地吐痰，避免在人前打喷嚏、咳嗽，清洁鼻子后应洗手。勤洗手，保持公共场所空气流通，对病人的物品、住所及逗留过的公共场所进行充分消毒，如有咳嗽、咽痛等呼吸道症状或必须到医院以及其他人多的场所时，应注意戴口罩，保持乐观稳定的心态，均衡饮食，注意保暖，避免疲劳，保证充足睡眠，适量运动等。对临床诊断病例和疑似病例应在指定医院实施隔离治疗。

2. 疾病知识指导

向病人介绍疾病特点以及随访要求，使其能在出院后定期检查心、肺、肝、肾及关节等功能，发现异常，及时治疗。

3. 饮食指导

病后初愈者体质仍较虚弱，出院后应注意均衡饮食，补充足够的营养。

4. 康复锻炼指导

康复期可做有利于心肺功能康复的运动，避免疲劳。

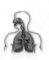

第三节　新型冠状病毒肺炎的中西医护理

新型冠状病毒肺炎（简称新冠肺炎，COVID-19）为新发的急性呼吸道传染病，目前已成为全球性重大的公共卫生事件。由于全球疫情仍在蔓延，且有可能较长时期存在，新冠病毒肺炎在我国传播和扩散的风险也将持续存在。

【病原学】

新型冠状病毒（2019-nCoV）属于 β 属的冠状病毒，有包膜，颗粒呈圆形或椭圆形，直径 60～140 nm。具有 5 个必需基因，分别针对核蛋白（N）、病毒包膜（E）、基质蛋白（M）和刺突蛋白（S）4 种结构蛋白及 RNA 依赖性的 RNA 聚合酶（RdRp）。核蛋白（N）包裹 RNA 基因组构成核衣壳，外面围绕着病毒包膜（E），病毒包膜包埋有基质蛋白（M）和刺突蛋白（S）等蛋白。刺突蛋白通过结合血管紧张素转化酶2（ACE-2）进入细胞。体外分离培养时，新型冠状病毒96个小时左右即可在人呼吸道上皮细胞内发现，而在Vero E6和Huh-7细胞系中分离培养约需4～6天。

冠状病毒对紫外线和热敏感，56℃30分钟、乙醚、75%乙醇、含氯消毒剂、过氧乙酸和氯仿等脂溶剂均可有效灭活病毒，氯己定不能有效灭活病毒。

【流行病学】

1. 传染源

传染源主要是新型冠状病毒感染的病人和无症状感染者，在潜伏期即有传染性，发病后5天内传染性较强。

2. 传播途径

经呼吸道飞沫和密切接触传播是主要的传播途径。接触病毒污染的物品也可造成感染。

在相对封闭的环境中长时间暴露于高浓度气溶胶情况下存在经气溶胶传播的可能。由于在粪便、尿液中可分离到新型冠状病毒，应注意其对环境污染造成接触传播或气溶胶传播。

3. 易感人群

人群普遍易感，感染后或接种新型冠状病毒疫苗后可获得一定的免疫力，但持续时间尚不明确。

【病理】

1. 肺脏

肺脏呈不同程度的实变。实变区主要呈现弥漫性肺泡损伤和渗出性肺泡炎。肺泡腔内见浆液、纤维蛋白性渗出物及透明膜形成。渗出细胞主要为单核和巨噬细胞，可见多核巨细胞。Ⅱ型肺泡上皮细胞增生，部分细胞脱落。肺泡隔可见充血、水肿，单核和淋巴细胞浸润。肺内各级支气管黏膜部分上皮脱落，腔内可见渗出物和黏液。小支气管和细支气管易见黏液栓形成。病程较长可见肺泡腔渗出物机化（肉质变）和肺间

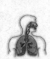

质纤维化。电镜下支气管黏膜上皮和Ⅱ型肺泡上皮细胞胞质内可见冠状病毒颗粒。免疫组化染色显示部分支气管黏膜上皮、肺泡上皮细胞和巨噬细胞呈新型冠状病毒抗原免疫染色和核酸检测阳性。

2. 心脏和血管

部分心肌细胞可见变性、坏死，间质充血、水肿，可见少数单核细胞、淋巴细胞和（或）中性粒细胞浸润。偶见新型冠状病毒核酸检测阳性。全身主要部位小血管可见内皮细胞脱落、内膜或全层炎症，可见血管内混合血栓形成、血栓栓塞及相应部位的梗死。主要脏器微血管可见透明血栓形成。

3. 脾脏、肺门淋巴结和骨髓

脾脏缩小，脾脏内巨噬细胞增生并可见吞噬现象，可见脾脏贫血性梗死。淋巴结淋巴细胞数量较少，可见坏死。淋巴结组织可呈新型冠状病毒核酸检测阳性，巨噬细胞新型冠状病毒抗原免疫染色阳性。白髓萎缩，淋巴细胞数量减少、部分细胞坏死，红髓充血、灶性出血。骨髓造血细胞或增生或数量减少，粒红比例增高。

4. 肝脏和胆囊

肝细胞变性、灶性坏死伴中性粒细胞浸润，肝血窦充血，汇管区见淋巴细胞和单核细胞浸润，微血栓形成。胆囊高度充盈。肝脏和胆囊可见新型冠状病毒核酸检测阳性。

5. 肾脏

肾小球毛细血管充血，偶见节段性纤维素样坏死，球囊腔内见蛋白性渗出物。近端小管上皮变性，部分坏死、脱落，远端小管易见管型。肾间质充血，可见微血栓形成。肾组织偶见新型冠状病毒核酸检测阳性。

6. 其他器官

脑组织充血、水肿，部分神经元变性、缺血性改变和脱失，偶见噬节现象，可见血管周围间隙单核细胞和淋巴细胞浸润。肾上腺见灶性坏死。食管、胃和肠黏膜上皮不同程度变性、坏死、脱落，固有层和黏膜下单核细胞、淋巴细胞浸润。肾上腺可见皮质细胞变性，灶性出血和坏死。睾丸见不同程度的生精细胞数量减少。鼻咽和胃肠黏膜及睾丸和唾液腺等器官可检测到新型冠状病毒。

【临床表现】

1. 潜伏期1~14天，多为3~7天。以发热、干咳、乏力为主要表现。少数病人伴有鼻塞、流涕、咽痛、结膜炎、肌痛和腹泻等症状。

2. 重症病人多在发病1周后出现呼吸困难和（或）低氧血症，严重者可快速进展为急性呼吸窘迫综合征、脓毒症休克、难以纠正的代谢性酸中毒和出凝血功能障碍及多器官功能衰竭等。

3. 重型、危重型病人病程中可为中低热，甚至无明显发热。轻型病人可表现为低热、轻微乏力、嗅觉及味觉障碍等，无肺炎表现。

4. 多数病人预后良好。老年人、有慢性基础疾病者、晚期妊娠和围产期女性、肥胖人群多可病情危重。

5. 儿童病例症状相对较轻，部分儿童及新生儿病例症状可不典型，表现为呕吐、腹泻等消化道症状或仅表现为反应差、呼吸急促。

【辅助检查】

1. 实验室检查

早期外周血白细胞总数正常或减少，可见淋巴细胞计数减少，部分病人可出现肝酶、乳酸脱氢酶、肌酶、肌红蛋白、肌钙蛋白和铁蛋白增高。多数病人可有C反应蛋白（CRP）和血沉升高，降钙素原正常。重型、危重型病人可见D-二聚体升高、外周血淋巴细胞进行性减少，炎症因子升高。

病原学及血清学检查：采用RT-PCR、NGS方法在鼻、口咽拭子、痰和其他下呼吸道分泌物、血液、粪便、尿液等标本中可检测出新型冠状病毒核酸。新型冠状病毒特异性IgM抗体、IgG抗体阳性，发病1周内阳性率均较低。

2. 胸部影像学检查

早期呈现为多发小斑片影及间质改变，以肺外带明显。进而发展为双肺多发磨玻璃影、浸润影，严重者可出现肺实变，胸腔积液少见。心功能不全病人可见心影增大和肺水肿。

【诊断】

根据流行病学史、临床表现实验室结果等综合分析，作出诊断。新型冠状病毒核酸检测阳性为确诊的首要标准。未接种疫苗者新型冠状病毒特异性抗体检测可作为诊断的参考依据。

（一）疑似病例

有流行病学史中的任何 1 条，且符合临床表现中任意 2 条。无明确流行病学史的，符合临床表现中 3 条，或符合临床表现中任意 2 条，同时新型冠状病毒特异性 IgM 抗体阳性。

1. 流行病学史

（1）发病前 14 天内有病例报告社区的旅行史或居住史。

（2）发病前 14 天内与新型冠状病毒感染的病人或无症状感染者有接触史。

（3）发病前 14 天内曾接触过来自有病例报告社区的发热或有呼吸道症状的病人。

（4）聚集性发病（14 天内在小范围如家庭、办公室、学校班级等场所，出现 2 例及以上发热和/或呼吸道症状的病例）。

2. 临床表现

（1）发热和/或呼吸道症状等新冠病毒肺炎相关临床表现。

（2）有新冠病毒肺炎的影像学特征。

（3）发病早期白细胞总数正常或降低，淋巴细胞计数正常或减少。

（二）确诊病例

疑似病例同时具备以下病原学或血清学证据之一者：

1. 新型冠状病毒核酸检测阳性。

2. 未接种新冠疫苗者新型冠状病毒特异性 IgM 抗体和 IgG 抗体阳性。

【临床分型】

（一）轻型

临床症状轻微，胸部影像学未见肺炎表现。

（二）普通型

具有发热、呼吸道症状等，胸部影像学可见肺炎表现。

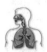

（三）重型

1. 成人符合下列任何一条：

（1）出现气促，RR ≥ 30 次/分。

（2）静息状态下，吸空气时指氧饱和度 ≤ 93%。

（3）动脉血氧分压（PaO_2）/吸氧浓度（FiO_2）≤ 300 mmHg（1 mmHg = 0.133 kPa）。高海拔（海拔超过 1000 米）地区应根据以下公式对 PaO_2/FiO_2 进行校正：$PaO_2/FiO_2 \times$［760/大气压(mmHg)］。

（4）临床症状进行性加重，肺部影像学显示 24～48 分钟内病灶明显进展 > 50%者。

2. 儿童符合下列任何一条：

（1）持续高热超过 3 天。

（2）出现气促（< 2 月龄，R ≥ 60 次/分；2～12 月龄，R ≥ 50 次/分；1～5 岁，R ≥ 40 次/分；> 5 岁，R ≥ 30 次/分），除外发热和哭闹的影响。

（3）静息状态下，吸空气时指氧饱和度 ≤ 93%。

（4）辅助呼吸（鼻翼扇动、三凹征）。

（5）出现嗜睡、惊厥。

（6）拒食或喂养困难，有脱水征。

（四）危重型

1. 符合以下情况之一者：

（1）出现呼吸衰竭，且需要机械通气。

（2）出现休克。

（3）合并其他器官功能衰竭需 ICU 监护治疗。

2. 重型/危重型高危人群

（1）大于 65 岁老年人。

（2）有心脑血管疾病（含高血压）、慢性肺部疾病（慢性阻塞性肺疾病、中度至重度哮喘）、糖尿病、慢性肝脏、肾脏疾病、肿瘤等基础疾病者。

（3）免疫功能缺陷（如艾滋病病人、长期使用皮质类固醇或其他免疫抑制药物导致免疫功能减退状态)。

（4）肥胖（体质指数 ≥ 30）。

（5）晚期妊娠和围产期女性。

（6）重度吸烟者。

【鉴别诊断】

1. 新型冠状病毒肺炎轻型表现需与其他病毒引起的上呼吸道感染相鉴别。

2. 新型冠状病毒肺炎主要与流感病毒、腺病毒、呼吸道合胞病毒等其他已知病毒性肺炎及肺炎支原体感染鉴别，尤其是对疑似病例要尽可能采取包括快速抗原检测和多重 PCR 核酸检测等方法，对常见呼吸道病原体进行检测。

3. 与非感染性疾病，如血管炎、皮肌炎和机化性肺炎等鉴别。

4. 儿童病人出现皮疹、黏膜损害时，需与川崎病鉴别。

【治疗要点】

（一）根据病情确定治疗场所

1. 疑似及确诊病例应在具备有效隔离条件和防护条件的定点医院隔离治疗，疑似病例应单人单间隔离治疗，确诊病例可多人收治在同一病室。

2. 危重型病例应当尽早收入 ICU 治疗。

（二）一般治疗

1. 根据病情监测血常规、尿常规、CRP、生化指标（肝酶、心肌酶、肾功能等）、凝血功能、动脉血气分析、胸部影像学等。有条件者可行细胞因子检测。

2. 及时给予有效氧疗措施，包括鼻导管、面罩给氧和经鼻高流量氧疗。

3. 抗菌药物治疗，避免盲目或不恰当使用抗菌药物，尤其是联合使用广谱抗菌药物。

（三）抗病毒治疗

仍未发现证明有效的抗病毒药物。目前认为，具有潜在抗病毒作用的药物应在病程早期使用，建议重点应用于有重症高危因素及有重症倾向的病人。不推荐单独使用洛匹那韦、利托那韦和利巴韦林，不推荐使用羟氯喹或联合使用阿奇霉素。注意药物的不良反应、禁忌证以及与其他药物的相互作用等问题。不建议同时应用 3 种以上抗病毒药物，出现不可耐受的毒副作用时应停止使用相关药物。α-干扰素雾化吸入，成人每次 500 万 U 或相当剂量，疗程不超过 10 天。利巴韦林与干扰素（剂量同上）或洛匹那韦、利托那韦联合应用，疗程不超过 10 天。磷酸氯喹用于 18 岁～65 岁成人。阿比多尔成人 200 mg，每日 3 次，疗程不超过10 天。

（四）免疫治疗

1. 康复者恢复期血浆

适用于病情进展较快、重型和危重型病人。

2. 静注 COVID-19 人免疫球蛋白

可应急用于病情进展较快的普通型和重型病人。推荐剂量为普通型20 mL、重型 40 mL，静脉输注，根据病人病情改善情况，可隔日再次输注，总次数不超过 5 次。

3. 托珠单抗

对于双肺广泛病变者及重型病人，且实验室检测 IL-6 水平升高者，可试用。首次剂量 4～8 mg/kg，推荐剂量 400 mg，0.9%生理盐水稀释至100 mL，输注时间大于 1 分钟。首次用药疗效不佳者，可在首剂应用 12分钟后追加应用一次（剂量同前），累计给药次数最多为 2 次，单次最大剂量不超过 800 mg。

（五）糖皮质激素治疗

对于氧合指标进行性恶化、影像学进展迅速、机体炎症反应过度激活状态的病人，酌情短期内（一般建议 3～5 天，不超过 10 天）使用糖皮质激素，应当注意较大剂量糖皮质激素由于免疫抑制作用，可能会延缓对病毒的清除。

（六）重型、危重型病例的治疗

1. 治疗原则

在上述治疗的基础上，积极防治并发症，治疗基础疾病，预防继发感染，及时进行器官功能支持。

2. 呼吸支持

（1）鼻导管或面罩吸氧 PaO_2/FiO_2 低于 300 mmHg 的重型病人均应立即给予氧疗。接受鼻导管或面罩吸氧后，密切观察呼吸窘迫和（或）低氧血症有无改善。

（2）经鼻高流量氧疗或无创通气

PaO_2/FiO_2 低于 200 mmHg 应给予经鼻高流量氧疗（HFNC）或无创通气（NIV）。接受 HFNC 或 NIV 的病人，无禁忌证的情况下，建议同时实施俯卧位通气，即清醒俯卧位通气，俯卧位治疗时间应大于 12 小时。部分病人使用 HFNC 或 NIV 治疗的失败风险高，需要密切观察病人的症状和体征。若短时间（1~2 小时）治疗后病情无改善，特别是接受俯卧位治疗后，低氧血症仍无改善，或呼吸频数、潮气量过大或吸气努力过强等，提示 HFNC 或 NIV 治疗疗效不佳，应及时进行有创机械通气治疗。

（3）有创机械通气

一般情况下，PaO_2/FiO_2 低于 150 mmHg，应考虑气管插管，实施有创机械通气。不应单纯把 PaO_2/FiO_2 是否达标作为气管插管和有创机械通气的指征，而应结合临床表现和器官功能情况实时进行评估。早期恰当的有创机械通气治疗是危重型病人重要的治疗手段。实施肺保护性机械通气策略。对于中重度急性呼吸窘迫综合征病人，或有创机械通气 FiO_2 高于 50%时，可采用肺复张治疗。并根据肺复张的反应性，决定是否反复实施肺复张手法。应注意部分新冠肺炎病人肺可复张性较差，应避免过高的 PEEP 导致气压伤。

（4）气道管理

加强气道湿化，建议采用主动加热湿化器，有条件地使用环路加热导丝保证湿化效果。建议使用密闭式吸痰，必要时气管镜吸痰。积极进行气道廓清治疗，如振动排痰、高频胸廓振荡、体位引流等。在氧合及血流动力学稳定的情况下，尽早开展被动及主动活动，促进痰液引流及肺康复。

（5）体外膜肺氧合（ECMO）

符合 ECMO 指征，且无禁忌证的危重型病人，应尽早启动 ECMO 治疗，延误时机导致预后不良。儿童心肺代偿能力较成人弱，对缺氧更为敏感，需要应用比成人更积极的氧疗和通气支持策略，指征适当放宽。

3. 循环支持

危重型病人可合并休克，应在充分液体复苏的基础上，合理使用血管活性药物，密切监测病人血压、心率和尿量的变化，以及乳酸和碱剩余。必要时进行血流动力学监测，指导输液和血管活性药物使用，改善组织灌注。

4. 抗凝治疗

重型或危重型病人合并血栓栓塞风险较高。对无抗凝禁忌证者，同时 D-二聚体明显增高者，建议预防性使用抗凝药物。发生血栓栓塞事件时，按照相应指南进行抗凝治疗。

5. 急性肾损伤和肾替代治疗

危重型病人可合并急性肾损伤，应积极寻找病因，如低灌注和药物等因素。在积极纠正病因的同时，注意维持水、电解质、酸碱平衡。连续性肾替代治疗（CRRT）的指征包括：①高钾血症。②严重酸中毒。③利尿剂无效的肺水肿或水负荷过多。

6. 血液净化治疗

血液净化系统包括血浆置换、吸附、灌流、血液/血浆滤过等，能清除炎症因子，阻断"细胞因子风暴"，从而减轻炎症反应对机体的损伤，可用于重型、危重型病人细胞因子风暴早中期的救治。

7. 儿童多系统炎症综合征

治疗宜多学科合作，尽早抗炎、纠正休克和出凝血功能障碍、脏器功能支持，必要时抗感染治疗。有典型或不典型川崎病表现者，与川崎病经典治疗方案相似。以静脉用丙种球蛋白（IVIG）、糖皮质激素及口服阿司匹林等治疗为主。

（七）辨证论治

本病属于中医"疫"病范畴，病因为感受"疫戾"之气，可根据病情、当地气候特点以及不同体质等情况，进行辨证论治。

1. 医学观察期，病人乏力伴胃肠不适，推荐藿香正气胶囊（丸、水、口服液）。乏力伴发热，推荐金花清感颗粒、连花清瘟胶囊（颗粒）、疏风解毒胶囊（颗粒）。

2. 临床治疗期（确诊病例），推荐清肺排毒汤。适用于轻型、普通型、重型病人，在危重型病人救治中可结合病人实际情况合理使用。推荐中成药：喜炎平注射液、血必净注射液、热毒宁注射液、痰热清注射液、醒脑静注射液。功效相近的药物根据个体情况可选择一种，也可根据临床症状联合使用两种。中药注射剂可与中药汤剂联合使用。

【护理评估】

1. 病史

评估病人症状、发病时间、有无疫情接触史，有无检查治疗等。

2. 身体状况

评估病人的生命体征和精神状态，观察有无气短、呼吸困难等症状。

3. 社会支持系统

评估病人和家属对疾病的认识程度，评估家属对病人的支持力度。

【常见护理问题】

1. 体温过高：与病毒感染有关。

2. 气体交换障碍：与肺部病变导致气体交换障碍有关。

3. 恐惧、焦虑：与隔离、担心疾病预后有关。

4. 营养失调：低于机体需要量与发热、纳差、腹泻等有关。

【中西医护理】

（一）一般护理

1. 活动和休息：卧床休息，加强支持治疗，保证充分能量摄入。注意水、电解质平衡，维持内环境稳定。密切监测生命体征、指氧饱和度等。根据病人病情变化，做好基础护理并严格隔离管理。卧床病人定时变更体位，预防压力性损伤。

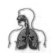

2. 营养与饮食：指导病人合理安排膳食，加强营养，改善体质。

（二）病情观察

1. 重症病人密切观察病人生命体征和意识状态，重点监测血氧饱和度。

2. 危重症病人24小时持续心电监测，每小时测量病人的心率、呼吸频率、血压、SpO_2，每4小时测量并记录体温。

3. 合理、正确使用静脉通路，并保持各类管路通畅，妥善固定。

（三）气道管理

1. 按护理规范做好无创机械通气、有创机械通气、人工气道、俯卧位通气、镇静镇痛、体外膜肺氧合诊疗的护理。

2. 注意病人口腔护理和液体出入量管理，有创机械通气病人防止误吸。

（四）心理护理

及时评估心理状况，做好心理护理。病人因病情、隔离等原因的恐惧，可出现焦虑、抑郁、烦躁不安的心理。恢复期病人可能会出现与外界交往障碍、担心受到别人歧视等心理。医护人员应及时与病人沟通，关心安慰病人，帮助病人树立战胜疾病的信心和勇气。

（五）早期康复护理

重视病人早期康复介入，针对新冠肺炎病人呼吸功能、躯体功能以及心理障碍，积极开展康复训练和干预，尽最大可能恢复体能、体质和免疫能力。

【健康指导】

1. 疾病预防指导

保持良好的个人及环境卫生，均衡营养、适量运动、充足休息，避免过度疲劳。提高健康素养，养成"一米线"、勤洗手、戴口罩、少聚会、公筷制等卫生习惯和生活方式，打喷嚏或咳嗽时应掩住口鼻。保持室内通风良好，科学做好个人防护，出现呼吸道症状时应及时到发热门诊就医。近期去过高风险地区或与确诊、疑似病例有接触史的，应主动进行新型冠状病毒核酸检测。接种疫苗是预防新冠病毒感染、降低发病率和重症率的有效手段，符合接种条件者均可接种。

2. 疾病知识指导

向病人及家属讲解疾病的发病机制、发展和转归，注意语言通俗。指导病人遵医嘱正确用药，并讲解相关药物的用法和注意事项等。根据病情，指导病人制定合理休息与活动计划。避免劳累、情绪激动等不良因素刺激。

3. 出院指导

病人体温恢复正常 3 天以上，呼吸道症状明显好转，肺部影像学显示急性渗出性病变明显改善，连续 2 次呼吸道标本核酸检测阴性（采样时间至少间隔 24 小时）。满足以上条件者可出院。对于满足上述标准，核酸仍持续阳性超过 4 周者，建议通过抗体检测、病毒培养分离等方法对病人传染性进行综合评估后，判断是否出院。建议出院后继续进行 14 天隔离管理和健康状况监测，佩戴口罩。定点医院要做好与病人居住地基层医疗机构间的联系，共享病历资料，及时将出院病人信息推送至辖区或居住地基层医疗卫生机构。有条件的居住在通风良好的单人房间，减少与家人的近距离密切接触，分餐饮食，做好手卫生，避免外出活动。建议在出院后第 2 周、第 4 周到医院随访、复诊。

第四节　肺结核的中西医护理

肺结核（pulmonary tuberculosis）是由结核分枝杆菌感染引起的肺部慢性传染病。肺结核在 21 世纪仍然是严重危害人类健康的主要传染病，是全球关注的公共卫生和社会问题，也是我国重点控制的主要疾病之一。

【病原学】

1. 结核病的病原菌为结核分枝杆菌。

2. 结核分枝杆菌的生物学特性

（1）多形性

典型的结核分枝杆菌是细长稍弯曲两端圆形的杆菌，痰标本中的结核分枝杆菌可呈现为 T、V、Y 字型以及丝状、球状、棒状等多种形态。

（2）抗酸性

结核分枝杆菌抗酸染色呈红色，可抵抗盐酸酒精的脱色作用，故称抗酸杆菌。一般细菌无抗酸性，因此，抗酸染色是鉴别分枝杆菌和其他细菌的方法之一。

（3）生长缓慢

结核分枝杆菌的增代时间为 14～20 小时，对营养有特殊的要求。结核分枝杆菌为需氧菌，但 5%～10% CO_2 的环境能刺激其生长。适宜生长温度为 37℃ 左右。培养时间一般为 2～8 周。

（4）抵抗力强

结核分枝杆菌对干燥、冷、酸、碱等抵抗力强。在干燥的环境中可存活数月或数年。在室内阴暗潮湿处，结核分枝杆菌能数月不死。低温条件下如-40℃ 仍能存活数年。煮沸 100℃ 5 分钟可杀死结核分枝杆菌。5% 石炭酸或 1.5% 煤酚皂溶液（来苏儿液）要杀死痰中的结核分枝杆菌需要较长时间，如 5% 石炭酸需要 24 小时。常用杀菌剂中，70% 酒精最佳，一般在 2 分钟内可杀死结核分枝杆菌。结核分枝杆菌对紫外线比较敏感，太阳光直射下痰中结核分枝杆菌经 2～7 小时可被杀死，实验室或病房常用紫外线灯消毒，10 W 紫外线灯距照射物 0.5～1 m，照射 30 分钟具有明显杀菌作用。

（5）菌体结构复杂

结核分枝杆菌菌体成分复杂，主要是类脂质、蛋白质和多糖类。类脂质占总量的 50%～60%，其中的蜡质约占 50%，其作用与结核病的组织坏死、干酪液化、空洞发生以及结核变态反应有关。菌体蛋白质以结合形式存在，是结核菌素的主要成分，诱发皮肤变态反应。多糖类与血清反应等免疫应答有关。

【流行病学】

1. 全球疫情

全球有三分之一的人（约 20 亿）曾受到结核分枝杆菌的感染。结核病的流行状况与经济水平大致相关，结核病的高流行与国内生产总值（GDP）的低水平相对应。世界卫生组织把印度、中国、俄罗斯、南非、秘鲁等22个国家列为结核病高负担、高危险性国家。全球80%的结核病例集中在这些国家。无疑这些国家结核病控制将对全球的结核病形势产生重要影响。

2. 我国疫情

我国是全球结核病流行严重的国家之一，结核病疫情呈现高感染率、高患病率、高耐药率、死亡人数多和地区患病率差异大的特点。

3. 结核病的传播

（1）传染源

结核病的传染源主要是继发性肺结核的病人。由于结核分枝杆菌主要是随着痰排出体外而播散，因而痰里查出结核分枝杆菌的病人才有传染性，才是传染源。传染性的大小取决于痰内菌量的多少。直接涂片法查出结核分枝杆菌者属于大量排菌，直接涂片法检查阴性而仅培养出结核分枝杆菌者属于微量排菌。

（2）传播途径

结核分枝杆菌主要通过咳嗽、喷嚏、大笑、大声谈话等方式把含有结核分枝杆菌的微滴排到空气中而传播。飞沫传播是肺结核最重要的传播途径。经消化道和皮肤等其他途径传播现已罕见。

（3）易感人群

影响机体对结核分枝杆菌自然抵抗力的因素除遗传因素外，还包括生活贫困、居住拥挤、营养不良等社会因素。婴幼儿细胞免疫系统不完善，老年人、HIV感染者、免疫抑制剂使用者、慢性疾病病人等免疫力低下，都是结核病的易感人群。

（4）影响传染性的因素

传染性的大小取决于病人排出结核分枝杆菌量的多少、空间含结核分枝杆菌微滴的密度及通风情况、接触的密切程度和时间长短以及个体免疫力的状况。通风换气减少空间微滴的密度是减少肺结核传播的有效措施。当然，减少空间微滴数量最根本的方法是治愈结核病病人。

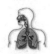

（5）化学治疗对结核病传染性的影响

接受化学治疗后肺结核病人痰中的结核分枝杆菌呈对数减少，化学治疗前痰涂阳者的细菌负荷为 $10^6 \sim 10^7/mL$，化学治疗 2 周后即减少至原有菌量的 5%，4 周减少至原有菌量的 0.25%。接受化学治疗后，痰内结核分枝杆菌不但数量减少，活力也减弱或丧失。结核病传染源中危害最严重的是那些未被发现和未给予治疗管理或治疗不合理的涂片阳性者。

【病因】

1. 原发疾病

（1）在结核病普遍流行的国家和地区，人们常常在不知不觉中受到结核分枝杆菌的感染。当首次吸入含结核分枝杆菌的微滴后，是否感染取决于结核分枝杆菌的毒力和肺泡内巨噬细胞固有的吞噬杀菌能力。结核分枝杆菌的类脂质等成分能抵抗溶酶体酶类的破坏作用，如果结核分枝杆菌能够存活下来，并在肺泡巨噬细胞内外生长繁殖，这部分肺组织即出现炎性病变，称为原发病灶。原发病灶中的结核分枝杆菌沿着肺内引流淋巴管到达肺门淋巴结，引起淋巴结肿大。原发病灶和肿大的气管支气管淋巴结合称为原发综合征。原发病灶继续扩大，可直接或经血流播散到邻近组织器官，发生结核病。

（2）当结核分枝杆菌首次侵入人体开始繁殖时，人体通过细胞介导的免疫系统对结核分枝杆菌产生特异性免疫，使原发病灶、肺门淋巴结和播散到全身各器官的结核分枝杆菌停止繁殖，原发病灶炎症迅速吸收或留下少量钙化灶，肿大的肺门淋巴结逐渐缩小、纤维化或钙化，播散到全身各器官的结核分枝杆菌大部分被消灭，这就是原发感染最常见的良性过程。但仍然有少量结核分枝杆菌没有被消灭，长期处于休眠期，成为继发性结核的潜在来源。

2. 结核病免疫和迟发性变态反应

（1）结核病主要的免疫保护机制是细胞免疫，体液免疫对控制结核分枝杆菌感染的作用不重要。人体受结核分枝杆菌感染后，首先是巨噬细胞作出反应，肺泡中的巨噬细胞大量分泌白细胞介素（简称白介素）-1、白介素-6 和肿瘤坏死因子（TNF-α）等细胞因子使淋巴细胞和单核细胞聚集到结核分枝杆菌入侵部位，逐渐形成结核肉芽肿，限制结核分枝杆菌扩散并杀灭结核分枝杆菌。T 细胞有独特作用，其与巨噬细胞相互作用和协调，对完善免疫保护作用非常重要。T 淋巴细胞有识别特异性抗原的受体，CD4$^+$T 细胞促进免疫反应，在淋巴因子作用下分化为第一类和第二类辅助性 T 细胞（Th1 和 Th2）。细胞免疫保护作用以 Th1 为主，Th1 促进巨噬细胞的功能和免疫保护力。白介素-12 可诱导 Th1 的免疫作用，刺激 T 细胞分化为 Th1，增加 γ-干扰素的分泌，激活巨噬细胞抑制或杀灭结核分枝杆菌的能力。

（2）结核菌素诱导的迟发性变态反应表现为较快的局部红肿和表浅溃烂。免疫力与迟发性变态反应之间关系复杂。

3. 继发性结核

（1）继发性结核病的发病，目前认为有两种方式：原发性结核感染时期遗留下来的潜在病灶中的结核分枝杆菌重新活动而发生的结核病，此为内源性复发。据统计约 10% 的结核分枝杆菌感染者，在一生的某个时期发生继发性结核病。另一种方式是由于受到结核分枝杆菌的再感染而发病，称为外源性重染。两种不同发病方式主要取决于当地的结核病流行病学特点与严重程度。继发性结核病与原发性结核病有明显的差异。继发性结核病有明显的临床症状，容易出现空洞和排菌，有传染性。所以，继发性结核病具有重要临床和流行病学意义，是防治工作的重点。

（2）继发性肺结核的发病有两种类型，一种是发病慢，临床症状少而轻，多发生在肺尖或锁骨下，痰涂片检查阴性，一般预后良好。另一种是发病快，几周前肺部检查还是正常，发现时已出现广泛的病变、空洞和播散，痰涂片检查阳性。多发生在青春期女性、营养不良、抵抗力弱的群体以及免疫功能受损的病人。

4. 中医病因

肺结核属于中医学"肺痨"的范畴。中医认为本病的致病因素主要有两个方面，即外因感染，痨虫侵肺；内伤体虚，气虚不足，阴精耗损，两者互为因果。本病病位在肺，病理性质为阴虚。病变过程中，可致五脏亏损，尤以肺肾为重。

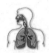

【病理】

1. 基本病理变化

结核病的基本病理变化是炎性渗出、增生和干酪样坏死。结核病的病理过程特点是破坏与修复常同时进行，故上述三种病理变化多同时存在，也可以某一种变化为主，而且可相互转化。这主要取决于结核分枝杆菌的感染量、毒力大小以及机体的抵抗力和变态反应状态。

渗出为主的病变主要出现在结核性炎症初期阶段或病变恶化复发时，可表现为局部中性粒细胞浸润，继之由巨噬细胞及淋巴细胞取代。增生为主的病变表现为典型的结核结节，直径约为 0.1 mm，数个融合后肉眼能见到，由淋巴细胞、上皮样细胞、朗格汉斯巨细胞以及成纤维细胞组成。结核结节的中间可出现干酪样坏死。上皮样细胞呈多角形，由巨噬细胞吞噬结核分枝杆菌后体积变大而形成，染色成淡伊红色。大量上皮样细胞互相聚集融合形成多核巨细胞称为朗格汉斯巨细胞。增生为主的病变发生在机体抵抗力较强、病变恢复阶段。干酪样坏死为主的病变多发生在结核分枝杆菌毒力强、感染菌量多、机体超敏反应增强、抵抗力低下的情况。干酪坏死病变镜检为红染无结构的颗粒状物，含脂质多，肉眼观察呈淡黄色，状似奶酪，故称干酪样坏死。

2. 病理变化转归

抗结核化学治疗问世前，结核病的病理转归特点为吸收愈合十分缓慢、多反复恶化和播散。采用化学治疗后早期渗出性病变可完全吸收消失或仅留下少许纤维索条。一些增生病变或较小干酪样病变在化学治疗下也可吸收缩小逐渐纤维化，或纤维组织增生将病变包围，形成散在的小硬结灶。未经化学治疗的干酪样坏死病变常发生液化或形成空洞，含有大量结核分枝杆菌的液化物可经支气管播散到对侧肺或同侧肺其他部位引起新病灶。经化疗后干酪样病变中的大量结核分枝杆菌被杀死，病变逐渐吸收缩小或形成钙化。

3. 中医病机

肺结核的病因有内因和外因两方面，外因为感染痨虫，侵袭肺系。内因则为正气虚弱，气血不足，阴精耗损，成为痨虫入侵的发病条件。

内因和外因可互为因果。

病理变化为痨虫入侵后首先侵蚀肺体，肺体受损，肺阴耗伤，肺失滋润，发病后积年累月，久病不愈，肺阴更虚，继则阴虚生内热而致阴虚火旺。或因阴伤气耗，阴虚不能化气，导致气阴两虚，甚则阴损及阳。肺痨久延，继则传变于其他脏腑，特别是肾及脾，重者因精血亏损可以发展到肺脾肾三脏虚亏。故本病其病理性质为阴虚为主，但阴虚可致火旺、气虚或阴阳两虚。

【临床表现】

1. 呼吸系统的临床症状

（1）咳嗽咳痰

咳嗽咳痰是肺结核最常见症状。咳嗽较轻，干咳或少量黏液痰。有空洞形成时，痰量增多，若合并其他细菌感染，痰可呈脓性。若合并支气管结核，表现为刺激性咳嗽。

（2）咯血

约 1/3～1/2 的病人有咯血。咯血量多少不定，多数为少量咯血，少数为大咯血。

（3）胸痛

结核累及胸膜时可表现胸痛，为胸膜性胸痛。随呼吸运动和咳嗽加重。

（4）呼吸困难

多见于干酪样肺炎和大量胸腔积液病人。

2. 全身的临床症状

发热为最常见症状，多为长期午后潮热，即下午或傍晚开始升高，凌晨降至正常。部分病人有倦怠乏力、盗汗、食欲减退和体重减轻等。育龄女性可有月经不调。

3. 体征

取决于病变性质和范围。病变范围较小时，可无任何体征。渗出性病变范围较大或干酪样坏死时，则可以有肺实变体征，如触觉语颤增强、叩诊浊音、听诊闻及支气管呼吸音和细湿啰音。较大的空洞性病变听诊

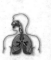

也可以闻及支气管呼吸音。当有较大范围的纤维条索形成时，气管向患侧移位，患侧胸廓塌陷、叩诊浊音、听诊呼吸音减弱并可闻及湿啰音。结核性胸膜炎时有胸腔积液体征，气管向健侧移位，患侧胸廓望诊饱满、触觉语颤减弱、叩诊实音、听诊呼吸音消失。支气管结核可有局限性哮鸣音。少数病人可以有类似风湿热样表现，称为结核性风湿症。多见于青少年女性。常累及四肢大关节。在受累关节附近可见结节性红斑或环形红斑，间歇出现。

【辅助检查】

1. 痰结核分枝杆菌检查

痰结核分枝杆菌检查是确诊肺结核病的主要方法，也是制订化疗方案和考核治疗效果的主要依据。痰涂片检查是简单、快速、易行和可靠的方法，痰涂片检查阳性只能说明痰中含有抗酸杆菌，不能区分是结核分枝杆菌还是非结核性分枝杆菌，由于非结核性分枝杆菌少，故痰中检出抗酸杆菌有极重要的意义。结核分枝杆菌培养为痰结核分枝杆菌检查提供准确可靠的结果，常作为结核病诊断的金标准。培养一般需 2～6 周，阳性结果随时报告，培养至 8 周仍未生长者报告阴性。

2. 胸部影像学检查

胸部 X 线检查是诊断肺结核的重要方法，可以发现早期轻微的结核病变，确定病变范围、部位、形态、密度、与周围组织的关系、病变阴影的伴随影像。判断病变性质、有无活动性、有无空洞、空洞大小和洞壁特点等。

3. 结核菌素试验

该试验广泛应用于检出结核分枝杆菌的感染，而非检出结核病。对儿童、少年和青年的结核病诊断有参考意义。结核菌素试验选择左侧前臂曲侧中上部 1/3 处，0.1 mL（5 IU）皮内注射，试验后 48～72 小时观察和记录结果，手指轻摸硬结边缘，测量硬结的横径和纵径，得出平均直径 =（横径 + 纵径）/2，而不是测量红晕直径，硬结为特异性变态反应，而红晕为非特异性反应。硬结直径 ≤ 4 mm 为阴性，5～9 mm 为弱阳性，

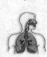

10～19 mm 为阳性，≥20mm 或虽＜20 mm 但局部出现水泡和淋巴管炎为强阳性反应。

结核菌素试验反应愈强，对结核病的诊断，特别是对婴幼儿的结核病诊断愈重要。儿童结果是阴性反应，表明没有受过结核分枝杆菌的感染，可以除外结核病。但在某些情况下，也不能完全排除结核病，因为结核菌素试验可受许多因素影响，结核分枝杆菌感染后需4～8周才建立充分变态反应，在此之前，结核菌素试验可呈阴性。营养不良、HIV 感染、癌症、麻疹、水痘、严重的细菌感染包括重症结核病如粟粒性结核病和结核性脑膜炎等，结核菌素试验结果则多为阴性和弱阳性。

4. 纤维支气管镜检查

纤维支气管镜检查纤维支气管镜检查常应用于支气管结核和淋巴结支气管瘘的诊断，支气管结核表现为黏膜充血、溃疡、糜烂、组织增生、形成瘢痕和支气管狭窄，可以在病灶部位钳取活体组织进行病理学检查、结核分枝杆菌培养。对于肺内结核病灶，可以采集分泌物或冲洗液标本做病原体检查，也可以经支气管肺活检获取标本检查。

【诊断】

1. 诊断方法

根据结核病的症状和体征、肺结核接触史，结合胸部 X 线检查及痰结核分枝杆菌检查多可做出诊断。

2. 肺结核的诊断程序

（1）可疑症状病人筛选：咳嗽持续2周以上、咯血、午后低热、乏力、盗汗、月经不调或闭经，且有肺结核接触史或肺外结核者应考虑肺结核的可能性，需进行痰抗酸杆菌和胸部 X 线检查。

（2）是否肺结核：凡胸部 X 线检查发现肺部有异常阴影者，必须通过系统检查，确定病变是结核性或其他性质。如果难以确定，可经2周短期观察后复查，大部分炎症病变会有所变化，而肺结核变化不大。

（3）有无活动性：诊断肺结核应明确有无活动性，活动性病变必须给予治疗。

（4）是否排菌：确定活动后需要明确是否排菌，是确定传染源的唯一办法。

3. 肺结核分类诊断

（1）原发性肺结核：包括原发综合征、胸内淋巴结结核，多见于少年儿童及从边远山区、农村初进城的成人。症状多轻微短暂，多有结核病接触史，结核菌素试验多为强阳性。

（2）血行播散型肺结核：多见于婴幼儿和青少年，成人也可发生，由结核杆菌侵入血管所致。起病急、持续高热，中毒症状严重，常并发结核性脑膜炎。

（3）继发性肺结核：继发型肺结核含浸润性肺结核、纤维空洞性肺结核和干酪样肺炎等。

①浸润性肺结核

浸润渗出性结核病变和纤维干酪增殖病变多发生在肺尖和锁骨下，胸部影像学检查表现为小片状或斑点状阴影，可融合和形成空洞。渗出性病变易吸收，而纤维干酪增殖病变吸收很慢，可长期无改变。

②空洞性肺结核

空洞形态不一，多由干酪渗出病变溶解形成洞壁不明显的、多个空腔的虫蚀样空洞，伴有周围浸润病变的新鲜的薄壁空洞。当引流支气管壁出现炎症半堵塞时，因活瓣形成，而出现壁薄的、可迅速扩大和缩小的张力性空洞以及肺结核球干酪样坏死物质排出后形成的干酪溶解性空洞。空洞性肺结核多有支气管播散病变，临床症状较多，发热，咳嗽，咳痰和咯血等。空洞性肺结核病人痰中经常排菌。

③结核球

多由干酪样病变吸收和周边纤维膜包裹或干酪空洞阻塞性愈合而形成。结核球内有钙化灶或液化坏死形成空洞，多数结核球有卫星灶，作为诊断和鉴别诊断的参考。

④干酪样肺炎

多发生在机体免疫力和体质衰弱，又受到大量结核分枝杆菌感染的病人，或有淋巴结支气管瘘，淋巴结中的大量干酪样物质经支气管进入肺内而发生。大叶性干酪样肺炎胸部 X 线呈大叶性密度均匀磨玻璃状阴影，逐渐出现溶解区，呈虫蚀样空洞，可出现播散病灶，痰中能查出结核分枝杆菌。小叶性干酪样肺炎的症状和体征都比大叶性干酪样肺炎轻，胸部 X 线呈小叶斑片播散病灶，多发生在双肺中下部。

⑤纤维空洞性肺结核

纤维空洞性肺结核的特点是病程长，反复进展恶化，肺组织破坏重，肺功能严重受损，双侧或单侧出现纤维厚壁空洞和广泛的纤维增生，造成肺门抬高和肺纹理呈垂柳样，患侧肺组织收缩，纵隔向患侧移位，常见胸膜粘连和代偿性肺气肿。

（4）结核性胸膜炎：包括结核性干性胸膜炎、结核性渗出性胸膜炎、结核性脓胸，以结核性渗出性胸膜炎多见。

（5）其他肺外结核：如骨关节结核、肾结核、肠结核等。

（6）结核杆菌阴性肺结核：①有典型肺结核临床症状和胸部 X 线表现。②抗结核治疗有效。③临床排除其他非结核性肺部疾病。④PPD 强阳性，血清抗结核抗体阳性。⑤痰结核菌聚合酶链反应（PCR）和探针检查呈阳性。⑥肺外组织病理证实结核病变。⑦支气管肺泡灌洗液中检出抗酸分枝杆菌。⑧支气管或肺部组织病理证实结核病变。具备①～⑥中 3 项或⑦～⑧中 1 项可确诊。

【治疗要点】

（一）化学治疗原则

肺结核化学治疗的原则是早期、规律、全程、适量、联合。整个治疗方案分强化和巩固两个阶段。

1. 早期

对所有检出和确诊者均应立即给予化学治疗。早期化学治疗有利于迅速发挥早期杀菌作用，促使病变吸收和减少传染性。

2. 规律

严格遵照医嘱要求规律用药，不漏服，不停药，以避免耐药性的产生。

3. 全程

保证完成规定的治疗期是提高治愈率和减少复发率的重要措施。

4. 适量

严格遵照适当的药物剂量用药，药物剂量过低不能达到有效的血浓度，影响疗效和易产生耐药性，剂量过大易发生药物毒副反应。

5. 联合

联合用药系指同时采用多种抗结核药物治疗，可提高疗效，同时通过交叉杀菌作用减少或防止耐药性的产生。

（二）肺结核化学治疗的主要作用

1. 杀菌作用

迅速地杀死病灶中大量繁殖的结核分枝杆菌使病人由传染性转为非传染性，减轻组织破坏，缩短治疗时间，可早日恢复工作，临床上表现为痰菌迅速阴转。

2. 防止耐药菌产生

防止获得性耐药变异菌的出现是保证治疗成功的重要措施，耐药变异菌的发生不仅会造成治疗失败和复发，而且会造成耐药菌的传播。

3. 灭菌

彻底杀灭结核病变中半静止或代谢缓慢的结核分枝杆菌是化学治疗的最终目的。使完成规定疗程治疗后无复发或复发率很低。

（三）常用的抗结核药物

1. 异烟肼（isoniazid，INH，H）

INH 对巨噬细胞内外的结核分枝杆菌均具有杀菌作用。口服后迅速吸收，血中药物浓度可达最低抑菌浓度的 20～100 余倍。脑脊液中药物浓度也很高。

2. 利福平（rifampicin，RFP，R）

对巨噬细胞内外的结核分枝杆菌均有快速杀菌作用，特别是对 C 菌群有独特的杀灭菌作用。INH 与 RF、P 联用可显著缩短疗程。

3. 吡嗪酰胺（pyrazinamide，PZA，Z）

吡嗪酰胺具有独特的杀灭菌作用，主要是杀灭巨噬细胞内酸性环境

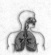

中的 B 菌群。在 6 个月标准短程化疗中，PZA 与 INH 和 RFP 联合用药是第三个不可缺的重要药物。

4. 乙胺丁醇（ethambutol，EMB，E）

乙胺丁醇对结核分枝杆菌有抑菌作用，口服易吸收。

5. 链霉素（streptomycin，SM，S）

链霉素对巨噬细胞外碱性环境中的结核分枝杆菌有杀菌作用。不良反应主要为耳毒性、前庭功能损害和肾毒性等，严格掌握使用剂量，儿童、老人、孕妇、听力障碍和肾功能不良等要慎用或不用。

（四）肺结核的化学治疗方案

1. 初治涂阳肺结核治疗方案（含初治涂阴有空洞形成或粟粒型肺结核）

（1）每日用药方案

①强化期：异烟肼、利福平、吡嗪酰胺和乙胺丁醇，顿服，2 个月。

②巩固期：异烟肼、利福平，顿服，4 个月。简写为：2HRZE/4HR。

（2）间歇用药方案

①强化期：异烟肼、利福平、吡嗪酰胺和乙胺丁醇，隔日一次或每周 3 次，2 个月。

②巩固期：异烟肼、利福平，隔日一次或每周 3 次，4 个月。简写为：$2H_3R_3Z_3E_3/4H_3R_3$。

2. 复治涂阳肺结核治疗方案

（1）每日用药方案

①强化期：异烟肼、利福平、吡嗪酰胺、链霉素和乙胺丁醇，每日一次，2 个月。

②巩固期：异烟肼、利福平和乙胺丁醇，每日一次，4～6 个月。巩固期治疗 4 个月时，痰菌未转阴，可继续延长治疗期 2 个月。简写为：2HRZSE/4～6HRE。

（2）间歇用药方案

①强化期：异烟肼、利福平、吡嗪酰胺、链霉素和乙胺丁醇，隔日

一次或每周 3 次，2 个月。

②巩固期：异烟肼、利福平和乙胺丁醇，隔日一次或每周 3 次，6 个月。简写为：$2H_3R_3Z_3S_3E_3/6H_3R_3E_3$。

3. 初治涂阴肺结核治疗方案

（1）每日用药方案

①强化期：异烟肼、利福平、吡嗪酰胺，每日一次，2 个月。

②巩固期：异烟肼、利福平，每日一次，4 个月。简写为：2HRZ/4HR。

（2）间歇用药方案

①强化期：异烟肼、利福平、吡嗪酰胺，隔日一次或每周 3 次，2 个月。

②巩固期：异烟肼、利福平，隔日一次或每周 3 次，4 个月。简写为：$2H_3R_3Z_3/4H_3R_3$。

（五）辨证论治

中医治疗重在补肺益气，滋阴。火旺者兼以降火，阳虚者应同时兼顾。杀虫主要是针对病因治疗，故本病的治疗当以补虚、育阴培元和抗痨杀虫为原则。

1. 肺阴亏损者证候表现为痨虫侵蚀肺体，肺阴亏虚，阴虚肺燥，肺失滋润，故干咳痰少。肺伤络损则痰中带血，胸闷隐痛。阴虚生内热，故见午后低热，手足心热，皮肤灼热，肺阴耗伤，津不上承则口干咽燥。阴虚阳盛，迫津外泄，故有少量盗汗。舌边尖红，苔少，脉细数为阴虚之候。治则以滋阴润肺，化痰止咳为主。

2. 阴虚火旺者证候表现为病久不愈传及他脏，肺肾阴伤，虚火内灼，炼津成痰，故咳呛气急，痰少质黏。虚火灼伤血络则咯血，色鲜红。水亏火旺则见午后潮热，五心烦热，骨蒸颧红。阴虚火旺，迫津外泄则见盗汗量多。心肝火旺则心烦失眠，性急善怒。阴血亏虚，冲任失养则女子月经不调。阴精耗伤以致形体消瘦。舌红绛，苔薄黄或剥，脉细数为阴虚燥热内盛之象。治则以滋阴降火，润肺止血为主。

3. 气阴耗伤者证候表现为久病肺脾两虚，阴伤气耗，清肃失司，肺不主气而为咳，声低气短。气不化津而成痰。肺虚络损则痰中有血，且血色淡。气虚不能卫外，阳陷入阴，故见气虚身热，怕风自汗。阴虚则内热，故盗汗潮热。脾虚不健，则食少便溏。气阴两伤故面白颧红，舌嫩红，脉细弱而数。治则以益气养阴，补益肺脾为主。

4. 阴阳两虚者证候表现为阴伤及阳，肺脾肾三脏并损，肺不主气，肾不纳气则咳喘。阴亏声道失润，金破不鸣而声嘶。肺络损伤则痰中带血，脾肾两虚，故面浮肢肿，五更腹泻。病及于心，乃至心慌，唇紫。虚火上炎则口舌糜烂。卫虚则形寒自汗。阴虚则潮热盗汗。精气虚竭，无以充养形体，故女子经少经闭，大肉尽脱。命门火衰故男子滑精阳痿。舌光质红少津，或舌淡体胖边有齿痕，脉微细数，系阴阳交亏之候。治则以滋阴补阳，填补精血为主。

【护理评估】

1. 病史

评估病人的发病史，是否有传染病接触史，是否进行药物治疗。了解检查、检验结果，辅助诊治。

2. 身体评估

评估病人咳嗽、咳痰、乏力、盗汗、低热、消瘦的程度。评估病人心理状态，有无焦虑等表现。评估病人营养状态。

3. 社会支持系统

了解病人及家属对疾病的认知程度和支持力度。

【常见护理问题】

1. 知识缺乏：缺乏结核病治疗相关知识。

2. 营养失调，低于机体需要量：与食欲减退、热量消耗增加有关。

3. 潜在并发症：大咯血、窒息。

4. 体温过高：与结核菌感染有关。

5. 疲乏：与结核病毒性症状有关。

6. 孤独、焦虑：与隔离、疾病的预后有关。

【中西医护理】

（一）一般护理

1. 休息与活动

病室保持安静、整洁、空气新鲜，减少探视，每日定时通风，做好消毒隔离。保证充足睡眠，忌用力咳嗽，病情允许时可适当活动，如散步、体操、游戏、太极拳、气功等。衣被保持干燥舒适，汗湿后及时更换。

2. 饮食护理

给予高热量、高蛋白、高维生素软食。发热时由于机体消耗过大，蛋白质分解增高，而蛋白质的需要比正常人稍高，同时新陈代谢高，热量不足。指导多食新鲜牛奶、鸡蛋、瘦肉，在不影响消化功能的情况下，适当增加脂肪性食物。忌烟酒及油炸食物，多食新鲜蔬菜和水果，做到食物的多样化。由于机体代谢增加，盗汗使机体水分的消耗量增加，如病人心肾功能正常，应鼓励病人多饮水，不少于 $1.5 \sim 2\,L/d$，补充足够的水分，保证机体代谢的需要量。抗结核药应在饭后或睡前服用，以免引起胃部不适。食欲不振的病人可少食多餐，荤素搭配，色、香、味俱全，刺激病人食欲，保证足够的营养摄入，促进机体获取丰富的营养。咯血时应禁食，咯血停止后可进食鲜藕汁、藕粉、梨汁、西瓜汁等。宜食肉蛋类及豆制品。宜多食新鲜蔬菜、水果、大蒜熟食、百合等。潮热时，可食用清炖鳗鱼。盗汗者可食用蛤蜊肉炒韭菜，气阴两虚者可食用黄花薏米粥、山药茯苓粥等以调脾胃。忌辛辣刺激、肥甘、油炸及动火伤津燥液之品，如胡椒、辣椒、生姜、洋葱、韭菜、烟酒等。

（二）病情观察

定时监测体温，观察生命体征及神志变化。高热者及时给予物理降温，遵医嘱给予药物降温。观察有无咳嗽咳痰及呼吸困难情况，必要时给予吸氧。对咯血者观察咯血的量、颜色及出血速度，保持呼吸道通畅，防止咯血窒息的发生。

（三）对症护理

1. 保持呼吸道通畅

对咯血者取侧卧位，一般不用镇咳药。要注意体位，防止体位不当引起咯血窒息。对痰多不易咳出者，护理上要注意协助病人翻身拍背，促进痰液排出。同时鼓励多饮水，并给予超声雾化吸入每日 $2 \sim 3$ 次，也可以静脉滴注沐舒坦 30 mg。对大咯血者必须密切观察生命体征变化，建立有效的静脉通道，以便及时输注抢救药物。

2. 绝对卧床休息

对咯血病人要求绝对卧床休息，特别是活动性出血者必须床上大小便，同时在护理时尽量少翻动。

3. 保持床单元整洁

咯血者应注意保持床单元整洁，如有血迹应及时更换床单，避免血迹对病人产生不良刺激，引起咯血。

4. 大咯血的急救护理

（1）了解病史，对可能发生大咯血者要重点监护，防止窒息。

（2）加强巡视，密切观察咯血的量、颜色。指导病人采取患侧卧位，保持咳嗽反射，尽量咯出痰和血块。

（3）备好抢救药品和器械，一旦发生大咯血应立即建立有效的静脉通道，以备随时使用抢救药物或输血用，同时遵医嘱静脉注射止血药物。

（4）注意保持呼吸道通常，取头低脚高患侧卧位，避免血流向健侧。鼓励病人维持正常的呼吸频率，如牙关紧闭要用开口器，吸出口腔、咽喉部血液、血块，轻拍背部，给予吸氧，开放静脉通道，并立即通知医生处理。

（5）正确处理医嘱，密切观察病人的生命体征及意识变化，准确记录 24 小时出入量，特别要做好咯血量的记录，以便为医生补血补液提供依据，及时纠正水电解质失衡。

（6）在抢救过程中，护士要熟练使用抢救器械，熟悉抢救药品的摆放位置，以赢得宝贵时间，挽救生命。

5. 氧疗的护理

有缺氧者要立即给予氧气吸入，一般给予低流量吸氧 2～4 L/min。注意吸氧时必须湿化，吸氧头要柔软，插入深度适宜，并经常清洁湿润鼻腔，以保护鼻黏膜。同时每日更换吸氧管，必须经常检查吸氧管是否通畅，以保证氧气的及时准确吸入。

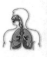

（四）用药护理

1. 全程化督导

WHO 积极推行全程督导短程化疗（DOTS），以帮助病人坚持完成治疗方案，提高治疗依从性。

2. 治疗知识介绍

介绍疾病的特点、治疗方案和潜在的副作用。有计划、有目的向病人介绍有关治疗的知识。在解释药物不良反应时，重视强调药物的治疗效果，要求全程化疗。老年人因记忆力减退，常忘记服药或多服或误服而引起不良后果。有条件者最好采取直接面视下的督导治疗（DOTS）或强化期住院治疗。

3. 抗结核药物治疗

合理的抗结核药物疗法是彻底治愈本病的最重要方法。治疗原则是抓紧初治、兼顾复治、着重痰菌阳性病人的治疗，认真做好全疗程的管理，不断提高治愈率。用药遵循早期、适量、联合、规律和全程方针。

（五）心理护理

肺结核主要是由结核分枝杆菌侵入肺脏后引起的一种具有传染性的慢性消耗性疾病。由于病程长，治疗缓慢，给家庭带来严重影响，容易产生消极、悲观、恐惧、紧张的心理状态。因此，护理人员要认真了解病情及其家庭情况，做好细致的解释工作，消除紧张恐惧心理，增强战胜疾病的信心。

（六）辨证施护

1. 肺阴亏损

汤剂以温服为宜。干咳痰少者可适当增加病室的湿度，咳痰不爽时可做雾化吸入，避免感受风寒。饮食宜清淡可口，富于营养，常吃润肺生津止咳之品，如鲜藕、百合、蜂蜜等，忌食辛辣、肥腻、助火食品，如咯血者可用鲜藕汁送服白及、三七粉以止血。

2. 阴虚火旺

病室要偏于凉爽，空气流通，保持一定湿度，咳痰不爽者给雾化吸入。饮食宜清淡可口，多食梨、藕、甲鱼等滋阴润燥、清热潜阳食物，忌食油腻、辛辣食品。咯血者，可口服白及、三七粉或云南白药以止血，亦可针刺鱼际、尺泽。盗汗时用毛巾擦干，及时清洁皮肤。

3. 气阴耗伤

注意避风保暖以防感受外邪。气虚食欲不振、便溏时，可选用山药、扁豆、薏米、黄芪等煮粥食用。

4. 阴阳两虚

适寒温重食养，忌食辛辣躁动火之物。室内空气宜温暖湿润，流通清新。甲鱼、牛奶、蜂蜜、银耳、百合、黄芪等对益气健脾、滋阴润肺都有好处，可常食。

【健康指导】

1. 疾病预防指导

（1）控制传染源：控制传染源是预防传染病的最主要措施，关键是早期发现病人和彻底治愈肺结核病人。

（2）切断传播途径：开窗通风，保持空气新鲜，可有效降低结核病传播。肺结核病人在住院期间要做好呼吸道隔离。护理人员应告知病人注意个人卫生，养成良好的卫生习惯，严禁随地吐痰。不可面对他人打喷嚏或咳嗽，在咳嗽和打喷嚏时用双层纸巾遮住口鼻，然后将纸放入污物袋中焚烧处理。在医院或家庭中应严格消毒隔离。居室及生活用品等可采用各种物理和化学方法进行消毒。家属陪伴必须戴好口罩，病人要尽量减少与健康人的接触，尤其不要与小儿及青少年频繁接触。

（3）保护易感人群：给未受过结核杆菌感染的新生儿、儿童及青少年接种卡介苗。加强对受结核菌感染易发病的高危人群的教育，帮助其建立健康的生活方式。

2. 疾病知识指导

合理安排休息，恢复期逐渐增加活动，坚持适当锻炼，如日光浴、森林浴、田园疗法、呼吸运动锻炼等，以提高机体免疫力，避免劳累。保证营养摄入，戒烟酒，慎房事，耐心治疗。避免情绪波动及呼吸道感染。指导病人及家属保持居室通风、干燥，按要求对痰液及污染物进行消毒处理。

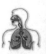

3．用药指导

（1）介绍有关药物治疗的知识，强调早期、联合、适量、规律和全程化学治疗的重要性。督促按时服药，定期复查。坚持完成治疗，直至痊愈。

（2）告知可能产生的不良反应，及时报告医生其不良反应症状如食欲不振、肝区不适、巩膜黄染、耳鸣、眩晕等，不得擅自停药，应遵照医嘱执行。多数不良反应经处理可以消失。抗结核药可能出现的不良反应有：异烟肼可发生周围神经炎，偶有肝功能损害。利福平可导致肝功能损害、胃肠道不适，过敏反应。服用利福平类药物，分泌、排泄物可能出现砖红色。吡嗪酰胺可致胃肠道不适、肝功能损害、高尿酸血症、关节痛。链霉素可导致听力障碍、眩晕、肾功能损害、口周麻木、过敏性皮疹等。

（3）正确的服药方法，为减轻药物的不良反应，利福平在早餐前1小时服用，其余抗结核药在早餐后服用。

4．定期复查

告知病人在积极治疗期间应定期接受医生的随访。每月复查肝功，2个月复查胸片，直到结核完全治愈。如出现症状加重或咯血，应立即就诊，及时调整治疗方案。

（周秀娟）

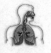

第四章　呼吸系统疾病行相关诊疗术后的中西医护理

第一节　痰标本检查后的中西医护理

痰标本采集包括：痰常规标本、24 小时痰标本和痰培养标本。

【采集目的】

1. 常规标本：检查痰液的一般性状，涂片检查痰内细胞、细菌、虫卵等。

2. 24 小时标本：检查 24 小时痰液的量及性状。

3. 培养标本：检查痰液中的致病菌。

【采集方法】

1. 痰常规标本的采集

嘱病人晨起用清水漱口清洁口腔，然后用力咳出气管深处的痰液，盛于痰标本采集瓶内。

2. 痰培养标本的采集

嘱病人晨起先用漱口液漱口，再用清水漱口，以除去口腔中细菌，深吸气后用力咳出 1～2 口痰于培养皿或瓶中，及时送检。

3. 24 小时痰标本的采集

容器上的标签注明起止时间，并做好交接班。嘱病人将晨 7 时至次日 7 时的痰液全部留在容器中送检，不可将漱口液、唾液等混入。

4. 吸痰管采集痰标本

在负压吸引器吸管头端接痰培养收集瓶，开动负压吸引后，痰液即

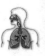

被吸入瓶内，立即送检。

【常见护理问题】

1. 焦虑、恐惧：与病人对检查恐惧，缺乏相关了解有关。

2. 舒适的改变：与吸痰管采集痰标本有关。

【中西医护理】

（一）一般护理

1. 保持病室环境整洁、舒适、安静。

2. 对病人和家属给予指导和鼓励，介绍检查的目的、方法及安全性，取得配合。

（二）采集前准备

1. 正确核对病人信息。根据痰标本检查目的准备合适采集用物。

2. 评估病人意识状态、生命体征、配合程度及皮肤情况。

3. 操作前告知病人检查的目的，指导病人的配合工作。

（三）采集中护理配合

1. 病人取平卧位或坐位。

2. 指导病人正确咳嗽留取痰标本。

3. 需要吸痰管采集痰标本时，按照标准操作流程执行。

4. 严密观察病情变化，注意神志、呼吸频率，病人有无发绀、出汗等情况，有异常立即报告医生，停止操作并积极抢救。

（四）采集后护理

1. 指导病人休息，观察病人病情变化。

2. 安慰病人，避免病人紧张情绪。

第二节　动脉血气分析检查后的中西医护理

血气分析是指对各种气体、液体中不同类型的气体和酸碱性物质进行分析的技术过程。其标本可以来自血液、尿液、脑脊液及各种混合气体等，但临床上最多的还是血液。血液标本包括动脉血、静脉血和混合静脉血等，其中又以动脉血气分析的应用最为普遍。动脉血标本采集一般选用股动脉、肱动脉和桡动脉。

【常用动脉血气分析指标】

1. 动脉血氧分压（PaO$_2$）

动脉血氧分压（PaO$_2$）是指血液中物理溶解的氧分子所产生的压力。正常范围 95～100 mmHg。判断有无缺氧和缺氧程度，判断有无呼吸衰竭的指标。

2. 肺泡-动脉血氧分压差［P$_{(A-a)}$O$_2$］

肺泡-动脉血氧分压差［P$_{(A-a)}$O$_2$］是指肺泡氧分压与动脉血氧分压之差。正常范围 15～20 mmHg，最大不超过 30 mmHg。是反映肺换气功能的指标。

3. 动脉血氧饱和度（SaO$_2$）

动脉血氧饱和度（SaO$_2$）是指动脉血氧与血红蛋白结合的程度，是单位 Hb 含氧百分数。正常值是 95%～98%。是反映机体是否缺氧的一个指标。

4. 动脉血氧含量（CaO$_2$）

动脉血氧含量（CaO$_2$）是指单位容积的动脉血液中所含氧的总量或每百毫升动脉血含氧的毫升数。正常值是 8.55～9.45 mmol/L。反映动脉血携氧量的指标。

5. 动脉血二氧化碳分压（PaCO$_2$）

动脉血二氧化碳分压（PaCO$_2$）是指物理溶解在动脉血中的 CO$_2$ 分子所产生的张力。正常值是 35～45 mmHg。是判断呼吸衰竭类型与程度，判断呼吸性、代偿性酸碱平衡失调的指标。

6. pH 值

pH 值是表示体液氢离子的浓度的指标或酸碱度。正常值是 7.35～7.45。是判断酸碱失调中机体代偿程度的重要指标。

【临床意义】

1. 血液气体和酸碱平衡正常是体液内环境稳定、机体赖以健康生存

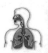

的重要方面。

2. 血液气体分析可以理解 O_2 的供应及酸碱平衡状态，是抢救危重病人和手术中监护的重要指标之一。

【标本采集要求】

1. 合理的采血部位（桡动脉、肱动脉、股动脉）。

2. 严格的隔绝空气，在海平面大气压（101.3 kPa，760 mmHg）、安静状态下，采集肝素抗凝血。

3. 标本采集后立即送检，若血标本不能及时送检，应将其保存在 4℃环境中，但 ≤ 2 小时。

4. 吸氧者若病情许可应停止吸氧 30 分钟后再采血送检，否则应标记给氧浓度与流量。

【操作方法】

1. 病人取卧位或坐位，暴露穿刺部位（成人常选择桡动脉或股动脉，新生儿宜选择桡动脉）。

2. 宜选用血气专用注射器采集血标本。若使用常规注射器，应在穿刺前先抽取肝素钠 0.2 mL，转动注射器针栓使整个注射器内均匀附着肝素钠，针尖向上推出多余液体和注射器内残留的气泡。

3. 选择并消毒病人穿刺部位和操作者的食、中指，以两指固定动脉搏动最明显处，持注射器在两指间垂直或与动脉走向呈 40°角刺入动脉。若穿刺成功，可见血液自动流入注射器内，采血 1 mL。

4. 拔针后立即将针尖斜面刺入无菌橡皮塞或专用凝胶针帽，压迫穿刺点 5～10 分钟。

5. 轻轻转动血气针，使血液与抗凝剂充分混匀，以防止凝血。

6. 经动脉测压管取血法：先用注射器抽出冲洗用肝素盐水并丢弃，缓缓抽出约 5 mL 血液，换 2 mL 肝素化的注射器抽取标本 1 mL。

7. 动脉血标本采集注意事项

（1）洗澡、运动后，应休息 30 分钟再采血。

（2）标本应隔绝空气，避免混入气泡或静脉血。

（3）凝血功能障碍者穿刺后应延长按压时间至少 10 分钟。

（4）采集标本后 30 分钟内送检。

【常见护理问题】

1. 焦虑、恐惧：与病人对血气分析检查恐惧、缺乏对相关了解有关。

2. 舒适的改变：与采血后疼痛有关。

3. 潜在并发症：采血部位血肿，与局部按压不当有关。

【中西医护理】

（一）一般护理

1. 保持病室环境整洁、舒适、安静。

2. 对病人和家属给予指导和鼓励，介绍检查的目的、方法及安全性，使其消除顾虑，减轻心理压力，积极配合治疗。

（二）穿刺前准备

1. 遵医嘱，正确核对病人信息。

2. 评估病人意识状态、生命体征及皮肤、血管情况。

3. 根据病人血管情况，准备采血用物。

4. 操作前告知病人检查的目的，指导病人动脉血标本采集的配合工作。

（三）穿刺中护理配合

1. 病人取仰卧位，不能平卧者也可选坐位或半坐位。

2. 操作时病人取卧位或坐位，充分暴露穿刺部位，准确穿刺采血。

3. 操作过程中动作轻柔，安慰病人，避免病人紧张情绪。

4. 严密观察病情变化，注意神志、呼吸频率，病人有无发绀、出汗以及呼吸、心跳停止等意外情况，有异常立即报告医生，停止操作并积极抢救。

（四）穿刺后护理

1. 操作后告知病人按压穿刺部位及按压时间。

2. 观察穿刺部位有无血肿、感染等。

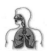

第三节　肺功能检测后的中西医护理

肺功能是呼吸系统通气和换气等功能的总称，可运用特定的手段和仪器对受试者的呼吸功能进行检测和评价。临床常用技术包括：肺通气功能检测、肺弥散功能检测、支气管激发试验、支气管舒张试验、气道阻力检测、运动心肺功能检测等，其中以肺通气功能检测最为常用。支气管舒张试验在通气功能检测的基础上比较吸入支气管舒张剂前后的通气功能指标变化，也是基层医疗机构最为常用和简单易行的检测之一。

肺功能检测对评估病人呼吸生理功能的基本状态。明确肺功能障碍的程度和类型。对研究疾病的发病机制、病理生理、明确诊断、指导治疗、判断疗效和疾病的康复、劳动力的鉴定以及评估胸腹部大手术的耐受性等有重要意义。

【目的】

肺功能检测是呼吸系统疾病以及外科手术前的常规检测项目。在基层医疗机构，肺功能检测主要用于诊断慢性气道疾病（如慢阻肺和哮喘），评价呼吸系统疾病病人的肺功能损害程度、类型、治疗效果和病情发展程度。还用于评估外科手术，特别是胸腹部手术和老年病人手术的风险和耐受性。评估职业病病人的肺功能损害程度。

【适应证】

肺通气功能检测的主要适应证，见表4-1。

表4-1　肺通气功能检测适应证表

项　目	内　容
诊　断	诊断支气管哮喘、慢性阻塞性肺疾病等气流受限性疾病
	鉴别慢性咳嗽的原因
	评价肺功能损害的性质、类型和严重程度

项　目	内　容
诊　　断	评估胸、腹部手术的术前危险度、术后肺功能的变化
	评估心肺疾病康复治疗的效果
	公共卫生流行病学调查
	运动、高原、航天及潜水等医学研究
损害致残评价	鉴定职业性肺疾病病人劳动力
监　　测	监测药物及其他干预性治疗的反应
	监测疾病进展及判断预后

【禁忌证】

　　肺功能检测虽然是非创伤性检测项目，但仍有其禁忌证。肺功能检测的禁忌证，见表4-2。

表4-2　肺功能检测禁忌证表

项　目	内　容
绝对禁忌证	近3个月患心肌梗死、脑卒中、休克
	近4周出现严重心功能不全、严重心律失常、不稳定性心绞痛
	近4周出现大咯血
	癫痫发作，需要药物治疗
	未控制的高血压病（收缩压 > 200 mmHg、舒张压 > 100 mmHg）
	主动脉瘤
	严重甲状腺功能亢进
	近期行眼、耳、颅脑手术
相对禁忌证	心率 > 120 次/分
	气胸、巨大肺大疱且不准备手术治疗者
	孕妇
	鼓膜穿孔（需先堵塞患侧耳道后检查）
	压力性尿失禁
	痴呆、智障或意识障碍
	近4周有呼吸道感染
	免疫力低下易受感染者
	其他：如呼吸道传染性疾病（结核病、流感等）

【防范交叉感染】

肺功能检测应避免病人之间及病人与肺功能操作技师之间的交叉感染。当肝炎、HIV 的病人有口腔黏膜的伤口或牙龈出血时，存在经管路传播病原的可能。结核、呼吸道病毒及其他病原可随气溶胶颗粒经管路进行传播。所有硬质直筒形口器为一次性使用，技师应戴手套接触病人的口器，避免人为造成交叉感染。流速传感器应按照生产厂家的规定定期消毒。

【肺容积检测】

肺容积检测包括：潮气容积（VT）、补呼气容积（ERV）、补吸气容积（IRV）、深吸气量（IC）、肺活量（VC）、功能残气量（FRV）、残气量（RV）、肺总量（TLC）。

1. 潮气容积（VT）：潮气容积（VT）是指平静呼吸时，一次吸入和呼出的气量。正常成人参考值约为 500 mL。

2. 补吸气容积 IRV：又称补吸气量，平静吸气末用力吸气所能吸入的最大气容积。

3. 补呼气容积 ERV：又称补呼气量，平静呼气末用力呼气所能呼出的最大气容积。

4. 深吸气量 IC：平静呼气末用力吸气所能吸入的最大气容积。IC = VT + IRV。

5. 肺活量（VC）：肺活量（VC）是指尽力吸气后缓慢而又完全呼出的最大气量，即深吸气量加补呼气容积（IC + IRV）或潮气容积加补吸气容积加补呼气容积（VT + IRV + ERV）。

肺活量检测正常成人参考值为：男性 4217±690 mL、女性 3105±452 mL。实测值占预计值的百分比 <80% 为减低，其中 60%～79% 为轻度、40%～59% 为中度、<40% 为重度。

临床意义：肺活量是肺功能检测中简单易行而又最有价值的参数之一。肺活量降低提示有限制性通气功能障碍，亦可提示有严重的阻塞性通气功能障碍。临床上常见于胸廓畸形、广泛胸膜增厚、大量胸腔积液、气胸、肺不张、弥漫性肺间质纤维化和大量腹腔积液、腹腔巨大肿瘤等，以及重症肌无力、膈肌麻痹、传染性多发性神经根炎和严重的慢性阻塞性肺病及支气管哮喘等疾病。

【通气功能】

1. 通气功能又称动态肺容积，是指单位时间内随呼吸运动进出肺的气量和流速。通气功能检测包括：肺通气量检测、用力肺活量检测、最大呼气中段流量检测、肺泡通气量检测。

2. 每分钟静息通气量（VE）

每分钟静息通气量是指静息状态下每分钟呼出气的量，等于潮气容积（VT）×每分钟呼吸频率（RR/min）。

正常成人参考值：男性 6663 ± 200 mL、女性 4217 ± 160 mL。> 10 L/min 提示通气过度，可造成呼吸性碱中毒。< 3 L/min 提示通气不足，可造成呼吸性酸中毒。

3. 最大自主通气量（MVV）

最大自主通气量是指 1 分钟内以最大的呼吸幅度和最快的呼吸频率呼吸所得的通气量。

正常成人参考值：男性约 104 ± 2.71 L、女性约 82.5 ± 2.17 L。作为通气功能障碍考核指标时常以实测值占预计值%进行判定，占预计值% < 80%为异常。

临床意义：①MVV 降低，无论是阻塞性或限制性通气障碍均可使之降低。临床常见于阻塞性肺气肿、呼吸肌功能障碍、胸廓、胸膜、弥漫性肺间质疾病和大面积肺实变等。②作为通气储备能力考核指标。正常值 > 95%，< 86%提示通气储备不足。

4. 用力肺活量（FVC）

用力肺活量是指深吸气至肺总量位后以最大力量、最快的速度所能呼出的全部气量。是测定呼吸道有无阻力的重要指标。

5. 肺通气功能障碍分型，见表 4-3。

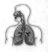

表 4-3　肺通气功能障碍分型表

分型	FEV$_1$/FVC%	MVV	VC	气速指数	RV	TLC
阻塞性	↓↓	↓↓	正常或↓	< 1.0	↑	正常或↑
限制性	正常或↑	↓或正常	↓↓	> 1.0	正常或↓	↓
混合性	↓	↓	↓	= 1.0	不定	不定

6. 肺通气功能不全分级，见表 4-4。

表 4-4　肺通气功能不全分级表

分级	VC 或 MVV 实/预%	FEV$_1$/FVC%
基本正常	> 80	> 70
轻度减退	80～71	70～61
显著减退	70～51	60～41
严重减退	50～21	≤ 40
呼吸衰竭	≤ 20	

7. 根据肺通气功能检测结果，判断阻塞性肺气肿严重程度，见表 4-5。

表 4-5　阻塞性肺气肿严重程度表

	RV/TLC（%）	平均肺泡氮浓度（%）
无肺气肿	≤ 35	2.47
轻度肺气肿	36～45	4.43
中度肺气肿	46～55	6.15
重度肺气肿	≥ 56	8.40

【换气功能】

1. 外呼吸进入肺泡的氧通过肺泡毛细血管进入血循环，而血中的二氧化碳通过弥散排到肺泡，这个过程称为换气，也称内呼吸。肺有效地气体交换与通气量、血流量、吸入气体的分布和通气/血流比值以及气体的弥散有密切关系。

2. 肺换气功能检测包括：

（1）气体分布

吸入气体分布不均匀主要是由于不均匀的气流阻力和顺应性。临床上支气管痉挛、受压可出现不均匀的气流阻力。间质性肺炎、肺纤维化、肺气肿、肺瘀血、肺水肿等可降低肺顺应性。

（2）通气/血流比值

V/Q 正常值 0.8，比值失调是肺部疾病产生缺氧的主要原因。临床上见于肺实变、肺血管疾病等。

（3）肺泡弥散功能

肺泡弥散功能与年龄、性别、体位、身材等相关，男性大于女性，青年人大于老年人。弥散量小于正常预计值的 80%，则提示有弥散功能障碍。弥散量降低见于肺间质纤维化、肺气肿、肺结核、气胸等。弥散量增加见于红细胞增多症、肺出血等。

【肺功能检测操作标准和质量控制】

（一）肺功能仪的校准和质量控制

通气功能参数和部分容积参数如潮气容积和肺活量主要通过肺量计检查。肺量计是常规肺功能检测的基础和核心，因此在保证数据准确度和精确度的前提下，更加着眼于操作的可行性，以下为质量控制和操作规范。

1. 环境定标：为保障肺功能参数检查准确，每日检查前仪器都要进行至少 1 次环境定标，即测量环境中的温度、湿度、海拔和大气压，输入仪器，测量不同状态下的肺功能参数时，计算机会自动进行校准，并保持测量环境中的温度、湿度相对稳定。

2. 容积校准和校准验证：每日检测前要用 3 L 定标筒对肺量计进行容积校准，以确定容积测量的校正系数。如果短时间内测量人次过多，或者环境变化较大，都要重新输入温度、湿度等环境参数，再次进行容积校准。每日的容积校准至少要进行 3 次验证，以确定准确度和精密度。至少每周需进行 1 次流量线性验证，用 3 L 定标筒，以低、中、高 3 种不同的流量（0.5～1.5 L/s、1.5～5.0 L/s、5.0～12.0 L/s）进行容积校准，

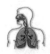

每种流量至少操作 3 次。如果定标器的容量精密度是 ± 0.5%，肺量计的容量精密度就要控制在读数的 ± 3.5% 以内，流量线性验证时的容积误差亦应在这个范围内。

3. 测试前准备：仪器的预计值要根据所在地区选择合适的预计值公式。为保证病人安全，检查体位建议采用坐位，选择有靠背的、固定的椅子。详细了解受试者病史，判断肺量计检查的适应证，排除禁忌证。输入编号、姓名以及人体参数：性别、出生日期、身高和体重等计算预计值；受检者穿着松紧适中，以免限制呼吸运动。

（二）肺活量检测

1. 检测方法：受检者放松状态下，口含咬口，夹上鼻夹，平静呼吸记录平稳的潮气呼吸至少 3 次后，令受检者在平静呼气末最大深吸气至肺总量位后再作缓慢呼气至残气位，随后恢复平静呼吸 2～3 次。测试结束后仪器会自动进行 BTPS（body temperature and pressure, saturated, 在标准大气压下体温 37℃ 饱和水蒸气状态）校正并与预计值比较。

2. 肺活量曲线的可接受性：

（1）潮气呼吸基线平稳，进行肺活量测试前的潮气呼吸至少记录到 3 次稳定的潮气呼吸，3 次潮气容积之间的差值皆 < 100 mL。

（2）检测肺活量时，肺活量曲线圆滑，避免漏气，舌头堵塞咬口呼气末和吸气末曲线均应该达到平台，每秒的呼出气容积变化要 < 25 mL。

3. 肺活量曲线的可重复性：至少获得 3 次可接受的肺活量曲线，最多测量 4 次，相互间隔 1 分钟，且两次最佳肺活量之间的差值不超过 5% 或不超过 150 mL（取较大值）。肺活量在至少 3 次可接受曲线中选取最大值。

4. 其他肺活量相关参数的检测：IC 和 ERV 从至少 3 次的可接受肺活量曲线中得到，取平均值。

（三）用力肺活量曲线的检测

1. 用力肺活量曲线的检测方法

平静呼吸数次后做最大吸气，吸足后立刻用最大力气和最快速度爆发力呼气，直至呼气至残气位，再吸足至肺总量位，记录完整的最大 F-V 曲线。

2. 用力肺活量曲线的可接受性

（1）呼气的起始标准：①主观标准：呼气起始无犹豫，有爆发力，用力呼气曲线上升陡直，有明显 PEF 尖峰。②客观标准：外推容积（EV 或 Vexp）可以作为呼气起始爆发力是否合适的客观指标，推荐 EV 应 < FVC 的 5% 或 150 mL（取较大值）。

（2）用力呼气过程：用力呼气起始第一秒无咳嗽，整个呼气曲线平滑，无声门闭合，无吸气和漏气，无舌头堵塞。

（3）呼气的结束标准：①呼气末曲线达到平台，每秒的呼出气容积变化 < 25 mL。②关于用力呼气时间，一般建议成人 ≥ 6 秒（10 岁以下儿童 ≥ 3 秒），但正常或限制病人可根据呼气曲线平台适当缩短呼气时间，在达到平台后 1 秒即可结束。

3. 用力肺活量曲线的可重复性

（1）测量次数：多次测量，每次间隔 1~2 分钟，至少得到 3 次可接受曲线，最多检测 8 次，如果个体在连续测量时出现 FEV_1 和/或 FVC 较基线下降超过了 20% 初始值，即使测量次数没有超过 8 次，从病人安全考虑应该终止测量。

（2）精密度的控制：FEV_1 和 FVC 的最佳值和次佳值之间的差异 ≤ 150 mL，但如果 FVC 数值过小（< 1000 mL），差异应 ≤ 100 mL。

（3）曲线和数据的选取：在符合可接受性和可重复性的曲线中选取 FEV_1 和 FVC 之和最大的曲线，用于全部容积和流量参数的计算。

【支气管舒张试验检测】

痉挛收缩的气道可自然或经支气管舒张药物治疗后缓解的现象，称为气道可逆性。临床上常用支气管舒张试验来检测气道可逆性。通过给予支气管舒张药物，观察阻塞气道的舒张反应，称为支气管舒张试验。

（一）支气管舒张试验的适应证和禁忌证

1. 适应证

（1）气道相关疾病的初诊和随访，肺通气功能显示阻塞性通气功能障碍或小气道功能障碍者。

（2）有气道阻塞征象，需要排除非可逆气道阻塞。

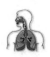

2. 禁忌证

（1）用力呼气动作相关的禁忌证。

（2）支气管舒张剂相关的禁忌证：已知对某种支气管舒张剂过敏者慎用，严重心功能不全或快速型心律失常者慎用 β 受体激动剂，青光眼、前列腺肥大导致排尿困难者慎用 M 胆碱受体拮抗剂。

（二）支气管舒张剂的选择

1. 选药原则：起效快是临床最常用的选药原则，以吸入沙丁胺醇或特布他林 200～400 μg，或异丙托溴铵 80～160 μg 最为常用。

2. 种类、剂量和剂型：吸入型支气管舒张剂最为常用，有起效快的长效或短效 β₂ 受体激动剂或 M 胆碱受体拮抗剂。

3. 给药方式：以定量气雾剂单剂量吸入最为常见，让受检者呼尽肺内气体至残气位，呼气末开始经口缓慢深吸气，同时技术人员对准受检者口腔按下定量气雾药罐，使药物释出，受检者吸入喷雾直至深吸气末，屏气 5～10 秒，然后恢复正常呼吸。为了保证用药效果，最常采用的方式是使用储雾罐吸入。

（三）支气管舒张试验的检测方法

1. 受试前准备：了解病人的基础疾病和药物相关病史，根据病人的病史和用药情况判断是否停药以及停药的种类和时间。

2. 检测基础肺通气功能：按照质控要求完成用力肺活量曲线，检测基础肺通气功能。

3. 吸入支气管舒张剂后重复测量：若吸入速效 β₂ 受体激动剂，如沙丁胺醇（具体剂量和方法见上），应在吸入药物 15～30 分钟后重复通气功能检测。若吸入速效 M 受体阻滞剂，如异丙托溴铵，则在吸入 30～60 分钟后重复检查。

【常见护理问题】

1. 低效性呼吸形态：与肺功能低下有关。

2. 活动无耐力：与肺功能异常导致机体缺氧有关。

3. 焦虑、恐惧：与病人对所患疾病的恐惧，缺乏对疾病的了解有关。

4. 舒适的改变：与病人气短、呼吸困难有关。

【中西医护理】

（一）一般护理

1. 给予舒适、安静的检查环境。

2. 心理疏导，对病人和家属给予安慰和鼓励，介绍检测的目的、方法及安全性，使其消除顾虑，减轻心理压力。

（二）检查前准备

1. 正确核对病人信息。

2. 评估病人生命体征、意识状态、活动耐力及配合程度。

3. 物资准备：准备必要的吸引器、复苏抢救设备和药物。

（三）检查中配合

1. 协助病人取坐位，选择有靠背的、固定的椅子。确保病人安全，避免跌倒。

2. 详细了解受试者病史，判断肺量计检查的适应证，排除禁忌证。

3. 受检者穿着松紧适中，以免限制呼吸运动。

4. 指导病人正确呼吸。

5. 严密观察病人病情变化，注意神志、呼吸频率，病人有无发绀、出汗以及呼吸、心跳停止等意外情况，有异常立即报告医生，停止操作并积极抢救。

（四）术后护理

1. 指导病人休息，保持呼吸道通常。

2. 病人有气短、呼吸困难者，应加强病情观察，并及时报告医生。

第四节　气管镜检查后的中西医护理

可弯曲支气管镜（包括纤维支气管镜、电子支气管镜，以下简称支气管镜）检查术是呼吸系统疾病临床诊断和治疗的重要手段，临床应用广泛。

纤维支气管镜检查是利用光学纤维内镜对气管、支气管管腔进行的检查。纤维支气管镜可经口腔、鼻腔、气管导管或气管切开插入段、亚段支气管和部分亚亚段支气管，具有较大的可视范围。可以在直视下行活检或刷检，钳取异物，吸引或清除痰阻塞物，并可做支气管肺泡灌洗、行细胞学或液体成分的分析，还可切除气管腔内的良性肿瘤以及安置支架缓解气管狭窄等。

【适应证】

1. 疑诊气管、支气管、肺脏肿瘤或肿瘤性病变需要确定病理分型，或确定浸润范围及分期时，应行支气管镜检查术。鉴于近年来肺癌靶向治疗、免疫治疗的进展，支气管镜检查术也适用于对肿瘤进行分子病理学诊断和评价，在治疗过程中对病变再活检以对组织病理类型可能的变化及可能继发的基因突变进行评价，以指导后续治疗。

2. 不明原因咯血持续 1 周以上的病人，尤其是年龄在 40 岁以上，即使影像学未见明显异常，仍应行支气管镜检查术以明确出血部位及出血原因。

3. 对于不能明确诊断、进展迅速、抗菌药物效果欠佳、病变持续存在或吸收缓慢、临床诊断为下呼吸道感染或伴有免疫功能受损的病人，应行支气管镜检查术，并采样行相关病原学检查及某些病原标志物检测，有助于临床的正确诊断或病原学诊断。

4. 器官或骨髓移植后新发肺部病变，或者疑诊移植物抗宿主病、移植肺免疫排斥时，建议行支气管镜检查术协助明确病因。

5. 临床上难以解释、病情进展或治疗效果欠佳的咳嗽病人，怀疑气管支气管肿瘤、异物或其他病变者，建议行支气管镜检查术。

6. 原因不明的突发喘鸣、喘息，尤其是固定部位闻及鼾音或哮鸣音，需排除大气道狭窄或梗阻时，建议行气管镜检查术。

7. 对于原因不明的弥漫性肺实质疾病，如间质性肺炎、结节病、肺泡蛋白沉积症及职业性肺病等，均建议行支气管镜检查术进行诊断和鉴别诊断。

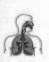

8. 对于可疑气道狭窄的病人，支气管镜检查术是重要的诊断和评价狭窄程度、长度、类型及病因的方法，为进一步治疗提供依据。

9. 对于任何原因引起的单侧肺、肺叶或肺段不张，均建议行支气管镜检查术以明确诊断。

10. 外伤后可疑气道损伤的病人，推荐行支气管镜检查术，以利于明确诊断并评估损伤部位、性质和程度。

11. 临床症状及影像学表现怀疑各种气管、支气管瘘，如气管食管瘘、支气管胸膜瘘等，均推荐行支气管镜检查术，以确定其病因、部位、大小及类型。

12. 临床怀疑气道异物者，建议行支气管镜检查术，以确定诊断，评估取出难度，决定治疗方案。

13. 原因不明的纵隔淋巴结肿大、纵隔肿物等，应行支气管镜检查术，获取病理学标本，进行诊断。

【禁忌证】

1. 急性心肌梗死后 4 周内不建议行支气管镜检查术，急性心肌梗死后 4～6 周内若需行支气管镜检查术，须经心内科医生会诊，充分评估其发生心脏病的风险。

2. 活动性大咯血时行支气管镜检查术风险较高，若必须行支气管镜检查术时，应做好建立人工气道及急救的准备，以应对出血加重可能导致的窒息。

3. 血小板计数 $< 20 \times 10^9/L$ 时不推荐行支气管镜检查术，血小板计数 $< 60 \times 10^9/L$ 时不推荐行支气管镜下黏膜活检或经支气管肺活检。

4. 妊娠期间不推荐行支气管镜检查术，若病情需要，除非紧急情况，则尽量推迟至分娩或妊娠 28 周以后进行，并提前与妇产科医生充分沟通，评估风险。

5. 恶性心律失常、不稳定心绞痛、严重心肺功能不全、高血压危象、严重肺动脉高压、颅内高压、急性脑血管事件、主动脉夹层、主动脉瘤、严重精神疾病以及全身极度衰竭等，并发症风险通常较高，若必须行支气管镜检查术时需权衡利弊，应做好抢救准备。

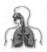

【术前准备及注意事项】

（一）病人的告知及知情同意

1. 将支气管镜检查术过程中可能出现的问题向病人提供口头或书面指导，可以提高其对操作的耐受性。

2. 所有病人在接受检查前需书面告知相关风险，并签署知情同意书。

（二）术前准备

1. 检查前根据病情，胸部 X 线检测、胸部 CT 检测。

2. 若无胃肠动力异常或梗阻，局部麻醉时应在支气管镜检查术前 4 小时开始禁食，术前 2 小时开始禁水。全身麻醉时应在支气管镜检查术前 8 小时开始禁食，术前 2 小时开始禁水。

3. 检查前建议建立静脉通道，以方便术中给予镇静及其他药物，并保留至术后恢复期结束。

4. 在检查前不应常规应用抗胆碱能药物（如阿托品等）。

5. 对于拟行支气管镜检查术的病人，建议行凝血酶原时间、部分凝血活酶时间、血小板计数检查，以除外严重凝血功能异常。

6. 检查前应筛查血源性传播疾病，防止医源性感染。

7. 对于有心脏病病史及其危险因素的病人，检查前应行心电图检查。

8. 对于拟行活检的病人，推荐提前 5～7 天停用氯吡格雷，提前 3～5 天停用替格瑞洛，小剂量阿司匹林可继续使用。

9. 对于需提前停用氯吡格雷或替格瑞洛的病人，若植入冠状动脉药物涂层支架未满 12 个月或植入冠状动脉金属裸支架未满 1 个月，则应与心内科医生沟通，共同权衡抗血小板药物使用的利弊。若抗血小板药物治疗方案为氯吡格雷或替格瑞洛联合小剂量阿司匹林，则改为单用小剂量阿司匹林，并于操作第 2 天晨起恢复氯吡格雷或替格瑞洛的使用。

10. 对于拟行活检的病人，推荐提前 5 天停用华法林。若术后无明显活动性出血，可在支气管镜检查术后 12～24 小时恢复使用，即操作当天夜里或第 2 日晨起恢复使用。

11. 对于需提前停用华法林的病人，可评估停药期间血栓形成风险。若为低风险，则停药期间无需替换为低分子肝素。否则，应替换为低分子肝素抗凝，并于支气管镜操作前 24 小时停药。恢复华法林使用后仍应继续同时使用低分子肝素直至 INR 达到治疗范围。

【支气管镜检查的镇静和麻醉方法】

1. 如无禁忌证，应常规给予病人镇静剂。推荐短效苯二氮类镇静剂咪达唑仑为操作中清醒镇静的首选药物。

（1）70 岁以下病人的初始剂量推荐为 0.05 mg/kg（不宜超过 3 mg），70 岁以上病人则初始剂量不宜超过 2 mg。在操作开始前 5～10 分钟给药，注射后约 2 分钟起效。

（2）咪达唑仑静脉注射应缓慢，约 1 mg/30 s。

（3）如果操作时间长，必要时每次可追加 0.5～1.0 mg，但总量不宜超过 10 mg。年龄大于 70 岁、衰弱及慢性病病人应适当减量。

（4）本药作用存在较大个体差异，应综合分析病人具体情况，个体化给药。

2. 丙泊酚镇静效果与咪达唑仑相当，但其治疗窗较窄，建议由麻醉科医生或有经验的医生密切进行监测，根据情况随时调整给药速度。

3. 阿片类药物（如芬太尼、舒芬太尼、瑞芬太尼等）可与咪达唑仑、丙泊酚、右美托咪定联合使用，以提高病人对操作的耐受性。操作结束时可根据临床情况积极给予拮抗剂。

4. 右美托咪定单药或联合阿片类药物应用可取得良好的镇静效果。有研究结果提示其镇静效果、病人及支气管镜操作者满意度、脉搏氧饱和度维持等方面均优于咪达唑仑或丙泊酚，但存在苏醒时间延长、血流动力学不稳定等风险。

5. 局部麻醉首选利多卡因，且鼻部麻醉推荐使用 2% 利多卡因凝胶。行咽喉部麻醉时，推荐使用 1% 利多卡因喷雾，支气管镜通过声带前应局部给药。行气道麻醉时，首选利多卡因。但因雾化给药气道麻醉效果差，且因药物泄露而导致药物经眼结膜吸收，出现不良反应的比例较高，同时增加利多卡因总用量，故不推荐使用雾化给药方式。经支气管镜注入利多卡因时，应尽可能减少其用量，以避免心律失常、惊厥等并发症。对于老年病人、肝功能或心功能损害的病人，使用时应适当减量。

【术中监护及并发症的处理】

1. 术中常规监测病人的脉搏氧饱和度、心率、心律、呼吸频率及血压。有条件时持续监测呼气末二氧化碳分压，可及早发现呼吸抑制。

2. 支气管镜检查室配备气管插管及心肺复苏的药品、器械及设备。

3. 低氧为支气管镜检查术的常见并发症，但多数呈一过性，通过吸氧易于纠正。术中通过鼻、口或人工气道吸氧。当脉搏氧饱和度明显下降（即 SpO_2 绝对值下降 > 4%，或 SpO_2 < 90%）并持续超过 1 分钟时，应积极提高吸氧浓度，必要时停止支气管镜操作，以减少低氧相关损伤的发生。

4. 支气管镜检查术中，应监测镜下出血情况，可判断出血程度，并给予相应处理。

5. 支气管镜检查术后气胸的总体发生率约为 0.1%。但经支气管肺活检后气胸发生率可达 1%~6%，但 TBLB 术后无需常规行胸片检查。若病人出现相关症状，临床怀疑气胸时则应尽快拍摄胸片以确定或排除诊断。

6. 支气管镜检查术前预防性使用抗菌药物并无获益，即使对有脾切除、感染性心内膜炎病史病人等特殊情况也不例外。

7. 支气管镜检查术所致菌血症的发生率约为 6%。术后部分病人可因肺泡巨噬细胞释放的某些炎性介质出现发热，发生率约为 5%~10%，通常不需要进行特殊处理，但应与术后感染进行鉴别。

【术后处理】

1. 局部麻醉结束 2 小时后或全身麻醉结束 6 小时后方可进食、饮水，以避免因咽喉仍处于麻醉状态而导致误吸。

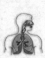

2. 应通过口头或书面形式告知已行 TBLB 的病人，离院后仍可能发生气胸，如出现憋气、胸疼等症状时应及时就诊。

3. 对使用镇静剂的病人，应口头或书面告知其在 24 小时内不要驾车、签署法律文件或操作机械设备。

4. 使用镇静剂的门诊病人，应有人陪伴回家，避免自行驾车。对于老年人或行 TBLB 的高危病人，当日应有人在家中陪同。

5. 支气管镜检查术后，局部麻醉下操作应观察 30 分钟，全身麻醉，应观察 6 小时，并判断病人生命体征平稳，无意识异常、呼吸困难、胸痛及咯血等情况，方可离院。

【医务人员的防护】

1. 当怀疑有污染时，培养范围必须包括支气管镜及其器械、自来水及清洗、消毒处理设备。

2. 当怀疑有感染发生时，应向医院感染管理部门、支气管镜生产商、疾病预防和控制中心及卫生行政部门通报情况。

3. 所有医务人员应接种乙型肝炎疫苗，在适当的时候检测机体的免疫状态。

4. 在行支气管镜检查过程中，医务人员应穿戴防护用具，包括隔离衣或防水围裙、医用口罩、护目镜和手套。

5. 对确诊或疑诊多重耐药结核分枝杆菌感染的病人进行支气管镜检查术时，医务人员推荐佩戴医用防护口罩。

6. 医务人员所使用的手套应不含滑石粉。

7. 针状活检钳等锐利附件的清洗应格外小心，以防止医务人员刺伤。

8. 工作中可能与醛类物质接触的所有医务人员均应在参加工作前进行体检；参加工作后，职业保健部门应定期检查其肺功能，了解其有无不适主诉。

9. 为了尽可能避免医务人员与消毒剂接触，支气管镜最好在装有自动通风系统的专用房间内消毒，有条件者在烟尘柜中进行更好。

10. 在清洗和消毒器械过程中，医务人员应穿戴防护用具，包括丁

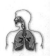

腈橡胶手套、能保护双眼的护目镜或防护面屏、口罩以及塑料隔离衣，以免受到溅出的污水、雾化液和蒸汽的侵害。

11. 使用一次性附件（尤其是注射针）可以减少医务人员在清洁器械过程中被感染的风险。

12. 为了避免医务人员与消毒剂接触，应尽可能使用高压蒸汽灭菌器械或一次性器械。

13. 从事支气管镜操作的专业人员，应接受有关病人护理、感染控制、器械清洁等知识的培训。

14. 经常使用透视或 CT 辅助进行支气管镜检查术操作的人员要求于其左侧胸上部常年佩带放射剂量检测仪，保持清洁，防止污染，时间不超过 90 天。操作环境需要符合国家放射防护标准的要求，有安全设置、电离辐射警告标志、照射状态指示灯、"门-机"连锁装置和防辐射措施。

【常见护理问题】

1. 焦虑、恐惧：与病人缺乏对纤维支气管镜检查的了解有关。

2. 舒适的改变：疼痛。与纤维支气管镜通过咽喉部造成的损伤有关。

3. 潜在并发症：声音嘶哑、出血、气胸、误吸以及感染等。

【中西医护理】

（一）一般护理

1. 心理疏导：对病人和家属给予安慰和鼓励，介绍纤维支气管镜检查的目的、方法及安全性，使其消除顾虑，减轻心理压力，积极配合治疗。

2. 给予舒适、安静的病室环境。

（二）术前准备

1. 术前签署手术知情同意书。

2. 协助病人完成胸部 X 线或 CT 检查，并常规行心电图、肝肾功能以及凝血功能检查。

3. 物资准备：准备必要的吸引器、复苏抢救设备和药物。

4. 术前病人禁饮禁食。有活动性假牙者取出。

5. 遵医嘱常规用 2% 利多卡因 7～8 mL 雾化吸入，对咽、喉、气管和支气管进行局部麻醉。必要时肌肉注射阿托品 0.5 mg。

6. 对相对禁忌者如有镜检必要，必须在心电监护和吸氧状态下进行。

（三）术中护理配合

1. 病人取仰卧位，不能平卧者也可选坐位或半坐位。

2. 协助医生经鼻、口、气管插管、气管切开处插入纤维支气管镜，告知病人纤维支气管镜进入声门时会有恶心、咳嗽、气憋感觉，属正常反应，应精神放松、张口呼吸，不能抬头或摇头。

3. 保持呼吸道通畅，及时清除口腔分泌物。

4. 根据需要协助负压吸引、活检、灌洗、治疗等，必要时遵医嘱经导管注入 2 mL 1∶1000 肾上腺素或立止血等。

5. 严密观察病情变化，注意神志、呼吸频率，病人有无发绀、出汗以及呼吸、心跳停止等意外情况，有异常立即报告医生，停止操作并积极抢救。

（四）术后护理

1. 密切观察病人有无咯血和呼吸困难情况，痰中带血不必担心，咯鲜血应及时通知医生，并防止窒息发生。如发生气胸，应及时处理。

2. 为减轻咽喉部或胸部疼痛不适以及声音嘶哑，告知病人尽量少说话。

3. 必要时氧疗，使血氧饱和度维持在正常范围。

4. 保持呼吸道通畅，促进痰液排出。

5. 术后 2～6 小时内禁饮、禁食。麻醉消失后进食前先喝温开水，如无呛咳再进软食或普食。

6. 遵医嘱抗感染治疗。

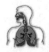

第五节　气道狭窄置入气管支架术后的中西医护理

气道狭窄可使病人出现气促、缺氧等症状。气道狭窄严重，同时痰多而稠厚或咯血，可突发引起气道阻塞而致病人窒息，严重威胁病人生命。引起气道狭窄的原因有气道的各种良恶性病变如气道内肿瘤，气管支气管内膜结核，气道外伤后肉芽肿或瘢痕狭窄，巨大甲状腺肿，气管软化，纵隔或食管肿瘤压迫气道等引起的气道狭窄。

【适应证】

1. 治疗无效的恶性气管、支气管狭窄。

2. 不能手术的良性气管、支气管狭窄。

3. 炎症后形成瘢痕的气管、支气管狭窄。

4. 局限性或弥漫性气管、支气管软化症。

5. 肺移植术后气管吻合口狭窄。

6. 气管食管瘘。

【常见护理问题】

1. 低效性呼吸形态：与呼吸道阻塞有关。

2. 活动无耐力：与气道狭窄导致机体缺氧有关。

3. 焦虑、恐惧：与病人对所患疾病的恐惧、缺乏对支架置入术的了解有关。

4. 舒适的改变：疼痛。咽喉部疼痛与纤维支气管镜通过喉部造成的损伤有关，胸痛可能与支架扩张气道后造成的不适有关。

5. 潜在并发症：多常见异物感、咳嗽、感染和出血，也可能发生气道炎症、坏死、穿孔，支架移位，支架折断、塌陷，支架重新阻塞等。

【中西医护理】

（一）一般护理

1. 保持病室环境舒适、安静。

2. 心理疏导：对病人和家属给予安慰及鼓励，向其介绍气管支架置入术治疗气道狭窄的目的、方法及安全性，使其消除顾虑，减轻心理压力，积极配合治疗。对家属要说明手术风险的可能性。

（二）术前准备

1. 协助医生给病人行胸部 CT，明确病变部位、范围、狭窄程度与周围组织的关系。常规行心电图、肝肾功能以及凝血功能检查。再行纤维支气管镜检查，进一步证实病变部位狭窄程度或肿瘤生长情况，以选择镍钛记忆合金支架的尺寸和麻醉方式。

2. 物质准备：准备必要的抢救器械和药物，做好气管插管和其他辅助设备包括球囊扩张器、呼吸机等，另外备卫生纸利于术中擦净痰液。

3. 病人术前 4 小时禁饮、禁食。有活动性假牙者取出。

4. 遵医嘱常规用 2% 利多卡因 7～8 mL 雾化吸入，对咽、喉、气管和支气管进行局部麻醉，必要时肌肉注射阿托品 0.5 mg。

（三）术中护理配合

1. 病人取平卧位，行心率、血压、呼吸、血氧饱和度监测。

2. 高流量吸氧，对血氧饱和度较低的病人加压给氧，使血氧饱和度达 85% 以上。

3. 建立静脉通路。

4. 协助医生在支气管镜直视下置入镍钛记忆合金支架，适当调整并确定位置准确后才将支架完全释放，并退出推送器。必要时协助医生行球囊扩张术，使记忆合金支架完全打开并定型。

5. 严密观察病情变化，注意神志、血氧饱和度、呼吸频率、心率、血压、面色等。

6. 保持呼吸道通畅，及时擦净从口腔咳出的痰液，必要时吸痰。

7. 如有出血，遵医嘱气道内滴入冰的肾上腺素 1 mg 加 1% 利多卡因 5 mL，高血压者气道内滴入冰盐水止血。

（四）术后护理

1. 术后 2 小时绝对卧床休息，24 小时后根据病人情况逐渐活动。

2. 持续吸氧 2~3 L/min，使血氧饱和度维持在正常范围。

3. 密切观察病人血压、脉搏、呼吸、有无咯血等情况，发现问题及时处理。

4. 告知病人尽量少说话，减轻咽喉部或胸部疼痛不适。

5. 遵医嘱用药，控制剧烈咳嗽，避免支架移位。

6. 促进排痰，保持呼吸道通畅，鼓励病人多饮水，必要时药物雾化吸入，以稀释痰液，指导其深呼吸并进行有效咳嗽，及时排出痰液。

7. 协助病人次日常规胸片检查，了解有无气胸、纵隔气肿等并发症。

8. 健康教育，避免剧烈活动。

第六节　胸腔穿刺术后的中西医护理

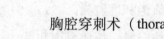

胸腔穿刺术（thoracentesis）是从胸膜腔内抽取液体或气体的操作。常用于检查胸腔积液的性质、抽液减压或通过穿刺胸膜腔内给药。

【适应证】

1. 胸腔内积液性质不明的病人，抽取胸腔积液送检，明确性质，协助诊断。

2. 胸腔内大量积液或积气病人，抽出胸腔内液体或气体，缓解症状，避免胸膜粘连。

3. 脓胸病人抽脓灌洗治疗。

4. 恶性积液病人在胸腔内注射药物，辅助治疗。

【禁忌证】

出血性疾病及体质衰弱、病情危重，难于耐受操作者应慎用。

【胸腔穿刺的目的】

1. 诊断性穿刺

确定胸腔内有无液体，通过穿刺液化验及病理学检查，确定积液的性质或病因。

2. 治疗性穿刺

通过抽出积液或积气，减轻胸腔内压迫。胸腔内注入药物治疗脓胸、胸膜炎等。

【注意事项】

1. 胸腔穿刺须从肋骨上缘进针。因为肋间神经及肋间动静脉沿肋骨下缘走行，经肋骨下缘穿刺容易损伤血管和神经。

2. 胸腔穿刺每次抽液不应超过 1000 mL。胸腔穿刺抽液过多、过快，会使胸腔内压突然下降，肺血管扩张，液体渗出增多，可造成急性肺水肿。

3. 抽气、抽液选择穿刺部位不同。由于重力关系，坐位或半卧位时，气体集中在胸膜腔上方，液体则集中在胸腔下部，故抽气时穿刺点选择在胸腔上部，抽液时选择胸腔下部实音明显的部位。

【不良反应】

胸腔穿刺胸膜反应是常见的不良反应。胸膜反应表现为头晕、面色苍白、出汗、心悸、胸部压迫感或剧痛、血压下降、脉细、肢冷、晕厥等。发现胸膜反应，应立即停止抽液，让病人平卧。观察血压、脉搏变化。必要时皮下注射 0.1%肾上腺素 0.3～0.5 mL，或静脉注射葡萄糖液。

【常见护理问题】

1. 疼痛：与胸腔穿刺术有关。

2. 焦虑、恐惧：对所患疾病的恐惧、缺乏对疾病的了解有关。

3. 舒适的改变：与胸腔积液造成的病人气短、呼吸困难有关。

【中西医护理】

（一）一般护理

1. 保持病室环境整洁、舒适、安静。

2. 心理护理：解释穿刺的目的和注意事项，减轻病人的焦虑情绪，积极配合治疗。

（二）术前准备

1. 指导病人操作过程中保持穿刺体位，不要随意活动，避免咳嗽或深呼吸。

2. 确认病人签署手术知情同意书。

3. 用物准备：胸腔穿刺包、无菌手套、试管、2%利多卡因等。

（三）术中护理配合

1. 协助病人取合适体位：抽液时，病人反坐在靠背椅上，双手平放于椅背；或仰卧在床上，举起上臂；若病人不能取坐位，还可采取侧卧位，床头抬高30°，注意充分暴露胸部或背部。排气时，取半坐卧位。

2. 协助医生确定穿刺部位，进行消毒和穿刺。

3. 术中观察病人情况，询问病人有无异常感觉，若病人突然出现面色苍白、出冷汗、头晕、心悸、脉细、四肢发凉等表现，应考虑胸膜反应，立即停止抽液，使病人平卧。密切观察病情变化，注意血压，防止休克，必要时遵医嘱皮下注射0.1%肾上腺素0.5 mL。

4. 抽液、抽气时不宜过快、过多，首次抽液不宜超过700 mL，以后每次抽液不应超过1000 mL。以防止胸腔内压骤然下降，发生复张后肺水肿或循环障碍等意外。肺复张后肺水肿主要表现为剧烈咳嗽、咳大量泡沫样痰或泡沫血痰，气促，双肺满布湿啰音，血氧饱和度下降，应立即予以吸氧，遵医嘱应用糖皮质激素及利尿剂，控制液体入量，严密观察病情变化。

（四）术后护理

1. 嘱病人半卧位或平卧位休息，观察生命体征，有无胸痛、呼吸困难等，注意气胸、血胸、脓胸等并发症。

2. 观察穿刺处情况，有无红、肿、热、痛，有无渗血、渗液等情况发生。

3. 注入药物者，应指导病人变换体位，使药物在胸腔内混匀，并观察病人对药物的反应。

4. 记录抽出液体的颜色、性质、量及病人术中的情况，及时送检标本。

5. 处理并发症。除胸膜反应外，尚有血胸、气胸、穿刺口出血、胸壁蜂窝织炎、脓胸、空气栓塞等。

（1）血胸多由于刺破肋间动脉、静脉所致。发现抽出血液，应停止抽液，观察血压、脉搏、呼吸的变化。

（2）气胸可由于胶管未加紧，漏入空气所致，不必处理。明显气胸多由于刺破脏层胸膜所致，可按气胸处理。

（3）穿刺口出血，可用消毒棉签按压止血。

（4）胸壁蜂窝织炎及脓胸均为穿刺时消毒不严格引起细菌感染，需用抗生素治疗。大量脓胸应行闭式引流。

（5）空气栓塞少见，多见于人工气胸治疗时，病情严重，可引起死亡。

第七节　胸膜腔闭式引流术后的中西医护理

胸膜腔闭式引流术（Closed thoracic drainage）是一种常用的胸腔积液治疗方法，应用负压引流技术，能够吸出病人胸腔内聚集的血液、液体和气体，进而缓解胸腔压力，还原胸腔内负压，复张肺部组织，最终达到治疗的效果。

【适应证】

1. 气胸：中等量以上的气胸。

2. 血胸：难以自行吸收或难以用穿刺抽吸法消除的血胸。

3. 脓胸：量较多，脓液黏稠或并发有食管、支气管瘘者。

4. 开胸手术后均作闭式引流。

5. 胸膜腔闭式引流术切肋插管法可插入较粗的引流管，常用于脓液黏稠的慢性脓胸。因须切除小段肋骨，宜在手术室内施行。

【注意事项】

1. 掌握胸膜腔闭式引流管插入深度。成人以管端插入胸腔内 3 cm 左右为宜。儿童为防止引流管插入过深或脱出，可用蕈形管，使蕈形头恰于胸腔内即可。

2. 连接水封瓶。正常情况下胸膜腔压力所呼吸而改变，一般呼气时压力-3～-5 cmH$_2$O，吸气时压力为-8～-10 cmH$_2$O。为了防止胸膜腔内的负压将空气吸入胸腔，造成肺萎陷，所以应接水封瓶。插在液面下玻璃管长度以 2～3 cm 为宜，过深胸内空气不易逸出。

3. 胸膜腔闭式引流后，气体不断从水封瓶溢出，数量持久不减少的原因：

（1）如系胸外伤病人，可能有较大的肺破裂伤或支气管断裂。

（2）如系自发性气胸，可能有小支气管与胸膜腔相通。

（3）如插管处的胸壁切口较大或皮肤缝合不严，吸气时空气可以从管周进入胸腔，呼气时由管内排出。

4. 气胸病人插管引流后出现大量皮下气肿的原因：①引流管路欠通畅。②插管部位皮肤缝合严密，但肋间软组织和插管之间有较大空隙，空气由管周围逸入皮下。处理方法：疏通引流管，缝合肋间软组织，消除其与插管之间的空隙，或重新插管。

5. 胸腔插管引流后，水封瓶内液柱无波动或波动微弱的原因：引流管扭曲，血细胞凝集块或脓块堵塞，胸壁切口狭窄压迫引流管，肺膨胀或膈肌上升将引流管口封闭，包扎创口时折压引流管。

【常见护理问题】

1. 低效性呼吸形态：与胸腔内积气、积液，影响呼吸有关。

2. 疼痛：与胸膜腔闭式引流术有关。

3. 焦虑、恐惧：与病人对所患疾病的恐惧、缺乏对疾病的了解有关。

4. 舒适的改变：与胸腔积液、积气造成的病人气短、呼吸困难有关。

【中西医护理】

（一）一般护理

1. 保持病室环境整洁、舒适、安静。

2. 心理护理：解释穿刺的目的和注意事项，减轻病人的焦虑情绪，积极配合治疗。

（二）术前准备

1. 确定引流部位：根据病情选定插管部位。

2. 体位：依病人情况采取坐位或半坐位。取半坐位时病人宜靠近床边，上肢抬高抱头或置于胸前，头转向健侧。

3. 指导病人操作过程中保持穿刺体位，不要随意活动，避免咳嗽或深呼吸。

4. 确认病人签署手术知情同意书。

5. 用物准备：胸腔闭式引流手术包、无菌手套、胸腔闭式引流瓶和引流管、治疗盘、2%利多卡因及生理盐水等。

（三）术中护理配合

1. 协助病人取合适体位：根据病人病情取坐位或半坐位。

2. 协助医生确定穿刺部位，进行消毒和穿刺。

3. 术中观察病人情况，询问病人有无异常感觉，若病人突然出现面色苍白、出冷汗、头晕、心悸、脉细、四肢发凉等表现，应考虑胸膜反应，立即停止穿刺，使病人平卧，密切观察病情，注意血压，防止休克，必要时遵医嘱皮下注射 0.1%肾上腺素 0.5 mL。

4. 穿刺时用稳重而持续的力量逐渐刺入，当套管针尖端进入胸腔时有突然落空感。正确固定引流管。

5. 调整引流管深度，缝合皮肤切口，固定引流管，末端连接于水封瓶。

（四）术后护理

1. 嘱病人半卧位或平卧位休息，观察生命体征，有无胸痛、呼吸困难等，注意气胸、血胸、脓胸等并发症。

2. 观察穿刺处情况，有无红、肿、热、痛，有无渗血、渗液等情况发生。

3. 妥善固定引流管，避免意外拔管或脱出。

4. 记录引出液体的颜色、性质、量及病人术中的情况，及时送检标本。

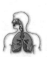

第八节　环甲膜穿刺术后的中西医护理

环甲膜穿刺或切开术（thyrocricocentesis or thyrocricotomy）是临床常用的一种急救技术。在上呼吸道梗阻，尤其是喉梗阻时，情况紧急而又无条件做气管插管和气管切开的情况下，行环甲膜穿刺或切开可以暂时建立人工呼吸气道，且通过此通道可以给氧、吸痰、气管内表面麻醉用药或气管内治疗性用药等。

定位准确是环甲膜穿刺成功的关键。环甲膜位于环状软骨和甲状软骨之间，为圆锥形有弹性的纤维结缔组织膜。实施环甲膜穿刺时，病人应取去枕仰卧位，肩部垫枕，以使环甲正中韧带拉紧，利于解剖标志的显露。当头尽量后仰时，在颈前正中可看到并触及两个隆起，上为喉结和前角，下为环状软骨弓，二者之间的凹陷处，即环甲正中韧带，为穿刺和手术的正确部位。

环甲膜穿刺或切开的切口形状可以为横切口或纵切口，但大多主张采用横切口，以减少并发症的发生。环甲膜穿刺或切开术的严重并发症主要为出血和喉狭窄等。环甲膜处无重要的血管、神经及特殊的组织结构，是穿刺或切开最方便、最安全的部位，所以该手术引起较大出血的可能性较少。

【适应证】

1. 急性喉阻塞，尤其是声门区阻塞，严重呼吸困难，来不及行气管切开。

2. 需行气管切开，但缺乏必要器械。

【禁忌证】

1. 无绝对禁忌证。

2. 已明确呼吸道阻塞发生在环甲膜水平以下时，不宜行环甲膜穿刺术。

【注意事项】

1. 环甲膜穿刺术手术是一种急救措施，应争分夺秒，在尽可能短的时间内实施完成。

2. 穿刺针留置时间不宜过长，一般不超过 24 小时。

3. 如遇血细胞凝集块或分泌物阻塞穿刺针头，可用注射器注入空气，或用少许生理盐水冲洗，以保证其通畅。

【常见护理问题】

1. 低效性呼吸形态：与急性喉阻塞，影响呼吸有关。

2. 焦虑、恐惧：与病人对疾病及预后认知有关。

3. 舒适的改变：与急性喉阻塞造成的病人气短、呼吸困难有关。

【中西医护理】

（一）一般护理

1. 保持病室整洁、舒适、安静。

2. 心理护理：解释环甲膜穿刺术的目的和注意事项，减轻病人的焦虑情绪，积极配合治疗。

（二）术前准备

1. 指导病人操作过程中保持穿刺体位，不要随意活动，避免咳嗽或深呼吸。

2. 确认病人签署手术知情同意书。

3. 用物准备：治疗盘、无菌手套、无菌 10 mL 注射器、18 号粗穿刺针及 2% 利多卡因等。

（三）术中护理配合

1. 协助病人取合适体位：如病情允许，病人应尽量取仰卧位，垫肩，头后仰。不能耐受上述体位者，可取半卧位。

2. 协助医生确定穿刺部位，进行消毒和穿刺。

3. 术中观察病人情况，监测病人心率、血压、血氧饱和度、神志等。

4. 进行环甲膜穿刺术穿刺时应注意勿用力过猛，出现落空感即表示针尖已进入喉腔。接 10 mL 注射器，回抽应有空气；或用棉花纤维在穿刺针尾测试，应可见纤维随呼吸摆动，确定无疑后，适当固定穿刺针。

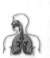

（四）术后护理

1. 观察穿刺口有无渗血，穿刺针保持通畅，避免脱出或拔管。

2. 观察病人缺氧症状的改善情况，做好病情记录。

3. 可经穿刺针接氧气管给病人输氧。

4. 病人病情平稳后，尽可能行普通气管切开。

5. 加强与病人及家属的沟通，缓解病人紧张情绪。

第九节　中心静脉压测定术后的中西医护理

中心静脉压（central venous pressure，CVP）变化受血容量、静脉回心血量、右心室舒张期压力、肺循环阻力、胸内压（或腹内压）等因素的影响，其中以血容量及右心室排血功能最为重要。

中心静脉压在一定程度上反映测压当时病人的有效血容量、心功能和血管张力等综合状况。因此，连续测定中心静脉压，可动态了解血容量的变化及判断心脏对补液的耐受能力，是调节输液治疗的重要参考指标。

低血压，$CVP > 0.49\,kPa(5\,cmH_2O)$，提示有效血容量不足可快速补液或血浆。低血压，$CVP > 0.98\,kPa(10\,cmH_2O)$，应考虑有心功能不全的可能。需采用增加心肌收缩力的药物如西地兰或多巴酚丁胺，并严格控制水入量。$CVP > 1.47\sim1.96\,kPa(15\sim20\,cmH_2O)$，提示有明显的右侧心力衰竭，且有发生肺水肿可能，需采用快速利尿剂与洋地黄制剂。CVP低亦可见于败血症，高热所致的血管扩张。

中心静脉压（CVP）的正常值是 $0.49\sim1.18\,kPa(6\sim12\,cmH_2O)$。

【适应证】

1. 测量中心静脉压。

（1）区别低血容量循环障碍，和非低血容量循环障碍。

（2）血压正常鉴别少尿或无尿的原因是血容量不足，还是肾功能衰竭。

（3）作为指导输液量和速度的参考指标。

2. 紧急情况下，可利用其静脉通道进行输液用。

【禁忌证】

1. 出血素质。

2. 穿刺或切开部位感染。

【常见护理问题】

1. 活动无耐力：与疾病导致机体缺氧有关。

3. 焦虑、恐惧：与病人对所患疾病的恐惧，缺乏对疾病的了解有关。

4. 舒适的改变：与疾病造成病人气短、呼吸困难等因素有关。

【中西医护理】

（一）一般护理

1. 提供整洁、舒适、安静的病室环境。

2. 向病人解释穿刺的目的和注意事项，减轻病人的焦虑情绪，积极配合治疗。

（二）术前准备

1. 指导病人操作过程中保持穿刺体位，不要随意活动。

2. 确认病人签署手术知情同意书。

3. 用物准备：中心静脉压测定装置、静脉切开包、无菌手套、治疗盘、生理盐水、输液装置、2%利多卡因及胶布等。

（三）术中配合

1. 协助病人取合适体位：病人仰卧。选择前正中静脉或高位大隐静脉行静脉切开术。

2. 协助医生确定穿刺部位，进行消毒和穿刺。

3. 术中观察病人情况，询问病人有无异常感觉，及时处理。

4. 正确连接测压管，保持测压管的"0"点与病人右心房在同一水平。

（四）术后护理

1. 嘱病人平卧位休息，观察生命体征。

2. 观察穿刺处情况，有无红、肿、热、痛，有无渗血、渗液等情况发生。

3. 保持测压管的通畅，避免管路扭曲或脱出。

4. 每日更换测压管。

第十节　气管切开插管术后的中西医护理

气管切开插管术（tracheotomy and intubation）是保持呼吸道通畅、减少肺部感染的重要手段。气管切开插管的目的是维持气道通畅，利于清除下呼吸道分泌物，减少气道阻力，减少死腔量，利于给氧，长期机械通气及气管内给药等。

气管切开插管的优点：①明显减少死腔量，因而减少呼吸功能的消耗。②气管切开导管短、口腔大，气流阻力小。③便于吸除气管、支气管内分泌物。④病人可吞咽口咽部分泌物，并可饮水、进食，利于营养和水分的补充。⑤病人容易耐受，可保持数月或数年，口腔护理容易。

气管切开插管的缺点：①创伤较大，可发生切口出血或感染。②需要特殊护理，经常更换敷料。③操作复杂，不适应于紧急抢救。④痊愈后颈部留有瘢痕，可能造成气管狭窄。

【适应证】

1. 需要长时间使用呼吸机者。

2. 已行气管插管，但仍不能顺利排除支气管内分泌物者。

3. 因上呼吸道阻塞、狭窄、头面部外伤等，无法进行经口、鼻气管插管者。

4. 已行气管插管一段时间，病人自觉难受或需经口进食，并且仍需呼吸机治疗者。

【禁忌证】

1. 有出血倾向。

2. 切开部位以下的占位性病变引起的呼吸道梗阻。

【常见护理问题】

1. 低效性呼吸形态：与上呼吸道阻塞、狭窄、头面部外伤等疾病，影响正常呼吸有关。

2. 活动无耐力：与疾病导致机体缺氧有关。

3. 焦虑、恐惧：与病人对所患疾病的恐惧、缺乏对疾病的了解有关。

4. 舒适的改变：与气管切开置管有关。

5. 语言交流困难：与气管切开置管有关。

【中西医护理】

（一）一般护理

1. 提供整洁、舒适、安静的病室环境。

2. 向病人解释切开插管的目的和重要性，减轻病人的焦虑情绪，积极配合治疗。

（二）术前准备

1. 指导病人操作过程中保持合适体位，不要随意活动，避免咳嗽。

2. 向病人及家属解释、沟通，取得合作。确认病人并签署手术知情同意书。

3. 导管的选择，根据病人年龄、体形选择合适的气切导管。

4. 用物准备：吸引器、气管切开包、氧气、简易呼吸器、面罩、无菌手套、2%利多卡因等。

（三）术中配合

1. 协助病人取合适体位，病人后仰，肩部垫一小枕，头后仰，保持中立位。

2. 协助医生确定手术部位，进行消毒和手术。

3. 术中观察病人血压、心率、血氧饱和度等。

（四）术后护理

1. 妥善固定导管。

2. 及时、定时吸痰，保持气道通畅。

3. 保持导管及切口敷料清洁干燥，每日进行两次切口换药，如遇敷料浸湿应及时换药，更换敷料。

4. 观察切口分泌物的量、颜色、性状、气味等。

5. 做好口腔护理，及时清理口腔分泌物。

6. 保持导管处于中立位的位置，不前倾、不后仰，以免导管移位阻塞气道或压迫气管壁引起气管黏膜坏死。

7. 观察病人呼吸状况及相关症状，呼吸频率、呼吸节律、血氧饱和度、心率、血压、面色及有无发绀等。

第十一节　经皮穿刺锁骨下中心静脉置管术后的中西医护理

中心静脉置管术是通过上、下腔静脉的分支，经过各种途径插入导管，使导管的前端到达上、下腔静脉的根部，用于休克、急性肾衰竭等危重病人的治疗。

经皮穿刺锁骨下中心静脉置管用于浅静脉穿刺困难，恶液质及抗肿瘤用药或输入有刺激性液体的病人，且操作成功率比较高，导管费用较低等优点。

经锁骨下静脉穿刺置管术的优越性：①锁骨下静脉位于体表骨性标志锁骨之下，位置表浅，操作相对简易，临床医师易于掌握。②锁骨区域皮肤平坦，避免了经颈静脉、股静脉两种方法的缺点，易固定、易消毒护理，不易被污染，不影响颈部及上肢活动。③经锁骨下静脉置入导管头端位于上腔静脉内，动态监测 CVP 较股静脉置管准确。④昏迷躁动不安病人，头部摆动，四肢乱动，二便失禁，行颈内、股静脉置管难度相对较大，且不利于护理。⑤锁骨下静脉置管并发感染的发生率低于颈内静脉置管，是保留中心静脉导管的首选。

【目的】

1. 迅速开通大静脉通道，便于静脉滴注、输血得以顺利实施，在严重外伤、休克以及急性循环衰竭等危重病人的抢救中更为重要。

2. 保护外周血管，防止因输入化疗药等有严重刺激性的药物而导致静脉炎，或针对禁食病人常规输入 TPN 等肠外营养剂。

3. 监测中心静脉压，帮助评估病情和指导液体输入。

4. 便于进行体外循环下各种心血管手术。

5. 为了放置临时或永久性起搏器，常用于心理失常病人。

【操作方法】

病人去枕平卧，头偏向对侧，肩背部垫 2 cm 厚小枕。穿刺点为胸锁乳突肌锁骨头外侧缘与锁骨上缘相交点外 0.5 cm～1.0 cm 或锁骨下缘 1 cm～2 cm 处进针（常选择右锁骨下静脉），穿刺时与胸壁成角 30°～45°，针尖指向胸锁关节，进针时保持轻度负压，一般进针 3 cm～4 cm 后，见有暗红色回血提示穿刺成功（常伴有明显落空感），置入中心静脉管，长度约 13 cm～15 cm（小儿酌减），缝线固定导管，外贴 3M 透明敷料，导管末端接肝素帽，用无菌纱布包扎固定于胸前。

【置管注意事项】

1. 常用的穿刺部位有锁骨下静脉、颈内静脉，在某些特殊情况下也可以用贵要静脉或股静脉。

2. 摆正病人体位很重要，若病人烦躁不安，配合程度差，不宜进行穿刺。

3. 进针行针一定要紧贴锁骨进行，这样才不易误穿动脉及穿破胸膜出现气胸，穿刺角度 35°～45°。

4. 注意穿刺针头的固定，可采用左手拇指、示指握住针栓，小鱼际和小指侧固定在穿刺局部皮肤上，不能悬空地固定针头，防止针头又滑出血管外。

5. 送钢丝时凡遇阻力，不能用力强行送入，需将钢丝慢慢退出，重新调整穿刺针，证实针头确在血管内，方能继续操作。

6. 导管置入所需的长度后，注意回抽有无回血，根据病人合作的程度用胶布或缝扎固定，置管深度从穿刺点皮肤到管尖端不宜过长，一般 13～16 cm，否则部分病人可出现心慌、气促等症状。

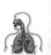

7. 注意对导管的护理，严格执行无菌操作，严防并发症的发生，若出现了病人高热、穿刺部位周围红肿，呼吸困难等应立即通知医生。

【并发症】

1. 局部渗血、血肿

可能是静脉压过高或误伤毛细血管所致。少量渗血，无需特许处理，轻压即可止血。如出现持续渗血，可采用在穿刺点上环导管缝针，尽量用力压迫，可达到止血目的。发生血肿时，还应判断是否为损伤动脉形成假性动脉瘤，必要时行 B 超或胸部 X 线检查观察导管位置。

2. 误入锁骨下动脉

为锁骨下动脉发育畸形所致。穿刺时如抽出血液为鲜红色或注射器柄上感到有负压力推动，导丝送入困难则提示误入锁骨下动脉，穿刺针尾有鲜血涌出或喷出即可确认。立即拔出针头，局部按压 10～15 分钟，加压止血，更换注射部位重新穿刺。

3. 局部红肿、感染

异物刺激、局部污染、消毒不严所致。加强局部消毒、换药，严格无菌操作。检查、固定导管，防止松动、滑脱、潮湿污染。必要时拔管。

4. 误入胸腔

可能是体位及定位不准确、穿刺针多方向反复穿刺，致使穿刺针进入胸腔。误入胸腔时，立即拔出针头，密切观察有无气胸的症状和体征，30 分钟后行胸片检查，出现异常及时处理。

5. 心律失常及心绞痛

钢丝和导管的不良刺激及钢丝和导管置入过深引起。将导管缓慢外抽 2 cm 左右后症状即可消失。若症状不缓解，则需全部拔出，必要时更换部位重新穿刺置入。

6. 气胸、血胸

多为操作不当、进针角度过陡所致。给予胸腔闭式引流术后一般可缓解。

【常见护理问题】

1. 焦虑、恐惧：与病人对所患疾病的恐惧、缺乏对疾病的了解有关。

2. 活动无耐力：与疾病导致机体缺氧有关。

3. 舒适的改变：与置管有关。

4. 潜在并发症：有感染的危险，与置管有关。

【中西医护理】

（一）一般护理

1. 提供整洁、舒适、安静的病室环境。

2. 向病人解释置管的目的和重要性，减轻病人的焦虑情绪，积极配合治疗。

（二）术前准备

1. 评估病人生命体征、意识、肢体及穿刺部位皮肤情况，采取合适的体位并固定，做好相应的护理措施。

2. 详细介绍锁骨下静脉置管的有关事项，如何配合操作，穿脱衣服时避免牵拉管道，洗澡时避免浸水，发现穿刺部位出现红、肿、痛或胸闷等不适立即报告医务人员。

3. 指导病人操作过程中保持穿刺体位，不要随意活动，避免咳嗽或深呼吸。

4. 确认病人签署手术知情同意书。

5. 用物准备：静脉切开包或缝合包、中心静脉导管、治疗盘、5 mL注射器、穿刺针、肝素盐水、输液器、无菌手套、2%利多卡因等。

（三）术中配合

1. 严格遵守无菌操作原则，停止清扫等工作，尽量减少人员走动。

2. 鼓励神志清醒者，做好心理护理，分散其注意力，严密观察病情变化；昏迷病人使用心电监护仪监测生命体征，出现异常及时处理。

3. 病人取仰卧位，穿刺肩下垫一小枕，头转向对侧。也可将床尾抬高，以利于穿刺时血液回流，避免空气进入静脉发生气栓。

4. 协助医生确定穿刺部位，进行消毒和穿刺。置管成功后，详细记录置管原因、日期、时间、部位、深度等。

5. 插入导管后再次证明回血通畅后，局部覆盖无菌纱布，调节流速。

（四）术后护理

1. 保持导管通畅，防止导管内凝血堵管。

（1）严格掌握输液速度及顺序，一般应达到80滴/分，如滴速＜50滴/分，提示可能导管堵塞。每次使用中心静脉导管（输液、输血、肠外营养等）前检查导管是否通畅，是否有导管阻塞（血块、纤维蛋白等），一旦发现及时处理，不可强行加压推注。

（2）输液途中经常巡视，密切观察滴速是否正常，穿刺处有无肿胀渗漏，导管是否扭曲、折叠及脱出，及时换瓶。

（3）输液完毕，用生理盐水将残留在导管内的药物缓慢推注直至完全进入血管内再用肝素盐水正压封管，并记录封管时间，做好交接班。

（4）尽量避免在导管处采集血标本。

（5）如发现滴速有改变时，首先检查导管是否扭曲、打折，病人体位是否恰当，嘱病人咳嗽、深呼吸、改变体位以调整导管位置。导管一旦发生堵塞，可先用注射器先抽出堵塞物如小血块，再用生理盐水轻轻推注，如管道仍不通畅，则停用该接头做好标记，从毗邻接头向导管内用药，需要时及时拔管，更换穿刺部位。

2. 妥善固定导管，防止导管滑脱。

确定置管成功，用缝线做皮肤固定导管，进一步降低导管滑脱发生率。每日更换敷料时注意避免将导管脱出。密切观察皮肤缝合固定导管处是否牢固、有无松动，缝合线有无断裂趋势，是否需要补缝。对昏迷躁动不安的病人适当约束双手，防止躁动时无意识拔出导管。预防并及时治疗便秘和感冒等防止胸腔、腹腔压力过高。一旦发现导管出现异常情况及时处理。

3. 预防感染。

严格无菌操作。穿刺成功后，导管固定牢固，防止松动、滑脱、潮湿污染。置管期间穿刺处及时更换无菌敷料、无菌透明敷贴，保持中心静脉导管外露部分清洁干燥无污染，按时更换中心静脉导管。

4. 预防气胸、血胸。

熟练掌握解剖位置，置管操作时准确选好穿刺点，掌握穿刺进针方

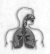

向，以防穿刺不当导致气胸、血胸的发生。

5. 预防空气栓塞。

输液时加强巡视，加强观察，防治液体滴完，导致空气栓塞。

6. 拔管护理。

（1）导管留置时间一般为7～14天，临床根据使用说明书及病情决定拔管时间。

（2）拔除导管时，先消毒再按外科方法拆除缝线，轻轻拔出导管并用无菌纱布压迫止血10分钟以上，达到充分止血，再用无菌敷料包扎。

（3）检查导管是否完整，有无缺损或断裂。

（4）协助病人抬高术侧上肢，观察有无渗血，询问病人有无不适，嘱病人卧床休息。

（5）详细记录拔管原因、日期、时间，以及拔管时全身及穿刺局部情况。

第十二节　选择性支气管动脉栓塞术后的中西医护理

选择性支气管动脉栓塞术（selective bronchial artery embolization）是一种介入治疗的方法，是医学影像设备引导下，将特制的导管、导丝等精密器械，引入人体，应用栓塞物质直接对出血部位进行栓塞来达到止血目的。

【适应证】

1. 保守治疗不能控制的大咯血，出血量 ≥ 300 mL/24 h。

2. 病变虽然适宜外科治疗，但病人正值咯血期、手术风险较大，可先行栓塞术控制出血，然后择期手术。

3. 无外科治疗指征的反复咯血，虽然咯血量不大、但严重影响病人的正常生活。

4. 支气管动脉侧支循环丰富的先天性心脏病大咯血，可采用栓塞止血，但在实施支气管动脉栓塞前必须确认肺内尚有其他供血来源。如果代偿扩张的支气管动脉是肺的唯一供血来源，则不宜做栓塞治疗。当心脏畸形获得根治、肺循环恢复正常后仍然有咯血者，可行支气管动脉栓塞治疗。

5. 隐源性咯血指经过各种影像学检查和纤维支气管镜检查仍然不能明确出血来源者，可先做诊断性支气管动脉造影，然后酌情做栓塞治疗。

【禁忌证】

1. 存在支气管动脉造影的禁忌证，如严重出血倾向、未能控制的全身感染及重要脏器衰竭等。

2. 导管不能插入靶血管，或者导管头端位置不固定时不能释放栓塞剂。伴有脊髓动脉显影时，栓塞应慎重。可采用同轴微导管技术。

【常见并发症】

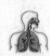

1. 栓塞后轻度反应：支气管动脉栓塞后可出现发热、胸闷、背痛、胸骨后烧灼感、肋间痛、吞咽不适等症状，发生率24%～91%，主要因纵隔和肋间组织缺血引起，可采取对症治疗，多于1周内缓解。

2. 栓塞剂返流误栓非靶器官：严重者有肠系膜动脉栓塞、肾栓塞、肢端动脉栓塞，绝大多数与术者技术不熟练有关。

3. 异位栓塞：当存在支气管动脉-肺静脉瘘时，注入栓塞剂后可产生体循环动脉异位栓塞，其中以冠状动脉和颈动脉栓塞的后果最为严重。存在较大的支气管动脉-肺动脉瘘时，栓塞后可出现肺动脉栓塞和梗死。如果血管造影发现有较大的支气管动脉-肺静脉和肺动脉瘘，应首先用适当的栓塞剂堵塞瘘口。

4. 脊髓损伤：发生率约1.4%～6.5%。随着导管技术的改进和非离子型造影剂在临床上的广泛应用，这种并发症已罕见。

5. 穿刺部位股动脉血栓形成：由于病人于介入治疗前多使用过止血或（和）抗凝剂，故较容易形成血栓。为避免此并发症，在插入导管后、做血管造影前从静脉途径给予30～50 mg肝素。或者于术中用肝素-生理盐水间断注入动脉鞘内。

【常见护理问题】

1. 焦虑、恐惧：与病人对所患疾病的恐惧、缺乏对疾病的了解有关。

2. 活动无耐力：与疾病导致机体缺氧有关。

3. 舒适的改变：与大咯血有关。

4. 潜在并发症：有失血性休克的危险，与咯血有关。

5. 潜在并发症：胸闷、背痛，与栓塞后纵隔和肋间组织缺血引起有关。

【中西医护理】

（一）一般护理

1. 提供整洁、舒适、安静的病室环境。

2. 向病人解释选择性支气管动脉栓塞术的目的和重要性，减轻病人的焦虑情绪，积极配合治疗。

（二）术前准备

1. 如果情况允许，应尽可能明确咯血的原因、部位，除急诊病例外，病人应有胸部平片、CT 及纤维支气管镜检查等资料。常规血管造影检查准备，包括血、尿常规检查，肝、肾功能及凝血功能测定，心电图检查，碘过敏试验等。

2. 完善各项必要的医疗文书，包括病人及其亲属签署的同意接受治疗协议书。急救器械包括供氧设备、吸痰器、气管插管器械、人工呼吸器等。

3. 术前禁食 4 小时，术前肌肉注射安定 5 mg、阿托品 0.3 mg。急诊病人应强调：生命体征基本稳定（收缩压 > 85 mmHg，舒张压 > 50 mmHg，心率 < 130 次/分），血氧饱和度 > 90%，对可能发生窒息的病人、应做气管插管，开放大静脉通道的准备。

4. 根据病人情况选择合适的导管和栓塞剂：导管主张用同轴微导管（直径 3 F）超选择至出血或病变部位进行栓塞，减少误栓其他脏器血管、减少脊髓栓塞并发症。栓塞剂有明胶海绵碎粒、聚乙烯醇微球（Ivalon）、钢丝圈等。

（三）术中配合

1. 病人取平卧位，行心率、血压、呼吸、血氧饱和度监测。

2. 建立静脉通路。

3. 协助医生行选择性支气管动脉造影，明确出血或病变部位后行支气管动脉栓塞术。

4. 严密观察病情变化，注意神志、血氧饱和度、呼吸频率、心率、血压、面色及出血量等。

（四）术后护理

1. 术后绝对卧床休息，严密观察出血情况。

2. 持续吸氧 2～3 L/min，使血氧饱和度维持在正常范围。

3. 病情观察：密切观察病人血压、脉搏、呼吸、有无咯血等情况，发现问题及时处理。

4. 遵医嘱用药，酌情给予抗生素 2～3 天。

5. 观察穿刺部位有无出血、渗血，局部沙袋压迫止血。

6. 对高龄病人给予补液、促进造影剂排除。

7. 健康指导，避免剧烈活动。

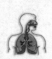

第十三节 支气管肺泡灌洗术后的中西医护理

支气管肺泡灌洗术（bronchoalveolar lavage，BAL）是通过纤维支气管镜对支气管以下肺段或亚肺段水平，反复以无菌生理盐水灌洗、回收，对其进行一系列检测和分析，从而获得下呼吸道病变的性质特点和活动程度，有助于确立诊断。支气管肺泡灌洗的方法有全麻下经卡伦双腔管行一侧全肺灌洗、经纤维支气管镜灌洗两种。

支气管肺泡灌洗治疗肺泡蛋白沉着症（PAP）的优点：①以机械性冲洗方法除去肺泡内的磷脂类物质，改善肺泡换气功能，从而缓解咳嗽、呼吸困难等症状，纠正严重低氧血症，并减少和避免肺内继发感染的机会。②由于抑制肺泡-巨噬细胞功能的肺泡内物质被清除，因此阻断恶性循环，使有功能的肺泡巨噬细胞重新出现，从而抑制了肺泡内容物的重新积聚。

全肺灌洗是治疗肺泡蛋白沉着症（PAP）的首选方法。治疗肺泡蛋白沉着症（PAP）一般采用全肺灌洗，少数为肺叶灌洗，灌洗液量宜大，以清除肺泡内充填的蛋白类物质，改善肺泡换气功能。

【适应证】

1. 肺部感染，特别是免疫受损、免疫缺陷肺部感染的病原学诊断。

2. 弥漫型和周围型肺部肿瘤的细胞学诊断。

3. 间质性肺疾病，如结节病、特发性肺间质纤维化、外源性变应性肺泡炎、肺泡蛋白沉着症、胶原血管伴肺纤维化等的诊断、治疗、疗效和预后估计。

4. 全肺灌洗用于肺泡蛋白沉着症、尘肺、肺泡微石症、哮喘持续状态等的治疗。

5. 肺段灌洗主要用于弥漫性间质性肺纤维化、石棉肺和卡氏肺囊虫肺炎的诊断，对弥漫型肺泡癌的诊断，也有重要价值。

【常见护理问题】

1. 低效性呼吸形态：与肺部感染、间质性肺疾病等疾病影响正常呼吸有关。

2. 活动无耐力：与疾病导致机体缺氧有关。

3. 焦虑、恐惧：与病人对所患疾病的恐惧、缺乏对疾病的了解有关。

4. 舒适的改变：与疾病所致呼吸困难有关。

【中西医护理】

（一）一般护理

1. 提供整洁、舒适、安静的病室环境。

2. 向病人解释选择性支气管肺泡灌洗术的目的和重要性，减轻病人的焦虑情绪，积极配合治疗。

（二）术前准备

1. 心理护理：向病人和家属说明肺泡灌洗的目的、方法和要求，说明支气管肺泡灌洗术是目前治疗 PAP 的主要方法，并强调方法的有效性和安全性，以及病人在手术过程中应如何配合等。向病人家属说明术中、术后可能出现的并发症，及医护人员的应对措施等，使家属既有心理准备，又能消除顾虑、树立信心。

2. 术前完善相关检查：血常规、出凝血时间、血气分析、电解质、肺功能、心电图、胸部 X 线和胸部 CT 等检查结果。

3. 指导病人进行有效的咳嗽和呼吸功能锻炼，以利于灌洗后肺功能的恢复和肺部分泌物的排除。

4. 物资准备：卡伦双腔管、纤维支气管镜、37℃生理盐水 10～20 L、负压吸引器、吸氧装置、震动排痰仪、简易呼吸囊、气管插管装置、呼吸机以及抢救药物等。

5. 术前 4 小时病人禁饮禁食。

6. 全麻病人留置尿管。

（三）术中配合

1. 全麻下经卡伦双腔管行一侧全肺灌洗。

（1）建立静脉通道，遵医嘱静脉推注麻醉药。

（2）协助气管插管、设置合理的参数并连接呼吸机。

（3）密切观察病人呼吸音、胸廓活动度、心率、血压、氧饱和度以及人机同步情况。

（4）协助灌洗、负压吸引和震动排痰，保持呼吸道通畅。

（5）收集灌洗液标本准备送检。

（6）灌洗结束后送 ICU 观察 12～24 小时，复苏后若病情稳定停用呼吸机。

2. 经纤维支气管镜灌洗：

（1）灌洗中给予高浓度氧气吸入，尽量维持气道正压高于或接近于肺动脉压。

（2）密切观察心率、血压、氧饱和度情况。

（3）协助灌洗、负压吸引，收集灌洗液标本准备送检。

（4）灌洗结束时，协助拍背，鼓励咳嗽，必要时行负压吸引，尽可能吸出肺内液体。

（5）拔出纤维支气管镜后加压吸氧5～15分钟。

（四）术后护理

1. 氧疗

纠正低氧血症，并根据病情调节吸氧浓度和给氧方式，使氧饱和度≥90%，待病情稳定后，再逐渐降低吸氧浓度。

2. 保持呼吸道通畅

术后协助病人翻身拍背，指导其有效咳嗽，有利于潴留的灌洗液咳出，必要时给予吸痰。

3. 病情观察

因肺泡灌洗可进一步加重病人的低氧血症，故术后应严密观察病人神志、呼吸形态、口唇、肢端发绀情况，监测氧饱和度和血气分析，必要时持续心电监护。

4. 预防和控制肺部感染。

（1）保持病室空气清新、流通。

（2）做好基础护理和各种管路的护理。

（3）气管插管、机械通气病人按相关要求进行护理。

5. 维持水电解质平衡，避免肺水肿发生。

（1）监测血电解质、血气分析，发现问题及时向医生报告。

（2）遵医嘱用药：静脉注射速尿20 mg、输入白蛋白、血浆等，并控制输液速度。

（3）准确记录液体出入量。

6. 体位与休息

给予患侧卧位或平卧位休息。经纤维支气管镜灌洗者术后休息15分钟，如无明显不良反应，可护送回病房。全麻下行全肺灌洗者术后送重症监护室。术后卧床休息 2～3 天后根据病人个人情况指导下床活动，以不劳累为宜。

7. 饮食与营养

术后 3 小时内禁饮、禁食，吞咽困难恢复后可首次饮少许温开水，如无呛咳，方可进食流质或软食。逐步加强营养，增强机体免疫力。

第十四节 经支气管冷冻活检技术后的中西医护理

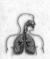
经支气管冷冻活检（cryobiopsy，CB）技术是近十年发展起来的新技术，近年来相关文献报道很多并逐年增加。国外应用经支气管冷冻技术对支气管腔内病变、间质性肺疾病（ILD）、肺外周病灶、肺移植术后的监测等方面进行了系统的应用和研究。

冷冻活检是经支气管镜将冷冻探头尖端送至支气管或肺内病变区域，通过制冷剂的快速释放吸收周围环境热量，从而使冷冻探头迅速降温，将探头周围的组织冷冻凝固，通过冷冻的黏附力，将探头和探头周围冻结的组织整体拔出，从而获取靶组织。与活检钳活检相比，由于获取标本组织较大且结构相对完整，有利于病理分析与诊断，因而成为许多呼吸系统疾病的新型活检方式。经支气管冷冻活检分为支气管腔内冷冻活检（endobronchial cryobiopsy，EBCB）和经支气管冷冻肺活检（transbronchial cryobiopsy，TBCB），前者针对支气管镜下可见的病变，主要位于气管和支气管腔内。而后者则针对支气管镜下不可见的外周肺病变。

【适应证】

1. EBCB：支气管腔内病变最常用的取样技术是活检钳活检（forceps biopsy，FB），但由于活检组织量小，导致诊断敏感度和确诊率偏低。EBCB 的标本量、诊断效率高于 FB，轻中度出血的发生率较高，严重出血发生率没有显著增加。

2. TBCB：目前 TBCB 已应用于 ILD、肺外周结节的诊断以及肺移植术后排斥反应的监测，具有较好的安全性和有效性。

【禁忌证】

1. 严重的高血压及心律失常。

2. 新近发生的心肌梗死或有不稳定心绞痛发作史。

3. 严重心、肺、肝、肾功能障碍或者全身情况极度衰竭。

4. 严重的肺动脉高压。

5. 严重的上腔静脉阻塞综合征。

6. 凝血功能障碍、抗凝治疗（包括使用氯吡格雷等噻吩并吡啶类或其他新的抗血小板药物）、不能纠正的严重血小板减少症（血小板 $< 50 \times 10^9/L$）。使用阿司匹林是相对的禁忌证。

7. 急性加重期的 ILD。呼吸功能的急剧恶化应该考虑为一个相对禁忌证。

8. 肺功能受损严重病人。

【操作方法】

（一）术前准备

1. 仪器设备、物品及药品：冷冻仪、冷冻探头、硬镜设备或气管插管设备、支气管内封堵用止血球囊、止血药品、胸腔闭式引流术相关物品、标本采集及保存物品（包括装有 10% 中性甲醛固定液或 2.5% 戊二醛固定液的标本瓶、病原微生物培养瓶等），其余同常规支气管镜检查。有条件的单位建议在 C 臂 X 光机、径向超声探头等病灶导引设备辅助下实施 TBCB，利于准确定位，可减少气胸和出血等并发症的发生。

2. 术前检查：进行血常规、凝血功能、胸部高分辨率 CT 等检查，疑有肺动脉高压者可行超声心动图肺动脉压力测定。

3. 麻醉及气道管理：冷冻活检时冷冻探头是经可弯曲支气管镜工作孔道进入体内，在获取标本后探头末端的组织标本较大无法通过气管镜的工作通道取出，故移出时需要将冷冻探头及标本、可弯曲支气管镜作为整体一同拔出体外。

建立人工气道，有利于在发生大出血时可以快速地插入气管镜进行负压吸引或者使用堵塞球囊等止血措施。可以避免拔出冷冻探头时对声门和上气道结构的损伤。

对于硬镜或气管插管的选择，研究结果显示在 TBCB 时采用气管插管比硬质支气管镜更有利于维持血流动力学的稳定，减少 CO_2 潴留及呼吸性酸中毒的风险。因此，对于心肺功能较差的病人采用气管插管下全身麻醉的方式可能更有利于减少麻醉相关的并发症。硬镜下备用或预置封堵球囊，气管插管下需预置封堵球囊。

4. 活检部位的选择：ILD 通常选择在病变最显著的远端肺实质，但应该避免纤维化或蜂窝肺最严重的部位。同时在病灶相对正常组织交界部位做活检。胸膜下区域的组织对于 UIP 的诊断有很大的意义，距离胸膜 < 1 cm 进行活检会显著增加气胸发生的风险。

注意避免选择以下部位作活检：①纤维化病变最严重的部位（诊断价值有限）。②距离胸膜 < 1 cm 的病灶（气胸风险大）。③靠近肺门的内中 2/3 处（有伴行、软骨保护不全的中等大小血管，活检易致大出血且不能获得细支气管和肺组织）。④未排除血管瘤的空洞病变。⑤双侧肺同时活检。

5. 冷冻探头大小的选择：目前国内用于 TBCB 的常用冷冻探头直径有 2.4 mm 和 1.9 mm 两种，2.4 mm 探头冷冻效能高于 1.9 mm 探头，为了获得相同大小的标本，使用 1.9 mm 探头可能需要更长的冷冻时间。

6. 冷冻时间的确定：TBCB 的冷冻效能与冷冻时间、冷冻探头大小、活检组织性质、局部的温度及分泌物等方面的因素有关。目前临床所采用冷冻时间一般为 3～6 秒，均可以获得满意的组织标本，但具体到某种疾病时需要的冷冻时间的长短并没有定论。

7. 冷冻活检标本的处理：冷冻探头及标本取出后立即放入 37℃ 或室温生理盐水中解冻，用湿纱布轻柔取下，注意避免暴力剥取组织。取下的标本尽快完成大小测量。随后立即转移到 10% 中性甲醛溶液或培养液中。进行病理切片时调整石蜡块的方向以获得最大化的组织切片面积。

（二）操作方法

1. 麻醉、建立人工气道。

2. 可弯曲支气管镜到达拟活检部位的支气管。

3. 预置封堵球囊（需要时），并检查球囊在正常工作状态。

4. 冷冻探头经支气管镜工作通道送入至病变区域引流支气管处，缓慢送入病变区域直到感觉有阻力，并通过冷冻探头送入的长度或 X 光下判断探头是否到达胸膜下。如果未能到达胸膜下，更换不同的支气管送入冷冻探头进行尝试。

5. 冷冻探头从胸膜处后撤 1～2 cm，设定冷冻时间，开启冷冻开关，听到冷冻时间到了的提醒音后把支气管镜、冷冻探头及标本作为整体一起拔出，主要靠手腕的力量，应避免过度暴力拽拉。如果阻力太大，应避免暴力强行拉出，应复温，分析原因，必要时减少冷冻时间。

6. 拔出支气管镜、探头及标本后，立即处理标本，注意病人的情况，如气道出血、血氧、心率、心律等，如有预置球囊，同时注入气体或生理盐水充盈球囊封堵支气管。

7. 标本取下后，支气管镜再次经人工气道快速进入到活检的叶段支气管，仔细观察出血情况或球囊位置。根据出血情况给予相应处理。出血不多或停止后，冷冻探头经其他支气管进入、重复上述步骤再次进行肺活检，活检前根据支气管的位置必要时调整封堵球囊的位置。如果标本质量达不到要求且出血不多，可以经原来的支气管进行再次活检，但需分析标本不佳的原因，如果冷冻时间不够，则要调整冷冻时间。如出血量较大或出现气胸，应终止活检。

8. 活检结束后，再次支气管镜检查气道情况，确认没有活动性出血。

9. 术后观察和处理：按照全身麻醉下气道介入诊疗术后常规处理，密切观察是否有气胸、纵隔气肿、皮下气肿发生，如有呼吸困难、低氧等情况，应尽快行胸部 X 线检查。如术中出血较多，术后酌情给予止血药物。出血较多或感染高危人群，术后可短期给予抗菌药物预防继发感染。

【并发症】

1. 出血：出血是冷冻活检的最常见并发症，通常在内镜下容易控制。推荐经气管插管或硬质支气管镜下进行 TBCB，并备好或预防性地放置封堵球囊等支气管内阻塞物，硬质支气管镜至少应插入至拟活检侧的主支气管。

2. 气胸、纵隔气肿和皮下气肿：气胸是 TBCB 常见的并发症。当组织病理学表现为 UIP、HRCT 表现为网状纤维化结构以及在靠近胸膜的地方行活检是气胸发生的危险因素。每次活检后、应密切观察病人的生命体征，如发现血氧下降、心率加快需注意气胸、纵隔气肿的可能，同时还应注意有无皮下气肿体征。一旦发生气胸、纵隔气肿和皮下气肿等，即按照相应的规范处理。

3. 感染：规范操作，术中注意出血，术后密切观察病人体温、症状及体征、实验室检查，必要时进行影像学检查。术后一过性发热，无需治疗可自行退热。若发热时间超过 24 小时，咳嗽、咳痰、呼吸困难等症状加重或外周血白细胞总数明显升高者，应做病原学检测，并给予抗菌药物治疗，特别术中出血较多、机体免疫力低等感染风险高的病人，应给予积极抗感染治疗。

4. 基础病急性加重：极少数病例 TBCB 术后出现基础病急性加重，其发生可能与气胸、严重出血以及后续的正压通气等因素相关。

5. 其他：有发生急性心肌梗死、肺水肿、肺栓塞等并发症的风险。

【常见护理问题】

1. 焦虑、恐惧：与病人对活检术的恐惧、缺乏对疾病的了解有关。

2. 活动无耐力：与疾病导致机体缺氧有关。

3. 舒适的改变：与麻醉等有关。

4. 潜在并发症：有出血的危险，与活检有关。

5. 潜在并发症：有气胸的危险，与活检有关。

【中西医护理】

（一）一般护理

1. 提供整洁、舒适、安静的病室环境。

2. 向病人解释经支气管冷冻活检技术的目的和重要性，减轻病人的焦虑情绪，积极配合治疗。

（二）术前准备

1. 心理护理：向病人和家属说明活检的目的、方法和要求，以及病人在手术过程中应如何配合等。向病人家属说明术中、术后可能出现的并发症，及医护人员的应对措施等，使家属既有心理准备，又能消除顾虑、树立信心。

2. 术前完善相关检查：进行血常规、凝血功能、胸部高分辨率 CT 等检查，疑有肺动脉高压者可行超声心动图肺动脉压力测定。

3. 麻醉及气道管理：采用全身麻醉或深度镇静、建立人工气道（气管插管或硬镜）下进行 TBCB。建立人工气道，有利于在发生大出血时可以快速地插入气管镜进行负压吸引或者使用堵塞球囊等止血措施。

4. 物资准备：冷冻仪、冷冻探头、硬镜设备或气管插管设备、支气管内封堵用止血球囊、止血药品、胸腔闭式引流术相关物品、标本采集及保存物品（包括装有 10% 中性甲醛固定液或 2.5% 戊二醛固定液的标本瓶、病原微生物培养瓶等），其余同常规支气管镜检查。

5. 术前 4 小时病人禁饮禁食。

6. 全麻病人留置尿管。

（三）术中配合

1. 建立静脉通道，遵医嘱静脉推注麻醉药。

2. 协助气管插管，建立人工气道，设置合理的参数并连接呼吸机。

3. 密切观察病人呼吸音、胸廓活动度、心率、血压、氧饱和度以及人机同步情况。

4. 协助负压吸引，保持呼吸道通畅。

5. 预置封堵球囊（需要时），并检查球囊在正常工作状态。

6. 拔出支气管镜、探头及标本后，立即协助处理标本，注意病人有无气道出血、血氧、心率、心律等。

7. 活检结束后，观察有无活动性出血。

（四）术后护理

1. 氧疗

及时纠正低氧血症，并根据病情调节吸氧浓度和给氧方式，使氧饱和度保持在 90% 以上，待病情稳定后，再逐渐降低吸氧浓度。

2. 保持呼吸道通畅

术后指导病人有效咳嗽，有利于痰液咯出，必要时给予吸痰。

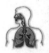

3. 术后观察和处理

按照全身麻醉下气道介入诊疗术后常规处理，密切观察是否有气胸、纵隔气肿、皮下气肿发生，如有呼吸困难、低氧等情况，应尽快行胸部X线检查。如术中出血较多，术后酌情给予止血药物。出血较多或感染高危人群，术后可短期给予抗菌药物预防继发感染。

4. 预防和控制肺部感染。

保持病室空气清新、流通。做好基础护理和各种管路的护理。气管插管、机械通气病人按相关要求进行护理。准确记录液体出入量。监测血电解质、血气分析，发现问题及时向医生报告。

5. 体位与休息

给予平卧位或半卧位休息。术后休息15分钟后，如无明显不良反应，可护送回病房或重症监护室。术后卧床休息2~3天后根据病人个人情况指导下床活动，以不劳累为宜。

6. 饮食与营养

术后3小时内禁饮禁食，吞咽困难恢复后可首次饮少许温开水，如无呛咳，方可进食流质或软食。逐步加强营养，增强机体免疫力。

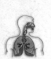

第十五节　呼吸重症康复治疗技术后的中西医护理

呼吸重症是指病人由于肺内外因素，出现的肺换气和肺通气功能障碍，导致缺氧或CO_2潴留，出现不同程度的生理功能紊乱及代谢障碍，严重者出现高碳酸血症现象，包括重症肺炎、呼吸机相关性肺炎（VAP）、COPD急性加重期、肺血管栓塞等。

呼吸重症康复从康复医学、康复治疗、康复护理等方面系统地介绍重症呼吸系统疾病的诊治和康复流程及具体治疗方法，致力于减轻呼吸重症病人的生理、心理等方面的功能障碍，对呼吸功能进行早期维持和康复，减缓病情的进展和恶化，为病人病情好转后进一步的康复打下良好基础。

【目标】

1. 改善通气状况维护现存功能

早期呼吸功能训练与呼吸肌有氧训练可改善肺功能，有利于痰液排出和肺部炎症控制，改善通气状况、维护现存功能有利于 VAP 的预防。

2. 早日促进身体功能恢复

不能进行有效锻炼的病人，可使用经皮神经肌肉电刺激，促进骨骼肌生长、增强肌肉力量和耐力。短期内改善重症病人骨骼肌代谢、保持肌肉功能，促进身体功能恢复。

3. 预防并发症

预防严重的肌萎缩和肌无力，关节僵直、挛缩，内分泌系统改变，深静脉血栓（DVT），呼吸机相关性肺炎（VAP）等并发症的发生。

【基本原则】

1. 多学科合作，进行心肺功能评估。综合评估病人，全面进行病例分析、检查、检验等，制定预期目标和治疗计划。

2. 保证管线正常运转，注意输液管、导管的放置，呼吸机管道管理，关注心率、血压、氧饱和度及病人反应。

3. 治疗方案要循序渐进。

4. 保护自己及病人，防止传染。

5. 关节活动训练与肌力训练。

6. 呼吸康复与心脏康复并重。

【康复介入及暂停时机】

1. 康复介入时机

（1）血流动力学及呼吸功能稳定后，立即开始。

（2）入重症医学科 24～48 小时后，符合以下标准：心率 > 40 次/分或 < 120 次/分，收缩压（SBP）≥ 90 或 ≤ 180 mmHg，或/和舒张压（DBP）≤ 110 mmHg，平均动脉压（MBP）≥ 65 mmHg 或 ≤ 110 mmHg。呼吸频率 ≤ 25 次/分，血氧饱和度 ≥ 90%，机械通气吸入氧浓度（FIO_2）≤ 60%，呼末正压（PEEP）≤ 10 cmH_2O，使用小剂量血管活性药物支持，多巴胺 ≤ 10 mg/（kg·min）或去甲肾上腺素/肾上腺素 ≤ 0.1

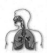

mg/（kg·min），即可实施康复介入。

（3）生命体征稳定的病人，可逐渐过渡到每天选择适当时间作离床、坐位、站位、躯干控制、移动活动、耐力训练及适宜的物理治疗等。

2. 康复暂停时机

（1）心率：不低于年龄最高心率预计值的70%，静息心率的基础上下降>20%，心率<40次/分或>130次/分，出现新的心律失常，急性心肌梗死，急性心衰。

（2）血压：SDP>180mmHg 或 DBP>110mmHg 或有直立性低血压，MAP<65mmHg，新使用血管活性药或使用血管活性药物剂量增加。

（3）呼吸频率：呼吸频率<5次/分或>30次/分或出现呼吸困难。

（4）SpO_2<88%，FiO_2≥60%，PEEP≥10cmH_2O，人机对抗，镇静或昏迷，病人明显躁动，需要加强镇静剂量，RASS>2分。

（5）病人不能耐受活动方案，病人拒绝活动，存在其他预后险恶的因素，或有明显胸闷痛、气急、眩晕、显著乏力等不适症状，或有未经处理的不稳定性骨折等，亦应暂时中止康复技术操作。

【康复医学】

1. 常见呼吸重症疾病

常见呼吸重症疾病：支气管哮喘（急性发作）、重症肺炎、肺栓塞症、慢性肺源性心脏病-心肺功能失代偿期、慢性阻塞性肺病（急性发作）、气管扩张、原发性支气管肺癌、呼吸衰竭、气胸、急性呼吸窘迫综合征。

2. 临床表现

问诊、视诊、触诊、叩诊、听诊参照《诊断学》《内科学》标准。

3. 辅助检查

（1）影像学检查：包括胸部X线检查、CT、MRI、超声检查、核素检查。

（2）实验室检查：血常规、微生物学检查、细胞学检查、痰液检查、内镜、活组织检查及支气管-肺泡灌洗检查等。

（3）电生理检查：膈肌神经电刺激检查，心电图检查，肌电图检查等。

4. 临床治疗

（1）药物治疗：①抗感染药物治疗，参照 CAP 和 HAP 指南选用抗菌素。②吸入药物治疗，合理选择吸入性糖皮质激素（ICS）、选择性 β_2 受体激动剂、胆碱受体拮抗剂、抗菌药物等。

（2）机械通气：机械通气的应用指征：病情进行性恶化，出现意识障碍。呼吸形式严重异常，如呼吸频率 > 35～40 次/分或 < 6～8 次/分，呼吸节律异常，自主呼吸微弱或消失。血气分析提示严重通气和/或氧合障碍：$PaO_2 < 50\ mmHg$，充分氧疗后仍 < 50 mmHg。$PaCO_2$ 进行性升高，pH 动态下降。

（3）氧疗

①氧疗的适应证：$PaO_2 < 55\ mmHg$，$SaO_2 < 85\%$，$PvO_2 < 35\ mmHg$。$PaO_2 < 65\ mmHg$，但伴有缺氧症状。急性缺氧，呼吸窘迫伴 $PaCO_2$ 升高或降低。心肺复苏后、休克、心力衰竭、急性脑水肿、中毒、重度贫血等疾病严重状态。

②氧疗的原则和方式：COPD 伴 II 型呼吸衰竭病人予以持续低浓度给氧。对重症肺炎、肺水肿、ARDS 等引起的 I 型呼吸衰竭缺氧病人应采用 $FiO_2 = 0.3～0.6$ 甚至更高浓度的氧疗。高压氧疗适用于急性一氧化碳中毒、减压病以及化学性肺泡炎等。

③给氧方法：鼻塞或鼻导管法最常用于轻、中度低氧血症。面罩法适用于伴有明显缺氧表现的病人。机械通气合并氧疗适用于呼吸衰竭等严重缺氧病人。家庭氧疗法适用于慢性低氧血症需长期氧疗的病人。

【康复治疗】

（一）康复评定

1. 一般状况评估：生命体征、面容与表情、体位、皮肤、动脉血气分析、胸部 X 线检查、胸部 CT、肺功能检测等。

2. 运动能力评估

（1）运动感觉评估：活动度、肌力评估。

（2）平衡功能评定：主观评定以观察、量表为主，客观评定主要使

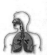

用平衡测试仪评定。

（3）运动能力测试：可选择 6 分钟步行测试，能间接反映受试者摄氧能力和耐力，可根据评定结果制定个体化康复治疗方案，见表4-6。

表 4-6　6 分钟步行测试表

姓名		性别		年龄		病案号	
入院日期				记录日期			
试验前	心率（次/分）		血压（mmHg）		呼吸频率（次/分）		
试验后	心率（次/分）		血压（mmHg）		呼吸频率（次/分）		
试验前血氧饱和度（%）				试验后血氧饱和度（%）			
6 分钟步行距离（米）				是否完成试验　　　是　　　　否			
试验后 Borg 呼吸困难评分：							
试验后症状：							
Borg 呼吸困难评分标准：							
0 分	完全没有（"没事"代表您没有感觉到任何费力，没有肌肉疲劳，没有气喘吁吁或呼吸困难）						
0.5 分	刚刚感觉到（非常微弱，刚刚有感觉）						
1 分	非常微弱（"很微弱"代表很轻微的费力，按照您自己的步伐，您愿意走更近的路程）						
2 分	轻微（微弱）						
3 分	中等（代表有些但不是非常的困难，感觉继续进行是尚可的、不困难的）						
4 分	稍微严重						
5 分	严重（"强烈-严重"非常困难、劳累。但是继续进行不是非常困难，该程度大约是"最大值"的一半）						
6 分	5～7 之间						
7 分	非常严重（"非常强烈"您能够继续进行，但是您不得不强迫自己而且您非常的劳累）						
8 分	7～9 之间						
9 分	非常非常严重（几乎达到最大值）						
10 分	最大值（"极其强烈-最大值"是极其强烈的水平，对大多数人来讲这是他们以前生活中所经历的最强烈的程度）						

呼吸系统疾病的中西医护理

（4）呼吸功评估：评估病人呼吸是否吃力。

（5）感觉的评估：评估病人皮肤的轻触觉、针刺觉、深感觉。

3. 意识障碍评估

临床上急性期意识障碍采用 GCS 量表，慢性期意识障碍采用 CRS-R 量表。

4. 吞咽障碍评估

（1）吞咽障碍筛查评估：①观察症状：进食、饮水时呛咳，流涎，食物或唾液从气管套管溢出，食物滞留在口腔内等。②问卷调查：如进食评估问卷调查等。③饮水试验：也可采用改良饮水试验。④反复唾液吞咽试验：评估反复吞咽的能力。⑤其他：多伦多床旁吞咽筛查试验、临床护理用吞咽功能评估工具等。

（2）吞咽障碍临床评估：包括全面病史、口颜面和喉部功能评估及进食评估三部分，可结合标准吞咽功能评价表（SSA）、改良吞咽障碍能力评价表等。

（3）吞咽障碍仪器评估：吞咽造影检查 VFSS 和软式喉内窥镜吞咽功能检查 FEES 是确定吞咽障碍的金标准，能直观、准确地评估咀嚼期、口腔期、咽期和食管期的吞咽情况。

5. 呼吸肌评估

（1）呼吸肌肌力评估：通过测定气道的压力变化反应呼吸肌的力量。

（2）呼吸肌肌耐力评估：膈肌张力时间指数（TTdi），膈肌耐受时间（Tlim）。

（3）其他评估方法：膈肌肌电图（EMGdi）、其他辅助呼吸肌表面肌电图（sEMG），超声检查。

（4）呼吸肌疲劳程度评估：膈肌疲劳时 Pdi 和 Pdimax 均明显下降。

6. 肺功能评估：肺功能检测包括肺容积、肺通气、弥散功能测定、气道激发试验、气道舒张试验，重症病人肺功能结果需结合临床评估。

7. 心功能评估

（1）有创血流动力学监测：肺动脉导管（pulmonary artery catheter,

PAC）热稀释法和脉搏指数连续心输出量监测法（PiCCO）可测定心输出量（cardiac output，CO）等多项指标，能准确评估危重病人的血流动力学变化。

（2）无创血流动力学监测：超声波及心阻抗血流图（impedance cardiography，ICG）等无创血流动力学监测技术因风险低，操作简单等优点弥补了有创动力学监测的不足。

8. 呼吸困难评估：呼吸困难按病程分为急性与慢性呼吸困难。急性呼吸困难是指病程3周以内的呼吸困难，慢性呼吸困难是指持续3周以上的呼吸困难。急性呼吸困难见于重症肺炎、肺血栓栓塞等。慢性呼吸困难见于COPD等疾病。评估呼吸困难严重程度的常用量表有mMRC问卷（见表4-7）、Borg量表、WHO呼吸困难问卷、ATS呼吸困难评分、基线呼吸困难指数（BDI）、变化期呼吸困难指数（TDI）等。

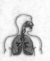
表4-7　mMRC呼吸困难量表

请在方框中选择一个最适合您的疾病等级（0~4级）并打"√"，仅能选择一项。	
mMRC 0 级	只在剧烈活动时感到呼吸困难
mMRC 1 级	在快走或上缓坡时感到呼吸困难
mMRC 2 级	由于呼吸困难比同龄人走得慢，或者以自己的速度在平地上行走时需要停下来呼吸
mMRC 3 级	在平地上行走100米或数分钟需要停下来呼吸
mMRC 4 级	因为明显呼吸困难而不能离开房屋或者换衣服时也感气短

9. 疼痛评估

（1）单维度评估：视觉模拟评分、数字评定量表、面部表情疼痛量表。

（2）多维度评估：McGill疼痛调查表、简化McGill疼痛问卷表、疼痛行为评分、重症监护疼痛观察工具。

10. 营养状态评估：常用的营养筛查和评估工具有营养风险筛查、主观全面评定、营养不良通用筛查工具、重症营养风险评分（NUTRIC评分）等。SGA是应用广泛的营养评估工具，是临床营养评估的"金标准"。

11. 心理状态及睡眠评估

（1）心理评定自评量表：抑郁自评量表（SDS）、焦虑自评量表（SAS）、综合医院焦虑抑郁量表（HADS）、Beck 抑郁问卷（BDI）。

（2）心理评定他评量表：汉密尔顿焦虑量表（HAMA）、汉密尔顿抑郁量表（HAMD）。

（3）睡眠评定：主观评定工具用睡眠日记。量表评估常用量表包括匹兹堡睡眠质量指数（PSQI）、睡眠障碍评定量表（SDRS）、失眠严重指数量表（ISI）、Epworth 嗜睡量表（ESS）等。客观评定工具，多导睡眠图（PSG）是评价睡眠相关呼吸障碍的金标准，有助于心肺疾病的诊断和评价康复疗效。多次睡眠潜伏期试验（MSLT）可客观评定病人日间觉醒程度和嗜睡倾向。体动记录检查评估昼夜节律失调性睡眠-觉醒障碍。

（二）康复治疗技术

1. 常规康复治疗

（1）当病人不能进行主动运动时可采用被动运动。包括良肢位摆放、体位变换、保持关节活动度训练、多途径感觉运动刺激、被动排痰、气压治疗等。

（2）当病人无意识障碍时，康复治疗以被动运动与辅助运动相结合的方式向主动运动为主的方式转变。良肢位摆放，体位变换，躯干控制能力训练，保持关节活动度训练，多途径感觉运动刺激，呼吸训练，排痰训练。

2. 物理因子疗法

直流电与低中频电疗法，高频电疗法，光疗，超声波疗法，磁场疗法。

3. 呼吸肌训练

（1）制定训练处方：制定呼吸肌训练处方，吸气肌训练负荷应设置在30%个人最大吸气压，训练频率为1～2次/天，5～7天/周，并连续2周以上。制定力量训练型处方，考虑个体化训练，方案是中等强度负荷、中等收缩速度的处方。吸气肌训练可以通过长期持续的锻炼达到预期的最佳功能状态。

（2）呼吸肌训练内容：建议训练频率是 1～2 次/天，20～30 分钟/日，3～5 次/周，持续 6 周。训练肌力的原则是高强度低次数的运动，训练方案包括肌力和耐力的训练，耐力训练的原则为低强度多次数。呼吸肌力量训练（IMT）和呼吸肌耐力训练（RMET）的方式，见表 4-8。

362

表 4-8　呼吸肌力和呼吸肌耐力训练方法表

	IMT	RMET（自主 CO_2 过度通气）
类型	力量	耐力
持续时间	15 分钟，每日 2 次	30 分钟，6～12 周
频率	每周 5～7 次	每周 5 次
强度	根据个人情况，增加的负荷为 30%～50% PImax	VE = 50%～60% MVV，呼吸频率 50～60 次/分

注：VE（ventilation）：通气量；MVV（maximal voluntary ventilation）：最大自主通气量。①吸气肌训练：加强吸气肌耐力。②呼气肌训练：改善病人的呼气肌力量，提高其全身耐力。

4. 胸廓放松训练

通过对病人徒手肋间肌松术、胸廓松动术等维持和改善胸廓的活动度。

5. 保持呼吸道通畅

（1）咳嗽：咳嗽技巧的指导及辅助咳嗽，对病人咳嗽的有效性起到关键作用。

（2）体位引流：将病人摆在支气管出口垂直朝下的体位，使各大支气管中的痰液移动到中心气道，排出体外。

（3）主动循环呼吸技术：可有效帮助体能较差，有气道狭窄的病人排痰，主要由呼吸控制、深呼吸和用力呼气技术组成。

（4）振动排痰：通过振动，使胸壁产生机械性振动，震动气道，使得附着在气道内的分泌物脱落。

6. 运动训练

早期训练可缩短重症监护和住院时间，减少再入院次数、机械通气时间、卧床天数和不良事件。危重病人运动训练需要评估病人早期活动的安全性，早期活动的时间、剂量和频率没有固定模式，根据病人情况，在严密监测的基础上，建议对无禁忌证的危重病人尽早进行训练。在运动过程中都要监测呼吸机各参数。

7. 吞咽训练

（1）基础训练，是针对与摄食、吞咽活动有关的器官进行训练，适用于从轻到重度的吞咽困难病人。常用的基础训练方法包括头颈控制训练、口唇运动、颊肌运动、咀嚼训练、舌体运动训练、软腭训练、喉部运动、口腔感知训练、咳嗽训练、呼吸训练。

（2）治疗性进食训练，是摄食、吞咽训练的最后程序。一般采取床头抬高 45°～60° 的半坐卧位，头部稍前屈，偏瘫侧肩部以枕或衣物垫起，护理人员站立或坐于病人健侧。选择比较柔软、性状较一致、黏度适中、不易松散、易通过口腔和咽部、不易黏在黏膜上的食物。把食物放置在口腔内最能感受到食物的部位，最佳位置是健侧舌后部或颊部，利于食物吞咽。一般从少量开始，1～2 mL，后酌情增加。摄食时应注意进食速度，避免两次食物重叠入口。尽可能培养病人采用直立坐位的进食习惯，保持在安静环境下进食，减少进餐时讲话，以免影响吞咽过程。根据病人个人情况，选择适合的吞咽方法，空吞咽与交替吞咽、侧方吞咽、用力吞咽、点头样吞咽。

（3）其他配合吞咽训练治疗：①物理治疗：可应用肌电图生物反馈疗法、低中频电疗法、重复经颅磁刺激（rTMS）、经颅直流电刺激（tDCS）等。②针灸治疗。

8. 脱机训练

进行早期脱机训练可增加脱机成功率，减少并发症。脱机前评估病人一般状况，脱机训练方法一般用自主呼吸实验（SBT）评估病人自主呼吸能力，对于机械通气超过 24 小时的病人，初始 SBT 建议用 PSV 法（5～8 cmH$_2$O），可提高脱机成功率，减少死亡率。

9. 心理治疗

理解、共情病人的病情和心理状态，针对病人的心理和情绪问题寻找解决方法，提高病人自尊和自信减轻焦虑症状。

10. 音乐治疗

针对病人的病情和爱好，给予运动音乐呼吸训练、音乐引导想象等，达到改善情绪、增强肺功能和免疫功能、调节自主神经、缓解疼痛的作用。

（三）呼吸重症康复的适应证和禁忌证

1. 适应证

入住 ICU24～48 小时后，符合以下标准：对刺激有反应，心率 40～130 次/分，收缩压 90～180 mmHg，舒张压 60～110 mmHg，呼吸频率 5～35 次/分，血氧饱和度 ≥ 90%，机械通气 FiO$_2$ ≤ 60%，呼气末正压 ≤ 8 cmH$_2$O，多巴胺 ≤ 10 μg/（kg·min）或去甲肾上腺素、肾上腺素 ≤ 0.1 μg/（kg·min），即可实时康复治疗。

2. 禁忌证

病人生命体征不稳定，新出现急性冠脉综合征、致命性心律失常、急性左心衰、急性心肌炎或心包炎、肥厚梗阻型心肌病，近期有心内或静脉血栓，急性脑血管病变，颅内损伤，神经功能恶化，不稳定的颈椎骨折和脊髓损伤，需颅内压监测及脑室引流，昏迷或躁动，人机不同步，人工气道不能固定维持。

【护理评估】

1. 病史

询问本病有关的病因，发病的时间及主要症状。了解病人既往病史及其病情进展情况。

2. 身体状况

评估意识及生命体征，有无呼吸困难的表现等。

3. 辅助检查

了解血液检查，影像及细菌培养结果，辅助诊治。

4. 社会支持系统

评估病人的家属及其社会支持力量对病人的关心和支持程度。

【常见护理问题】

1. 焦虑、恐惧：与病人对疾病的恐惧有关。

2. 活动无耐力：与疾病导致机体缺氧有关。

3. 舒适的改变：与气管插管有关。

4. 潜在并发症：气道、气管导管堵塞，与感染有关。

5. 潜在并发症：肺部感染、VAP，与呼吸支持技术等有关。

【中西医康复护理】

（一）一般护理

1. 保持病房环境舒适，加强基础护理，严格无菌操作。

2. 重症呼吸病人能量消耗增加，给予病人高蛋白，易消化饮食，必要时选择静脉营养支持。

3. 监测病人的生命体征、肺功能，保持呼吸道通畅，湿化气道，清除气道分泌物。

（二）机械通气及氧疗护理

机械通气的病人，应注意病人的体温、脉搏、血压、神志反应及尿量等。

（三）气管插管护理

1. 气囊管理：气囊压力维持在 25～30 mmHg 为佳，持续监测气囊压力可降低 VAP 发生率，避免气道黏膜缺血性损伤。临床上手动测量情况下，间隔 4～6 小时进行。

2. 声门下分泌物吸引：临床推荐持续/间断声门下分泌物引流（CSSD/ISSD）和气流冲击法。

3. 气道湿化：气管插管病人推荐使用伺服型主动加热湿化器，输出湿度至少要达到 33 mg/L。

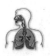

4. 口腔护理：推荐联合氯己定刷牙，应用 0.12% 氯己定溶液刷牙能够降低机械通气病人 VAP 发生率。

5. 体位管理：应采取半卧位，尤其行肠内营养的病人，可以减少胃内容物反流导致的误吸。

（四）饮食与排泄管理

1. 饮食护理：掌握吞咽障碍临床评估、进食管理和营养评估方法。

2. 膀胱管理：掌握膀胱功能评估，掌握留置尿管、清洁间歇导尿等导尿技术，掌握尿路感染、泌尿系结石、膀胱输尿管反流等并发症的防治方法。

3. 排便管理：掌握肠道功能评估，制定个体化的肠道护理方案，掌握排便失禁和便秘的常见原因及处理方法，帮助建立定时排便习惯。每日检查、清洁肛周皮肤。

（五）排痰

1. 咳嗽：病人取前倾坐位，深吸气，短暂屏气，收缩腹肌，用力咳嗽将痰液咳出，继续深吸气重复上述动作 2~3 次。对于昏迷或不能配合病人，用手指轻压颈前气管软骨环前部诱发咳嗽反射。反射难以引出者可采用气管内刺激诱发咳嗽。

2. 叩击：利用腕关节的力量进行叩击，由肺底自下而上、由外向内、有节律地叩击背部或胸部，频率为 120 次/分钟。

3. 体位引流：所采用体位应使病变部位处于高处，痰液向主支气管流动。

4. 机械排痰：高频胸壁振荡、振动排痰仪。

5. 负压吸痰：对于咳痰困难或昏迷病人可选择口腔、鼻腔、气管插管、气管切开处进入进行负压吸痰。

（六）心理护理

对清醒病人熟悉环境，由指定护士评估影响病人健康的心理因素，结合个人实际制定护理计划。注重与病人的交流与沟通，与病人建立良好的沟通关系。

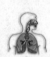

（七）应急措施

1. 猝死：立即就地抢救，争分夺秒，进行心肺复苏术，迅速通畅气道，建立有效的呼吸、循环，防止脑水肿，纠正酸中毒及水电解质紊乱。

2. 误吸：开通气道，吸净吸入物，正压给氧，强心利尿，完善相关检查，防治 ARDS 及感染发生。

3. 突发致命性心律失常：快速有效地纠正心律失常、及时做好心肺复苏的急救准备。

4. 突发性低血压：迅速查明原因并积极进行纠正，提高血压及体温，及时给氧，保证机体有效循环。

5. 突发缺氧：分秒必争，对症进行处理，尽快疏通气道，解除气道梗阻，恢复供氧，挽救病人生命。如果病人由于突发缺氧导致心跳呼吸停止，应立即进行抢救并行心肺复苏。

6. 气管插管意外拔管：及时清除口咽部分泌物，保持气道通畅，根据病人情况给予吸氧，做好再次建立人工气道准备。

（陈海燕）

第四章 呼吸系统疾病行相关诊疗术后的中西医护理

第五章　行呼吸支持技术后的中西医护理

第一节　人工气道的中西医护理

呼吸支持技术是救治呼吸衰竭的有效手段。针对呼吸衰竭的不同程度临床上采取不同的呼吸支持方法，呼吸支持技术包括开放气道、吸氧、气管插管、气管切开、机械通气、体外膜肺和血管内氧合等技术。

人工气道的方式有口咽气道、鼻咽通气道、喉罩、联合气管插管、环加膜穿刺、经口/鼻气管插管以及气管切开等。临床上以经口咽气管插管和气管切开多见。

【目的】

1. 解除气道梗阻。

2. 及时清除呼吸道内分泌物。

3. 防止误吸。

4. 严重低氧血症和高碳酸血症时施行正压通气治疗。

【气管插管操作方法】

1. 气管插管前准备喉镜、简易呼吸器、气管导管、负压吸引等设备。向家属交代气管插管可能发生的意外，了解插管的必要性和危险性。插管操作方法有经口腔或鼻腔插管术。插管过程中监测病人基础生命体征，如呼吸状况、血压、心电图、SpO_2 及呼气末二氧化碳（$ETCO_2$）等，对于确定气管导管是否插入气管有重要价值。

2. 气管插管的固定方法包括：胶布固定法、绳索固定法、弹力固定带固定法、支架固定法。其中以弹力固定带固定法和支架固定法为佳。

经口插管导管保留的深度是管尖距门齿的距离，男性 22～23 cm，女性 21～22 cm，导管尖距隆突 2～3 cm，太深容易造成单侧通气。

3. 用听诊法判断气管插管的位置：用简易呼吸器加压送气，听诊胃部是否有气过水声（如有气过水声，说明误插入食管），如无气过水声，再听诊两肺有无呼吸音、是否对称。确认无误后方可连接呼吸机。

【机械通气】

机械通气（mechanical ventilation，MV）是指病人正常通气和（或）换气功能出现障碍时，运用机械装置（主要是呼吸机），使病人恢复有效通气并改善氧合的一种呼吸支持方法。按照与病人的连接方式不同分为：无创机械通气和有创机械通气。

【氧疗】

（一）生理机制

氧通过肺泡毛细血管膜进入血液并由血液循环运送到外周组织以供细胞代谢的需要，这一过程叫氧的运输。氧在血液中的运输形式有 2 种，即物理溶解与血红蛋白相结合。物理溶解的氧在其运输过程中不起主要作用。正常人每 100 mL 血浆中以溶解形式携带的氧有 $0.0031 \times 95 \approx 0.29$ mL，仅占动脉血氧含量的 1.5%，但氧分压和氧物理溶解度的大小直接影响血氧饱和度，决定着血浆和组织间的氧分压，即氧的驱动力，从而影响氧在血液和组织间的弥散。血浆中溶解的氧可通过弥散作用进入红细胞膜，与血红蛋白结合成氧和血红蛋白，这是氧在血液中存在和运送的主要形式。每克血红蛋白可结合 139 mL 的氧，若 PaO_2 为 12.7 kPa（95 mmHg），正常血红蛋白浓度为 150 g/L，血氧饱和度为 96%，则动脉血氧含量 $= 15 \times 1.39 \times 96\% + 95 \times 0.00310 \approx 20.3\%$。

正常成人平均每天约有 15～20 mol/L 的二氧化碳由血液送到肺而呼出体外，平静呼吸时，由肺呼出的二氧化碳约为 200 mL/min，剧烈运动时可达 2000 mL/min，血液中的二氧化碳总含量为 50%～60%，其中 95% 以结合形式存在，一小部分以物理形式溶解于血浆中，其中仅约 1/700 水解成碳酸。

二氧化碳运输的方式有以下 3 种形式：①以形成碳酸氢盐方式运输：这是二氧化碳运输的主要方式。②以氨基血红蛋白形式运输：二氧化碳与血红蛋白中的氨基直接结合形成氨基甲酸血红蛋白，氨基甲酸血红蛋白只占血中二氧化碳总量的 5%～7%，在二氧化碳的运输中起重要作用。③物理溶解的二氧化碳：二氧化碳在血浆和红细胞内，均可以物理溶解的形式存在，这种形式的量在身体内二氧化碳运输总量中所占比例很少，仅占全血二氧化碳总量的 5% 左右。血液 CO_2 浓度增加可使呼吸加深加快，肺通气量增加。其机制是通过延髓中枢化学感受区兴奋，然后使呼吸中枢兴奋；通过外周化学感受器反射性地引起呼吸中枢兴奋。

（二）常用的血氧指标

1. 氧分压（PO_2）：为溶解于血液的氧所产生的张力。①动脉血氧分压（PaO_2）正常约 13.3 kPa(100 mmHg)，取决于吸入气体的氧分压和肺的呼吸功能。②静脉血分压（PvO_2）正常约为 5.33 kPa(40 mmHg)，可反映内呼吸状态。

2. 氧容量（CO_2max）：为 100 mL 血液中 Hb 为氧充分饱和时的最大带氧量，应等于 1.34(mL/g) × Hb(g/dl)，它取决于血液中 Hb 的质量。血氧容量的大小反映血液携氧能力。血氧容量正常为 20 mL/dl。

3. 氧含量（CO_2）：为 100 mL 血液实际的带氧量，主要是 Hb 实际结合的氧和极少溶解于血浆的氧（通常仅 0.3 mL/dl）。氧含量取决于氧分压和氧容量。动脉血氧含量（CaO_2）通常为 19 mL/dl，静脉血氧含量（CvO_2）约为 14 mL/dl。

4. 氧饱和度（SO_2）：是指 Hb 的氧饱和度。SO_2 主要取决于氧分压，与 PO_2 之间呈氧合血红蛋白解离曲线的关系。动脉血氧饱和度（SaO_2）通常为 95%，静脉血氧饱和度（SvO_2）约为 70%。

（三）缺氧的分型

当组织得不到充足的氧，或不能充分利用氧时，组织的代谢、功能及形态结构都可能发生异常变化，此病理过程称缺氧。根据缺氧的原因和血氧的变化，可分为下列 4 种类型：

（1）低张性缺氧：特点为动脉血氧分压降低，使动脉血氧饱和度减少，组织供氧不足。

（2）血液性缺氧：特点是因血红蛋白数量减少或性质改变，以致血氧含量降低或血红蛋白结合的氧不易释放所引起组织缺氧。

（3）循环性缺氧：特点是因组织血流量减少，使组织供氧量减少所致，又称低动力性缺氧。

（4）组织性缺氧：因组织中毒、细胞损坏等因素引起组织细胞利用氧障碍引起缺氧。

（四）氧疗的适应证及意义

当 PaO_2 在 60 mmHg（8.0 kPa）以上时，因氧解离曲线的特点，SaO_2 一般在 90% 以上，如循环功能正常，不进行氧疗对机体也无大的危害。当 PaO_2 在 40～60 mmHg（5.3～8.0 kPa）时，PaO_2 对 SaO_2 的影响很大，应根据不同缺氧原因积极采取适宜氧疗。当 $PaO_2 < 5.0$ kPa 时对机体威胁严重，必须积极氧疗，因此时氧解离曲线位于陡峭部位，除肺内分流所致缺氧外，吸入氧浓度增加会使 SaO_2 有较大程度的改善。

氧疗可提高 PaO_2，改善组织缺氧。减轻呼吸肌为代偿缺氧而过度工作的负担。减轻心脏负荷。缓解因低氧血症所致的肺动脉高压。

（五）氧疗的分类

1. 根据氧浓度控制程度分类

（1）非控制性氧疗：氧浓度不需要严格控制，可根据病人病情的需要调节氧流量，已达到解除低氧血症的目的。适应于无通气障碍的病人。

（2）控制性氧疗：严格控制氧浓度，以使 PaO_2 维持在 55～60 mmHg（7.3～8.0 kPa），SaO_2 为 85%～95%，这样既纠正缺氧又不消除缺氧对呼吸的兴奋作用。适应于严重通气功能不全，现存在严重缺氧和 CO_2 潴留的病人。

2. 根据氧浓度的高低分类

（1）低浓度氧疗：指 $FiO_2 < 30\%$ 的氧疗。

（2）高浓度氧疗：指 $FiO_2 > 50\%$ 的氧疗。

（3）中浓度氧疗：指 $FiO_2 \geqslant 30\%$，而 $FiO_2 \leqslant 50\%$ 的氧疗。

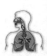

3. 根据氧流量的大小分类

（1）低流量氧疗：指氧流量 ≤ 4 L/min 的吸氧。

（2）高流量氧疗：指氧流量 ≥ 4 L/min 的吸氧。

4. 根据气压高低分类

（1）常压氧疗：指在 1 个大气压下氧疗。

（2）高压氧疗：指在大于 1 个大气压下的氧疗，即高压氧舱治疗。

（六）氧疗的注意事项

1. 氧疗时严密观察病人神志、面色、咳嗽和咳痰能力、发绀程度、呼吸幅度和节律。注意是否有呼吸抑制发生，尤其是对于 COPD 病人。

2. 检查瞳孔、心电图、心率、心律、血压、血气分析和电解质。若氧疗后 $PaCO_2$ 升高大于 10 mmHg（1.33 kPa），应降低氧流量，改善通气良好。若氧疗后 $PaCO_2$ 升高小于 5 mmHg（0.7 kPa），PaO_2 改善不满意，应加大氧流量，同时询问病人的主观感觉。

3. 对于非控制氧疗的病人，最好用测氧仪监测氧浓度。

4. 注意吸入气体的湿化和温化。

5. 根据病情变化，适当调整氧浓度，改变氧疗方法。

6. 氧疗为辅助性治疗措施，目的为改善组织缺氧，不能代替病因治疗。

（七）停止氧疗的指征

1. 当原发病好转，全身情况良好，并达到以下指证时可停止吸氧：发绀基本消失，神志清楚，精神状态好。血气分析结果满意，PaO_2 上升到 60～70 mmHg（8.0～9.3 kPa），并保持稳定。无呼吸困难症状，循环稳定。

2. 在停止氧疗前，应间断吸氧数日，逐渐停止。对于应用呼吸机者，应参照停止呼吸机的指征和方法。

（八）氧疗的副作用

1. 呼吸抑制和 CO_2 潴留

（1）发生原因

COPD 病人由于长期 $PaCO_2$ 升高，化学感受器已丧失了对 CO_2 的反应，呼吸只依赖于低氧作为驱动力，一旦吸入高浓度的氧，驱动作用消失，出现呼吸减慢或暂停，通气量下降，CO_2 潴留。慢性缺氧病人，通气与灌流低下的区域，肺血管发生低氧性收缩，吸氧后有不同程度的扩张，若通气没有改善时，使肺内分流量相对增加，$PaCO_2$ 升高。

（2）预防与治疗方法

对于 COPD 病人应严格进行控制性吸氧，一般氧浓度从 24% 开始，根据病人的反应和血气情况逐渐增加。如 PaO_2 能达到 60 mmHg（8.0 kPa）左右，或 SaO_2 达到 90% 左右，$PaCO_2$ 无明显增高，说明氧疗达到了效果。如 PaO_2 能达到 60 mmHg（8.0 kPa），$PaCO_2$ 升高在 10 mmHg（1.33 kPa）以下，动脉血 pH 值无明显改变时，氧疗按原方案进行，但注意 $PaCO_2$ 进一步升高。如氧疗一段时间，氧浓度已达到 30%，PaO_2 无明显上升，但 $PaCO_2$ 进一步加重，pH 值下降到 7.25 以下，出现失代偿性呼吸性酸中毒，则说明氧疗无效，应采用机械通气以增加通气量。

2. 吸收性肺不张

（1）发生原因

呼吸空气时肺内含有大量不被血液吸收的氮气，肺泡内氧被吸收而留下氮气以维持肺泡不致塌陷。当高浓度吸氧后，肺泡内的氮气被氧取代，PaO_2 升高，$P_{(A-a)}O_2$ 增大。在通气与血流比值较小的肺泡，氧很快进入血液，其速度超过吸入氧进入肺泡的速度时，即可发生局部吸收性肺不张。这种情况多发生于呼吸道狭窄或堵塞时，尤其是肺的下部。

（2）预防方法

氧浓度尽可能不要超过 60%。应用呼吸机时，加用 PEEP 来预防。鼓励病人排痰，减少呼吸道阻塞。吸入气体要适当地湿化。

3. 氧中毒

（1）发生原因

氧中毒是由于组织内氧分子在通过细胞色素和氧化还原系统进行还原过程中产生的自由基或其他具有化学活性的氧代谢物对细胞的损害造成的。

（2）临床表现

正常人连续吸纯氧 2～3 小时可见气管、支气管纤毛运动减弱，黏液清除能力下降。6 小时即可出现咳嗽、胸痛等症状，然后症状加重。24 小时后出现呼吸无力，肺活量减少。1～4 天后可出现进行性呼吸困难，胸部 X 线可出现肺部斑片状浸润阴影等早期 ARDS 的表现。

（3）病理变化

吸纯氧 24～48 小时后，早期出现"渗出性"变化，即肺毛细血管内皮形成空泡、变薄，通透性增加，可见间质水肿和白细胞浸润使呼吸膜增厚。稍后阶段 Ⅰ 型肺泡上皮脱落。72 小时后早期的渗出被吸收，出现"增生性"改变，即 Ⅱ 型肺泡上皮增生、肥厚，发生细胞内变性和损伤，呼吸膜进一步增厚。一旦增生性改变出现，则不能完全恢复，肺纤维化可留下永久性肺功能障碍。新生儿对氧很敏感，不但发生肺部变化，而且发生视网膜血管收缩缺血、晶状体后纤维形成。

（4）防治氧中毒

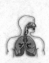

对于氧中毒，预防胜于治疗。氧中毒的程度取决于氧浓度的高低和吸氧时间的长短。麻醉状态下，吸纯氧时间应小于 24 小时。氧疗时氧浓度应控制在 60% 以下，新生儿应控制在 40% 以下。严密观察 PaO_2，维持所要求的 PaO_2，氧浓度越低越安全。间断吸高浓度氧，可延缓氧中毒的发生。一些药物可减轻氧中毒的发生，如镇静、抗惊厥药和麻醉药、维生素 E、还原性谷胱甘肽、抗坏血酸药等。新生儿因抽血查血气分析比较困难，可以监测视网膜血管直径的变化来指导吸氧。若血管收缩明显，应适当降低氧浓度。

（九）氧疗的方法

1. 临床上常用的氧疗方法

（1）鼻导管吸氧：简便易行，病人耐受性好，可长期连续进行，不影响进食。

（2）简易开放面罩：面罩两侧有气孔，呼出的气可经气孔排出，其缺点是氧浓度不稳定。

（3）空气稀释面罩：其优点是氧浓度不受病人通气多少的影响，氧浓度稳定，其缺点是湿化不充分，耗氧多。

（4）高压氧疗：适应于一氧化碳中毒病人。

（5）机械通气的氧疗：氧浓度易控制。

（6）家庭氧疗：降低肺动脉压力，提高生活质量，延长生存期。

（7）其他氧疗措施如氧帐或氧气头罩已较少使用。

2. 氧浓度计算

氧浓度（%）= 21 + 4 × 氧流量（L／min）

【常见护理问题】

1. 清理呼吸道无效：与呼吸途径改变、分泌物增加、咳嗽无力、镇静剂的使用有关。

2. 潜在的危险与损伤：出血、感染、黏膜受损、皮肤完整性受损、纵隔气肿等。

3. 语言沟通障碍：与人工气道的建立有关。

4. 焦虑与恐惧：与通气方式改变、担心疾病预后有关。

5. 营养失调，低于机体需要量：与摄入不足、机体消耗增加有关。

【术前护理】

1. 心理疏导：对家属和神志清醒病人讲解建立人工气道的重要性与必要性，讲解配合手术的方法及注意事项，鼓励和安慰病人，减轻家属和病人的焦虑与恐惧，签署知情同意书。

2. 环境准备：取下床头挡板，床头距墙约 60 cm，便于医生站立和操作。

3. 病人准备：病人平卧，去枕后仰，肩下垫小枕，使口、咽、喉轴线尽量呈一条直线，取出活动性假牙，最好在下肢建立静脉通路。

4. 物资准备：床边准备气管插管和气管切开用物、吸引器、抢救车、光源、呼吸机、氧源等物品，连接呼吸机管道，设置呼吸机参数。根据病人身高选择合适型号的导管。

【术中配合】

1. 病情观察：术中行心电监护，密切监测病人的血压、呼吸、血氧饱和度，注意有无心律失常发生，以及病人的意识变化和皮肤、黏膜的发绀情况。

2. 确保通气和氧供：高流量吸氧，尽可能保持血氧饱和度大于 85%。如插管超过 30 秒未成功，需暂停插管，用简易呼吸器或面罩给氧。

3. 及时吸引：关注操作进度，密切配合，保证呼吸道通畅和医生的操作视野清楚。

4. 协助判断气管插管位置：常用听诊法。确认无误后方可连接呼吸机。

5. 妥善固定：气管插管导管的固定以弹力胶布固定法为佳。

6. 测量并记录气管插管插入的长度：记录插管尖端到门齿的距离、导管外露的长度，班班交接，观察有无移位。

【术后护理】

1. 建立新的沟通方式：对病人进行心理指导，密切关注病人病情变化和需求表达，与病人和家属一起制定非语言交流的方法，建立有效沟通如书写、手势、约定的方式等以减轻焦虑与恐惧。

2. 病室环境管理：保持病室环境整洁、舒适、安全，保持一定的温度和湿度，病室内定时消毒处理。

3. 加强基础护理与营养支持：气管插管或切开病人，行口腔护理 2 次/日，观察口唇、齿龈、口腔及鼻腔黏膜有无破损、溃疡，有无脱落、松动的牙齿，发现问题及时消除危险因素，积极对症处理。给予必要的营养支持。

4. 保持呼吸道通畅

(1) 促进痰液排出：采用翻身拍背、雾化吸入等措施。

(2) 吸痰护理：机械吸引吸出呼吸道内分泌物。吸痰时选择合适的吸痰管，吸痰管的粗细等于或略小于导管内径直径的 1/2。吸痰管的种类有开放式吸痰管和闭合式吸痰管，开放式吸痰管选择可调负压的为宜。吸痰负压范围一般在 0.02～0.04 MPa（150～300 mmHg）。根据不同病种、病情、气道湿化情况、吸痰过程中病人的反应来选择合适的吸引负压，避免产生瞬间过高负压。

人工气道吸痰时应注意正确掌握时机，按需适时吸痰。吸痰是有潜在损害的操作，不能作为常规操作，鼓励病人自行咳痰。吸痰动作宜轻柔，每次吸痰不超过15秒，连续吸引不宜超过2次。严格无菌操作，口腔、鼻腔、气管内的吸痰管严格分开，一用一换。吸痰前后应吸纯氧2分钟。推荐浅部吸引，即吸痰管不超过气管导管末端1 cm。吸痰的临床依据：大气道有痰鸣音，人工气道内可见分泌物，气道压力上升，病人出现呼吸不畅，血氧饱和度下降，脉搏、血压改变等。

（3）妥善固定导管，避免扭曲、堵塞、滑脱。

（4）加强气道湿化与雾化。气道湿化的方法：加温湿化器湿化、持续或间断气道滴注、湿热交换器等。吸痰前气管内滴入生理盐水的方法，可能导致大量细菌的移位，已不建议使用。判断人工气道湿化效果：①湿化满意：分泌物稀薄，吸引顺利，导管内无痰痂，病人安静，呼吸道通畅。②湿化不足：分泌物黏稠（有痰痂或黏液块咯出），吸引困难，发绀严重，听诊气道内干鸣音。③湿化过度：分泌物过分稀薄，咳嗽频繁，需要不断吸引，听诊气管内痰鸣音多，病人烦躁不安，发绀严重。

5. 气囊的护理

（1）气囊分为高容低压气囊、低容高压气囊、等压气囊三种，高容低压气囊最常用。气囊的压力要求保持在25～30 cmH$_2$O，以预防套管周围带有病原菌的滞留物漏入下呼吸道，气囊压力大于30 cmH$_2$O会压迫气道黏膜引起缺血坏死。气囊压力的测量：指触法，充气后触之如鼻尖硬度，推荐压力表测量法。对于高容低压气囊，不推荐常规放气，但需监测气囊压力。如使用高压低容气囊，则应每3～4小时定期气囊放气，每次放气时间约5分钟。

（2）清除气囊上方的滞留物，使用带囊上吸引装置的气管插管或气管切开导管进行囊上吸引。气流冲击法：于病人吸气末时，将简易呼吸器与气管导管连接，轻挤呼吸器，使肺部充分扩张，气体从导管与气管内壁之间的腔隙右下向上冲出，将积潴于气囊上的滞留物吹至咽部，立即充满气囊防止滞留物逆流，并迅速用吸痰管将滞留物吸出。操作前后均应吸纯氧3分钟。气囊充气方法采用注射器充气，简便、临床常用。此法凭个人经验和指感来判断气囊充气程度，测压准确率低。

最小漏气技术（MLT）：最小漏气技术是指吸气时有少量气体漏出。方法：听诊器置于气管处，向气囊内注气直到听不到漏气声为止，然后抽出气体，每次 0.1 mL，直到吸气时听到少量漏气为止。优点：不易发生气道黏膜损伤。缺点：易发生误吸。

最小闭合技术（MOV）：是指吸气时刚好无气体漏出。方法：将听诊器置于气管处，向气囊内注气直到听不到漏气声为止，然后抽出气体，每次 0.5 mL，至可闻及少量漏气声，再注气，每次 0.1 mL，直到吸气时听不到漏气声为止。优点：不易发生误吸。缺点：易发生气道损伤。

6. 人工气道的管理

（1）固定好插管，防止脱落移位。

（2）详细记录插管的日期和时间、插管型号、插管外露的长度、气囊的最佳充气量等。

（3）在拔管及气囊放气前必须清除气囊上滞留物，以防止误吸、呛咳及窒息。

（4）对长期机械通气病人，注意观察气囊有无漏气现象。

（5）每日定时口腔护理，以预防由于口腔病原菌而引起的呼吸道感染。

（6）做好胸部物理治疗。

（7）注意环境消毒隔离。

7. 人工气道病人预防并发症的发生

（1）观察并记录气管插管导管的外露长度，及时发现有无移位。每 24 小时将插管从嘴角一侧换至另一侧后妥善固定。

（2）密切观察气管切开换至伤口有无出血和感染。气管切开护理不少于每日 2 次，观察伤口有无感染，如感染可用碘伏擦拭，必要时局部使用抗生素。伤口敷料及时更换，保持敷料的清洁和干燥。

（3）避免长时间管道压迫同一部位，以免造成气道黏膜的缺血坏死。翻身时尽量保持头、颈在同一轴线，动作轻柔。

（4）防止非计划拔管与导管脱出。对烦躁病人适当约束，经常检查固定情况，翻身宜缓慢，动作幅度不宜过大，经常检查气囊充盈情况，

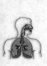

防止导管滑出。

（5）预防呼吸道梗阻。避免管道扭曲、痰栓形成或异物阻塞气道。

8. 人工气道撤离时的护理

（1）当病人脱机后，不应马上拔管，观察病人仍能维持良好的通气和氧合状态后，才可谨慎拔管。

（2）拔管前吸净气管内及咽喉部的分泌物，一旦气管导管拔出，将病人头部转向一侧，并及时清除口腔分泌物。

（3）立即给予吸氧，注意观察有无呼吸窘迫症状和上呼吸道堵塞发生，有无气管内出血。并随时做好重新插管或切开的准备。

【并发症】

1. 气管插管的并发症

（1）动作粗暴可致牙齿脱落，或损伤口鼻腔和咽喉部黏膜，引起出血，或造成下颌关节脱位。

（2）浅麻醉下进行气管插管，可引起剧烈咳嗽或喉、支气管痉挛。有时由于迷走神经过度兴奋而产生心动过缓、心律失常，甚至心脏骤停。有时也会引起血压剧升。

（3）导管过细使呼吸阻力增加，甚至因压迫、扭曲而使导管堵塞。导管过粗则容易引起喉头水肿。

（4）导管插入过深误入一侧支气管内，可引起另一侧肺不张。

2. 气管切开的并发症

气管切开常见的并发症有出血、气胸、空气栓塞、皮下气肿和纵隔气肿、切口感染、气道梗阻、吞咽困难、气管软化、气管-食管瘘等。

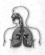

第二节　无创机械通气的中西医护理

无创通气（NPPV）是指无须气管插管或气管切开的辅助机械通气方法。无创通气（NPPV）是以鼻罩、口鼻罩、全面罩或鼻塞、鼻囊管实现的人机连接，可保留病人的语言、吞咽及咳嗽等功能，避免气管插管或气管切开所致的多种损伤和并发症，达到改善肺的通气和氧合功能，减轻呼吸肌负担，可降低病死率。

【常用的通气模式】

无创通气（NPPV）常用的通气模式包括：持续气道内正压（CPAP）、双水平正压通气（BiPAP）。

BiPAP 最为常用，它包括两种工作方式：①自主呼吸通气模式（S模式），即 PSV + PEEP。②后备时间控制通气模式（T 模式），即PCV + PEEP。较好的 BiPAP 呼吸机均有 S/T 模式的功能，临床上可根据病人情况自动切换工作方式。

1. Spontaneous 自主呼吸通气模式（S 模式）

（1）病人有自主呼吸或能自主触发呼吸机送气，呼吸机仅提供 IPAP和 EPAP，病人自主控制呼吸频率和吸呼比/吸气时间。

（2）相当于 PSV + PEEP/CPAP。

（3）用于自主呼吸良好的病人。

2. 压力支持通气（PSV 模式）

（1）是指当病人的自主呼吸再加上呼吸机能释出预定吸气正压的一种通气。当病人触发吸气时，呼吸机以预先设定的压力释放气流，并在整个吸气过程中保持一定的压力。

（2）气流以减速波的形式释放，流量切换。

（3）应用 PSV，不需要设定 VT，VT 由病人的吸气力量和所使的压力、顺应性和阻力等共同决定。

（4）PSV + PEEP/CPAP 同时应用时，吸气峰压（PIP）等于 PSV 水平加上 PEEP 的水平。

3. Timed 时间控制模式（T 模式）

（1）病人无自主呼吸或不能自主触发呼吸机送气，呼吸机完全控制病人的呼吸，提供 IPAP、EPAP、BPM、Ti。

（2）相当于 PCV-C。

（3）主要用于无自主呼吸或自主呼吸弱的病人。

4. Spontaneous/Timed 自主呼吸与时间控制自动切换模式（S/T 模式）

（1）当病人的呼吸周期小于后备通气频率对应的周期时，为 S 模式；当病人的呼吸周期大于后备通气频率时，为 T 模式。

（2）相当于 PSV + PEEP/CPAP + PCV/C。

（3）使用最普遍，用于各种病人。

5. APCV 辅助压力控制模式

（1）呼吸机完全代替病人的自主呼吸，呼吸频率、潮气量、吸呼比、吸气流速，呼吸机提供全部的呼吸功。其除 IPAP 和 EPAP 外，还控制病人的吸气时间，但不控制呼气时间。当病人的呼吸频率小于后备通气频率时，为 T 模式。

（2）相当于 PCV-A/C。

（3）主要用于呼吸频率快、潮气量低、低氧血症的病人。

6. Continuous Positive Airway Pressure（CPAP）持续气道正压通气

（1）病人有自主呼吸，呼吸机在吸气相和呼气相均提供一个相同的压力，帮助病人打开气道。

（2）病人需要完成全部的呼吸功，其生理作用等于 PEEP（同时要结合应用其他的通气模式）。

（3）CPAP 本身并不是一种通气模式，因为它并没有形成一定的吸呼压力差，所以也就不具备辅助通气的能力。

（4）主要用于 OSAHS 病人。

【人机连接界面的要求】

1. 人机连接界面的好坏直接影响病人的舒适度，关系到是否接受治疗。

2. 临床上有鼻罩（Nasal Mask）、口鼻罩（全面罩）（Facial or Full Face Mask）、鼻枕（Nasal Pillow）和接口器（Mouthpiece）。

3. 界面应该质地柔软，密闭性好，无致敏性。

4. 临床上最常用的是鼻罩和口鼻罩。

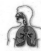

【适应证】

1. 睡眠呼吸暂停低通气综合征（SAHS）

NPPV 主要适用于 SAHS 的治疗，当呼吸暂停低通气指数（AHI）≥15 次/小时或即使<15 次/小时，但白天嗜睡症状明显或合并心脑血管疾病、糖尿病等需采用 NPPV 治疗。

2. 呼吸衰竭

适合于轻中度呼吸衰竭，没有紧急插管指征、生命体征相对稳定和没有 NPPV 禁忌证的病人，用于呼吸衰竭早期干预和辅助撤机。

（1）急性呼吸衰竭：COPD 病人呼吸频率大于 24 次/分，心力衰竭病人呼吸频率大于 30 次/分，动用辅助呼吸肌或出现胸腹矛盾运动。

（2）血气异常：$pH < 7.35$，$PaCO_2 > 45$ mmHg，或氧合指数 < 200 mmHg。

3. COPD

（1）COPD 急性加重期主要用于伴中度呼吸性酸中毒（pH7.25～7.35）的病人。

（2）COPD 稳定期伴有乏力、呼吸困难、嗜睡症状的病人。

（3）稳定期病人气体交换异常，$PaCO_2 \geq 55$ mmHg 或在低流量吸氧下 $PaCO_2$ 在 50～55 mmHg，伴有夜间 $SaO_2 < 88\%$ 的累计时间占监测时间的 10% 以上。

（4）对支气管舒张药、糖皮质激素、氧疗等内科治疗无效。

【禁忌证】

1. 绝对禁忌证

（1）心跳或呼吸停止。

（2）自主呼吸微弱、昏迷。

（3）误吸危险性高及不能清除口咽及上呼吸道分泌物、呼吸道保护能力差。

（4）颈部面部创伤、烧伤及畸形。

（5）上呼吸道梗阻，未引流的气胸。

（6）严重低氧血症（$PaO_2 < 45\,mmHg$）、严重酸中毒（$pH \leqslant 7.20$）。

2. 相对禁忌证

（1）合并其他器官功能衰竭（血流动力学及心律失常不稳定、消化道大出血/穿孔、严重脑部疾病等）。

（2）未引流的气胸。

（3）近期面部、颈部、口腔、咽腔、食道及胃部手术。

（5）病人明显不合作或极度紧张。

（4）严重感染。

（6）气道分泌物多或排痰障碍。

【操作方法】

1. 无创呼吸机的常用参数（参考值）设定，见表5-1。

表5-1　无创呼吸机常用参数表

参数	常用值	备注
吸气压（IPAP）	$10 \sim 20\,cmH_2O$	初始 $6 \sim 8\,cmH_2O$
呼气压（EPAP）	$3 \sim 5\,cmH_2O$ ARDS：$8 \sim 12\,cmH_2O$	从 $2 \sim 4\,cmH_2O$ 开始逐渐上调
后备呼吸频率	$10 \sim 14$ 次/分	
吸气时间（ins time）	$0.8 \sim 1.2$ 秒	
吸氧浓度（FiO_2）	根据血气分析和SPO_2调整	维持 SaO_2 或 $SatO_2 > 90\%$ 的最小氧浓度
吸气压上升时间 （ins rise time）	呼吸频率与时间 20 次/分，$0.2 \sim 0.4$ 秒 $25 \sim 30$ 次/分，$0.1 \sim 0.2$ 秒 > 35 次/分，$0.05 \sim 0.1$ 秒	根据病人舒适度等调节
湿化温度	$36℃ \sim 37℃$	相对湿度 100% 或根据病人情况调节

2. 使用无创呼吸机的操作步骤，见表5-2。

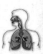

表 5-2 无创呼吸机操作步骤表

操作步骤	要点及原则
1. 评估病人状况	病人意识、呼吸、发绀、氧饱和度、血气分析
2. 备齐用物携至病人床旁，核对病人	严格查对制度，杜绝发生差错
3. 解释 BiPAP 呼吸机的目的、注意事项	消除顾虑，取得配合
4. 协助病人取舒适体位，必要时协助排痰	保持呼吸道通畅
5. 连接电源氧源	注意氧源连接正确
6. 呼吸机湿化罐内加湿化液，安置湿化罐	湿化液为无菌蒸馏水
7. 将鼻、面罩，头带及呼吸机管路与呼吸机连接备用	根据病人面部情况，选择合适的鼻、面罩，检查管路无漏气
8. 启动呼吸机	机器自检过程再次做好解释
9. 调整呼吸机各工作参数	根据病情选择合适的通气模式
10. 按暂停键，呼吸机暂停送气	避免在呼吸机送气时给病人戴面罩/鼻罩
11. 固定面罩/鼻罩，指导有效呼吸技巧	头带固定松紧度合适
12. 观察病情，调整参数	根据病人病情调整呼吸机参数，保证病人舒适，提高依从性
13. 整理床单元，收拾用物	协助病人卧位舒适，冬天注意保暖
14. 洗手后，再次查对并做好记录	

3. 无创呼吸机常见报警原因及处理，见表 5-3。

表 5-3 无创呼吸机常见报警原因及处理

报警信号	常见原因	处理方法
压力管脱落（proxline disc）	压力管脱落或漏气	检查压力管
低氧流量报警（O_2 flow）	氧气供应压力不足	检查氧气供应
呼吸机故障报警（vent inop）	电源或系统故障，不能运行	立即脱离呼吸机，检查并维修

报警信号	常见原因	处理方法
高压报警（hi P）	①报警设定不合适 ②病人在呼气时咳嗽 ③压力管堵塞或折叠	①调整高压设定 ②观察咳嗽咳痰情况 ③检查压力管
低压报警（low P）	①连接脱落或大量漏气 ②报警设置不正确	①检查呼吸机管路的密闭性 ②重新评估报警设置
低每分通气量 （low minwent）	①连接脱落或大量漏气 ②报警设置不正确	①检查回路和连接 ②重新评估病人并设置报警

4. BiPAP 呼吸机临床使用中常见问题及解决方法，见表 5-4。

表 5-4　BiPAP 呼吸机常见的问题及解决方法

常见问题	可能原因	解决方法
漏气	①鼻面罩型号不适合 ②固定带过松 ③管道连接脱落、集液瓶未拧紧	①更换鼻面罩，有假牙者带上假牙 ②调整固定带 ③检查各连接
鼻面部压伤	①鼻面罩固定过紧 ②长时间受压	①能放一横指为宜 ②垫鼻梁垫，间断放松鼻面罩，使用硅胶或气垫面罩 ③鼻面部贴水胶体敷贴预防皮肤破损
口鼻咽干燥	①湿化不良 ②使用鼻罩又经口漏气	①间断饮水，调节湿化器 ②避免张开呼吸
胃肠胀气	①气道压力高 ②张口呼吸，反复咽气	①适当减小吸气压 ②使用鼻罩，闭口呼吸，必要时行胃肠减压
人机对抗	①紧张 ②模式不适合或参数不合理 ③漏气过大 ④机器故障	①有效心理护理 ②选择合适模式及参数 ③处理漏气 ④维修呼吸机

常见问题	可能原因	解决方法
呼吸困难不改善或加重	①精神紧张恐惧 ②EPAP 过高影响血流动力学或支持压力不足，氧浓度过低 ③连接错误	①辅导训练呼吸技巧 ②调节参数和氧浓度 ③检查所有连接
潮气量过小	①自主呼吸努力不够，IPAP 与 EPAP 的压差不够②管道漏气	①增加 PS 值：大于6～8 cmH_2O ②密闭管道
CO_2 潴留改善不理想	①压力支持过低，潮气量小 ②EPAP 过小 ③漏气率不够 ④分泌物过多 ⑤氧浓度过高 ⑥呼吸抑制	①加大 PS ②适当加大 EPAP ③适当加大漏气量 ④吸痰 ⑤合理给氧 ⑥必要时加用呼吸兴奋剂

【常见护理问题】

1. 气体交换功能受损：与低氧血症、CO_2 潴留、肺泡呼吸面积减少有关。

2. 清理呼吸道低效：与呼吸道感染、咳痰无力、分泌物过多或黏稠有关。

3. 恐惧、焦虑：与病情危重、缺氧和使用呼吸机有关。

4. 潜在并发症：多见鼻、面部皮肤受损，胃肠胀气，口鼻咽喉部干燥。

【中西医护理】

（一）一般护理

1. 环境管理：保持病室温度为 23℃～25℃，湿度为 50%～60%。

2. 加强基础护理：根据病人需求给予口腔护理，保留胃管、尿管护理，协助翻身拍背，指导咳嗽，做好压疮的预防和护理。

（二）呼吸机管理

1. 呼吸机的参数设置：包括吸气压、呼气压、吸气压力上升时间、吸氧浓度及后备控制通气频率等。参数调节原则：压力从较低水平开始，吸气压和呼气压之差≥6~8 cmH$_2$O，或调至病人耐受的最高水平。

2. 正确使用无创呼吸机的步骤：①评估-查对-解释-取体位-手消毒。②连接电源、氧源-手消毒。③打开湿化瓶、加入湿化液并安装湿化瓶-连接管道-开机-解释-调整参数-按暂停送气键-固定面罩-观察调定-整理用物-手消毒。④查对，签字记录。

3. 掌握无创通气（NPPV）病人撤机指征及撤机流程

（1）无创通气（NPPV）撤机目前主要依据病人临床症状及病情是否稳定改善。

（2）撤除的方法有：①逐渐降低压力支持水平。②逐渐减少通气时间（先减少昼间通气时间，再减少夜间通气时间）。③以上两者联合使用。

（3）撤机的程序如下：病人满足以下标准：呼吸频率<24次/分，心率<100次/分，PH>7.35，吸入氧浓度<50%时SaO$_2$>90%。逐渐调低压力支持水平，每次2~3 cmH$_2$O，停止NPPV治疗，给予氧疗。

（三）病情观察

1. 监测病人的意识、生命体征、血氧饱和度、血气分析以及人机协调性、呼吸机的工作情况、不良反应等。

2. 及时处理呼吸机临床使用过程中常见的问题。

（1）口咽干燥：多见于压力不够，经口漏气。调整压力，戴好头带，松紧适度，间歇喝水；加温湿化。

（2）皮肤损伤及结膜炎：鼻梁贴保护膜，罩的大小合适，戴好位置，松紧适度，使用不同的罩，使用额垫，滴眼药水。

（3）胃胀气：最常见于侧卧位睡眠，其次反复吞气、压力过高，昏迷病人等。明显腹胀者可胃肠减压或负压引流。

（4）误吸：用口鼻罩时，因口咽部分泌物、返流的胃液或呕吐物的误吸，导致吸入性肺炎和窒息。避免饱餐，适当抬高头位或半坐卧位，应用促进胃动力药等。

（5）排痰障碍：鼓励主动咳嗽排痰，拍背翻身，多饮水，对排痰能力差的，必要时吸痰。

（6）漏气：可导致触发困难、人机不同步和气流过大等，使病人感觉不适和影响疗效。密切监护，经常检查，及时调整罩和头带，用下颌托协助口腔的封闭。压力调整。

（7）不耐受：原因很多，可能与连接方法、人机同步、通气模式与参数、病人不适应和基础疾病等有关。处理：①选择合适的连接方法，让病人试戴，多种罩。②正确操作次序和逐渐适应过程。③人机同步性：采用同步性好的呼吸机、合理使用 PEEP、经常检查有无漏气和同步性好的模式。④严密监护，及时发现问题。⑤病人心理不接受和经济上负担。

（8）睡眠性上气道阻塞：由于睡眠时上气道肌肉松弛，有可能出现类似阻塞性睡眠呼吸暂停-低通气的表现，使送气时间明显缩短，潮气量下降，影响疗效。甚至有部分病人入睡后因上气道阻塞而憋醒。可采用增加 PEEP 水平（清醒后需要下调至基础的水平）的方法。

（9）恐惧（幽闭症）：合适的教育和解释通常能减轻或消除恐惧。观察其他病人成功地应用 NPPV 治疗，有利于提高病人的信心和接受性。

3. 及时处理无创呼吸机的各类常见报警（见表 5-3）。

4. 做好护理记录，无创通气的护理记录要点包括：通气模式、IPAP 及 EPAP 值、FiO_2，病人的意识，血氧饱和度，血气分析，呼吸困难及发绀情况有无改善，有无人机对抗等。

（四）心理护理

鼻面罩的使用容易使病人出现焦虑、恐惧心理，注意健康教育与心理护理，治疗前向病人解释安置呼吸机的目的、注意事项、治疗过程中可能出现的不适感受及对策、紧急情况的处理方法，消除顾虑，取得合作。

（五）营养支持

给予高热量、高蛋白、丰富维生素、易消化的饮食。长时间带机者可安排 15～30 分钟暂停时间，方便进餐，停机期间改用鼻导管给氧并密切观察病人呼吸情况。

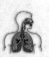

【健康指导】

1. 疾病知识指导

向病人讲述治疗的作用和目的（缓解症状、帮助康复）。指导病人有效咳嗽的技巧、紧急情况下拆除面罩的方法。嘱咐病人（或家人）有不适时及时通知医务人员等。

2. 呼吸机使用指导

讲解呼吸机连接和拆除的方法，指导病人活动时防止管道脱落。讲解在治疗过程中可能会出现的各种感觉，帮助病人正确区分和客观评价所出现的症状。指导病人有规律地放松呼吸，以便与呼吸机协调。

第三节　有创机械通气的中西医护理

机械通气（mechanical ventilation）是在病人自然通气和（或）氧合功能出现障碍时，运用器械（主要是呼吸机）使病人恢复有效通气并改善氧合的技术方法。有创机械通气是指建立人工气道（经鼻或口气管插管、气管切开）进行机械通气的方式。

【适应证】

1. 通气功能障碍为主的疾病，包括阻塞性通气功能障碍（如 COPD 急性加重、哮喘急性发作等）和限制性通气功能障碍（如神经肌肉疾病、间质性肺疾病、胸廓畸形等）。

2. 换气功能障碍为主的疾病，如 ARDS、重症肺炎等。

3. 心肺复苏，任何原因引起的心跳、呼吸骤停进行心肺复苏时。

4. 需要强化气道管理，如需保持呼吸道通畅、防止窒息和使用某些呼吸抑制药物等。

5. 预防性使用，如心胸外科手术等。

【禁忌证】

无绝对禁忌证，相对禁忌证为气胸及纵隔气肿未行引流者、肺大疱和肺囊肿、低血容量性休克未补充血容量者、严重肺出血、急性心肌梗死病人。

【机械通气机制】

1. 机械通气对呼吸道的压力影响

机械控制呼吸时，呼吸道内压、肺泡内压、胸腔内压的波形与自主呼吸完全不同。若吸气压过高，可造成肺组织和间质结构破坏，而发生纵隔气肿、皮下气肿及气胸等。这称为气压伤。

2. 机械通气对肺容积的影响

正压通气使呼吸道及肺泡扩张，肺血容量也相应减少，因而肺气体容量增加。加用 PEEP 时，功能残气量（FRC）明显增加，其增加的程度与 PEEP 值的大小、胸肺的顺应性及呼吸道阻力高低有关。FRC 增加，有助于防止肺泡萎陷，并有利于气体通过肺毛细血管膜进行气体交换。

3. 机械通气对肺泡通气的影响

气体交换多少主要与肺泡通气量有关。肺泡通气量由潮气量、死腔量和呼吸频率来决定。肺泡通气量 ＝（潮气量－死腔量）× 呼吸频率。机械通气时，传到呼吸道扩张，可增加死腔量，所有所需的分钟通气量（MV）比自主呼吸时要适当增大。

4. 机械通气对气体弥散功能的影响

机械通气对气体弥散的影响有正反两方面。若呼吸机应用适当，使气体交换量增加，气体弥散功能得以改善，弥散面积扩大。若机械通气不当，如通气量不足或呼吸道压过高影响回心血量，均可减少气体交换的量。

5. 机械通气通过以下机制使支气管阻力减少

（1）扩张支气管，使其内径增大。

（2）使用较慢的呼吸频率，较大的通气量及正弦波流速，使涡流形成减少，气流速度降低、从而使呼吸道阻力降低。

（3）增加肺泡通气，提高肺泡张力，增强咳痰和排痰的能力，使呼吸道通畅，阻力下降。

6. 机械通气使肺泡通气量增加，使肺泡内压升高，功能残气量增加，从而使肺水肿或充血消退，萎缩的肺泡复张，肺顺应性增加。

7. 机械通气对心输出量的影响因素较多，主要取决于平均呼吸道压的高低、需要呼吸机治疗的原发病对心血管的作用及病人的心功能代偿情况。呼吸衰竭早期，由于 $PaCO_2$ 升高引起体内儿茶酚胺释放，心血管处于代偿状态，心输出量增加，这时使用呼吸机可使心输出量恢复正常。$PaCO_2$ 过度升高和缺氧严重，对心脏呈抑制作用，或病人本身的心功能不佳，这时使用呼吸机就需要适当调节，否则会严重地降低心排出量，血压下降。

8. 机械通气引起心输出量下降的原因

（1）胸腔压力升高：影响静脉回流，心室舒张终末压升高而容积缩小，肺血管阻力增强，冠状血流减少，神经反射性心肌收缩力下降。

（2）水电解质和酸碱平衡紊乱影响到心律失常。

（3）长期使用呼吸机，消化道出血，引起血容量不足。

【有创机械通气分类】

1. 完全支持通气

完全支持通气，即通气机触发呼吸并承担全部的呼吸功。即不需要病人进行自主呼吸而吸入气体和排出二氧化碳。适用于下列情况：

（1）呼吸停止。

（2）急性呼吸衰竭。

（3）因呼吸功增加或呼吸窘迫而使心血管系统不能维持有效地循环。

（4）自主呼吸驱动力低下，不能产生有效地呼吸功。

（5）机械通气在开始 12 小时内，为稳定临床情况及放置必要的治疗和监测导管时。

（6）中枢神经系统疾病或功能衰竭所致的呼吸衰竭。

（7）呼吸肌麻痹。

2. 部分支持通气

部分支持通气，即指病人和通气机共同维持有效的肺泡通气，适应于下列情况：

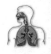

（1）病人有能力进行自主呼吸，并能维持一定的通气量。

（2）自主呼吸与 PEEP 结合时可避免胸内压力过度升高。

（3）减少正压通气对循环系统的不良反应。

（4）进行呼吸肌群的锻炼。

【有创通气常用通气模式】

1. 控制机械通气（CV）

控制机械通气（CV）指呼吸机完全代替病人的自主呼吸，呼吸机承担或提供全部的呼吸功能，病人接受预先设定的呼吸频率、潮气量等。控制机械通气（CV）临床上适应于下列病人：①中枢神经系统功能障碍，无力自主呼吸的病人。②通气开始（如麻醉时或重新进行辅助呼吸时）为病人提供一种安全的通气方式。③重度呼吸衰竭、呼吸肌疲劳。④心肺储备功能均重的病人（如循环衰竭、急性肺水肿、ARDS）。临床上常用的控制通气模式是间歇正压通气（IPPV），IPPV 也称机械控制通气（CMV）。分定容 IPPV 和定压 IPPV。临床上主要用于无自主呼吸的病人。

间歇正压通气（IPPV）的优点：呼吸机构造简单、容易操作、使用方便。主要用于无自主呼吸或自主呼吸很微弱的病人及手术麻醉期间应用肌松药者。缺点：若有自主呼吸，可发生人机对抗。若调节不当可发生通气不足或通气过度，尤其是定压 IPPV。不利于自主呼吸的锻炼。

2. 辅助通气（AV）

辅助通气（AV）是在病人吸气用力时提供通气辅助，压力切换型通气机提供压力辅助，容量切换型通气机提供容量辅助。当病人开始自主呼吸时，依靠呼吸道压力的轻微降低或流量的改变来触发，触发后呼吸机即按预设的潮气量、吸气流速、吸气和呼气时间将气体传送给病人。

辅助通气（AV）的优点：辅助通气（AV）是最早使用的依靠病人的自主呼吸来触发的正压通气技术。与 CV 相比，同步性好，减少镇静剂的使用，可预防呼吸肌萎缩，有利于减少机械通气对血流动力学的不利影响，有利于撤机过程的辅助通气。缺点：不能用于自主呼吸停止或呼吸中枢驱动不稳的病人，不能根据病人的需要来调整，若预设潮气量

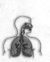

过大或病人自主呼吸频率过快，可导致通气过度。

3. 辅助与控制通气（A/C）

辅助与控制通气（A/C）是辅助通气（AV）和控制通气（CV）这两种通气模式的结合。如 AV 那样，病人的吸气触发呼吸机以预设的潮气量送气而决定呼吸频率。如果在预定的时间内病人无力触发或自主呼吸频率低于预设频率，呼吸机即以预设频率输送预定的潮气量，进行控制通气。辅助与控制通气（A/C）临床应用于：①呼吸中枢驱动力正常，呼吸肌衰竭以至于不能完成呼吸功。②呼吸中枢驱动力正常，但所需要的呼吸功能增加使呼吸肌不能完成全部的呼吸功。③允许病人设定自己的呼吸频率，有助于维持正常的 $PaCO_2$。

辅助与控制通气（A/C）的优点：辅助与控制通气（A/C）模式可提供与自主呼吸基本同步的通气，又能保证自主呼吸不稳定病人的通气安全，提供不低于预设频率的通气频率和通气量，允许病人使用呼吸肌群呼吸。缺点：辅助与控制通气（A/C）模式可致病人过度通气和呼吸性碱中毒及内源性 PEEP 的产生，允影响病人的血流动力学状态。

4. 间歇指令性通气（IMV）

间歇指令性通气（IMV）是一种病人可以获得预定潮气量与呼吸频率的通气模式，同时在这些指令性通气之间，病人可以做自主呼吸。自主呼吸的通气量取决于病人自主呼吸的呼吸肌群的力量。间歇指令性通气（IMV）临床应用于：①呼吸驱动力正常，但是病人的呼吸肌群不能完成全部的呼吸功，适应于呼吸衰竭早期。②需要病人有自己的呼吸频率以维持正常的 $PaCO_2$。③准备撤机，可逐渐减少 IMV 的潮气量和呼吸频率，有利于锻炼呼吸肌群。

间歇指令性通气（IMV）的优点：①IMV 与 A/C 模式比较，较少发生通气过度，因为 IMV 通气时，病人可用自己的呼吸来调整频率和通气量。②较少发生呼吸肌群萎缩，因为病人较多的参与呼吸。③由于自主呼吸时呼吸道平均压力较低，对血流动力学影响较少。缺点：①易发生人机不协调。病人呼吸与指令通气可能重叠，可能对抗，使病人感觉不舒服。②潜在气压伤危险。③使用不当可致通气不足或呼吸肌疲劳。

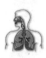

5. 同步间歇指令性通气（SIMV）

病人能够获得预定的呼吸频率和潮气量，同时在这些指令性通气之间，病人能自主呼吸，自主呼吸的潮气量与病人呼吸力量有关。与IMV不同的是SIMV模式通气时，通气机释放的强制通气量与病人的吸气负压相同步。同步间歇指令性通气（SIMV）临床应用于：呼吸中枢正常，但呼吸肌群不能完成全部的呼吸功的病人，撤机过程。

同步间歇指令性通气（SIMV）的优点：①与IMV比较，SIMV能与病人呼吸配合，同步性好。②减少人-机对抗。③避免气压伤。④增加舒适度，同时具备IMV的优点。缺点：①可能出现呼吸频率过快。②同步触发的强制性通气量增加，致气压伤。③若病情变化，自主呼吸突然停止，则可发生通气不足。④若过早地将呼吸负荷施加给病人会增加呼吸功，有时能加重呼吸肌疲劳。

6. 压力支持通气（PSV）

压力支持通气（PSV）是指当病人的自主呼吸再加上呼吸机能释放出预定吸气正压的一种通气。当病人触发吸气时，呼吸机以预设的压力释放出气流，并在整个吸气过程中保持一定的压力。PSV时以正压波方式为病人的每一次呼吸都提供与病人吸气用力协调的、由病人来启动和结束的通气支持。压力支持通气（PSV）临床应用于：呼吸衰竭病人通气支持的常用模式。PSV作为一种独立的通气模式在大量肺疾病致呼吸衰竭中广泛应用。PSV与SIMV联合应用，使自主呼吸得到压力支持，避免了病人自主呼吸费力。同时，万一发生呼吸暂停，病人会得到强制通气支持。撤离呼吸机的重要模式。PSV的水平决定呼吸机所做的功。长期机械通气病人会发生撤机困难，需撤机辅助方法。长时期的机械通气，尤其是无创通气的常用模式，有利于避免呼吸肌废用性萎缩。

压力支持通气（PSV）的优点：①呼吸功的下降，有利于撤机。②同步性好。③病人对 $PaCO_2$ 和酸碱平衡控制较好。④平均呼吸道压降低对血流动力学无不良影响。⑤可以用PSV来评价呼吸能力和撤机拔管的可能性。缺点：①在PSV时，VT多变，因而不能保证适当的肺泡通气。②在PSV时若加入雾化器的连接并连续雾化可导致通气不足。③呼

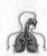

吸中枢驱动功能差的病人可致每分通气量的变化，甚至呼吸暂停并窒息。

7. 指令每分钟通气（MMV）

呼吸机按预定每分通气量给病人通气。如果病人自主呼吸低于预设每分通气量，不足部分由呼吸机提供。如果自主通气大于或等于预设每分通气量，呼吸机不在送气。指令每分钟通气（MMV）临床应用于：①作为一种撤机方式，通过增加呼吸肌群的强度和防止呼吸肌疲劳，MMV能促进病人撤机。②当病人呼吸中枢驱动较大时，MMV可作为通气支持的过渡阶段。③MMV保证给有呼吸暂停、呼吸肌无力以及其他呼吸功能不全的病人提供足够的通气。

指令每分钟通气（MMV）的优点：①MMV与单用IMV相比，它能使某些病人的$PaCO_2$得到更大的控制。②应用MMV的病人，发生急性通气不足或呼吸暂停时不会导致突然的高碳酸血症和急性缺氧。③对接受MMV的病人不必考虑因疼痛、焦虑或激动而服用镇静药、止痛药或安定药所引起的急性通气不足。④对于从药物过量或麻醉状态恢复的病人，MMV保证从机械通气平稳过渡到自主呼吸。⑤由于自主呼吸自动补给，减少了人工监测和调节呼吸机的次数，大大节省人工劳动。⑥使用MMV，有利于呼吸肌的锻炼和呼吸机的撤离。缺点：①不能监测自主呼吸的质量，呼吸浅快的病人由于每分通气量不低，呼吸机不在送气。②对于病人自主呼吸波动较大，有可能当时病人的自主呼吸特别旺盛，其实际分钟通气量大大超过了设定的MMV水平，但如果突然发生呼吸骤停，记录的分钟通气量在此后相当长的一段时间内仍维持在设定的MMV水平上，强制通气无法启动，病人发生窒息，出现肺泡萎缩和气体交换不足。

8. 持续呼吸道正压（CPAP）

在呼吸周期的全过程中使用一种固定正压的通气模式。应用于有自主呼吸的病人。持续呼吸道正压（CPAP）的功能：①吸气期：由于恒定正压气流大于吸气气流，呼吸省力，自觉舒服。②呼气期：呼吸道内正压，起到PEEP的作用，防止和逆转小呼吸道闭合和肺泡萎缩。

使用CPAP注意事项：①只能用于呼吸中枢功能正常、有自主呼吸

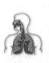

的病人。作为辅助呼吸，可锻炼呼吸肌功能。凡是主要因肺内分流量增加引起的低氧血症都可应用 CPAP，但同时有呼吸道梗阻、通气不足者效果较差。②插管的病人可从 $2\sim5\,cmH_2O$ 开始，根据需要可增加到 $10\sim15\,cmH_2O$，最高不超过 $25\,cmH_2O$。未插管的病人可用面罩或鼻罩间断使用 CPAP，一般使用 $2\sim10\,cmH_2O$，最高不超过 $15\,cmH_2O$，若超过 2 天呼吸功能仍没有恢复者应行气管插管。③未插管的病人使用 CPAP，应防止胃扩张、恶心、腮腺炎、鼻腔炎等。④CPAP 可和 SIMV、MMV、PSV 等方式合用。

9. 呼吸末正压（PEEP）

吸气由病人自发或呼吸机产生，而呼气终末借助于装在呼气端的限制气流活瓣等装置，使呼吸道压力高于大气压。

呼吸末正压（PEEP）的主要作用：①呼气末正压的顶托作用使呼气末小呼吸道开放，有利于二氧化碳排出。②呼气末肺泡膨胀，使功能残气量升高，有利于氧合。临床适应证：①低氧血症，特别是 ARDS 者，单纯提高氧浓度，氧合改善不大，加用 PEEP 可以提高氧含量。②肺炎、肺水肿，加用 PEEP 除增加氧合外，还有利于水肿和炎症的消退。③大手术后预防、治疗肺不张。④COPD 病人加用适当的 PEEP 可支撑小呼吸道，防止呼气时在小呼吸道形成"活瓣"作用，有利于二氧化碳的排出。

一般情况下，PEEP 成人 $\geqslant 15\sim20\,cmH_2O$，儿童 $\geqslant 12\,cmH_2O$ 可造成不良影响。应用 PEEP 应掌握临床适应证，还要注意选择最佳的 PEEP 水平，即达到治疗作用最好而不良反应最小时的 PEEP。所谓最佳 PEEP 值是对循环无不良影响而达到最大的肺顺应性、最小的肺内分流、最高的氧运输、最低的氧浓度时的最小的 PEEP 值。选择时应从 $2.5\,cmH_2O$ 开始，逐步增加至有效改善血气状态，而动脉压、心排出量无明显减少，中心静脉压（CVP）稍上升为止。一般在 $10\,cmH_2O$ 左右，多数病人使用 $4\sim6\,cmH_2O$ 即可。

应用 PEEP 的禁忌证有：①严重的循环功能衰竭。②低血容量。

③肺气肿。④气胸和支气管胸膜瘘等。

10. 双相正压通气（BIPAP）

双相正压通气是指自主呼吸时，交替给予两种不同水平的呼吸道正压。应用此模式时，病人的基本呼吸方式是 CPAP，但 CPAP 水平不是恒定的，而是交替在高压力水平和低压力水平定时切换。利用高压到低压的切换时功能残气量的减少，增加呼出气量，从而提供通气辅助。适应于轻中度呼吸衰竭。

双相正压通气（BIPAP）的临床适应于下列情况：①各种原因引起的急慢性呼吸衰竭或急慢性呼吸功能不全。②有创通气拔管后的序贯治疗。③睡眠呼吸暂停综合征。④康复治疗（术后麻醉后、COPD）。

双相正压通气（BIPAP）通气模式有三种：①自主呼吸（S）。②自主呼吸/时间控制（S/T）。③时间控制（T）。BIPAP 通气时潮气量决定于 IPAP 和 EPAP 之间的差值和呼吸系统的顺应性。增大 IPAP 或降低 EPAP、降低气道阻力和改善顺应性都可使潮气量增加。当 IPAP 水平与 EPAP 水平相等时相当于 CPAP。IPAP 与 EPAP 水平调节每次递增一般不超过 2 cmH$_2$O，效果的判断主要依据是病人的临床和生理反应，并非根据测得的潮气量。自主呼吸功能不全时禁用 BIPAP。

【机械通气指标参数】

1. 机械通气的力学指标

（1）呼吸频率 > 35/min，或 < 正常 1/3 者。

（2）肺活量 < 10~15 mL/kg 体重。

（3）潮气量 < 3 mL/kg 体重。

（4）每分通气量 < 3 L/min 或 > 20 L/min。

（5）第 1 秒用力肺活量（FEV1）< 10 mL/kg 体重。

（6）最大吸气量 < -2.45 kPa。

（7）死腔量/潮气量比 > 0.6。

2. 机械通气的血气指标

（1）用面罩纯氧吸入时，PaO$_2$ < 8 kPa(60 mmHg)。

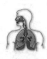

（2）$PaCO_2 > 7.33\,kPa(55\,mmHg)$。

（3）肺泡与动脉氧分压差（$A-aO_2$），吸纯氧时大于$46.60\,kPa(249\,mmHg)$，或吸室内空气时大于$6.67\,kPa(50\,mmHg)$。

3. 机械通气的循环参数

（1）排出量小于$2\,L/min$。

（2）心脏指数每平方米体表面积小于$1.2\,L/min$。机械通气主要用于抢救呼吸衰竭。

【呼吸机治疗的目的】

1. 维持适当的通气量，使肺泡通气量满足机体需要。

2. 改善气体交换功能，维持有效的气体交换。

3. 减少呼吸肌的做功。

4. 肺内雾化吸入治疗。

5. 预防性机械通气，用于开胸术后或败血症、休克、严重创伤情况下的呼吸衰竭预防性治疗。

【呼吸机操作方法】

1. 确定是否有机械通气的指征。

2. 判断是否有机械通气的相对禁忌证，进行必要的处理。

3. 确定控制呼吸或辅助呼吸。

4. 确定机械通气方式。

5. 确定机械通气的分钟通气量（MV）。机械通气的MV为病人应需的MV和实际自主的MV的差值。病人所需的MV为维持PaO_2和$PaCO_2$正常的MV一般为$10\sim12\,mL/kg$。

6. 确定补充机械通气MV所需的频率（f）、潮气量（TV）和吸气时间（IT）。

7. 确定氧浓度（FiO_2）：一般从0.3开始，根据PaO_2的变化逐渐增加。长时间通气时不超过0.5。

8. 确定PEEP：当FiO_2大于0.6而PaO_2仍小于$60\,mmHg(8.0\,kPa)$时，应加用PEEP，并将FiO_2降至0.5以下。PEEP的调节原则是从小渐增，达到最好的气体交换和最小的循环影响。

9. 确定报警限和呼吸道压安全阀。

10. 调节温化、湿化器。一般湿化器的温度应调至32℃～36℃。

11. 调节同步触发灵敏度。根据病人自主吸气力量的大小调整，一般为-2～-4 cmH$_2$O 或 0.1 L/S。

【机械通气疗效观察指征】

1. 机械通气疗效满意指征

（1）病人安静，末梢红润，肢体温暖，无大汗，原先昏迷病人治疗后神志恢复清楚。

（2）自主呼吸 12～20 次/分，无辅助呼吸肌强烈收缩。

（3）双肺呼吸音对称，胸廓起伏适中。

（4）血气改善，心率、血压稳定。

2. 机械通气不足的指征

（1）病人烦躁不安，末梢紫绀，面色潮红，球结膜水肿，大汗淋漓。

（2）自主呼吸频率大于 30 次/分，和呼吸机相对抗。

（3）肺泡呼吸音低，区域呼吸音消失或闻及管状呼吸音。

（4）血压升高，心率增快或心律失常。

【呼吸机参数调节】

呼吸机治疗时需要调节相关参数，压力、时间、流速及通气量是呼吸机四大基本参数，其间相互联系，共同影响肺通气、换气功能。临床上常需要调节的呼吸机参数有：呼吸频率（f）、潮气量（TV）、每分通气量（MV）、吸呼时间比（I/E）或吸气时间（IT）、吸气压力（峰压 PIP 或呼吸道平均压）、氧浓度（FiO$_2$）、呼吸道湿化与雾化调节等。

1. 氧浓度（FiO$_2$）、呼吸频率（f）、潮气量（TV）、吸呼时间比（I/E）

氧浓度为21%～100%，呼吸频率和潮气量决定了每分通气量。一般情况下，呼吸频率为12～20 次/分，潮气量8～10 mL/kg 体重，吸呼时间比（I/E）一般为1/2。

2. 呼吸道的湿化与雾化

（1）湿化

呼吸道的湿化是人工通气中的一个重要环节。正常情况下，吸入的空气在到达呼吸道之前已经被呼吸道加温湿化，到达肺泡后气体的温度已达37℃，相对湿度为100%，每天经呼吸道丧失水分约500 mL。气管插管或气管切开时，由于上述功能消失，吸入的干燥空气可以导致气管痉挛，使呼吸道的分泌物黏稠、形成干痂，气管的纤毛功能也因而减退。造成肺不张、感染等并发症。呼吸道湿化的方法有：①恒温加热湿化器湿化：呼吸机上一般都带有恒温加热湿化器，吸入气的温度调节在30℃～37℃。湿化量约500～1000 mL/d。②气管滴入湿化：用生理盐水2～30 mL，缓慢滴入气管，每30～60分钟滴入1次，每天滴入量500 mL左右。或者用输液器持续向气管内滴入生理盐水，每分钟2～4滴。

（2）雾化

用于呼吸道局部用药治疗，或加强湿化。由于雾化时雾化颗粒可以吸收部分热量，而且颗粒本身对气管有一定刺激，所以机械通气时雾化治疗多数是为了加强呼吸道湿化，使用中尽量不要在雾化液中添加药物，如果想在雾化时减轻对气管的刺激，可以在雾化液中加2.5 mg的博利康尼溶液，雾化液一般选用生理盐水。

（3）人工湿化、温化的意义

正常人呼吸道对吸入气体有加温加湿作用。气管黏膜的水分蒸发而得到湿化，每天的水分蒸发量约为8～10 mL/kg。依靠呼吸道的丰富血液循环使吸入气体到达肺泡时基本接近体温水平。人工气道建立后，气流绕过大部分上呼吸道，直接进入气管。再加上机械通气往往增加通气量，若不对吸入气体进行湿化和温化，必然会造成下呼吸道失水、黏膜干燥、分泌物干结、纤毛活动减弱或消失，排痰不畅，发生呼吸道阻塞、肺不张和继发性感染等并发症。若吸入气体温度低于30℃，纤毛活动也会受到抑制，并且从呼吸道和肺中丧失的热量也增多，使体温降低。所以，呼吸机治疗时对吸入气体进行人工湿化、温化是非常必要的。

（4）湿化液的选择

临床上常用的湿化液有蒸馏水、生理盐水、高渗盐水和0.45%盐水。蒸馏水系低渗液体，有通过细胞膜进入细胞内的特点，刺激性较强，可诱发咳嗽和促进排痰，适应于分泌物黏稠、量多、需积极排痰的病人。高渗盐水的渗透压远高于细胞内，故具有从黏液细胞内吸出液体的倾向，致痰液稀释。生理盐水和细胞渗透压相同，用超声雾化吸入，由于液体不断浓缩，可造成渗透压增高。0.45%的低渗盐水是最合适的湿化液，吸入后在呼吸道内再浓缩，使之接近生理盐水，对气道无刺激作用。

（5）不良反应

湿化过度可增加呼吸道阻力，个别可导致支气管痉挛和水潴留，加重心脏负担或诱发心力衰竭，影响机体散热，使肺顺应性下降，破坏肺泡表面活性物质，引起肺不张，且易并发肺部感染。

吸入气体以32℃～35℃为宜。因为低于30℃，可导致寒战反应、纤毛活动减弱，影响排痰。超过40℃，即使水蒸气饱和，但纤毛的活动反而受限，并出现体温升高、出汗、呼吸功能增加等表现，严重时可发生呼吸道烧伤。

吸入疗法具有起效快、给药剂量小、全身不良反应小、局部浓度高、可输入各种非挥发性药物等优点。吸入疗法的主要并发症有支气管痉挛、肺部感染、吸入药物所导致的不良反应等。

【呼吸机监测项目】

（一）人机对抗监测

1. 机械通气治疗早期

神志清楚、呼吸急促的病人，在应用呼吸机的早期，由于不明白呼吸机治疗的目的，不能很好地合作，易发生人机对抗。此外，气管插管过深，进入右侧支气管，也容易出现人机对抗。

2. 治疗过程中的病情变化

治疗过程中如果病人需氧量增加或二氧化碳产生过多，或胸肺顺应性降低、呼吸道阻力增加致使呼吸功增大或体位变化等，均可造成人机对抗，具体原因包括：

（1）机械通气时病人咳嗽，易发生气流冲突。

（2）发热、抽搐、肌肉痉挛导致机体耗氧量增加，二氧化碳产量增多，原来设定的 MV 和 FiO_2 已不能满足机体需要。

（3）疼痛、烦躁、体位改变可引起腹肌张力及胸肺顺应性改变，进而导致吸气压力增高，自主呼吸频率增快。

（4）发生气胸、肺不张、肺栓塞、支气管痉挛等。

（5）心脏循环功能发生改变。

3. 病人以外的原因

（1）呼吸机的同步触发灵敏度调节不当或失灵，导致触发时间延长以致不能触发。

（2）人工呼吸道被分泌物堵塞、回路管道内积水过多、PEEP 阀发生故障等。

（3）呼吸道或通气管道漏气，不能触发同步供气，并且通气量不足，体内 CO_2 潴留引起自主呼吸增快。

（4）呼吸道温化、湿化不良，吸入气体温度过高或过低导致病人不适，产生人机对抗。

（二）常规项目监测

1. 用呼吸机后，观察胸廓的起伏、节律，可以大概判断潮气量的大小。

2. 胸部听诊呼吸音的变化，可以判断有无肺叶通气不良、痰阻、支气管痉挛等发生。

3. 观察口唇、指端的颜色，可以判断有无缺氧现象。

4. 观察甲床按压后的循环恢复时间，可以判断末梢血流灌注情况，一般在 0.5 秒内恢复。

5. 观察用呼吸机后颈外动脉的怒张程度，可间接判断胸内压的高低和右心功能状态。

（三）呼吸功能监测

1. 呼吸功能的监测项目很多，从测定呼吸生理功能的性质分为肺容量、通气功能、换气功能、呼吸动力功能、小呼吸道功能监测等。

2. 肺容量代表呼吸在某一阶段内的气量或容积，为静态观察。

3. 通气功能监测反映了肺的动态呼吸生理。

4. 换气功能反映了肺进行气体交换的多少。

5. 呼吸动力监测用以观察呼吸肌的活动力量。

6. 小呼吸道功能监测对于 COPD 的诊断和治疗有重要意义。

7. 呼吸功能监测包括呼吸机本身各项参数，呼吸机与病人呼吸动力学的关系，无创伤性连续血气分析及呼出气监测等，临床上根据情况灵活选用。

（四）肺功能监测

肺功能监测的主要目的是测定通气正常与否，即监测呼吸频率和潮气量，估计病人的呼吸状态。主要功能有以下内容：

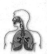

1. 呼吸频率（RR）：危重病人呼吸频率监测是重要环节。呼吸频率一般为 12～20 次/分，若超过 24 次/分，即表示可能有呼吸功能不全。同时呼吸频率也是能否撤机的重要指标。

2. 潮气量（VT）：潮气量与呼吸频率的乘积即为每分通气量，是机械通气时最基本的监测内容，正常值 10 mL/kg 体重。成年男性（594 ± 183）mL，成年女性（440 ± 136）mL。气管插管或气管切开病人约减少 150 mL。

3. 肺活量（Vc）：是通气储备指标之一，撤离呼吸机前后监测肺活量，对能否成功撤机有一定意义。肺活量正常值约为 60 mL/kg 体重，中国男性为 3470 mL，女性为 2400 mL。肺活量与体表面积、性别、年龄、胸廓结构、组织弹性、呼吸强度有关。

4. 每分通气量（MV）：反映基础代谢条件下，为维持正常气体交换所必需的通气量。正常男性 6～8 L/min。女性 5～6 L/min。MV 增加是气急的早期表现，MV > 10 L/min，提示通气过度；MV < 4 L/min 提示通气不足，可造成低氧血症和 CO_2 潴留。

5. 无效腔/潮气量（V_D/V_T）：正常人 V_D/V_T 为 28%～36%，随年龄而增加。当 V_D/V_T > 36% 时，提示无效腔气量增加或潮气量有下降。

见于休克肺、肺栓塞、肺大疱、肺气肿、肺炎、心输出量降低、呼吸道部分阻塞、呼吸衰竭、呼吸机所用通气压过高等。$V_D/V_T > 70\%$ 提示预后不良。

（五）血流动力学监测

心血管功能和肺呼吸功能有着十分密切的联系，机体进行气体交换时不但要有正常的肺功能，也必须要有健全的心功能，才能把氧气输送至组织。另外，机械呼吸对心脏血液循环生理功能也会带来不利的影响，因此在人工机械通气时，既要改善病人的呼吸功能，又要防止或减少对循环功能的不良影响。为此，必须对机械通气病人进行血流动力学监测。

血流动力学监测的内容有：血压、脉搏、心率及尿量的监测、中心静脉压（CVP）、肺毛细血管楔压（PCWP）、肺动脉压（PAP）和肺动脉平均压（MPAP）、心输出量（CO）和心脏指数（CI）、肺内血液从右向左分流率（Qs/Qt）等。

（六）血压、脉搏、心率及尿量的监测

血压、脉搏、心率及尿量是最基本的血流动力学监测项目。血压变化可衡量循环功能，但不是唯一的指标，因为组织的灌流取决于血压和周围血管阻力两个因素，若血管收缩，阻力增加，血压虽不高，组织血流却减少。机械通气特别是通气压力较高时可能使心输出量减少，继而血压下降。因此在开始机械通气时，或每当对通气参数作较大的调整之后，均应严密观察血压的变化。

脉搏及心率增快除可因原发病发作等元素外，也可能是血容量不足的先兆表现。

尿量反映心脏功能、血容量及肾脏的灌注，对尿量进行连续记录测定有重要意义。在肾功能无严重障碍、血容量基本正常情况下，尿量能较好地反映肾血流灌注情况。

（七）中心静脉压（CVP）监测

中心静脉压（CVP）正常值为 $0.49 \sim 1.18\,kPa(3.67 \sim 9.0\,mmHg)$。中心静脉压（CVP）过低，常表示血容量不足或静脉回流障碍。CVP 过高提示输血输液过多、心力衰竭。CVP 随呼吸而变化，吸气时 CVP 下降，

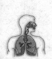

呼气时升高，与胸腔内压变化一致，可用于血管内容量的监测，是控制补液量及补液速度的指标。

（八）血气分析监测

1. 血气分析

应用呼吸机前行血气分析，判断是单纯给予氧疗还是使用呼吸机治疗。由于呼吸衰竭的病理性机制不同，其治疗的方法也有差异。在应用呼吸机治疗15～30分钟后应再行动脉血气分析，以了解机械通气的效果，结合血气分析的结果给予适当的调整，包括通气方式、通气量、PEEP等。待呼吸机调整合理后方可延长血气分析的间隔，一般每天查1～2次。病情发生变化，重新调节机械通气参数前后应行血气分析。撤离呼吸机期间及撤机后应增加血气分析的次数。

2. 缓冲系统

缓冲系统是指一种弱酸和它的盐所组成的具有缓冲酸碱能力的混合溶液。人体血液中有许多对缓冲系统，其中以血浆中碳酸氢盐缓冲系统（$NaHCO_3/H_2CO_3$）的缓冲能力最强。机体由血液中缓冲系统、肺的呼吸、肾脏排酸保碱以及组织细胞四个方面共同调节，维持体内酸碱平衡。他们在作用时间和强度上各有差异，其特点：血液缓冲系统反应迅速，作用不能持久。肺的调节作用效能最大，缓冲作用于30分钟时达最高峰，但仅对CO_2有调节作用。细胞的缓冲能力最强，约于3～4小时发挥作用，但常可导致血钾的异常。肾脏的调节作用比较缓慢，常在数小时后起作用，但维持时间长，特别对保留$NaHCO_3$和排出非挥发性酸具有重要作用。

3. 代谢性酸中毒

（1）代谢性酸中毒的基本特征是血浆HCO_3^-浓度原发性减少，血浆SB、AB、BB和CO_2CP均降低，BE负值增大，在失代偿时，pH值下降。$PaCO_2$代偿性降低。

（2）引起代谢性酸中毒的原因：①固定酸产生过多。②肾脏排酸功能障碍。③体内碱丢失过多。④血钾增高。⑤含氯制剂的过量使用。

4. 呼吸性酸中毒

（1）呼吸性酸中毒的基本特征是血浆 H_2CO_3 浓度原发性增高，$PaCO_2 > 6.25\,kPa(46\,mmHg)$，AB、$CO_2CP$ 升高，AB＞SB，肾脏代偿调节后，SB、BB 也可增高，BE 正值增大。

（2）引起呼吸性酸中毒的原因不外乎是二氧化碳排出障碍或二氧化碳吸入过多。临床上多数是由于通气功能不足而致的二氧化碳排出受阻，常见于呼吸中枢抑制、呼吸肌麻痹、呼吸道阻塞、胸廓病变和肺部疾病。

5. 代谢性碱中毒

（1）基本特征血浆 HCO_3^- 浓度原发性升高，血浆中 SB、AB、BB 和 CO_2CP 均增高，同时 $PaCO_2$ 也可发生代偿性增加，BE 正值增大。

（2）引起代谢性碱中毒的原因：①酸丢失过多，如胃酸丢失过多或者经肾脏丢失 H^+ 过多。②碱性药物输入过多。③血清钾离子降低。④血清氯离子降低。

6. 呼吸性碱中毒

（1）基本特征血浆 HCO_3^- 浓度原发性升高，血浆中 SB、AB、BB 和 CO_2CP 均增高，同时 $PaCO_2$ 也可发生代偿性增加，BE 正值增大。

（2）引起呼吸性碱中毒的原因：①低张性缺氧。②精神性通气过度。③代谢过盛（如发热、甲状腺功能亢进）。④某些药物的作用（如水杨酸）。⑤呼吸机使用不当造成通气量过大等。

【并发症】

1. 呼吸机相关性肺炎（VAP）

呼吸机相关性肺炎是指应用机械通气治疗后48小时和停用机械通气拔除人工呼吸道48小时内发生的肺实质的感染性炎症。呼吸机相关性肺炎（VAP）产生的原因，见表5-5。

呼吸机相关性肺炎（VAP）的防治措施：①严格执行气管插管和气管切开的无菌技术，尽量避免呼吸道损伤。②呼吸机管道要消毒。长期应用呼吸机者，应准备两套呼吸管道，1～2 天交替消毒使用。③所有接触呼吸道的操作要严格无菌，吸痰管一次性使用。④湿化器和雾化器中应使用无菌蒸馏水或生理盐水。⑤在呼吸机应用初期可预防性应用抗生素。⑥呼吸道局部可雾化或注入庆大霉素。⑦气管切开处的纱布要无菌更换。⑧注意室内空气消毒，防止交叉感染，提高机体抵抗力，保证水分、营养供给，维持组织器官的血液及氧供应。⑨若发生感染，应行痰液细菌培养和药敏试验，选用有效的抗生素，及时治疗呼吸道闭陷、肺不张等。

表5-5　呼吸机相关性肺炎（VAP）产生的原因

内源性感染	外源性感染
囊上积液下移	接触传播：手污染
胃-肺感染途径：胃肠反流物进入气道	侵入性操作：吸痰、检查、插管
气管导管表面细菌生物被膜（biofilm，BF）的形成-生物膜碎片进入呼吸道	吸入感染：环境污染
体位的影响：误吸-平卧位易发生	呼吸机环路污染

2. 呼吸机相关肺损伤（VALI）

包括气压-容积伤、剪切伤和生物伤。临床表现纵隔气肿、皮下气肿、气胸、张力性肺大疱等。

3. 氧中毒

长时间吸入高浓度氧使体内氧自由基产生过多，导致组织细胞损伤和功能障碍，称为氧中毒。主要表现为呼吸系统毒性作用。

4. 呼吸性碱中毒

当辅助通气水平过高，或采用辅助控制通气模式的病人自主呼吸频率过快可导致过度通气，出现呼吸性碱中毒。

5. 血流动力学影响

胸腔内压力升高，心输出量减少，血压下降。

6. 气囊压迫致气管-食管瘘。

7. 呼吸机故障导致的并发症

如气管插管脱出和管道脱开、气管插管滑入右主支气管、人工气道堵塞、呼吸机管道堵塞等。

【呼吸机撤离】

1. 呼吸机撤离指征

（1）病人一般情况好转或稳定，神志清楚，感染控制，循环平稳，能自主摄入一定的热量，营养状态和肌力良好。

（2）呼吸功能明显改善：①自主呼吸增强，常与呼吸机对抗。②咳嗽有力，能自主排痰。③吸痰等暂时断开呼吸机时病人无明显的呼吸困难，无缺氧和 CO_2 潴留表现，血压、心率稳定。④降低机械通气量，病人能自主代偿。

（3）血气分析在一定时间内稳定，血红蛋白维持 100 g/L（10 g/dl）以上。

（4）酸碱失衡得以纠正，水电解质平衡。

（5）肾功能基本恢复正常。

（6）向病人讲明撤离呼吸机的目的和要求，病人能够予以配合。

2. 撤离呼吸机的生理指标

（1）最大吸气压力超过 $-20\,cmH_2O$。

（2）肺活量大于 $10\sim15\,mL/kg$ 体重。

（3）自主潮气量大于 $5\,mL/kg$，深吸气量大于 $10\,mL/kg$。

（4）第一秒用力呼出量大于 $10\,mL/kg$。

（5）静息 MV 大于 $0.1\,L/kg$，最大通气量大于 2 倍静息 MV。

（6）$FiO_2 = 1.0$ 时，$P_{(A-a)}O_2 < 40.0\sim66.67\,kPa$（$300\sim500\,mmHg$）。

（7）$FiO_2 = 1.0$ 时，$PaO_2 > 40.0\,kPa$（$300\,mmHg$）。

（8）$FiO_2 < 0.4$ 时，$PaO_2 \geqslant 8.0\,kPa$（$60\,mmHg$），$PaCO_2 < 6.67\,kPa$（$50\,mmHg$）。

（9）肺内静动脉分流率 $< 15\%$。

（10）无效腔/潮气量 $< 0.55\sim0.6$。

（11）胸肺顺应性 $> 25\,mL/cmH_2O$。

（12）肺动脉血氧分压 $> 5.33\,kPa$（$40\,mmHg$）。

3. 撤离呼吸机的方法

（1）直接撤机。

（2）间断"T"形管试验性撤机。

（3）SIMV 过渡撤机。

（4）压力支持（PSV）过渡撤机。

（5）SIMV + PSV 过渡撤机。

（6）CPAP 过渡撤机。

（7）容量支持（VS）过渡撤机。

（8）分钟指令性通气（MMV）过渡撤机。

（9）人工手法辅助撤机。

4. 间断停用呼吸机的注意事项

（1）开始停用呼吸机时一般每天停用 3～5 次，每次 5～10 分钟。

（2）时间最好在上午餐后及下午午休后。

（3）停用期间密切观察心率、血压、肤色、胸腹呼吸幅度等，如无异常，逐渐延长停机时间。若能停机 2 小时而无明显不适，可改用间断使用呼吸机，最后改为白天自主呼吸、晚上持续用呼吸机，直至停机。

5. 撤机时间选择

撤机时间最好选在早晨 8 时～10 时。因为此时病人体力、精力较充沛，能较好耐受应激。同时此期间多为白天工作日，病人一旦出现撤机失败及其他意外情况，相关科室及有关人员容易联系，处理较为方便。

6. 撤离呼吸机失败的原因

（1）未具备撤离呼吸机的条件，仓促撤机。

（2）呼吸肌长期废用，不能负担长时间的自主呼吸。

（3）心理因素，病人产生呼吸机依赖。

（4）病情不稳定，原发病加重，再度出现呼吸障碍。

（5）痰多不易排出，呼吸道及肺部感染加重。

（6）病人发烧、循环兴奋等全身耗氧量增加。

（7）在应用中枢镇静、安定药期间。

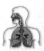

【气管插管拔除】

1. 撤机后拔出气管插管的指征

（1）撤离呼吸机成功，观察 1～2 天，在 FiO_2 < 0.4 时，血气分析正常，估计不再行机械通气治疗。

（2）病人咳嗽反射、吞咽反射恢复。

（3）咳嗽力量大，能自行排痰。

（4）自主潮气量 > 5 mL/kg，呼吸频率成人 < 20 次/分，小儿 < 30 次/分，婴幼儿 < 40 次/分。

（5）检查无喉头水肿，上呼吸道通畅。

（6）下颌活动良好，以便拔管后出现呼吸障碍再度插管。

（7）胃内无较多的内容残留，避免拔管后呕吐窒息。

具备以上所有指征时才考虑气管拔管。

2. 气管插管拔管后的常见并发症，见表 5-6。

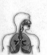

表 5-6　气管插管拔管后的常见并发症

常见并发症	表现
喉痉挛	表现为吸气性或呼气性呼吸困难，伴有尖调气流通过声，有缺氧征象
胃内容物反流误吸	多见于饱胃、消化道梗阻或出血、虚弱的病人
咽痛	因咽部黏膜上皮细胞剥脱引起，一般 48～72 小时内自愈，无后遗症
喉痛	常同时伴有声音嘶哑和喉部异物感，多为声带、假声带充血、水肿和黏膜下出血所致
喉或声门下水肿	小儿较易发生，尤其是婴幼儿，轻度水肿即可使喉腔缩小而出现严重呼吸困难
喉溃疡	长时间气管插管，由于头颈部活动、咽喉反射、导管随呼吸移动摩擦机械损伤、细菌感染等，常发生喉溃疡。多见于声带后部、勺状软骨声带突部位
气管炎	气管内插管常发生气管炎和黏膜溃疡，拔管后病人自觉胸骨后不适和咳嗽，给予对症消炎处理

常见并发症	表　　现
气管狭窄	导管套囊压力过高，同时伴有导管频繁移动、细菌感染或持续低血压等诱因，不仅引起气管黏膜缺血坏死，严重者可发展到气管软骨破坏，继而出现环形瘢痕而致气管狭窄
声带麻痹	左侧发生率高于右侧，发生机制和喉返神经分支受压在导管和甲状软骨之间有关
勺状软骨脱白	为罕见并发症，可能与插管操作不当、导管过粗、拔管时套管没有放气等有关。

【常见的护理问题】

1. 气体交换受损：与通气不足等有关。

2. 清理呼吸道无效：与呼吸方式改变、分泌物过多有关。

3. 潜在并发症：气压伤、出血、呼吸机相关性肺炎、氧中毒、人工气道堵塞或移位等。

4. 语言沟通障碍：与建立人工气道有关。

5. 自理缺陷：与缺氧、使用呼吸机有关。

6. 营养失调，低于机体需要量：与消耗增加，摄入减少有关。

【中西医护理】

（一）一般护理

1. 病室管理：尽可能保证一人一室，室温 23℃～25℃，湿度 50%～60%。每日空气消毒 2 次，每次大于 30 分钟的通风不少于 2 次。室内禁止摆放鲜花、植物，严格探视陪伴制度，有呼吸道疾病者禁止进入。

2. 建立有效沟通：对神志清楚病人，用简单易懂的语言解释气管插管、气管切开和机械通气的重要性，并指导配合的方法。人工气道的建立，使病人无法用语言有效进行沟通，可采取书写、手势、约定信号等方式，让病人能有效表达意愿，避免焦虑，恐惧等不良情绪。

3. 加强基础护理：做好口腔护理和皮肤护理，预防 VAP 和压疮的发生。

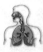

（二）呼吸机管理

1. 有创机械通气参数的设置和调节：潮气量、通气频率、吸气流速、PEEP、吸氧浓度、吸气时间、触发灵敏度、加温湿化罐的温度等。

2. 呼吸机管路的管理：遵循无菌操作原则连接呼吸机管道和湿化器。持续带机病人的管道和湿化器消毒更换 1 次/周，保持冷凝液瓶在管路最低位，避免管路中的冷凝液进入呼吸道，及时倾倒集液瓶中的冷凝水。

3. 呼吸机常见报警原因的处理：一旦发生报警，须迅速确定报警原因，及时正确的消除故障。

4. 机械通气病人撤机前后的护理

（1）撤机前：在给病人做好充分的心理护理基础上，选择充分休息后的上午，此时病人状态较好，医护人员较多，能保证抢救的及时有效。

（2）撤机后：①病情观察：撤机后继续吸氧，氧浓度比撤机时调高 10%，30 分钟后检测动脉血气分析，密切观察病人意识、面色、心率、血压及呼吸的频率、节律、深度、血氧饱和度。②心理护理：在撤机后半小时内应守护在床旁，鼓励病人，做好解释，加强沟通。同时指导病人采取腹式呼吸。③人工气道的护理：对于长期机械通气的病人，撤机后气管内的导管一般根据病人病情留置一段时间，因此，人工气道的护理也很重要。保持气道的通畅，预防感染，及时清除气道内的分泌物，加强口腔护理，经常检查气囊，以防误吸。

（三）气道管理

1. 保持呼吸道通畅：遵医嘱给予气道湿化或雾化吸入，保持气道一定的湿度。及时清理呼吸道分泌物。

2. 密切观察人工气道有无阻塞、扭曲等。

3. 吸痰：及时清理气道内分泌物，吸引频率根据分泌物量决定，每次吸痰前给予高难度氧 2 分钟，一次吸痰时间 ≤ 15 秒。

4. 呼吸治疗：给予雾化吸入、气管内滴药稀释痰液，定期翻身拍背，促进痰液引流。

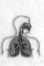

（四）病情观察

1. 观察与监测：机械通气期间观察病人病情、意识状态、生命体征、血氧饱和度、血气分析等指标。

2. 观察呼吸机运转情况和人机协调性。

（五）营养支持

给予高蛋白、高热量、高维生素的食物，行肠外营养时注意无菌技术与中心静脉管的护理，给予肠内营养时特别注意使病人体位大于30度。

（六）心理护理

1. 机械通气前的心理护理

病人当需要进行机械通气时病情均较危重，在紧张的气管插管或气管切开准备工作中，应抓紧时间进行病人的心理护理。让病人知道这一治疗措施是暂时性的，并可使他（她）的病情逆转，告知病人上机后可能出现的一些不适，让病人知道医生护士将陪伴病人康复以增强其治愈的信心。心理护理应针对病人不同的文化程度和社会背景，做细致的工作。

2. 减轻病人疼痛

机械通气时，由于病人不能直接表述，护士应注意病人是否有疼痛等特殊表现。操作时动作应轻柔、准确，尽量减少刺激。对病人态度要亲切和蔼，使病人逐渐减少焦虑和恐惧，配合治疗。疼痛明显者酌情给予适量止痛药。

3. 运用肢体语言增加护患交流

抓住各种时机，鼓励和安慰病人尽量减少其恐惧焦虑的情绪。鼓励病人通过手势、表情或书写来表达他们的感受、疑虑和要求，尽可能给予满意的回答和帮助。

4. 音乐疗法

可减轻机械通气病人的压力，降低病人的消耗。

（陈海燕）

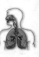

第六章 呼吸系统疾病的临床体征检查

第一节 中医临床体征检查

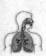
病情观察是护理人员的基本技能之一。病情观察的方法正确与否，直接影响病情的判断及护理措施落实的有效性和科学性。以中医基础理论为指导，运用整体观念和审证求因的原则，通过望、闻、问、切四诊的方法，收集病人的病情资料，及时、准确、细致地进行病情观察，掌握疾病变化规律，发现病人异常或危重情况，可为治疗和护理提供准确依据。

【望诊】

望诊（inspection）是指运用视觉，对病人全身和局部的病情，如色、神、形、态、头颈、五官、躯体、四肢、皮肤、络脉以及排泄物、舌象等，有目的地进行观察，以推断体内的变化，作为辨证施护的依据。

1. 望神色

神是人体生命活动的总称，广义的神是指人体生命活动的外在表现。狭义的神是指人的精神、意识、思维和情志活动。望神就是通过观察人体生命活动的整体表现来判断病情的方法。望神的重点在于观察目光、神情、气色和体态。

病人两目灵活而明亮有神，神志清楚，精神良好，面色红润，言语清晰，呼吸平稳，反应灵敏则是精气充盛、体健神旺的表现。虽病但精气未衰，脏腑未伤，病情轻浅，预后好，为得神。若病人两目乏神，精神不振，面色少华，倦怠乏力，少气懒言，动作迟缓，则表明正气不足，精气轻度损伤，脏腑功能减弱，为少神。若病人目光无彩，精神萎靡，表情淡漠，面色晦暗，言语不清，反应迟钝，动作失灵，甚至语无伦次，神昏谵语或猝然昏倒，目闭口开，手撒尿遗等，则是脏腑功能衰败的表现，表明病情严重，预后不良，为失神。若病人危重久病，失神多日，突见病情似有转机，是临终前的预兆，俗言"回光返照"。若病人目光无彩突然目光转亮，或久病、重病本已失神，突然精神好转。久病面色无华，突然面赤如妆。久病少气懒言，突然言语不休，或本不欲饮食，突然食欲大增，这是阴阳即将离决的危候，为假神。

2. 望面色

望面色是通过观察病人面部颜色与光泽的变化，可以了解机体脏腑的虚实，气血的盛衰以及病证性质的变化。正常面色是红黄隐隐，明润含蓄，称为常色。由于体质的差异、季节气候、生活和工作环境的影响，或因饮酒、运动、情志变化等因素，面色可有所变化，但只要不失明润含蓄的特征，就属于常色的范畴。病色是指人在疾病状态下，面部所显示的色泽。若病人面呈青色，多为寒证、痛证、瘀血或惊风。若病人面呈赤色，多为热证。久病、重病病人，若面部时时泛红如妆，为虚阳上越的戴阳证，属于真寒假热之危重证候。若病人面呈黄色，多为脾虚证、湿证。面目身体皆黄，称为黄疸。色黄而鲜明为阳黄，属湿热熏蒸；色黄而晦暗，为阴黄，属寒湿瘀滞。若病人面呈白色，多为虚证、寒证、失血或夺气。若病人面呈黑色，多为肾虚、寒证、水饮或瘀血。肾精亏耗的病人可见面黑而干焦，肾虚水泛的水饮证或寒湿下注的带下证病人，可见目眶色黑。

3. 望形态

（1）望形体是观察病人形体的强弱胖瘦及发育情况，以了解机体脏腑的虚实，气血的盛衰，邪正的消长。形体强壮，体形健美则人体五脏功能旺盛，抗病能力强。若体形肥胖，肤白无华，伴精神不振，为阳气不足。若形瘦肌削，面色苍黄，胸廓狭窄，皮肤枯槁，为阴血不足，肾气亏损，或后天失养，脾胃虚弱。

（2）望姿态是观察病人的动静姿态及肢体的异常动作，以判断疾病的性质和邪正的虚实。若病人喜动，多属阳证。喜静，多属阴证。若病人卧时蜷缩成团，面常向里，喜加衣被，多为阴证、寒证、虚证。若病人卧时仰面伸足，常揭去衣被，不欲近火，多属阳证、热证、实证。若病人坐而喜伏，少气懒言，则属肺虚气弱或肾不纳气证。若见病人坐而不得卧，卧则气逆喘咳，则属心阳不足、水气凌心证。若见病人眼睛、四肢不时颤动，多为热病发痉的先兆。若病人站立不稳，其态似醉，常伴眩晕者，多为肝风内动。若病人关节肿痛或麻木不仁，行动不便，多为痹症。若病人猝然昏仆，口吐涎沫，四肢抽搐，醒后如常，属痫证。若病人肢体软弱无力，行动不便，甚至肌肉萎缩，多为痿证。

4. 望头颈五官

（1）观察头面是指观察病人的头面形态、头发色泽等。头为诸阳之会，精明之府。肾之华在发，发为血之余。望头、发可了解肾精、脑髓以及脏腑精气的盛衰。若病人头形过大或过小，伴智力低下，多为先天不足，肾精亏虚。若病人面部肿胀，多见于水肿证。若病人两腮肿胀、炽热，面赤咽痛者，为温毒壅结气血所致的腮肿。观察头发，可了解肾气的盛衰。若发黑浓密而润泽者，属肾气充盛，精血充足。若发黄稀疏，干枯不荣者，属精血不足，肾气亏虚。

（2）观察颈项，应注意外形和动态的变化。若见病人颈项强直，多为温病火邪上攻。颈部有肿物，常为瘿瘤或瘰疬。年老体弱者项软、头垂，则为肾精亏竭。

（3）观察五官包括望目、鼻、耳、口唇等。病人双目白睛发黄为黄疸，双目白睛发红多为肺火或外感风热证，肝风内动的病人可见两目斜视，目窠浮肿常为气虚或水肿初起。小儿惊风则见两目上视，白多黑少，不能转动。若病人喘促、高热、鼻翼扇动，为痰热壅肺。久病鼻扇，喘促，汗出如油者，为肺肾精气衰绝危候。鼻流浊涕，多为外感风热，鼻流清涕，多为外感风寒，久流黄稠浊涕且腥臭者，为湿热蕴蒸所致的鼻渊。鼻柱溃烂塌陷，常见于麻风或梅毒病人。病人口唇淡白多属血虚，唇色深红而干为热盛伤津，唇色鲜红多为阴虚火旺，唇色青紫多为气滞血瘀，口唇干裂多为外感燥邪或邪热伤津，口唇糜烂属脾胃蕴热。若口开不闭为口张，属虚证。口闭难开为口噤，属实证。耳轮以红润为佳，或黄或白或黑者都属病象。病人耳内流脓，为脓耳，多因肝胆湿热蕴结所致。若耳轮干枯焦黑，则为肾精亏耗。耳根发凉，耳背有红络者，多为麻疹先兆。

5. 望齿龈、咽喉

通过重点观察齿龈、咽喉部的局部变化，可诊察肺、肾、胃的病变。望齿龈主要观察齿龈的润燥、色泽和形态。若见病人牙齿干燥不泽，多为胃热炽盛，耗伤津液。若齿干如枯骨，则为肾精枯竭，齿龈红肿疼痛时，多属胃火上炎，牙龈易出血，多属阴虚火旺或脾不统血。望咽喉主要观察咽喉部色泽、形态和分泌物。若咽喉部红肿疼痛，多属外感风热或肺胃有热。咽部红肿溃烂，有黄白脓点，多属肺胃热毒壅盛。咽部色鲜红娇嫩，疼痛不甚，多为阴虚火旺。

6. 望皮肤

感受外邪或脏腑病变，可通过经络反映于肌表。望皮肤主要是观察皮肤色泽、形态的变化以及斑疹的鉴别等。皮肤发赤，色如涂丹，为丹毒。皮肤色黄并兼见目睛黄染，属黄疸，色鲜明为阳黄，色晦暗为阴黄。斑，点大成片，形如锦纹，平铺于皮肤，摸之不碍手，压之不褪色，色红或紫暗。疹，点小如粟米，高出皮肤、抚之碍手，压之褪色，色红或淡红。观察皮肤形态还应观察有无疔、疖、疽、痈等。

7. 望舌

舌象的变化，能客观地反映正气盛衰，病邪性质，病位深浅，病势进退，帮助判断疾病转归和预后，为辨证施护提供重要依据。观察舌象的主要内容包括望舌质和望舌苔。正常舌象为舌色淡红明润，舌苔薄白均匀，干湿适中，柔软灵活。

（1）望舌质：通过重点观察神、色、形、态的变化，以诊察脏腑病变。

望舌神是观察舌质的荣枯，以辨别有神、无神。若见舌质红润，舌体活动自如，为有神，虽病亦属轻浅，预后良好。舌体干枯，晦暗无华，为无神，属于病情较重，预后不良。

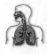

望舌色是通过观察舌质的颜色，以了解疾病的变化。淡红舌，常见于正常人，疾病时见之，多属病情较轻。淡白舌为虚证、寒证，多属气血不足、阳气虚弱。红舌为热证，多属热盛气血壅滞。绛舌主热盛，青紫舌主寒证、瘀血、热证。舌色绛紫，干枯少津，多为热盛伤津。舌质紫暗有瘀斑，为瘀血内停。舌质青紫，为寒凝血瘀。

望舌形主要观察舌体的形态变化，如胖瘦、老嫩、有无裂纹、芒刺等。舌体胖大，边有齿痕，为胖大舌，多属脾肾阳虚，水湿内停。舌体瘦小而薄，为瘦薄舌，多属气血阴液不足。舌质纹理粗糙，干燥皱缩，舌色较暗，为苍老舌，多属实证。舌质纹理细腻，色淡质嫩，为娇嫩舌，多属虚证。舌面有明显裂沟，为裂纹舌，多因精血亏损，舌体失养所致。舌面乳头增生、肥大、高起如刺，摸之棘手，为芒刺舌，多因里热炽热，邪热内结所致。

望舌态，观察舌体的动态变化，如有无舌体强硬、痿软、颤动、歪斜、吐弄、短缩等。舌体板硬强直，运动不灵，为热陷心包、高热伤津或风痰阻络。舌体痿软，伸缩无力，为气血俱虚或阴液亏损。舌体震颤抖动，不能自主，为肝风内动。舌体歪斜，偏向一侧，多为肝风挟痰，痰瘀阻络。吐弄舌，多为心脾有热。舌体短缩，不能伸长，多为寒凝筋脉、热极动风、气血亏虚，属病情危重证候。

（2）望舌苔：主要观察苔色与苔质的异常变化。

望舌苔色主要观察舌苔的颜色。苔色因病邪、病性、病位的不同而有所变化。白苔多为表证、寒证、湿证。苔薄白而润，多为风寒表证。苔薄白而干，多为风热表证。苔白厚腻，多为痰饮停聚、湿浊内阻、食滞不化。苔白厚如积粉，扪之不燥，多为外感秽浊之气，与热毒相结而成，常见于外感湿热病。黄苔主里证、热证。舌苔愈黄，则热邪愈重，即苔色淡黄为热轻，深黄为热重，焦黄为热极。苔薄微黄，多为风寒化热或风热表证。苔黄而厚腻，多为湿热内蕴，饮食积滞或痰热内盛。苔厚黄而燥，为高热伤津。灰苔即浅黑苔，主里证或里寒证。苔灰而滑润，为痰饮内停或寒湿中阻。苔灰而干燥，为热炽伤津或阴虚火旺。黑苔主里证、热证、寒证，多见于病情危重者。苔黑而干燥，为热极津枯。苔黑而滑润，为阳气虚衰，阴寒内盛。

望舌苔质主要观察舌苔质地的厚薄、润燥、腻腐、剥脱等变化。舌苔的厚薄主要反映病邪的深浅。透过舌苔隐约见到舌体者为薄苔，为疾病初起，病邪在表，病情轻浅。透过舌苔不能见到舌体者为厚苔，为邪入脏腑，病邪在里，病情较重，或内有痰湿、食积。舌苔由薄变厚，多为邪气渐盛，病势渐进。舌苔由厚变薄，多为正胜邪退，病势渐退。

舌苔的润燥主要反映体内津液的盈亏和输布。干湿适中，润泽有津为润苔。若舌面过滑，伸舌欲滴为滑苔。舌苔干燥，扪之无津，甚则干裂，为燥苔。舌苔毫无水分，苔质粗糙，称为糙苔。舌苔润滑者说明津液未伤或津液内停，舌苔干燥者说明津液亏损或津液输布障碍。

舌苔的腻腐反映体内湿浊的情况。舌面上覆盖着一层颗粒细腻而致密的滑黏苔垢，刮之难去，为腻苔，多为湿浊内蕴，阳气被遏所致。若苔质疏松，颗粒较大，形如豆腐渣堆积舌面，刮之即去，为腐苔，多为食积、痰浊久积不化，胃气大伤所致。舌苔的剥落主要反映胃气的存亡，邪正的盛衰。舌苔剥落不全，为花剥苔，多为胃腑气阴两伤。舌苔骤然退去，舌面光洁如镜，为光剥苔，又称"镜面舌"，为胃阴枯竭、胃气大伤之证。

8. 望排出物

通过观察排出物的形、色、质、量的变化，以了解各相关脏腑的病变和邪气的性质。凡排出物色白质清稀者多属寒证、虚证。色黄质稠浊者多属热证、实证。

（1）痰：痰白而清稀，量多者，为寒痰。痰黄黏稠，坚而成块者，多为热痰。痰少而黏，难于咳出者，多为燥痰。痰白质稠，量多，滑而易咳出者，为湿痰。痰中带血，血色鲜红者，多为热伤肺络。咳吐脓血痰，气味腥臭者，为肺痈。

（2）涎：口中时吐黏涎者，多属脾胃湿热，湿浊上泛。口流清涎量多者，多属脾胃虚寒，气不摄津。小儿口角流涎，多属脾虚，不能摄津所致，亦可见于胃热、虫积或消化不良。老年人口角流涎，多属肾虚不摄。

（3）呕吐物：呕吐物清稀，无酸臭味，多为脾胃阳虚或寒邪犯胃。呕吐物酸腐且夹杂未消化的食物，多为食滞不化。呕吐清水痰涎，伴口干不欲饮，苔腻胸闷，多属痰饮。

（4）小便：小便清长而量多者，多为寒证。黄赤而短少者，多为热证。尿中带血者，多属热伤血络。尿有砂石者，为石淋，多属湿热蕴结下焦。尿浑浊如米泔水或滑腻如膏脂者，为尿浊或膏淋，多属湿热下注。

（5）大便：大便稀溏如糜，色深黄而黏，多属肠中有湿热。大便稀薄如水样，夹有未消化的食物，多属寒湿。大便状如黏冻，夹有脓血，是为痢疾。

9. 望小儿食指络脉

通过观察3岁以内的小儿食指内侧络脉形色的变化，来判断疾病性质及转归预后。小儿正常食指络脉隐隐显露，色淡红略紫。一般络脉浮现易见者，病位较浅，多见于外感表证。络脉沉滞模糊者，主病在里，多见于内伤里证。

【闻诊】

闻诊（auscultation and olfaction）通过听声音和嗅气味以了解病人病情变化的诊察方法。

1. 听声音

听声音是指通过听病人的语言、呼吸、咳嗽、呕吐、呃逆等各种声响，来判断疾病的寒热虚实。

（1）语声、语言：若病人语声高亢有力，多言躁动者，属实证、热证。语声低微无力，少言者，多属虚证、寒证。新病初起，声音突然嘶哑者，多为外邪袭肺，肺气不宣所致，属实证。久病声哑，多为内伤，肺肾阴虚，津液难以上承声门所致，属虚证。久病重病，突然声音嘶哑，是脏气将绝之危象。若见病人神志不清，胡言乱语，声高有力，为谵语，多属热扰心神之实证。神志不清，语言重复，声音低微，多属心神大伤，精神散乱之虚证。

（2）呼吸：若病人呼吸如常，是形病而气未病。呼吸异常，是形气俱病。外感邪气有余，呼吸气粗而快，属实证、热证。内伤正气不足，

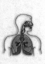

呼吸气微而慢，属虚证、寒证。呼吸困难，短促急迫，甚或张口抬肩、鼻翼扇动，难以平卧者，为喘，因肺失宣肃，肺气上逆所致。呼吸急促，喉中痰鸣如哨音，常反复发作，缠绵难愈，为哮，多因内有痰饮伏肺，复感外邪，引动伏饮而发。喘不兼哮，但哮必兼喘。故喘以气息急迫困难为主，哮以喉间哮鸣音为特征。

（3）咳嗽：若病人咳声重浊，多属实证。咳声低微，息短气怯，多属虚证。咳痰不爽，痰稠色黄，多为肺热。咳有痰声，痰多易出，多为寒痰或湿痰咳嗽。干咳无痰，或痰少而黏，不易咳出，多属燥邪犯肺或肺阴亏虚所致。咳嗽阵发，连声不绝，咳而气急，终止时常有鸡鸣样回声者，为顿咳，也称为百日咳，多见于小儿。咳声如犬吠，声音嘶哑，吸气困难，为白喉。

（4）呕吐：若病人呕吐声音微弱，来势缓慢，多属虚证、寒证。呕吐声音洪亮，来势较猛，多属实证、热证。若热扰神明，呕吐呈喷射状，属病情较重。

（5）嗳气：若病人嗳气有酸腐气味，兼见脘腹胀满拒按，为宿食内停。嗳气频作且声音响亮，常随情志变化而增减，多为肝气犯胃。嗳气声低、断续，伴食欲不振，多为脾胃气虚，胃失和降，气逆于上。

（6）呃逆：若病人呃声频作，连续有力，高亢而短，多属实热证。呃声沉缓而长，低弱无力，多属虚证、寒证。久病、重病出现呃逆，呃声低弱，多为胃气衰败之危象，预后不良。

2. 嗅气味

通过嗅，辨病人身体之气，其分泌物、排泄物之气以及所居病室之气的变化，以诊察疾病的方法。

若病人口气臭秽，多属胃热湿蕴。口气酸馊，兼胃脘胀闷，为食积肠胃。病人的分泌物及排泄物凡气味酸腐臭秽者，多属实证、热证。气味偏淡，略有腥味者多属虚证、寒证。病人咳吐脓血浊痰，腥臭味异常者，为肺痈，多为热毒炽盛所致。鼻流腥秽浊涕者为鼻渊，多因肺热或脾胃湿热内盛所致。小便臊臭混浊者，为膀胱湿热下注。若大便酸腐臭秽或兼脓血者，多为宿食或肠胃积热。妇女带下清稀而腥者，为寒湿下

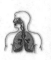

注。室内闻及尿臊味，多见于水肿病晚期。烂果味多见于消渴病病人。久病重病、脏腑衰败者，有腐败尸臭气味。

【问诊】

问诊（inquiry）是在望诊、闻诊的基础上，通过有目的地询问病人或陪诊者，以了解病情的一种方法。在病情观察时，通过问诊可以帮助确定疾病的性质，为疾病的诊治和护理提供依据。问诊的主要内容包括病人的一般情况（姓名、性别、年龄、职业、住址、籍贯等）、主诉、现病史、既往史、个人生活史、家族史等。现病史包括疾病的发生、发展、治疗经过，现在症状和其他与疾病有关的情况，现在症状是当前病理变化的反应，是辨病和辨证的重要依据，因此是问诊的主体内容。

1. 问寒热

询问病人有无怕冷、发热的感觉及寒热出现的时间、轻重、持续的时间及伴随症状等，以辨明病邪性质和机体阴阳盛衰等情况。

恶寒发热见病之初起，恶寒与发热同时并见，多为外感表证。恶寒重发热轻为风寒表证。发热重恶寒轻为风热表证。但寒不热为病人只觉怕冷，而不发热，多为里寒证。久病畏寒，多为阳虚证。但热不寒指病人只发热，不恶寒，兼口渴便秘，多为里热证。高热持续不退（体温超过39℃），为壮热，属里实热证。定时发热或定时热甚，如潮汐般有一定规律，为潮热，属阳明实证、湿温病或阴虚证。轻度发热多在37℃～38℃之间，为微热，常见于某些内伤病或温病后期。寒热往来指恶寒交替发作，属少阳病或疟疾。

2. 问汗

主要询问病人有无出汗、汗出的时间、多少、部位及伴随症状等。表证有汗，多见于风邪、风热表证。表证无汗，多为风寒表证。日间经常汗出，活动后更甚，常伴有神疲乏力、畏寒等，为自汗，多属气虚、阳虚证。睡时汗出，醒则汗止，为盗汗，多属阴虚或气阴两虚证。

3. 问疼痛

主要询问病人疼痛的部位、性质、程度、时间、喜恶及伴随症状等。头痛骤起，病势较剧，多属实证。时痛时止，绵绵而痛者，多属虚证。

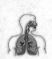

腹痛喜按，喜暖，多属虚证。腹痛拒按，喜冷，多属实证。绕脐腹疼痛者，多为虫积。疼痛伴有胀满的感觉，为胀痛，多因气滞引起。疼痛如针刺之感，为刺痛，主瘀血。疼痛伴有灼热感而喜冷恶热，为灼痛，多因火邪窜络，阴虚熬盛所致。痛处游走不定，或走窜攻痛，为窜痛，多因气机阻滞或风邪阻络所致。疼痛剧烈如刀绞，为绞痛，多因有形实邪闭阻气机所致。疼痛较轻微，但绵绵不休，为隐痛，多属虚证。

4. 问头、身其他不适

指询问头、身、胸腹部位除疼痛以外的其他不适感觉，主要包括头晕、胸闷、心悸、肋胀、腹胀、身重、麻木和乏力等症状，应详细询问其症状特点，注意不适的程度、时间，有无诱因、伴随症状及病史等情况。

5. 问耳目

主要询问病人耳目听视情况，有无耳鸣、耳聋、目涩、目痒、目痛等异常变化。通过问耳目，不仅可以了解耳目局部有无病变，还可了解肝、胆、肾、三焦及其他脏腑的病变情况。

6. 问睡眠

主要询问睡眠时间的长短、入睡程度的深浅及伴随症状等。失眠指经常不易入睡，或睡后易醒，或彻夜难眠，也称不寐。失眠兼见心悸健忘、面色无华、食少无力，多为思虑过度，心脾两虚。不易入睡，兼见潮热盗汗，腰膝酸软者，多为心肾不交。若失眠而兼胸闷嗳气、脘腹胀满，多为食滞内停，胃气不和。嗜睡指睡意浓深，不分昼夜，时时欲睡，呼之即醒，醒之欲寐，也称多寐。若困倦多眠，兼见头昏、身重、脘闷者，多为痰湿困脾。病后嗜睡，为正气未复。

7. 问饮食口味

通过对食欲、食量、饮水量、口味的询问，可以了解脏腑虚实和功能盛衰，益于脾胃疾病诊断。

（1）食欲与食量：食欲减退或不欲食，胃纳呆滞，多为脾胃功能失常。若病程中食量渐减，多为脾胃虚弱。食量渐增，为胃气渐复。消谷善饥，为胃火炽盛。饥不欲食，胃中灼热、嘈杂者，多为胃阴不足。厌

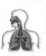

食油腻厚味，伴胸胁胀痛、灼热者，多为肝胆湿热。嗜食生米、泥土等异物者，多见于小儿虫积。

（2）口渴与饮水：口不渴，不欲饮者，为津液未伤，见于寒证、湿证。口渴多饮者，为体内津液不足，见于热证、燥证。渴不多饮时，若喜冷饮者，多属湿热内蕴。若喜热饮者，多属痰饮内停。大渴喜冷饮，面赤壮热者，属里热亢盛。口渴喜饮，伴小便量多，能食易饥者，为消渴病。

（3）口味：口淡乏味，多为脾胃虚寒。口中泛酸，多为肝胃蕴热。口中酸馊，多为食积内停。口苦，多为肝胆热盛。口甜而黏腻，多为脾胃湿热。口中味咸，多为肾虚及寒证。

8. 问二便

指通过询问病人大小便的形状、颜色、气味、时间、次数、排泄量以及伴随症状，以辨别疾病的虚实、寒热及病情变化。

长期黎明前腹痛泄泻，下利清谷，为"五更泄"，属脾肾阳虚。腹痛泄泻，泻下酸腐，泻后痛减者，多为伤食泄泻。便下脓血，里急后重，为湿热下痢。先血后便，血色鲜红，为湿热伤络或痔疮出血。先便后血，血色紫黑，为脾不统血或瘀血内阻。便时脱肛，为气虚下陷。便秘兼发热口渴、腹满胀痛，多为热结肠道。久病、老人、孕妇或产后便秘，多为津亏血少或气阴两虚。小便短赤而急迫，多为热证。清长而量多，伴形寒肢冷，多属虚寒证。小便频数，甚至自遗或失禁，多为肾气不足，膀胱失约。

9. 问经带

经、带、胎、产是妇女特有的生理现象。对女性病人除常规问诊内容外，还须询问婚否、月经、白带、妊娠、产育等情况。

询问月经周期、行经日数，月经的量、色、质等。月经先期，色红而量多，质稠，多为热盛迫血妄行。月经后期，色紫暗有块，经前腹痛，多为血瘀或寒证。经行无定期，腹痛拒按或经前乳胀，多为肝郁气滞。闭经，兼见色淡、神疲气短，面色无华，食少，多为血虚。如兼精神抑郁，少腹拘急疼痛，舌质紫暗，多为气滞血瘀。白带主要询问带下的色、

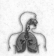

量、质等方面的情况。带下量多稀白，多为脾肾阳虚。带下量多色黄，质稠臭秽，多为湿热下注。白带中夹有血液，赤白相间，稠黏臭秽，多为肝经郁热或湿毒内结。

10. 问小儿

对小儿的病情观察，主要依靠询问亲属并结合望诊、闻诊和切诊。问小儿病情除一般内容外，还要询问幼儿出生前后的情况、健康情况、既往病史、预防接种史、传染病史、喂养方法、生长发育以及发病前后等详细情况。

【切诊】

切诊（pulse-taking and palpation）是医护人员用手在病人体表进行触、摸、按、压，以了解疾病内在变化和体表反应的一种诊察方法。切诊包括脉诊和按诊。

1. 脉诊

指对病人身体某些特定部位的动脉进行切按，体验脉动应指的形象，以了解病情的一种方法。人体的血脉贯通全身，内连脏腑，外达肌表，运行气血，周流不休，所以脉象能够反映全身脏腑组织的功能活动情况，通过观察脉象，可以判断疾病的病位，推断疾病的预后。

正常脉象又称为平脉，表现为三部有脉，不浮不沉，不大不小，从容和缓，柔和有力，节律一致。平脉常受年龄、性别、气候、饮食、劳动、情绪等不同因素影响而产生相应的生理变化。疾病反应于脉象的变化，即为病脉。浮脉多属表证。沉脉多属里证。脉数而有力多为热证。脉迟而无力多为虚寒证。脉来弦涩多属气滞血瘀之证。

2. 按诊

对病人的肌肤、手足、脘腹及其他病变部位施行触摸按压，以测知局部冷热、软硬、压痛、痞块或其他异常变化，从而推断疾病的部位、性质和病情的轻重等情况。

（1）按肌肤：凡身热病人，按其皮肤，初按热甚，久按热反转轻者，为表热证。久按其热更甚，热自内向外蒸发者，为里热证。皮肤干燥，为津液不足。肌肤肿胀，按之凹陷，松手不能即起者，为水肿。举手即起者，为气肿。

（2）按手足：病人手足俱冷，多为阳虚寒盛。手足俱热，为阳热炽盛。手心热，多为阴虚内伤发热。手背热，多为外感发热。两足皆凉，多为阴寒内盛。两足心热，多为阴虚。

（3）按脘腹：腹痛喜按，按之痛减者，多为虚证。腹痛拒按者，多为实证。腹内有肿块，按之坚而不移，痛有定处者为积，多属血瘀。肿块时聚时散，按之无形，痛无定处者，为瘕为聚，多属气滞。

（4）按腧穴：腧穴是经络气血在身体表面聚集、输注或通过的重点部位。脏腑病变可以在其经络循行的特定穴位出现较明显的压痛点、敏感反应或可摸到结节状、条索状物，可作为判断脏腑病变的辅助诊断。

通过望、闻、问、切四诊所获得的病情资料，按照中医理论进行辨证分析，在辨明疾病的病因、病位、病性以及邪正盛衰的基础上，确立证候，为辨证施护提供依据。临床常用的辨证方法包括病因辨证、八纲辨证、脏腑辨证、六经辨证、卫气营血辨证与三焦辨证等。在进行病情分析时，不同的病证，可采用不同的辨证方法。

第二节　西医胸部临床体征检查

胸部体检是呼吸系统疾病病人进行体格检查的重点。全面的胸部体检，包括视、触、叩、听等系统检查。理解和掌握呼吸系统疾病相关体征的特点，对疾病的诊断、病情严重程度的判断具有重要意义。

【视诊】

胸部视诊可以直接发现病人的体征特点，包括病人的体位、呼吸频率、呼吸幅度及节律、呼吸运动异常、胸廓畸形等。

1. 体位

体位是呼吸困难病人直接的表现，常有端坐位、平卧位或侧卧位。通过观察、询问病人呼吸困难对体位的影响，可判断疾病严重程度。坐位者应询问能否平卧以及平卧时呼吸困难有无加重。平卧位病人则应询问并观察改变体位时呼吸困难有无减轻。侧卧位者应询问是否可以改变体位，改变体位后有无呼吸困难等。

端坐呼吸（orthopnea）：因呼吸困难而采用强迫坐位，可见于左心衰竭、严重的慢性气道病变（如支气管哮喘和慢性阻塞性肺疾病）、膈肌疲劳或瘫痪等。

直立位呼吸困难（platypnea）：直立时呼吸困难明显而卧位减轻，见于肝肺综合征所致的呼吸困难，其低氧血症与肺内动-静脉分流有关。

强迫侧卧位：为减轻呼吸困难而被迫采用侧卧位，主要见于气胸和胸腔积液。常采用气胸在上／胸腔积液在下的体位，以使肺脏能更有效进行呼吸运动。

2. 呼吸频率和幅度异常

（1）呼吸浅快：多见于肺实质、间质疾病、胸膜疾病（气胸、胸腔积液）、膈肌功能异常或腹部疾病造成的膈肌上抬等所致肺脏扩张受限，使潮气量减少，呼吸频率代偿性增加。

（2）呼吸深大：多见于 Kussmaul 呼吸和癔症病人。前者主要是因为病人存在各种类型代谢性酸中毒，如酮症酸中毒、乳酸酸中毒等，为平衡血 pH 下降，出现呼吸代偿性加深加快，以排出更多二氧化碳。后者为情绪因素造成呼吸过深过快，因为短时间内呼出过多二氧化碳，可以出现急性呼吸性碱中毒，继而出现血中游离钙降低，而出现手足搐搦等体征。

（3）呼吸浅慢：常见于呼吸中枢受抑制的情况，如镇静剂过量、吗啡中毒等。也见于代谢性碱中毒时机体为代偿而出现呼吸变浅变慢，血二氧化碳分压增加。

3. 呼吸节律异常

（1）周期性呼吸（periodic breathing）：包括潮式呼吸和间停呼吸。多见于严重中枢神经系统疾病，后者的损害更为严重。

（2）叹息样呼吸（sigh respiratory pattern）：隔一段时间就出现一次不自主的深长呼吸，类似于叹息，常见于焦虑症或抑郁症等病人。

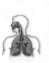

4. 呼吸时相异常

正常情况下，吸气相和呼气相的时间长度约为1:1.5，呼气相较长。由于呼吸阻力增加，可出现呼吸时相延长，延长发生的时相取决于气道阻塞的部位。吸气相延长见于上气道阻塞，常伴有"三凹征"。部分可同时伴有喘鸣，即吸气相响亮的干鸣音。呼气相延长见于小气道狭窄，常见于支气管哮喘和慢性阻塞性肺疾病等慢性阻塞性气道。

三凹征（retraction sign）：指吸气时出现胸骨上窝、锁骨上窝和肋间隙处向内凹陷。主要见于咽喉部阻塞（如喉头水肿、重症喉炎、双侧声带麻痹、肿瘤等）、上气道狭窄（气管肿瘤或异物、气管软化、瘢痕性狭窄、外压性狭窄等）、也见于左右主支气管均狭窄的情况。吸气时因为阻塞存在气流无法顺畅进入肺内，为克服阻力使进入气体量增加，需更加用力吸气以增加胸内负压。胸内负压增加即可引起胸骨上窝、锁骨上窝和肋间隙处软组织向内凹陷，出现"三凹征"。"三凹征"还见于哮喘或重度慢性阻塞性肺疾病，由于肺脏过度充气，肺内压增加，使得胸内负压明显下降，胸廓失去负压的牵拉而出现膨隆。此时，吸气时为克服肺内压增加造成的胸内负压下降，需用力吸气，使气体能够进入肺脏，此时因为胸内负压增加而出现"三凹征"。

支气管哮喘和心源性哮喘都可以表现为端坐呼吸，双肺哮鸣音。需通过结合病史、痰液性状等进行鉴别。体征方面，心源性哮喘病人可能存在有器质性心脏病的异常体征，如病理性杂音、奔马律等。心源性哮喘病人随着病情进展在肺底部出现湿性啰音，可随体位而变动。胸片检查，支气管哮喘病人常表现为肺过度充气，而心源性哮喘病人则可发现肺瘀血征象和心脏形态异常

5. 胸廓畸形或形态异常

正常胸廓两侧大致对称，呈椭圆形，前后径:左右径约为1:1.5。

（1）胸廓畸形（thoracic deformity）：桶状胸见于慢性阻塞性肺疾病、支气管哮喘急性发作期。佝偻病胸多见于儿童。漏斗胸，鸡胸，脊柱畸形所致胸廓畸形。

（2）单侧胸廓形态异常：单侧胸廓膨隆见于大量胸腔积液、气胸

等，单侧胸廓塌陷见于肺叶切除术后、胸膜肥厚粘连、大面积肺不张等。单侧胸廓形态异常常伴有气管位置变化。

6. 呼吸运动异常

（1）呼吸运动不对称：呼吸运动减弱的一侧为病变侧。

（2）胸腹矛盾运动：吸气时胸腔负压增加，膈肌被动上移，腹部随之下陷，而呼气时，胸腔正压增加，膈肌被动下降，腹部随之膨隆。是由于膈肌疲劳或瘫痪，无力收缩，呼吸由辅助呼吸肌驱动，膈肌则随胸膜腔内压变化而被动运动。因呼吸运动和正常情况相反，称为矛盾呼吸

（3）反常呼吸：当胸壁因为外伤出现多根多处肋骨骨折时，将出现胸壁软化。吸气时由于胸内负压增加，病变部位胸壁将塌陷，而呼气时由于胸内正压增加，病变部位会隆起，与胸壁其他部位在呼吸运动时的变化相反，称为反常呼吸。此种胸壁病变也称为"连枷胸"。

7. 上腔静脉阻塞

上腔静脉阻塞（superior vena cava obstruction）：肿瘤压迫、侵犯或其他因素造成上腔静脉阻塞，导致静脉回流障碍，引起相应体征。包括头面部肿胀、颈静脉怒张，胸前部位浅表静脉蚓状曲张。

【触诊】

1. 胸壁触诊

用于胸壁痛和其他类型胸痛的鉴别诊断，如胸膜性胸痛和根性痛。胸壁压痛阳性强烈提示其为胸壁痛，见于肋骨骨折、软组织挫伤或其他损伤、肋软骨炎等。胸壁触诊亦可发现皮下气肿、张力性气胸（合并纵隔气肿）和交通性气胸。

2. 语音共振和胸膜摩擦感

与听诊的听觉语音和胸膜摩擦音检查相同。

【叩诊】

1. 对比叩诊

通过对比叩诊检查可判断病变部位的含气量，是肺部和胸膜疾病的重要特征。部分体征单独具有强烈的诊断指向性，如病变侧叩诊呈鼓音常见于气胸，张力性肺大泡表现叩诊鼓音。病变侧大部分病变部位叩诊

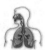

呈实音，见于大量胸腔积液。

2. 肺界的叩诊

肺下界叩诊最为常用。检查时需要取坐位，通过判断叩诊音的变化确定肺下界，除了肺部疾病外，胸膜病变，包括胸腔积液和气胸都能引起肺下界检查结果的异常。

【听诊】

1. 生理性呼吸音

正常情况下肺脏不同部位在听诊时可为肺泡呼吸音、支气管肺泡呼吸音和支气管呼吸音等。呼吸音的强弱变化和呼吸运动相一致，即呼吸运动增强时，呼吸音增强。

2. 病理性呼吸音

（1）干性啰音（rhonchi）：高调性干啰音（哮鸣音）、低调性干啰音（鼾音）、喘鸣音发生于吸气相，高调而单一。见于上呼吸道或大气道狭窄，如支气管哮喘、喉头痉挛、声带功能紊乱、气管肿物等。

（2）湿性啰音（crackles）：随体位变化的湿性啰音常提示充血性心力衰竭，长期存在的固定性湿性啰音提示支气管扩张、重症肺炎、慢性肺脓肿等。高调、密集，类似于撕扯尼龙拉扣的细湿啰音，称为爆裂音，见于间质性肺病、特发性肺纤维化等。

（3）语音共振（vocal resonance）：用于判断病变部位的传导性能，语音共振增强最常见于肺实变。

（4）胸膜摩擦音（pleural friction rub）：常见于胸膜炎、肺部炎症累及胸膜。

【其他系统相关体征】

1. 头部：CO_2 潴留表现：球结膜水肿、面色潮红、多汗。鼻窦：慢性咳嗽（上气道咳嗽综合征）、支气管扩张病人应注意检查鼻窦。咽部：上气道咳嗽综合征可见到咽喉壁黏膜呈鹅卵石样改变。扁桃体检查等。

2. 颈部：颈静脉有无充盈或怒张，气管位置等。

3. 生命体征：重症病人需要特别关注生命体征的变化。

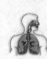

4. 心脏：和肺部疾病关系密切，需关注器质性心脏疾病的异常体征。

5. 皮肤、黏膜、淋巴结：检查皮肤和黏膜是否存在发绀，肺癌时检查是否存在淋巴结转移。

6. 腹部：右心衰竭的腹部体征，引起肺部疾病的腹部疾病，肝肺综合征的肝脏疾病表现，肝脏疾病所致肺动脉高压等。

7. 脊柱四肢：脊柱是否有畸形，下肢深静脉血栓相关体征，杵状指（趾）。

杵状指（趾）（clubbing of digits）：是手指和脚趾末端出现类似鼓槌样膨大，可见于多种临床体征，其中以肺部疾病最为常见，包括支气管扩张、慢性肺脓肿、支气管肺癌、肺间质病变等。也见于先心病、肝硬化、营养不良等。

（魏李萍）

第七章 护士的职业安全防护

第一节 职业安全标准预防

标准预防（standard precaution）是针对医院所有病人和医务人员采取的一组预防感染措施。其措施包括手卫生，根据预期可能发生的暴露选用手套、隔离衣、口罩、护目镜或防护面屏，以及安全注射。也包括穿戴合适的防护用品处理病人环境中污染的物品与医疗器械。

标准预防是基于病人的血液、体液、分泌物（不包括汗液）、非完整皮肤和黏膜均可能含有感染性因子的原则。标准预防不仅是预防病人间的交叉感染，也是预防医务人员自身发生感染的重要措施。正确使用防护用品，是标准预防的重要手段。医务人员防护用品的使用，应符合国家相关标准，在有效期内使用。

额外预防是在标准预防基础上，针对感染性疾病病原学特点和传播途径，以阻断接触传播、飞沫传播或空气传播途径为目的，而采取的针对性综合防控措施。

【相关定义】

呼吸道卫生（respiratory hygiene）：是指呼吸道感染病人佩戴医用外科口罩，在咳嗽或打喷嚏时用纸巾盖住口鼻，接触呼吸道分泌物后实施手卫生，并与其他人保持 1 m 以上距离的一组措施。

空气传播（airborne transmission）：指带有病原微生物的微粒子（≤5 μm），通过空气流动导致的疾病传播。

飞沫传播（droplet transmission）：指带有病原微生物的飞沫核

（> 5 μm），在空气中短距离（1m 内）移动到易感人群的口、鼻黏膜或眼结膜等导致的传播。

接触传播（contact transmission）：指病原体通过手、媒介物直接或间接接触导致的传播。

感染链（infection chain）：是感染在医院内传播的三个环节，即感染源、传播途径和易感人群。

产生气溶胶的操作（aerosol-generating procedures）：能产生气溶胶的操作，例如气管插管及相关操作、心肺复苏、支气管镜检、吸痰、咽拭子采样、尸检以及采用高速设备（如钻、锯、离心）的操作等。

个人防护用品（personal protective equipment，PPE）：指用于保护医务人员避免接触感染性因子的各种屏障用品，包括口罩、手套、护目镜、防护面罩、防水围裙、隔离衣、防护服等。

【医用防护用品】

1. 口罩（mask）

口罩指戴在口鼻部用于过滤进出口鼻的空气，以达到阻挡有害气体、粉尘、飞沫、气溶胶进出佩戴者口鼻的用具。口罩可预防经飞沫、空气传播的疾病，减少病人的体液、血液等传染性物质溅入医护人员的口及鼻腔（黏膜）。

医用口罩分为普通医用口罩、医用外科口罩、医用防护口罩三个级别，防护等级由低至高。普通医用口罩的核心指标包括细菌过滤效率（≥95%）、通气阻力，不要求对血液具有阻隔作用，也无密合性要求。医用外科口罩的核心指标在普通医用口罩核心指标的基础上，增加了合成血液穿透阻力和颗粒过滤效率指标。医用防护口罩除了包括颗粒过滤效率（≥95%）、合成血液穿透阻力、通气阻力这 3 个核心指标外，还增加了表面抗湿性、密合性良好、总适合因数，对面部密合度提出严格要求。N95 口罩是美国 NIOSH 标准 N 系列中过滤效率 ≥ 95% 的一类口罩。通过合成血液穿透和表面抗湿性测试的 N95 即为医用 N95 口罩，达到医用防护口罩级别。

2. 动力送风过滤式呼吸器（powered air-purifying respirator, PAPR）

PAPR 是靠电动风机提供气流克服部件阻力的过滤式呼吸器，适用于防护颗粒物和有毒有害气体或蒸汽，不适用于燃烧、爆炸、缺氧环境及逃生。根据面罩类别和压力模式可分为正压密合型半面罩（PHF）、正压密合型全面罩（PFF）、正压开放型面罩（PLF）、正压送气头罩（PLH）、负压密合型半面罩（NHF）、负压密合型全面罩（NFF）。

3. 防护服（protective clothing）

防护服是临床医务人员在接触甲类或按甲类传染病管理的传染病病人时所穿的防护用品。

医用防护服款式可分为连身式与分身式、连帽款与无帽款、有胶条款与无胶条款、一次性使用与可重复使用。防护服具有良好的防水性、抗静电性、过滤效率和无皮肤刺激性等特点，应干燥、清洁、无霉斑，表面不允许有粘连、裂缝、孔洞等缺陷。欧盟标准将防护服划分为 6 类（Type1～Type6），防护等级为 Type3/4 以上，适用于有体液和血液喷溅环境下使用，特别是气管切开、气管插管等有可能喷溅的高危操作。防护等级为 Type5/6 的防护服降级使用，适用于有可能被体液喷溅的风险环境中，如面向发热门诊病人等。

4. 隔离衣（isolation gown）

用于保护医务人员避免受到血液、体液和其他感染性物质污染，或用于保护病人避免感染的防护用品。

一次性隔离衣用无纺布材料制成，能遮住躯干和全部衣服，以构成微生物和其他物质传播的物理屏障。当采取标准预防措施时，仅在预期会接触血液/体液的情况下才穿隔离衣。采用接触预防时，在所有病人接触过程中以及在病人环境中都应穿隔离衣。

5. 手套（glove）

手套是防止病原体通过医务人员的手传播疾病和污染环境的用品，是医疗机构内使用的最常见的个人防护用品之一。

手套可分为无菌手套和清洁手套两类。手套的使用应根据不同操作的需要，选择合适种类和规格的手套。接触病人的血液、体液、分泌物、排泄物、呕吐物及污染物品时，戴清洁手套。进行手术等无菌操作、接触病人破损皮肤、黏膜时，应戴无菌手套。

6. 鞋套/靴套（shoe cover）

一次性使用医用防护鞋套是用于保护医务人员、疾病预防控制和防疫等工作人员的足部、腿部，防止直接接触血液、体液、分泌物、排泄物、呕吐物等具有潜在感染性污染物的靴状保护套。鞋套应具有良好的防水性能，并一次性应用。

7. 帽子（cap）

一次性医用防护帽是用于保护医务人员的头部、面部和颈部，防止直接接触含有潜在感染性污染物的医用防护产品。

一次性使用医用帽，可防止微尘头屑，以及发丝从头部逸出，也可防止外部尘埃等进入发层。在接触含潜在感染性污染物时使用，进入污染区和洁净环境前、进行无菌操作等时应戴帽子，以预防医务人员受到感染性物质污染，预防微生物通过头发上的灰尘、头皮屑等途径污染环境和物体表面。

8. 护目镜（goggles）和防护面罩（face shield）

护目镜是防止病人的血液、体液等具有感染性物质进入人体眼部的用品。

烈性传染病防控，眼部防护采用密封性好，防雾、气密或间接通气孔、采用系头带的护目镜。防护面罩（防护面屏），是防止病人的血液、体液等具有感染性的物质溅到人体面部的用品。

在进行诊疗、护理操作，可能发生病人血液、体液、分泌物等喷溅，近距离接触经飞沫传播的传染病病人时应使用护目镜。为呼吸道传染病病人进行气管切开、气管插管等近距离操作，可能发生病人血液、体液、分泌物喷溅时，应使用全面型防护面罩。佩戴前应检查有无破损，佩戴装置有无松懈。每次使用后应清洁与消毒。

【防护分级】

1. 一般防护：严格遵守标准预防的原则，工作时应穿工作服、戴医用外科口罩，认真执行手卫生。

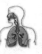

2. 一级防护：严格遵守标准预防的原则，严格遵守消毒、隔离的各项规章制度，工作时应穿工作服、隔离衣，戴工作帽和医用外科口罩，必要时戴乳胶手套。严格执行手卫生。离开隔离区域时进行个人卫生处置，并注意呼吸道与黏膜的防护。

3. 二级防护：严格遵守标准预防的原则，根据传播途径采取飞沫隔离与接触隔离。严格遵守消毒、隔离的各项规章制度。进入隔离病房、隔离病区的医务人员必须戴医用防护口罩，穿工作服、隔离衣和（或）医用防护服、鞋套，戴手套、工作帽，必要时戴护目镜或防护面罩。严格按照清洁区、潜在污染区和污染区的划分，正确穿戴、脱摘防护用品，并注意口腔、鼻腔黏膜和眼结膜的卫生与保护。

4. 三级防护：三级防护是在二级防护基础上，加戴正压头套或全面型呼吸防护器。

【医务人员的防护分级要求】

表 7-1　医务人员防护分级要求表

防护级别	使用情况	防护用品										
		外科口罩	医用防护口罩	目镜	防护面屏或护目镜	手卫生	乳胶手套	工作服	隔离衣	防护服	工作帽	鞋套
一般防护	普通门（急）诊、普通病房医务人员	+	-	-	-	+	±	+	-	-	-	-
一级防护	发热门诊与感染疾病科医务人员	+	-	-	-	+	+	+	+	-	+	-
二级防护	进入疑似或确诊经空气传播疾病病人安置地或为病人提供一般诊疗操作	-	+	±	+	+	+	+	±★	±★	+	+
三级防护	为疑似或确诊病人进行产生气溶胶操作时	-	+	+	+	+	+	+	-	+	+	+

注："+"应穿戴的防护用品，"-"不需穿戴的防护用品，"±"根据工作需要穿戴的防护用品，"±★"为二级防护级别中，根据医疗机构的实际条件，选择穿隔离衣或防护服。

【不同传播途径疾病的隔离与预防】

在标准预防的基础上，应根据疾病的传播途径（接触传播、飞沫传播、空气传播和其他途径传播），结合实际情况，制定相应的隔离与预防措施。隔离病室应有以色彩区分的隔离标志，并限制人员的出入。黄色为空气传播的隔离，粉色为飞沫传播的隔离，蓝色为接触传播的隔离。传染病病人或可疑传染病病人应安置在单人隔离房间。受条件限制的医院，同种病原体感染的病人可安置于一室。

1. 空气传播

接触经空气传播的疾病，如肺结核、水痘等，在标准预防的基础上，还应采用空气传播的隔离与预防。

（1）病人的隔离：无条件收治时，应尽快转送至有条件收治呼吸道传染病的医疗机构进行收治，并注意转运过程中医务人员的防护。当病人病情允许时，应戴外科口罩，定期更换，并限制其活动范围。应严格空气消毒。

（2）医务人员的防护：应严格按照区域流程，在不同的区域，穿戴不同的防护用品，离开时按要求摘脱，并正确处理使用后物品。进入确诊或可疑传染病病人房间时，应戴帽子、医用防护口罩。进行可能产生喷溅的诊疗操作时，应戴防护目镜或防护面罩，穿防护服。当接触病人及其血液、体液、分泌物、排泄物等物时应戴手套。

2. 飞沫传播

接触经飞沫传播的疾病，如百日咳、白喉、流行性感冒、病毒性腮腺炎、流行性脑脊髓膜炎等，在标准预防的基础上，应采用飞沫传播的隔离预防。

（1）病人的隔离：对病人进行隔离与预防，减少转运，当需要转运时，医务人员应注意防护。病人之间，病人与探视者之间，相隔距离在1 m以上，探视者应戴外科口罩。病人病情允许时，应戴外科口罩，并定期更换。应限制病人的活动范围。加强通风，或进行空气的消毒。

（2）医务人员的防护：严格按照区域流程，在不同的区域，穿戴不同的防护用品，正确摘脱和处理使用后物品。与病人近距离（1 m以内）

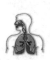

接触，应戴帽子、医用防护口罩。接触病人及其血液、体液、分泌物、排泄物等物时应戴手套。进行可能产生喷溅的诊疗操作时，应戴护目镜或防护面罩，穿防护服。

3. 接触传播

接触经接触传播疾病如肠道感染、多重耐药菌感染、皮肤感染等，在标准预防的基础上，还应采用接触传播的隔离与预防。

（1）病人的隔离：应限制病人的活动范围。减少转运，如需要转运时，应采取有效措施，减少对其他病人、医务人员和环境表面的污染。

（2）医务人员的防护：接触隔离病人的血液、体液、分泌物、排泄物等物质时，应戴手套。离开隔离病室前，接触污染物品后应摘除手套，洗手和（或）手消毒。手上有伤口时应戴双层手套。进入隔离病室，从事可能污染工作服的操作时，应穿隔离衣。离开病室前，脱下隔离衣，每日更换清洗与消毒。

【口罩的佩戴方法】

1. 外科口罩的佩戴方法

（1）将口罩罩住鼻、口及下巴，口罩下方带系于颈后，上方带系于头顶中部。

（2）将双手指尖放在口罩的鼻夹上，从中间位置开始，用手指向内按压，并逐步向两侧移动，根据鼻梁形状塑造鼻夹。

（3）调整系带的松紧度。

2. 医用防护口罩的佩戴方法

（1）一手托住防护口罩，口罩上有鼻夹的一面背向外。

（2）将防护口罩罩住鼻、口及下巴，鼻夹部位向上紧贴面部。

（3）用另一只手将下方系带拉过头顶，放在颈后双耳下。

（4）再将上方系带拉至头顶中部。

（5）将双手指尖放在金属的鼻夹上，从中间位置开始，用手指向内按鼻夹，并分别向两侧移动和按压，根据鼻梁的形状塑造鼻夹。

3. 口罩佩戴注意事项

医用外科口罩一次性使用。口罩潮湿后、受到病人血液、体液污染后，应及时更换。每次佩戴医用防护口罩进入工作区域之前，应进行密合性检查。检查口罩漏气方法，将双手完全盖住防护口罩，快速地呼气，若鼻夹附近有漏气应调整鼻夹，若漏气位于四周，应调整到不漏气为止。

4. 摘口罩方法

先解开下面的系带，再解开上面的系带。不要接触口罩前面（污染面）。用手仅捏住口罩的系带丢至医疗废物容器内。

【护目镜或防护面罩的戴摘方法】

1. 戴护目镜或防护面罩的方法

戴上护目镜或防护面罩，调节舒适度。

2. 摘护目镜或面罩的方法

捏住靠近头部或耳朵的一边摘掉，放入回收或医疗废物容器内。

【无菌手套戴脱办法】

1. 戴无菌手套方法

（1）打开手套包，一手掀起口袋的开口处。

（2）另一手捏住手套翻折部分（手套内面）取出手套，对准五指戴上。

（3）掀起另一只袋口，以戴着无菌手套的手指插入另一只手套的翻边内面，将手套戴好。然后将手套的翻转处套在工作衣袖外面。

2. 脱手套的方法

（1）用戴着手套的手捏住另一只手套污染面的边缘将手套脱下。

（2）戴着手套的手握住脱下的手套，用脱下手套的手捏住另一只手套清洁面（内面）的边缘，将手套脱下。

（3）用手捏住手套的里面，将手套丢进医疗废物容器内。

3. 注意事项

诊疗护理不同的病人之间应更换手套。操作完成后脱去手套，应按规定程序与方法洗手，戴手套不能替代洗手，必要时进行手消毒。操作时发现手套破损时，应及时更换。戴无菌手套时，应防止手套污染。

【隔离衣与防护服穿脱方法】

1. 穿隔离衣方法

（1）右手提衣领，左手伸入袖内，右手将衣领向上拉，露出左手。

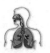

（2）换左手持衣领，右手伸入袖内，露出右手，勿触及面部。

（3）两手持衣领，由领子中央顺着边缘向后系好颈带。

（4）再扎好袖口。

（5）将隔离衣的一边处向前拉，见到边缘捏住。

（6）同法捏住另一侧边缘。

（7）双手在背后将衣边对齐。

（8）向一侧折叠，一手按住折叠处，另一手将腰带拉至背后折叠处。

（9）将腰带在背后交叉，回到前面将带子系好。

2. 脱隔离衣方法

（1）解开腰带，在前面打一个活结。

（2）解开袖带，塞入袖袢内，充分暴露双手，进行手消毒。

（3）解开颈后带子。

（4）右手伸入左手腕部的袖内，拉下袖子过手。

（5）用遮盖着的左手握住右手隔离衣袖子的外面，拉下右侧袖子。

（6）双手转换逐渐从袖管中退出，脱下隔离衣。

（7）左手握住领子，右手将隔离衣两边对齐，污染面向外悬挂污染区；如果悬挂污染区外，则污染面向里。

（8）不再使用时，将脱下的隔离衣，污染面向内，卷成包裹状，丢进医疗废物容器内或放入回收袋中。

3. 穿防护服

连体或分体防护服，应遵循先穿下衣，再穿上衣，然后戴好帽子，最后拉上拉锁的顺序。

4. 脱防护服

脱分体防护服时应先将拉链拉开。向上提拉帽子，使帽子脱离头部。脱袖子、上衣，将污染面向里放入医疗废物袋。脱下衣，由上向下，边脱边卷，污染面向里，脱下后置于医疗废物袋。脱连体防护服时，先将拉链拉到底。向上提拉帽子，使帽子脱离头部，脱袖子。由上向下，边脱边卷，污染面向里直至全部脱下后放入医疗废物袋内。

5. 注意事项

隔离衣和防护服只限在规定区域内穿脱。穿前应检查隔离衣和防护服有无破损。穿时勿使衣袖触及面部及衣领。发现有渗漏或破损应及时更换。脱时应注意避免污染。

第二节　呼吸内科护士的职业安全防护

职业安全是医务人员特别是护理人员需关注的问题。在医院环境中，护士工作需要面对各种疾病的病人，由于医院工作环境和服务对象的特殊性，护士成为职业暴露的危险群体。因护士对职业中的危险因素往往缺乏自我保护意识，故应提高护士职业安全防范意识，采取防范措施，可减少职业危害发生。

呼吸系统疾病常见、多发、危害性大，是影响我国人民健康的主要疾病之一。肺结核病、流行性感冒、肺部感染、多重耐药菌感染等疾病多可经空气、飞沫传播或接触传播。由于呼吸内科的特殊性，护士与呼吸道疾病的接触较多，这就使得呼吸内科护士成为疾病感染的高危人群。

【常见职业损伤危害因素】

1. 物理性危害

最常见是机械性损伤。护士在注射、采血、输液等治疗工作时，接触注射器、输液器及采血针、玻璃安培等医疗锐器机会多，工作不慎易损伤皮肤黏膜，易被病人的血液和体液污染。护士在日常也易造成负重、运动性危害，如搬运病人、更换床单、翻身拍背、胸外心脏按压、穿刺注射等，常导致腰背痛。

2. 生物性危害

呼吸内科住院病人以老年人居多，反复呼吸道感染、抗菌药物使用导致耐药菌株检出率增高，耐药菌感染使院内感染发生率增加。呼吸内科接触呼吸道传染病的概率也很高，进行吸痰、痰标本采集等近距离接

第七章　护士的职业安全防护

触病菌飞沫的技术操作，尤其是未确诊以及活动性肺结核的病人对护士的危害更大。随着传染病的不断增多和传染性的增强，在原有的传染病的种类上又出现了传染性非典型肺炎、禽流感和新冠病毒肺炎等新的传染性疾病。呼吸内科护士经常接触各种病人，易受到职业性伤害。

3. 化学性危害

（1）抗肿瘤药物可经皮肤、黏膜、呼吸道、消化道等途径进入人体。护士在配制及给药时注射器插入药瓶或针管排气时药物排出，静脉输液时的药物外漏，药物排出后形成的含有毒性微粒的气溶胶或气雾，化疗病人用过的输液器、穿刺针、导尿管等污染器具处理不当可对医护人员周围环境造成影响，药瓶破碎、输液过程中输液针头不慎刺破护士手部皮肤以及护士未经专门培训进行抗肿瘤药物的配制和给药操作等均可发生职业暴露。

（2）消毒医用物品的甲醛、戊二醛等挥发性化学消毒剂浸泡，各种消毒剂的广泛应用，造成护士工作环境中受污染的比率增加，可导致护理人员头痛、职业性皮炎、鼻炎、哮喘，还可导致胎儿畸形、流产等。

（3）医院工作环境中各种废气、污染气体对护士均可构成职业性威胁。长期暴露于微量麻醉废气的污染环境中，有引起自发性流产、胎儿畸变和生育力降低的可能。

（4）体温计、血压计等都含有水银，当不慎被损坏时，会对护理人员的健康造成影响。

4. 心理及社会危害

（1）护理人员的短缺造成工作紧张，同时还承担着家务的重担，易造成护士身心疲劳病。

（2）社会偏见也是造成护理人员职业压力的原因之一，甚至造成不良后果。

（3）病人及家属在对求医过程及治疗结果不满时，容易将怨气发泄在护理人员身上，直接危害护理人员的身心健康。

（4）频繁的夜班及加班，抢救危重病人，容易使护理人员处于职业应激状态。

（5）长期面对患病、意外伤害以及死亡，这些忧伤情绪都会影响护士的精神状况和生活态度。

【职业防护存在的问题】

1. 防护知识缺乏

护理人员对控制医院感染重要性认识不足，不能正确处理成本核算与院内感染的关系。职业防护教育不足，缺乏防护意识。护士人力资源不够科学、护士缺编、防护用具不到位及暴露后的报告制度不健全等。职业防护意识欠缺，在无任何防护条件、防护设施下对严重污染的物品进行处理。

2. 血源性传染疾病对护理人员的职业危害

血源性传染疾病指致病因子可以通过血液传播引起易感者感染的疾病或综合征，主要有乙型肝炎、丙型肝炎、艾滋病等。有研究表明临床一线护士 HBV 和 HCV 的感染率达到 18.2%。

针刺伤是造成护士皮肤损伤的最主要职业因素，多种经血液传播的疾病经此途径传播。护理人员对针刺伤处理不当，缺乏管理，缺乏主动报告意识，增加血源性传染疾病的可能性。

3. 护理人员职业防护培训不足

职业防护知识培训、教育，是减少职业暴露的主要措施。美国 CDC 已将职业安全防护培训工作作为强制执行的项目。医院感染管理规范主张标准预防，病人的血液、体液无论是否具有传染性，都应充分利用各种屏障防护设备，以减少职业暴露危害性，保护医务人员和病人的安全。

【职业安全防护对策】

1. 加强职业防护教育，正确使用个人防护用品

加强对护理人员的职业安全知识教育，提高自我防范意识，提倡安全、规范化操作。呼吸内科的护理人员首先要认识到护理工作是存在一定危险的，这种危险既由客观因素决定，又有主观的可控因素。护理人员在实际工作中要树立职业安全防护意识，必须加强职业防护教育。

医务人员个人防护用品的选择主要基于病人的基本情况以及可能的传播途径。医务人员应掌握医院感染标准预防的基本原则和具体措施，

并能根据具体情况，在必要时采取适当的额外预防措施。

在处理被病人体液、血液等污染的物品以及化疗药物时一定要戴手套。加强护理人员职业安全教育，提高健康防护意识。建设护理安全文化，护理安全不仅是只向服务对象提供安全无差错的护理，还包括在工作过程中保护护士不受损伤。保护护士生理和心理健康，上岗前的护士必须进行医院感染、职业防护、安全工作技术和方法的岗前专门培训，经考核合格方可上岗。工作后不间断地接受继续教育，不断强化安全防护意识，护理管理者应加强督查。

2. 制定医务人员职业暴露和职业防护相关规范标准

制定职业暴露防护标准是降低医务人员职业暴露的重要措施，通过制定职业暴露防护标准，建立医务人员职业暴露管理体系，明确在职业暴露与防护过程中各个部门的权力与责任。

健全职业防护上报制度和上报流程、职业暴露的处理、风险评估标准等。医院管理者应充分重视护士的职业防护，积极改善工作条件，合理配置人力，减少非必要的注射治疗，减少护士因工作忙、乱而引起的损伤。完善护理人力资源管理，将有助于为护士创造相对宽松的工作环境，减少护士的紧张状态，从而减少护士的职业危害。

3. 规范护理工作行为，预防锐器伤

规范护理工作行为，预防锐器伤，应熟练掌握锐利器械的操作技术。

针头使用后回套针帽是导致针刺伤最常见的原因，应禁止污染的针头回套进针帽内，必须回套时尽可能单手操作。禁止直接用手分离污染的针头，静脉输液完毕拔针后，将头皮针立即放入锐器盒内。输液、穿刺失败时，禁止将污染针头悬挂于输液管的莫菲氏滴管上，应当立即更换新针头。为不合作的病人做治疗时，必须有他人帮助。用过的针头不要折弯或折断，传递手术刀、剪时，不能直接用手接，可用弯盘传递。正确选择折安瓿的方法。徒手折安瓿是导致锐器伤的常见原因。使用硬质锐器收集盒。

普及使用可自动回套的针头，规范处理医疗废物。使用符合国际标准的防漏、耐刺、密封的环保型锐器收集盒。推广使用无针密闭输液接头和真空采血系统。医疗垃圾严格分类管理，减少流通污染环节，把护士的职业危害降到最低。

4. 掌握戴手套指征，规范洗手

标准预防中明确规定，当接触血液、体液、排泄物、分泌物或皮肤黏膜有破损时，均应戴手套。戴手套不能替代洗手。正确洗手是预防感染传播最经济、有效的措施。

5. 接触化疗药物时的防护

预防化疗药物职业暴露，应加强接触化疗药物时的安全防护，制订化疗药物安全损伤规则，加强职业防护措施。

配制化疗药物时，操作者必须戴帽子、防护眼罩、双层口罩、双层手套，穿防护衣。操作结束必须洗手和洗脸。配制药液时，拧紧输液器及注射器接头，以防意外脱开。稀释或溶解粉剂时，应适量、缓慢注入溶媒，防止溅出。抽吸药液或排气时，在针头处裹无菌棉球，以吸收排出的药液。操作不甚皮肤受到污染，立即用肥皂和清水彻底清洗。如眼内溅入药液，必须用大量清水或生理盐水清洗至少15分钟。为了预防操作者在长期接触化疗药物后造成的潜在危害，需定期更换工作环境，定期复查血常规。怀孕期和哺乳期护士应避免与化疗药物直接接触。

化疗药物配制中心可有效维护医务人员的安全和健康，所有化疗药物均在安全操作框内完成，避免病区环境对药物质量的影响以及药物对病区环境的影响，能有效地防止职业暴露。护士在充分的防护措施和相对负压的环境下配置化疗药物，使产生的药物微粒可以被气流带走，而不会被吸进体内，操作人员的安全和身体健康得到有效保护。

6. 重视心理教育，加强心理调节

呼吸内科护理人员处在高危的工作环境，增加了护理人员的心理压力。因此，护理人员应该主动学习心理调护知识，加强对环境的适应能力。在护理工作中学会心理调节方法，自我排除内心不良因素，保持乐观的心态。同时注意加强日常体育锻炼，增强自身抵抗力，减少感染的发生。通过多种方法，最大限度地降低护理工作中的损伤，保护自身的安全。

第三节　特殊疾病的防护

一、艾滋病病毒职业暴露防护

艾滋病病毒职业暴露是指医务人员从事诊疗、护理等工作过程中意外被艾滋病病毒感染者或者艾滋病病人的血液、体液污染了皮肤或者黏膜，或者被含有艾滋病病毒的血液、体液污染了的针头及其他锐器刺破皮肤，有可能被艾滋病病毒感染的情况。

【艾滋病职业暴露预防措施】

1. 遵照标准预防原则，对所有病人的血液、体液及被血液、体液污染的物品均视为具有传染性的病源物质，医务人员接触这些物质时，必须采取防护措施。

（1）进行有可能接触病人血液、体液的诊疗和护理操作时必须戴手套，操作完毕，脱去手套后立即洗手，必要时进行手消毒。

（2）在诊疗、护理操作过程中，有可能发生血液、体液飞溅到医务人员的面部时，医务人员应当戴手套、具有防渗透性能的口罩、防护眼镜。对有可能发生血液、体液大面积飞溅或者有可能污染医务人员的身体时，还应当穿戴具有防渗透性能的隔离衣或围裙。

（3）医务人员手部皮肤发生破损，在进行有可能接触病人血液、体液的诊疗和护理操作时必须戴双层手套。

2. 进行侵袭性诊疗、护理操作过程中，要保证充足的光线，并特别注意防止被针头、缝合针、刀片等锐器刺伤或者划伤。

3. 使用后的锐器直接放入耐刺、防渗漏的利器盒内，或者利用针头处理设备进行安全处置。也可以使用具有安全性能的注射器、输液器等医用锐器，以防刺伤。

4. 禁止将使用后的一次性针头重新套上针头套。禁止用手直接接触

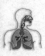

使用后的针头、刀片等锐器。

【艾滋病职业暴露后的处理措施】

（一）局部处理

1. 用肥皂液和流动水清洗污染的皮肤，用生理盐水冲洗黏膜。

2. 如有伤口，禁止进行伤口的局部挤压，在伤口的旁端轻轻挤压，尽可能挤出损伤处的血液，再用肥皂液和流动水进行冲洗。被暴露的黏膜，应当反复用生理盐水冲洗干净。

3. 受伤部位的伤口冲洗后，使用75%酒精或0.5%碘伏消毒，并包扎伤口。

（二）暴露评估

1. 医务人员发生艾滋病病毒职业暴露后，医疗机构应当对其暴露的级别和暴露源的病毒载量水平进行评估和确定。

2. 艾滋病病毒职业暴露级别分为三级。

（1）一级暴露：暴露源为体液、血液或者含有体液、血液的医疗器械、物品。暴露类型为暴露源污染了有损伤的皮肤或者黏膜，暴露量小且暴露时间较短。

（2）二级暴露：暴露源为体液、血液或者含有体液、血液的医疗器械、物品。暴露类型为暴露源沾染了有损伤的皮肤或者黏膜，暴露量大且暴露时间较长，或者暴露类型为暴露源刺伤或者割伤皮肤，但损伤程度较轻，为表皮擦伤或针刺伤。

（3）三级暴露：暴露源为体液、血液或者含有体液、血液的医疗器械、物品，暴露类型为暴露源刺伤或者割伤皮肤，但损伤程度较重，为深部伤口或者割伤物有明显可见的血液。

3. 暴露源的病毒载量水平分为轻度、重度和暴露源不明三种类型。

（1）轻度：暴露源为艾滋病病毒阳性，滴度低、艾滋病病毒感染者无临床症状、CD4计数正常者。

（2）重度：暴露源为艾滋病病毒阳性，滴度高、艾滋病病毒感染者有临床症状、CD4计数低者。

（3）暴露源不明：不能确定暴露源是否为艾滋病病毒阳性者。

（三）预防性用药

1. 医疗卫生机构应当根据暴露级别和暴露源病毒载量水平对发生艾滋病病毒职业暴露的医务人员实施预防性用药方案。

2. 预防性用药应当在发生艾滋病病毒职业暴露后尽早开始，最好在4小时内实施，最迟不得超过24小时。即使暴露时间超过24小时，也应当实施预防性用药。

（1）基本用药程序

①两种逆转录酶制剂，使用常规治疗剂量，连续使用28天。②发生一级暴露且暴露源的病毒载量水平为轻度时，可不使用预防性用药。③发生一级暴露且暴露源的病毒载量水平为重度或者发生二级暴露且暴露源的病毒载量水平为轻度时，使用基本用药程序。④暴露源的病毒载量水平不明时，可以使用基本用药程序。

（2）强化用药程序

在基本用药程序的基础上，同时增加一种蛋白酶抑制剂，使用常规治疗剂量，连续使用28天。发生二级暴露且暴露源的病毒载量水平为重度或者三级暴露且暴露的病毒载量水平为轻度或者重度时，使用强化用药程序。

（四）随访咨询

医务人员发生艾滋病病毒职业暴露后，医疗机构应当给予随访和咨询。在暴露后的第4周、第8周、第12周及6个月时对艾滋病病毒抗体进行检测，对服用药物的毒性进行监控和处理，观察和记录艾滋病病毒感染的早期症状等。

（五）登记管理

1. 医疗机构应当对艾滋病病毒职业暴露情况进行登记，登记的内容包括艾滋病病毒职业暴露发生的时间、地点及经过、暴露方式、暴露的具体部位及损伤程度、暴露源种类和含有艾滋病病毒的情况、处理方法及处理经过。

2. 详细记录实施预防性用药情况、首次用药时间、药物毒副作用及用药的依从性情况。

3. 记录定期检测及随访情况。

二、人感染高致病性禽流感职业暴露防护

人感染高致病性禽流感是由甲型流感病毒感染禽类的亚型引起的人类急性呼吸道传染病。主要通过呼吸道传播，或直接接触受禽流感病毒感染的家禽及其排泄物、分泌物等感染。

【病人的隔离措施】

1. 确诊的病例可置于同一房间隔离，疑似的病例应单间隔离。

2. 限制病人的活动范围，只在室内活动。原则上禁止探视、陪护。

3. 严密监测禽流感密切接触者，对出现症状者及时采取隔离和治疗措施，进行流行病学调查，采集标本明确病原。

【禽流感职业暴露防护措施】

（一）一级防护

1. 适用范围

（1）禽流感疑似或确诊病例的密切接触者，病死禽类的密切接触者和流行病学调查的人员。

（2）对疫情点周围3 km范围内的家禽进行捕杀和无害化处理，对禽类养殖场所进行消毒的人员。

2. 防护要求

戴医用外科口罩，穿工作服，戴工作帽和乳胶手套。对疫情点周围3 km以内进行家禽宰杀和无害化处理，进行预防性消毒的人员还应戴防护眼镜，穿长筒胶鞋，戴橡胶手套。每次实施防治处理后，应立即洗手和消毒。

（二）二级防护

1. 适用范围

（1）进入医院污染区的人员。

（2）标本采集人员，处理排泄物、分泌物的人员。

（3）处理病人使用过的物品和尸体以及转运病人的医务人员和司机。

（4）对疑似或确诊病例进行流行病学调查的人员。

（5）对疫情点内感染动物进行标本采集、捕杀和无害化处理的人员。

2. 防护要求

戴医用防护口罩，穿工作服，戴工作帽和乳胶手套，戴防护眼镜，穿鞋套。进行家禽宰杀和无害化处理时应戴橡胶手套，穿长筒胶鞋。实施完毕应立即洗手和消毒。

（三）三级防护

1. 适用范围

对确诊病例实施近距离的治疗操作时。

2. 防护要求

在二级防护的基础上，穿医用防护服，戴防护面屏，或使用全面型呼吸防护器。

三、传染性非典型肺炎职业暴露防护

传染性非典型肺炎是感染 SARS 冠状病毒而导致的急性传染病。主要通过飞沫传播、接触传播。已经列入法定乙类传染病范畴，按甲类传染病进行管理。

【隔离措施】

1. 病人的隔离

（1）将病人安置于有效通风的隔离病房或隔离区域内，必要时置于负压病房隔离。

（2）严格限制探视者；如需探视，探视者应正确穿戴个人防护用品，并遵守手卫生规定。

（3）限制病人活动范围，离开隔离病房或隔离区域时，应戴外科口罩。

（4）应减少转运，当需要转运时，医务人员应注意防护。

2. 密切接触者的隔离

密切接触者应主动自我隔离，每日测量体温，避免与家人密切接触。隔离环境应通风。如有需要应在指定隔离点接受为期 14 天的隔离观察。

【防护措施】

1. 医务人员的防护

（1）医务人员应经过专门的培训，掌握正确的防护技术，方可进入隔离病区工作。

（2）应严格按防护规定着装。不同区域应穿不同服装，服装颜色应有区别或有明显标志。

（3）隔离区工作的医务人员应每日监测体温 2 次，体温超过 37.5℃及时就诊。

（4）严格执行区域划分的流程，按程序做好个人防护，方可进入病区。下班前应沐浴、更衣后方可离开隔离区。

2. 医务人员穿戴防护用品的程序

（1）清洁区进入潜在污染区：洗手 + 戴帽子→戴医用防护口罩→穿工作衣裤→换工作鞋→进入潜在污染区。手部皮肤破损者戴乳胶手套。

（2）潜在污染区进入污染区：穿隔离衣或防护服→戴护目镜/防护面罩→戴手套→穿鞋套→进入污染区。

（3）为病人进行吸痰、气管切开、气管插管等操作时，可能被病人的分泌物及体内物质喷溅的诊疗护理工作前，应戴防护面罩或全面型呼吸防护器。

3. 医务人员脱防护用品的程序

（1）医务人员离开污染区进入潜在污染区前：摘手套、消毒双手→摘护目镜/防护面屏→脱隔离衣或防护服→脱鞋套→洗手和/或手消毒→进入潜在污染区，洗手或手消毒。用后物品分别放置于专用污物容器内。

（2）从潜在污染区进入清洁区前：洗手和/或手消毒→脱工作服→摘医用防护口罩→摘帽子→洗手和/或手消毒后，进入清洁区。

（3）离开清洁区：沐浴、更衣→离开清洁区。

4. 穿脱防护用品的注意事项

医用防护口罩的效能持续应用 6～8 小时，遇到污染或潮湿，应及时更换。离开隔离区前应对佩戴的眼镜进行消毒。医务人员接触多个同类传染病病人时，防护服可连续应用。接触疑似病人，防护服应在每个病

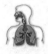

人之间进行更换。防护服被病人血液、体液、污物污染时，应及时更换。戴医用防护口罩或全面型呼吸防护器应进行面部密合性试验。

四、新冠病毒肺炎职业暴露防护

新冠病毒肺炎主要通过呼吸道飞沫和密切接触传播。由于人群对该病毒均无免疫性，故对新冠病毒肺炎普遍易感。该病已纳入法定传染病乙类，并采取甲类传染病的预防和控制措施。加强疫情期间医务人员防护，合理使用防护用品资源，切实保障医务人员健康安全至关重要。

【新冠病毒肺炎暴露风险评估】

1. 预检分诊

预检分诊，中风险。该岗位有近距离（1 m 以内）接触病人或通过物品间接接触病人的可能，且预检分诊点人流量大，来源复杂，暴露风险中等。

2. 发热门诊

发热门诊，高风险。需直接接触确诊或疑似新冠肺炎病人，暴露风险高。若对病人进行咽拭子采样等操作，暴露风险进一步增加。

3. 隔离病区

进入污染区的医生、护士、护工、技术人员、感控人员，高风险-极高风险。需要进入污染区，直接接触确诊或疑似新冠肺炎病人及其周围物品，处置医疗废物及病人排泄物、分泌物，暴露风险高。若对病人进行咽拭子采样等操作，暴露风险进一步增加。若对病人实施产生气溶胶的操作，如气管插管、气管切开、雾化治疗、排痰、支气管镜检查、心肺复苏等，暴露风险极高。

4. 普通病区和普通门诊

普通病区和普通门诊医生、护士、护工、技术人员，低风险-中风险。需要直接接触经过预检分诊的病人，暴露风险低。普通门诊工作人员接触的病人来源更为复杂，暴露风险高于普通病区工作人员。呼吸科医务人员需要接触有呼吸道症状的病人，口腔科、耳鼻喉科、眼科门诊医务人员诊疗操作时需面对面接近病人呼吸道，实施纤维支气管镜、喉镜、胃肠镜等内镜检查的医务人员需面对面接触呼吸道分泌物、操作时有气溶胶产生的可能，暴露风险在中等及以上。

【新冠病毒肺炎防护级别分类】

（一）医院内所有区域应当采取标准预防

1. 视所有病人的血液、体液、分泌物、排泄物均具有传染性，必须进行隔离，接触有明显血液、体液、分泌物、排泄物的物质，或者接触非完整的皮肤与黏膜，必须采取防护措施。

2. 既要防止经血传播性疾病的传播，又要防止非经血传播性疾病的传播。

3. 强调双向防护。既要预防病人的感染性疾病传染给医务人员，又要防止医务人员的感染性疾病传染给病人。

（二）防护级别分类

应当根据医务人员在工作时接触新冠肺炎疑似病人或确诊病人的可能性，并按照导致感染的危险程度采取分级防护，防护措施应当适宜。主要有以下几种防护级别。

1. 一般防护

（1）严格遵守标准预防的原则。

（2）工作时应穿工作服、戴医用外科口罩。

（3）认真执行手卫生。

2. 一级防护

（1）严格遵守标准预防的原则。

（2）严格遵守消毒、隔离的各项规章制度。

（3）工作时应穿工作服、隔离衣，戴工作帽和医用外科口罩，必要时戴乳胶手套。

（4）严格执行手卫生。

（5）离开隔离区域时进行个人卫生处置，并注意呼吸道与黏膜的防护。

3. 二级防护

（1）严格遵守标准预防的原则。

（2）根据传播途径，采取飞沫隔离与接触隔离。

（3）严格遵守消毒、隔离的各项规章制度。

（4）进入隔离病房、隔离病区的医务人员必须戴医用防护口罩，穿工作服、隔离衣和（或）医用防护服、鞋套，戴手套、工作帽，必要时戴护目镜或防护面罩。

（5）严格按照清洁区、潜在污染区和污染区的划分，正确穿戴和脱、摘防护用品，并注意口腔、鼻腔黏膜和眼结膜的卫生与保护。

4. 三级防护

三级防护是在二级防护基础上，加戴正压头套或全面型呼吸防护器。

【岗位防护管理要求】

1. 严格执行预检分诊制度

（1）严格执行预检分诊制度，门急诊设置预检分诊点配备有专业能力和经验丰富的预检分诊（医务）人员。

（2）对来院就诊病人和陪护人员详细询问流行病学史并测量体温，发现有发热或呼吸道症状，或者有相关密切接触史、疫区旅行史者或家庭聚集发病等情况，应立即发放医用外科口罩，登记身份信息，由专人陪同按照指定路线前往发热门诊就诊。

2. 分区管理发热门诊、隔离病区

（1）根据疫情发展变化和防控形势要求，加强医疗机构发热门诊及隔离病区的设置与管理。

（2）发热门诊及隔离病区，应选择独立的区域。有条件者在门诊划分新冠发热门诊、普通发热门诊和儿童非新冠发热门诊。新冠发热门诊，专门用于接诊新冠肺炎高度疑似或确诊病人。普通发热门诊，用于接诊病因明确的发热病人或新冠肺炎低度疑似的病人。儿童非新冠发热门诊用于接诊季节性流感及其他病因明确的发热患儿。

3. 排查门诊及普通病区的病人

（1）门诊及普通病区做好三级排查工作，所有病人在进入就诊大厅前，要做好流行病学史询问和体温测量工作，尽最大可能减少确诊或疑似病人进入普通就诊区。对自行前往发热门诊后被分流至门诊的就诊病

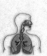

呼吸系统疾病的中西医护理

454

人保持高度关注。

（2）需收治入院的病人要充分评估其患新冠肺炎可能性，再考虑是否收入院。

4. 筛查手术病人

对于需要紧急手术和限期手术的病人，在进行手术前应充分评估，尽可能完善肺部 CT 等检查后再实施手术，以便根据是否考虑新冠肺炎决定防护隔离措施。

5. 新冠肺炎不同岗位的防护标准和用品配置要求，见表 7-2。

表 7-2　新冠肺炎不同岗位防护标准和用品配置

工作区域	岗位或操作	防护级别	一次性工作帽	医用外科口罩	医用防护口罩	护目镜/防护面罩	正压头套	工作服	一次性隔离衣	一次性防护服	一次性乳胶手套	一次性鞋套	手卫生
预检分诊	门急诊病人导诊	一级	●	●	○			●	○		○		●
新冠发热门诊	医生护士	二级	●	●	●	○		●	●	○	●	●	●
普通发热门诊	医生护士	一级	●	●				●	○		●		●
新冠负压病房及隔离病房	普通诊疗、护理、清洁、采样工作	二级	●		●	●		●	○	●	●	●	●
	（潜在污染区）巡回、清洁	一级	●		●			●			●	●	●
	实施吸痰等操作	三级	●		●	●	○	●		●	●	●	●
	病人转运、陪检	二级	●		●	●		●		●	●	●	●
	死亡尸体料理	二级	●		●	●		●	●	●	●	●	●

注：●优选；○必要时。其他未提及的区域参照一级防护，若该区域出现疑似病人，则该区域防护参照二级防护。表中所指一、二、三级防护，不完全限于前文所述各防护等级中的物品配置，在不同区域和岗位中，可以根据实际暴露因素调整部分物品，如一级防护中可增加医用防护口罩。

呼吸系统疾病的中西医护理

456

工作区域	岗位或操作	防护级别	一次性工作帽	医用外科口罩	医用防护口罩	面罩	护目镜/防护	正压头套	工作服	一次性隔离衣	一次性防护服	手套	一次性乳胶	一次性鞋套	手卫生
急诊留观及门诊、住院普通科室	普通门诊及病房进行普通诊疗	一级	●	●					●						●
	呼吸科门诊医护	一级	●		●				●	○					●
	血透室	一级	●		○	●			●	○					●
	五官科门诊	一级	●		○		○		●				●		●
	胃肠镜室、气管镜室及肺功能室	一级	●	●			○		●				●		●
急救室及ICU	普通病人操作	一级	●	●					●				●		●
	普通病人吸痰等操作	一级	●	●			○		●	●			●		●
手术室	普通病人手术	一级	●	●	○				●	●			●		●
	疑似新冠者手术	三级	●		●	●		○	●	○	●		●	●	●
消毒供应中心	新冠病人物品的回收清洗	一级	●	●		●			●				●	●	●
	新冠病人器械回收清洗	二级	●	●	●	●			●	○	●		●	●	●
	普通区域物品的回收清洗	一级	●	●		●			●				●	●	●
后勤工作	普通区域	一级	●	●					●				●		●
	发热门诊及隔离病房内	二级	●		●	●			●		●		●	●	●
	医疗废物转运	一级	●	●					●	○			●	●	●
医学观察	普通医学观察	一级							●						●
	气管切开的密切观察者	一级	●		●				●	●	○				●
	普通密切观察者	一级	●	●					●						●

【防护用品穿脱流程】

1. 分级防护用品穿脱流程，见图7-1。

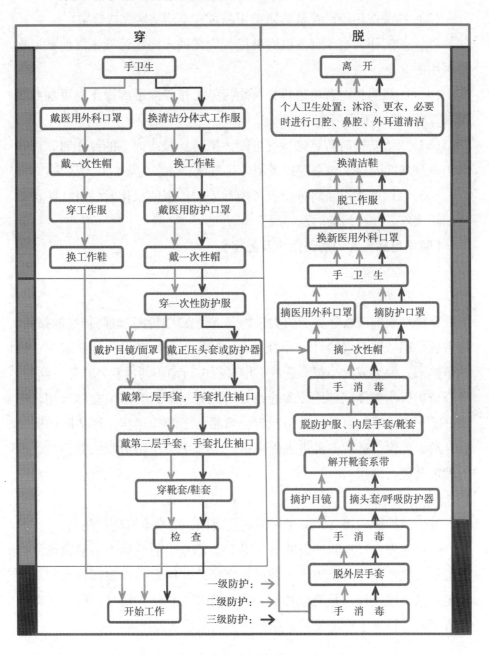

图 7-1　分级防护用品穿脱流程图

第七章　护士的职业安全防护

2. 防护用品穿脱流程注意事项

（1）穿鞋套或靴套时若污染了手套应及时进行手消毒。

（2）在潜在污染区穿戴的防护用品可移至清洁区完成穿戴。

（3）如工作人员手部皮肤有破损，应在进入潜在污染区之前戴一次性医用手套。

（4）一级防护时若将进行有可能污染工作服或手的操作时可加穿隔离衣及戴一次性医用手套。

（5）二级防护时若将进行有可能污染防护服或面部的操作时，可在防护服外加穿隔离衣与系带式医用外科口罩，并在污染后及时脱去。

（6）三级防护时若将进行有可能污染防护服的操作时，可在防护服外加隔离衣，并在污染后及时脱去。

【防护用品异常的防范措施及处理】

1. 防护服破损

（1）防范措施

穿防护服前应去除身上的尖锐物，以免在工作中造成防护服的损坏。穿着前要确认防护服的尺码是否适合，一般选择比自己日常衣服大一码的防护服，太大或太小都会造成工作过程中行动不便或意外挂坏、撕裂。检查防护服的整体完整性，如缝线处有无开裂等，有破损立即弃用。在穿好防护服之后，可通过上举双臂、弯腰、下蹲等动作，评估防护服是否合适，确保合适后方可进入隔离区。工作中关注防护服的完整性，及时发现开裂与破损。

（2）处理措施

发生防护服破损后，应尽快撤离隔离区，更换全套防护用品。

处理流程：发现防护服破损→用75%乙醇喷洒或速干手消毒剂涂抹破损处（喷洒或涂抹范围大于破损处直径的3倍）→告知同班人员→与同班人员交接工作→撤离隔离区→按流程脱、摘防护用品→脱工作服→沐浴更衣→根据工作需要重新穿戴防护用品后入隔离区。

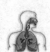

2. 手套破损

（1）防范措施

戴手套前应修剪指甲，指甲剪一用一消毒。选择型号合适的手套，检查手套的完整性，有破损则立即弃用，戴手套时，尽量避免过度牵拉。严格按照各项操作规范进行操作，避免直接接触尖锐物尖端，操作完毕，注射器针头、采血针等锐器应直接放入锐器盒内，避免二次清理。工作人员熟知血源性传播疾病职业暴露处理流程，工作中随时检查手套的完整性。

（2）处理措施

手套破损有外层手套破损、双层手套破损、手套破损且有皮肤损伤三种情况，发现手套破损后，先评估属于哪种情况再决定处理流程。

处理流程：

外层手套破损：发现手套破损→在相应区域实施手卫生→脱外层手套→手卫生→重新戴外层手套→进入隔离区。

双层手套破损：发现手套破损→在相应区域实施手卫生→脱外层手套→手卫生→脱内层手套→手卫生→重新戴双层手套→进入隔离区。

手套破损且有皮肤损伤：发现手套破损且有皮肤损伤→在相应区域的缓冲间实施手卫生→脱外层手套→手卫生→脱内层手套→伤口局部清洗、消毒、包扎（伤口轻轻由近心端向远心端挤压，尽可能挤出损伤处的血液，再用肥皂水和流动水进行冲洗，用75%乙醇或者0.5%碘伏进行消毒，并包扎伤口）→重新戴双层手套→按流程脱、摘防护用品→脱工作服→沐浴更衣→接受专业评估与指导→预防用药（必要时）→登记、上报、追踪随访。

3. 护目镜起雾

（1）防范措施

根据脸型大小选择合适的口罩，正确佩戴防护口罩，注意检查口罩的气密性。戴护目镜前，做好防雾处理，可取适量洗洁精或碘伏，用纱布均匀涂抹于镜片表面，静置晾干备用，佩戴护目镜前，用纱布将先前涂抹好并已经变干的洗洁精擦拭即可。正确佩戴护目镜，拉紧护目镜橡

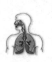

皮固定好，避免大力呼气导致漏气到护目镜起雾。

（2）处理措施

当护目镜上的水雾影响视线而影响临床工作时，应当更换护目镜。

处理流程：护目镜起雾影响临床工作时→在相应区域的缓冲间实施手卫生→脱外层手套→手卫生→取下护目镜→手卫生→戴外层手套→戴护目镜→进入隔离区。

4. 防护口罩松脱或护目镜松脱

（1）防范措施

戴口罩前一定要检查口罩或护目镜的完整性以及松紧带的质量，有异常立即弃用。正确佩戴防护口罩。每次佩戴后应做气密性检查。正确佩戴防护目镜，调整护目镜松紧带，直至牢固。

（2）处理措施

当防护口罩松脱或护目镜松脱时，应当立即更换。

处理流程：防护口罩松脱→告知同班人员→与同班人员交接工作→离开隔离区→按流程脱、摘防护用品（摘掉防护服帽子后→手卫生→摘防护口罩→手卫生→戴新医用防护口罩→再按流程脱摘防护用品）→脱工作服→根据工作需要重新穿戴防护用品后进入隔离区。

护目镜松脱→在相应区域实施手卫生→脱外层手套→手卫生→取下护目镜→手卫生→戴外层手套→戴护目镜→进入隔离区。

【新冠病毒肺炎职业暴露处置流程】

1. 新型冠状病毒肺炎职业暴露处置流程，见图7-2。

2. 高风险暴露

（1）皮肤暴露，被肉眼可见的病人体液、血液、分泌物或排泄物等污物直接污染皮肤。

（2）黏膜暴露，被肉眼可见的病人体液、血液、分泌物或排泄物等污物直接污染黏膜（如眼睛、呼吸道）。

（3）锐器伤，被确诊病人体液、血液、分泌物或排泄物等污物污染的锐器刺伤。

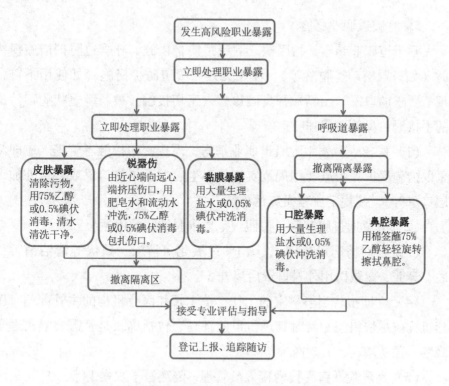

発生高风险职业暴露

立即处理职业暴露

立即处理职业暴露 | 呼吸道暴露

皮肤暴露
清除污物,用75%乙醇或0.5%碘伏消毒,清水清洗干净。

锐器伤
由近心端向远心端挤压伤口,用肥皂水和流动水冲洗,75%乙醇或0.5%碘伏消毒包扎伤口。

黏膜暴露
用大量生理盐水或0.05%碘伏冲洗消毒。

撤离隔离暴露

口腔暴露
用大量生理盐水或0.05%碘伏冲洗消毒。

鼻腔暴露
用棉签蘸75%乙醇轻轻旋转擦拭鼻腔。

撤离隔离区

接受专业评估与指导

登记上报、追踪随访

图 7-2 新型冠状病毒肺炎职业暴露处置流程图

（4）呼吸道直接暴露,在未佩戴口罩的确诊病人1 m 范围内口罩脱落,露出口或鼻。

3. 低风险暴露

（1）手套破损裸露皮肤,但未与肉眼可见的污物直接接触。

（2）外层防护用品接触皮肤或头发,但防护用品上无肉眼可见的污物。

（3）防护服破损,未发生肉眼可见的污物直接接触皮肤。

（4）在确诊病人1 m 以外或佩戴口罩的病人面前口罩脱落。

发生低风险暴露可根据情况按个人防护用品异常处理流程进行处理,无需隔离,需自我监测症状,有症状时随时报告。

4. 血源性病原体职业暴露

需对暴露源进行相关监测,必要时预防用药。

5. 呼吸道职业暴露

呼吸道职业暴露是指因缺乏呼吸道防护措施、呼吸道防护措施损坏时（如口罩松动、脱落等）、使用无效呼吸道防护措施（如使用不符合规范要求的口罩）与新冠肺炎确诊病人密切接触，被新型冠状病毒污染的手接触口鼻等造成呼吸道暴露。

（1）医务人员发生呼吸道职业暴露，需按密切接触者管理。应即刻采取措施保护呼吸道（用规范实施手卫生后的手捂住口罩或紧急外加一层口罩等），按规定流程撤离污染区。

（2）紧急通过脱卸区，按照规范要求脱卸防护用品。

（3）根据情况可用清水、0.1%过氧化氢溶液、碘伏等清洁消毒口腔、鼻腔，佩戴医用外科口罩后离开。

（4）立即报告当事科室的主任、护士长和医疗机构的主管部门。医疗机构应尽快组织专家对其进行风险评估，包括确认是否需要隔离医学观察、预防用药、心理疏导等。

（5）高风险暴露者按密接人员管理，隔离医学观察 14 天。

（6）填写新冠肺炎医护人员职业暴露记录表，尤其是暴露原因，认真总结分析，预防类似事件的发生。

五、针刺伤的防护

针刺伤是指由注射针头、缝合针、穿刺针等医疗锐器导致的皮肤损伤。针刺伤是当今医务工作者面临的严重职业危害之一，可引起血源性疾病的传播，威胁着医务人员的职业安全和生命健康。

护理人员是针刺伤的高危人群，由针刺伤所致的血源性传播疾病的发生率高于其他医务工作者。注射针、头皮钢针、静脉导管针、真空采血针等是引起针刺伤的主要工具。回套针帽、拔除注射针、整理废弃针头、采血等是发生针刺伤最常见的环节。

【针刺伤的风险因素】

护理人员针刺伤防护意识薄弱，疲劳、工作匆忙，对标准预防措施

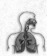

呼吸系统疾病的中西医护理

遵守程度降低，焦虑等负性心理状态，防护用品不足，工作环境采光不良、病人不配合操作，护理人员职业防护培训不够等因素是发生针刺伤的原因。

【针刺伤的预防】

（一）职业安全意识培训

1. 对新入职的护理人员就预防针刺伤的重要性等进行安全意识培训。

2. 把预防针刺伤和预防血源性病原体感染纳入护理风险管理与控制计划中，营造安全文化氛围，将护理安全文化与人性化管理系统融合体现。

（二）预防针刺伤管理

1. 制度管理

（1）建立职业安全和预防针刺伤发生的管理制度。

（2）制订各类预防针刺伤发生和发生后的管理机制与措施实施流程。

（3）建立各类针刺伤预防的专项培训、考核和评价制度。

2. 环境管理

（1）各类穿刺操作的视野环境应保持光线充足、明亮、舒适。

（2）操作台面应平展、宽敞，物品有序放置。

（3）实施各类穿刺操作前，应确保各种用具、工具、辅助用品在操作者的可及范围内，避免手持锐器远距离移动。

3. 病人管理

（1）应了解所负责病人有意义的血源学检测结果，应视所有病人均具有经血源传播疾病的潜在风险，进行穿刺操作时应采取标准预防措施。

（2）为有明确血源性传播疾病的病人执行各类穿刺操作时，宜戴双层手套。

（3）为不配合的病人做穿刺治疗时宜有他人协助。

4. 工具管理

（1）选择带自动激活装置的安全型针具，宜使用无针输液接头，建

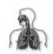

议使用带有保护套的针头、安全型采血针、带有尖峰保护器等安全装置的静脉输液器及有自动回缩功能的注射器等。

（2）建立静脉无针系统，如静脉留置导管宜使用静脉无针系统连接。

（3）条件允许时，手术中宜使用钝针。

5．操作管理

（1）护理人员应严格执行各项穿刺操作的规范和流程。

（2）手术中需传递锐器时，避免徒手传递，应将锐器置于防刺破的容器（如弯盘、托盘）中进行无接触式传递。

（3）各类的穿刺针具使用过程中，如必须回套针帽，应使用辅助工具，单手回套针帽。

（4）配备足量的锐器回收容器，放置在护理人员操作可及的区域内。

6．医疗废物处理

（1）各类的穿刺针使用后不可故意弯曲、折断，不可分离注射器针头。

（2）严禁针头回套针帽、徒手分离、二次分拣使用后的注射器和针头。

（3）操作者应将使用后的各类穿刺针放入锐器回收容器中，按医疗废物防护标准处理。

（4）锐器回收容器应防刺破且防渗漏，尺寸以能容纳各种锐器为宜，并加盖管理。

（5）移出存放污染锐器的容器前应先评估，若有发生穿透或渗漏的可能，应将其放入第二层密闭、防穿刺、防渗漏的容器中。

（三）信息管理

1．建立由专人负责的针刺伤预防信息管理系统，在信息管理系统中，建立针刺伤防范的相关制度和工作流程。

2．建立针刺伤的登记、报告制度与流程，准确收集、分析数据信息。

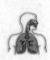

3. 系统定期维护、升级，保障信息发布的及时性、同步性和全面性。

（四）监督考核

各级管理部门应定期对各类穿刺相关操作流程进行考核。应将操作流程纳入主管部门质量管理内容，并不断修订和完善。对各类有关穿刺器具的使用进行督导。

【针刺伤的处理】

1. 重视管理

对各类针刺伤给予高度重视，营造安全的医院文化。建立严格针刺伤发生登记及上报制度。对于发生的每一例针刺伤，管理者都要给予关注、关心和重视。

2. 针刺伤发生后处理

针刺伤发生后，尽快确定传染源及风险程度，立即按规定逐级报告。采取相应的补救措施，发生血源性病原体意外接触后应立即进行局部处理，根据血源性病原体职业接触的防护要求，定期进行相关血清学检测，并根据实际情况接种疫苗。

3. 分析原因

针对每例针刺伤发生后的血源性检测结果，采取标准的针对性预防措施。每例针刺伤发生后，均要组织小组分析、讨论，并记录。根据分析结果，不断改进流程，进行必要的培训。

4. 追踪监测

对已发生针刺伤的护理人员，应定期进行血源性和体征性的追踪监测与记录。由于设备或工具等原因造成的针刺伤，及时向相关部门反馈，减少或避免再次发生伤害。

【针刺伤处理操作流程】

针刺伤后的处理，具体操作流程，见图7-3。

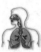

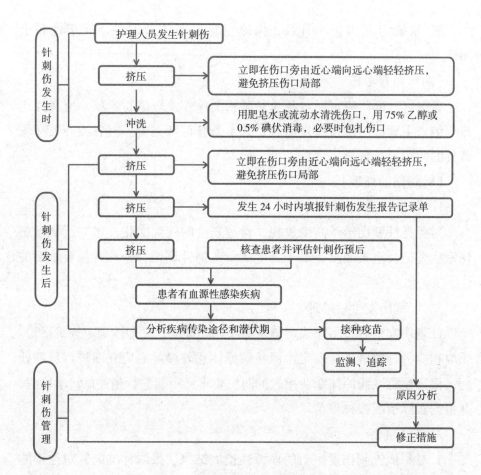

图 7-3　针刺伤处理操作流程图

（魏李萍）

第八章　病房和家庭环境防护

第一节　病房环境防护

　　病房（inpatient room）是病区内住院病人接受医学观察、诊疗、睡眠、休息和就餐的房间，一般配备床单元、隔离帘、座椅、呼叫系统、氧源、负压吸引系统、手卫生设施、卫生间、非医疗废物桶等。病房内为每位住院病人配备的基本服务设施为床单元，一般包括病床及其床上用品、床头柜、床边治疗带等。

【病区布局与设施】

　　1. 病区内病房室、治疗室等各功能区域内的房间应布局合理，洁污分区明确。收治传染病应具备隔离条件。病区设施、设备应符合医院感染防控要求，设有适于隔离的房间和手卫生设施。

　　2. 病区治疗室等诊疗区域应分区明确，洁污分开，配备手卫生设施。保持清洁干燥，通风良好。

　　3. 新建的病房设独立卫生间，多人房间的床间距大于 0.8 m，床单元之间可设置隔帘。

【病区环境隔离】

　　1. 呼吸道传染病病区，用于经呼吸道传播疾病的病人的隔离。

　　设在医院相对独立的区域，分为清洁区、潜在污染区和污染区，设立两通道和三区之间的缓冲间。缓冲间两侧的门不应同时开启，以减少区域之间空气流通。经空气传播疾病的隔离病区，应设置负压病室。

　　严格执行服务流程和三区的管理。各区之间界线清楚，标识明显。

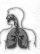

病室内应有良好的通风设施。各区应安装适量的非手触式开关的流动水洗手池。不同种类传染病病人应分室安置。疑似病人应单独安置。受条件限制的医院，同种疾病病人可安置于一室，两病床之间距离不少于1.1 m。

2. 感染性疾病病区，适用于主要经接触传播疾病病人的隔离。

设在医院相对独立的区域，远离儿科病房、重症监护病房和生活区。设单独入、出口和入、出院处理室。中小型医院可在建筑物的一端设立感染性疾病病区。

应分区明确，标识清楚。不同种类的感染性疾病病人应分室安置，每间病室不应超过4人，病床间距应不少于1.1 m。病房应通风良好，自然通风或安装通风设施，以保证病房内空气清新。应配备适量非手触式开关的流动水洗手设施。

3. 普通病区，适用于普通住院病人。

在病区的末端，应设立一间或多间隔离病室。

感染性疾病病人与非感染性疾病病人宜分室安置。受条件限制的医院，同种感染性疾病、同种病原体感染病人可安置于一室，病床间距宜大于0.8 m。病情较重的病人宜单人间安置。病室床位数单排不应超过3床，双排不应超过6床。

4. 门诊的建筑布局与隔离要求。

普通门诊应单独设出入口，设置问讯、预检分诊、挂号、候诊、诊断、检查、治疗、交费、取药等区域。流程清楚，路径便捷。

普通门诊、儿科门诊、感染疾病科门诊宜分开挂号、候诊。诊室应通风良好，应配备适量的流动水洗手设施和（或）配备速干手消毒剂。建立预检分诊制度，发现传染病病人或疑似传染病病人，应到专用隔离诊室或引导至感染疾病科门诊诊治，可能污染的区域应及时消毒。

【病区医院感染管理】

1. 医院感染管理小组

建立职责明确的病区医院感染管理小组，负责病区医院感染管理工作，小组人员职责明确，并落实。

2. 人员构成

病区负责人为本病区医院感染管理第一责任人。医院感染管理小组人员包括医生和护士。医院感染管理小组人员为病区内相对固定人员，医生应具有主治医生以上职称。

3. 职责

（1）医院感染管理小组负责本病区医院感染管理的各项工作，结合本病区医院感染防控工作特点，制定相应的医院感染管理制度，并组织实施。

（2）根据本病区主要医院感染特点，如医院感染的主要部位、主要病原体、主要侵袭性操作和多重耐药菌感染，制定相应的医院感染预防与控制措施及流程，并组织落实。

（3）配合医院感染管理部门进行本病区的医院感染监测，及时报告医院感染病例，并应定期对医院感染监测、防控工作的落实情况进行自查、分析，发现问题及时改进，并做好相应记录。

（4）结合本病区多重耐药菌感染及细菌耐药情况，落实医院抗菌药物管理的相关规定。

（5）负责对本病区工作人员医院感染管理知识和技能的培训。

（6）接受医院对本病区医院感染管理工作的监督、检查与指导，落实医院感染管理相关改进措施，评价改进效果，做好相应记录。

4. 病区工作人员

积极参加医院感染管理相关知识和技能的培训。遵守标准预防的原则，落实标准预防的具体措施，手卫生、隔离工作、消毒灭菌工作应执行规范要求。遵循医院及本病区医院感染相关制度。

开展、报告医院感染的监测。了解本病区、本专业相关医院感染特点，包括感染率、感染部位、感染病原体及多重耐药菌感染情况。在从事无菌技术诊疗操作如注射、治疗、换药等时，应遵守无菌技术操作规程。

5. 教育与培训

（1）定期组织本病区医务人员学习医院感染管理相关知识，并做好考核。

（2）定期考核保洁员的医院感染管理相关知识，如清洁与消毒、手卫生、个人防护等，并根据其知识掌握情况开展相应的培训与指导。

（3）对病人、陪护及其他相关人员进行医院感染管理相关知识如手卫生、隔离等的宣传及教育。

【病区医院感染监测与报告】

1. 医院感染病例监测

（1）病区医务人员应按照医院要求配合医院感染管理部门开展医院感染及其相关监测，包括医院感染病例监测、医院感染的目标性监测、医院感染暴发监测、多重耐药菌感染的监测等。

（2）病区医务人员应按照医院要求报告医院感染病例，对监测发现的感染危险因素进行分析，并及时采取有效控制措施。

（3）病区医务人员应根据本病区医院感染防控主要特点开展针对性风险因素监测。怀疑医院感染暴发时，应及时报告医院感染管理部门，并配合调查，认真落实感染控制措施。

（4）发现传染病疫情或者发现其他传染病暴发、流行以及突发原因不明的传染病时，应当遵循疫情报告属地管理原则，按照国务院或卫生行政部门规定的内容、程序、方式和时限报告。

2. 消毒相关监测

（1）根据病区采用的消毒方法，按照要求开展相应监测。使用不稳定消毒剂如含氯消毒剂、过氧乙酸等时，应该现配现用，并在每次配制后进行浓度监测，符合要求后方可使用。

（2）采用紫外线灯进行物体表面及空气消毒时，应监测紫外线灯辐照强度。

（3）怀疑医院感染暴发与空气、物体表面、医务人员手、消毒剂等污染有关时，应对空气、物体表面、医务人员手、消毒剂等进行监测，并针对目标微生物进行检测。

【医院感染防控】

1. 标准预防措施

在诊疗、护理操作过程中，有可能发生血液、体液飞溅到面部时，应戴医用外科口罩、防护眼镜或防护面罩。有可能发生血液、体液大面积飞溅或污染身体时，应穿戴具有防渗透性能的隔离衣或围裙。在进行侵袭性诊疗、护理操作过程中，应戴医用外科口罩等医用防护用品，并保证光线充足。废弃的锐器应直接放入耐刺、防渗漏的专用锐器盒中。接触病人黏膜或破损的皮肤时应戴无菌手套。

2. 手卫生

设施配备符合要求，设施位置方便医务人员、病人和陪护人员使用。有醒目、正确的手卫生标识，包括洗手流程图或洗手图示等。清洁剂、速干手消毒剂宜为一次性包装。有医务人员手卫生正确性和依从性的自查和监督检查，发现问题，及时改进。

3. 清洁与消毒

保持病区内环境整洁、干燥。重复使用的器械、器具和物品应按规定进行清洗、消毒或灭菌。病人生活卫生用品应保持清洁，个人专用，定期消毒。床单元定期清洁和（或）消毒，遇污染应及时清洁与消毒。病人出院时应进行终末消毒。

物体表面（包括监护仪器、设备等的表面）每天湿式清洁，保持清洁、干燥，遇污染时应及时清洁与消毒。擦拭物体表面的布巾，不同病人之间和洁、污区域之间应更换，擦拭地面的地巾在不同病房及区域之间应更换，用后应集中清洗、消毒，干燥保存。

4. 隔离

根据疾病不同传播途径采取接触隔离、飞沫隔离或空气隔离措施，标识正确、醒目。

5. 呼吸机相关性肺炎、导管相关血流感染、导尿管相关泌尿道感染、手术部位感染、多重耐药菌感染等的预防与控制应遵循有关标准的规定。

6. 消毒物品与无菌物品的管理，应根据药品说明书的要求配置药液，现用现配。抽出的药液和配制好的静脉输注用无菌液体，放置时间不应超过 2 小时，启封抽吸的各种溶媒不应超过 24 小时。无菌棉球、纱布的灭菌包装一经打开，使用时间不应超过 24 小时。碘伏、复合碘消毒剂等皮肤消毒剂应注明开瓶日期或失效日期，连续使用最长不应超过7天。

7. 一次性医疗器械应一次性使用，使用前检查包装的完好性，有无污损，并在有效期内使用。使用过程中密切观察病人反应，如发生异常，应立即停止使用，做好留样与登记，并及时按照医院要求报告，同批未用过的物品应封存备查。

8. 医疗废物应正确分类与收集，感染性医疗废物置黄色废物袋内，锐器置于锐器盒内。医疗废物容器应符合要求，不洒漏。标识明显、正确，医疗废物不应超过包装物或容器容量的3/4。

【新冠病毒肺炎的病房防护】

新冠病毒肺炎防控，病房环境、物表消毒方法，见表8-1。

表8-1 新冠病毒肺炎环境、物表消毒方法表

范围	消毒对象	日常清洁	消毒	清洁消毒频次	备注
环境物表	床单元物品	清水加清洁剂清洁	一次性消毒湿巾、含有效氯500 mg/L的含氯消毒液擦拭消毒	每日清洁1次，污染时随时清洁消毒	感染高风险部门每班次清洁消毒
	设备带、呼叫器按钮	湿式清洁	一次性消毒湿巾、含有效氯500 mg/L的含氯消毒液擦拭消毒	每日清洁1次、终末消毒	
	电脑、电话、键盘	湿式清洁	一次性消毒湿巾、屏障保护膜	每日清洁1次	感染高风险部门每班次擦拭消毒
	病历夹、病历车	清水、一次性消毒湿巾	一次性消毒湿巾、含有效氯500 mg/L的含氯消毒液擦拭消毒	保持清洁，污染时随时消毒擦拭	
	公用洁具	清水、清洁剂湿式清洁	含有效氯500 mg/L的含氯消毒液擦拭消毒	每日清洁1次，污染时随时消毒擦拭	
	公共诊疗区域物表	清水或加清洁剂湿式清洁	用75%乙醇、一次性消毒湿巾、含有效氯500 mg/L的含氯消毒液擦拭消毒	每日清洁≥2次，污染时随时消毒擦拭	感染高风险部门每班次擦拭1次，每日≥3次

范围	消毒对象	日常清洁	消毒	清洁消毒频次	备注
环境物表	床单、被套、枕套	送洗衣房清洗、消毒	首选热洗涤方法	一人一套一更换，污染及时更换，清洁消毒	放橘红色或可溶性污染袋，做好标识，送洗衣房单独清洗
	被芯、枕芯、床褥垫	洗衣房清洗消毒	床单元消毒器消毒30分钟或参照说明	有污染时随时更换	定期更换
	地面	清水、清洁剂湿式清洁	含有效氯500 mg/L的含氯消毒液擦拭消毒	每日清洁≥2次，污染时随时消毒擦拭	擦拭地面地巾不同区域之间更换，用后消毒干燥保存。
	空气	开窗通风、空气消毒机	空气消毒机消毒30分钟或参照说明	自然通风每日≥2次，空气消毒机每日≥2次≥30分钟	
	空调净化设备、通风口	湿式清洁		出、回风口每周1次，空调风口每月1次	定期清洁过滤网、定期更换过滤器
	便器	流动水清洁	含有效氯500 mg/L的消毒液浸泡30分钟，流动水冲洗，干燥备用	专人专用，非专用便器一用一消毒	
复用清洁用具	布巾	流动水清洁	含有效氯250～500 mg/L的消毒液浸泡30分钟，流动水冲洗，干燥备用	一床一巾，不同病人和洁、污区域之间、擦拭不同物表或污染时应更换	清洁剂/消毒剂严禁二次浸泡，布巾按S型擦拭、八面法，勿重复擦拭已清洁区域
	地巾（拖把头）	流动水清洁	含有效氯500 mg/L的消毒液浸泡30分钟，流动水冲洗，干燥备用	每个房间1个拖把头	清洁剂/消毒剂使用严禁二次浸泡

第八章 病房和家庭环境防护

第二节　家庭环境和个人防护

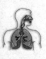

　　家庭是社会最基本的单位，是基于婚姻、血缘而共同生活着的人们的基本活动场所。由于家庭中存在着相同的生活方式和特殊而密切的生活接触，故使家庭传染病传播的可能性增大。进入 21 世纪以来，人类依然遭受着各种传染病的困扰，一些被认为早已得到控制的传染病又卷土重来，如结核病，霍乱、鼠疫、疟疾等，更为严峻的是新的病原体又在不断地被发现，如艾滋病、禽流感、疯牛病、非典型肺炎、新冠病毒肺炎等等。

　　由于大气污染等因素，呼吸道疾病患病率也在明显上升。有研究表明，大气污染起到 20% 的作用，主要致病因素在于室内的空气污染。居室引起如此严重的污染，除了住房狭窄等因素外，主要还是居室主人自己造成的污染。人们可以通过呼吸系统、消化系统、泌尿系统，以及皮肤、眼等器官产生的污物污染居室环境，引起疾病的传播和蔓延。正确的家庭防护及卫生消毒是家庭预防传染病的重要环节。

【家庭常用消毒方法】

1. 浸泡、擦拭或喷雾

　　绝大多数消毒剂都可采用这种方式，以过氧乙酸为例：①浸泡服装、体温计，配制 0.04% 浓度的溶液，浸泡 2 小时后用清水洗净即可，也可用来消毒双手。②擦拭桌椅、窗台、门把手或水龙头，配制 0.5% 浓度的溶液，擦抹 3 次，30 分钟后用清水擦净。③喷雾消毒室内空气，使用喷雾器喷洒 0.5% 浓度的溶液，喷后关闭门窗 30 分钟。喷洒消毒时要注意关闭门窗，遮盖食品及家电等用品。喷洒时应分区、分段进行，由上往下，由左往右，不遗留空隙。地面前后喷洒 2 次，空间喷 1 次。

2. 气体烟雾熏蒸

　　适合家庭应用的有甲醛、过氧乙酸等。熏蒸消毒时要注意：①充分暴露需消毒物品的表面（如打开柜门和抽屉，挂好衣服，摊开被褥等），取走怕腐蚀的物品。②关闭窗户，用纸蘸水严封门窗孔隙。③安放电源（一般用电炉，将开关引至门外），使用耐热容器，倒入过氧乙酸或甲醛，关闭房门，人员退至室外，接通电源。④密闭 6 小时以上，再开窗通风。

3. 直接用漂白粉干粉消毒

用于水分较多的排泄物，用量为排泄物的 1/5，一般略加搅拌后作用 2～4 小时。肝炎或肠结核病人的粪便应作用 6 小时，肠道炭疽需作用 12 小时。

【家用消毒剂的选择】

1. 根据消毒剂的杀菌能力选择消毒剂

消毒剂按杀菌能力强弱一般可分为三级，一级为高效消毒剂，如过氧乙酸、漂白粉、清洗消毒剂、过氧化氢、臭氧、甲醛、碘酊等，它们能杀灭各种细菌繁殖体、真菌，病毒和细菌芽孢。二级为中效消毒剂，如高锰酸钾、乙醇、来苏水，它们能杀灭细菌繁殖体、真菌和大多数病毒，但不能杀灭细菌芽孢。三级为低效消毒剂，如新洁尔灭、氯己定（洗必泰），它们只能杀灭部分细菌繁殖体、真菌和病毒，不能杀灭结核杆菌、细菌芽孢和抵抗力较强的真菌与病毒。

2. 结合消毒方式选择消毒剂

消毒方式多种多样，归纳起来为三类：①浸泡、擦拭或喷雾消毒，绝大多数液体消毒剂（环氧乙烷、多聚甲醛、臭氧除外）可采用这类方式。②气体或烟雾熏蒸消毒，有环氧乙烷、甲醛、多聚甲醛、过氧乙酸、过氧化氢、臭氧等气体消毒剂。③直接使用，如漂白粉干粉用于消毒含水分较多的排泄物。

3. 注意对消毒对象的损害

不同的消毒剂对被消毒物品的腐蚀、漂白作用和对人的刺激性与毒性不同。腐蚀、漂白作用较大的有含氯消毒剂、过氧化物消毒剂。高锰酸钾有染色作用。刺激性较大的有醛类、酚类、含氯消毒剂和过氧化物消毒剂。毒性较大的是酚类、含氯消毒剂，甲醛也有一定的毒性。

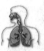

【家庭居室消毒】

对居室进行消毒，应把空气消毒与表面消毒结合起来，否则表面黏附的微生物经气流的冲击，仍可飞起形成再生性气溶胶，使空气再度污染。空气消毒可选用紫外线消毒或过氧乙酸熏蒸。对能搬动的小型器具物品，可以随同居室一起消毒，也可以搬出居室，按其各自的特点选用适宜的消毒方法，如对耐热耐湿的物品、器具可用煮沸法，对不耐热的可用消毒剂浸泡处理，对不耐热不耐湿的可用甲醛、过氧乙酸等气体消毒剂熏蒸，对于居室的四壁、门窗、地面和大型家具的表面消毒，可选用消毒剂喷洒或擦拭，也可用气体消毒剂蒸。

【家庭室内空气消毒】

室内空气消毒是预防呼吸道传染病的重要措施。通常选用如下几种方法：

1. 自然通风法

这是一种最基本也是最容易实行的方法。每天早晨起床后，打开门窗通风半小时，可使室内空气净化，除去空气中大部分微生物。通风时，空气中飘浮的微生物很快死亡，不必担心这些微生物飘到邻居家。

2. 紫外线消毒法

紫外线能杀灭空气中的微生物，家庭常用低臭氧紫外线灯，每 $5\sim15\,m^2$ 面积安装一只 30 W 灯管。通常只要其紫外线强度不低于 100 $\mu W/cm^2$，照射 1 小时以上，就可杀灭室内空气中微生物90%以上。

3. 化学熏蒸法

此法也是消毒室内空气的有效方法。常用过氧乙酸熏蒸，将药液按需要量（$1\,g/m^3$）倒入耐热耐腐蚀的容器中，放在电炉、煤炉或乙醇炉上加热，使之汽化。熏蒸 60 分钟可达到使空气消毒的目的。

【家庭餐具消毒】

餐具易受多种致病微生物的污染，如果不彻底的清洗与消毒，就可能成为胃肠道等传染病的传播媒介，导致传染病的发生和局部流行。

1. 煮沸消毒法

此法最为简便而又可靠，将碗筷与餐具全部浸没于水中，水沸后持续煮沸 15~30 分钟。

2. 蒸汽消毒法

采用 90℃流通蒸汽，经 10 分钟即可杀灭肠道传染病的常见致病菌，但肝炎病人，消毒时间应持续 30 分钟。

3. 食具消毒柜消毒法

市场购买的符合国家标准的食具消毒柜，大多采用远红外线高温方式消毒，有的加臭氧方式消毒，均能有效杀灭常见的病菌，但应严格地按厂家提供的消毒柜说明书使用。

4. 化学消毒法

常用过氧乙酸、漂白粉、碘伏、高锰酸钾等。如用过氧乙酸消毒，将餐具洗净，将过氧乙酸配成 1∶5000 溶液浸泡 30~60 分钟后，用清水洗净，再用开水烫过后备用。目前市场上有许多餐具消毒剂出售，其中多以含氯消毒剂为主，辅以去污剂、稳定剂、防腐剂等，多适用于消毒餐具。

5. 微波消毒法

许多家庭有微波炉，也可用来消毒餐具。对干燥的瓷碗、竹筷、洗碗布等应用水浸湿后消毒，对玻璃、塑料、金属餐具应浸泡于水中或用湿布包裹后再消毒，干燥金属餐具不要直接在微波炉中消毒，因为消毒效果不好，而且可能产生电火花，损坏磁控管。

【呼吸道疾病的家庭消毒】

呼吸道疾病是病原体从人体的鼻腔、咽喉、气管和支气管等部位感染侵入而引起的传染性疾病。常见的呼吸道传染病有流行性感冒、流行性腮腺炎、肺结核、水痘、麻疹、风疹、白喉、流脑等。呼吸道疾病主要通过飞沫传播、接触传播，正确的家庭消毒及隔离措施是预防呼吸道传染性疾病家庭传播的重要方法。

1. 空气的消毒

开窗通风可促进室内空气流通，冬季每日开窗通风 2~3 次，每次 20~30 分钟，其他季节应增加开窗时间。有条件的家庭可使用空气净化

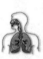

消毒机，空气净化消毒机运转 2 小时可达到消毒要求，特别适应于有病人在家时的空气消毒。

在呼吸道传染病流行期间或有病人同住一栋建筑时，使用中央空调的家庭应注意病原微生物通过中央空调传播的可能性，应采取相应的消毒措施，防止病原微生物通过中央空调传播。使用家用空调的家庭应定期对空调和空气接触的部件进行清洗消毒。

病人住过的房间要进行空气消毒，可用空气消毒剂喷雾消毒或过氧乙酸熏蒸消毒。过氧乙酸是一种强氧化剂，易爆且腐蚀性较强，应该在专业人员的指导下使用。为避免消毒对人体的影响，特别是避免吸入和对皮肤黏膜的刺激，使用过氧乙酸消毒剂时应在无人的条件下进行。有些地方在传染病流行后使用艾草、食醋和其他中草药熏蒸消毒，但效果不确定。

2. 地面和物体表面消毒

可用含有效氯 250～500 mg/L 消毒液拖擦或喷洒消毒，作用 10 分钟后再用清水拖、洗残留消毒剂。可用于地面、家具、浴盆、厕所、便盆等消毒。

3. 病人使用物品的消毒

病人用过的餐具、玩具、耐热物品以及衣物等可采用煮沸消毒法，将物品浸没在水中，加热煮沸 15 分钟即可起到消毒作用。被褥、床垫物品可采用暴晒消毒。病人使用过的被服可用 500 mg/L 有效氯消毒液浸泡 30 分钟。生活垃圾要用双层垃圾袋盛装处理。便器、浴盆可含有效氯 1000 mg/L 的消毒液浸泡 30 分钟。

4. 病人分泌物的消毒

对病人分泌物，如痰液等，可用含有效氯 1000 mg/L 消毒剂与之搅匀，作用 30 分钟后倒入厕所。

【新冠病毒肺炎的家庭及个人防护】

新冠病毒肺炎的传染源主要是新型冠状病毒感染的病人。无症状感染者也可能成为传染源。传播途径可以人传人。经呼吸道飞沫和接触传播是主要的传播途径。气溶胶和消化道等传播途径也可传播。人群普遍易感。老年人及有慢性基础疾病者感染后病情较重，儿童及婴幼儿也有发病。潜伏期1~14天，多为3~7天。

（一）居家隔离

1. 目的和意义

居家隔离的目的在于通过物理上的隔绝，阻止病人在社会上滞留与传播，避免形成二代和三代病例。

居家隔离是阻断传播途径的重要的选择。居家隔离者若出现任何症状，则须去医院就诊。居家自行隔离期间可以借刷朋友圈、看剧、读书、品茶等休闲活动，让新型冠状病毒自行失去传播能力。

2. 居家隔离要求

（1）隔离人员：14天内有疫区旅行史或居住史的人员，14天内曾与疑似病例、确诊病例有密切接触史的人员。以上人员如未出现新型冠状病毒感染可疑症状，则应居家隔离。如果出现可疑症状，应立即上报并就医。

（2）隔离环境：隔离者应居住在通风良好的单人房间，确保共用区域（厨房、浴室等）通风良好（开窗）。家庭成员应住在不同的房间，若条件不允许，应与病人保持1m以上距离。缩小隔离者活动范围，尽量减少隔离者与家庭成员共用一个区域，尤其避免一起用餐。不共用牙刷、毛巾、餐具、厕所、被服等。拒绝一切探访。

（3）隔离照护：固定一名身体健康且无慢性病者进行护理。看护人员与隔离者共处一室时，应佩戴口罩与隔离者有任何直接接触或进入隔离区后，应做好手卫生（备餐前、餐前、便后、可见污物时）。如果双手无明显污物，可用含酒精的免洗液清洁，如果双手有明显污物，则用肥皂和清水清洗。

（4）居家隔离消毒：每天用含氯消毒剂清洁卧室家具、卫生间台面。用60℃~90℃热水及普通家用洗衣液清洗病人衣物及床上用品，避免污染被服与清洁被服接触。以上操作应佩戴一次性手套进行，操作前后进行手部清洗。

（5）分泌物和排泄物处理：所有人咳嗽、打喷嚏时，需戴医用口罩，或用纸巾及衣袖掩住，咳嗽和打喷嚏后立即清洁双手。将捂住口鼻的纸巾或毛巾直接丢弃，或使用后正确清洗。接触隔离者口腔、呼吸道分泌物、尿液、粪便时，需佩戴一次性手套。对于隔离者的排泄物，应密封后丢弃至"有害垃圾"桶。冲厕所马桶时应盖上马桶盖。将手套、纸巾、口罩等污染物集中放置于病人房间，标记后单独丢弃。

（6）餐具消毒处理：对于隔离者使用的餐具，使用后应用洗涤剂和清水清洗，不需丢弃。

3. 解除隔离标准

如果未出现相关症状，隔离至末次接触病人或离开流行地区的第14天。如果出现相关症状，及时至发热门诊就诊。

4. 正确佩戴口罩

（1）疫情期间，与人碰面、到公共场所、进入人员密集或密闭场所、乘坐公共交通工具等时，应戴口罩。

（2）对于一般公众（医务工作者或疫情相关工作人员除外），建议戴一次性医用口罩。人员密集场所的工作人员和警察、保安、快递等从业人员，以及居家隔离及与其共同生活人员，建议佩戴医用外科口罩，或者佩戴符合N95/KN95及以上标准的颗粒物防护口罩。

（3）疑似病人或确诊病人不应佩戴有呼吸阀的口罩，因为呼吸阀不能阻挡佩戴者的飞沫向环境中传播。

（4）重复使用的口罩，可将其悬挂在洁净、干燥的通风处，或放置在清洁、透气的纸袋中。

（5）口罩需单独存放，避免彼此接触，并标识口罩使用人员。医用标准防护口罩不能清洗，也不可使用消毒剂、加热等方法进行消毒。

（6）口罩被飞沫或其他污染物污染，或者口罩变形、损坏、有异味时，应立即更换。

（7）孕妇佩戴防护口罩，应注意结合自身条件，选择舒适性比较好的产品。儿童应选择儿童防护口罩。老年人及有心肺疾病等慢性病的病人，佩戴口罩后可能有不适感，甚至会加重原有病情，应寻求医生的专业指导。

5. 正确戴手套

一般公众日常生活中勤洗手，不需要戴手套。医护人员、密切接触者、乘务员等在人流密集场所工作者，应戴手套，以减少接触传播的风险。但是戴手套不能代替手卫生，还是要勤洗手。

6. 消毒方法

病毒对紫外线和热敏感，56℃30分钟、乙醚、75%乙醇、含氯消毒剂、过氧乙酸和氯仿等脂溶性溶剂均可有效灭活病毒，氯己定不能有效灭活病毒。居家皮肤消毒，可选用消毒酒精擦拭或浸泡消毒。居家环境消毒，可用消毒酒精或含氯消毒剂擦拭物体表面。

酒精易燃，应远离火源及易燃物，不可喷洒或大面积消毒，空气中乙醇浓度升高可能引起火灾。含氯消毒剂需注意配置方法、稀释比例等，尤其应避免与其他消毒剂混用，可能产生大量有毒气体。耐热物品消毒可采用煮沸15分钟的方法进行消毒。

7. 正确洗手

从公共场所返回后、接触公共物品后、咳嗽或打喷嚏用手捂住后、脱口罩后、饭前便后、接触脏物后等，用洗手液或肥皂加流水，或者使用含酒精成分的免洗洗手液洗手。

8. 咳嗽礼仪

咳嗽、打喷嚏时要用胳膊肘遮挡或者用纸巾遮掩，千万不要用手捂口鼻。咳嗽、打喷嚏这个动作，会释放大量病毒。病毒污染手之后，如果不能及时洗手，手接触的地方也会被病毒污染，如门把手、电梯按钮、桌椅等物体表面。此时，如有人接触了这些被污染的部位，在没有及时洗手的情况下用手接触口、眼、鼻，病毒便通过污染的手传播。而用胳膊肘遮挡，病毒喷在衣服上，不会污染其他物体表面。因此要强调注意咳嗽礼仪。同时，不洗手不能接触自己的身体，尤其是口、眼、鼻等黏膜部位。

9. 预防传播

（1）饭前便后规范洗手。如厕后冲水前，应盖上马桶盖。

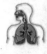

（2）厢式电梯中空气的流通性差，建议乘坐时佩戴口罩。电梯楼层按钮上可能残留飞沫和病毒，有接触感染的可能。按楼层按钮时，最好不直接使用手指，如果用手指，在触碰按钮后避免接触身体其他部位，出电梯后勤洗手。应减少乘坐电梯的频率，上低楼层尽量走楼梯。

（3）定时开启门窗，保持室内空气流通。中央空调有传播疾病的可能。在疫情期间应停止或减少使用中央空调，必须开启空调时，应注意定期清洗、消毒空调。

（4）与宠物接触后，用肥皂水洗手减少其他常见细菌在宠物和人类之间传播，如大肠杆菌和沙门菌。

（5）密切接触者应上报并居家隔离。

（二）不同场景的新型冠状病毒防控

1. 居家防控新型冠状病毒

（1）保证室内空气流通，并定期清洗空调滤网。家庭备置体温计、一次性医用口罩、医用外科口罩或 N95/KN95 口罩、家用消毒用品等。保持良好的个人卫生习惯，勤洗手。家庭成员不共用毛巾，保持家居清洁。尽量减少外出活动，尽可能避免与有呼吸道疾病症状（如发热、咳嗽或打喷嚏等）的人员密切接触。尽量避免各类聚会，避免到人多拥挤或空间密闭的场所。规律休息，适量运动，保障睡眠。

（2）注重饮食卫生，不食用已经患病的动物及其制品，肉食在食品制备过程中经过彻底烹饪和妥善处理后食用。

（3）洗热水澡或汗蒸都不能帮助杀死新型冠状病毒，洗澡水温过高、洗澡时间过长可能会使人体感到不适，出现头晕眼花、心跳加快等现象，严重的还会出现虚脱、晕倒。

2. 社区有病人时的防控

楼梯扶手、小区器械等公共设施上可能会有新型冠状病毒，因此应避免触碰公共设施，避免用脏手触摸口鼻、揉眼睛等。一旦触碰，尽快洗手。应加强公共设施的清洁、消毒工作和电梯的清洁、消毒。

3. 出行时的防控

（1）在公共场所应佩戴口罩，特别是在公共交通工具上、在人流密集的公共场所。条件允许的情况下，可选择步行、骑自行车或自驾出行。

（2）避免接触有发热、咳嗽等症状的人，如果遇到，需保持 1 m 以上距离。咳嗽、打喷嚏时用纸巾或屈肘将口鼻完全遮住。

（3）减少接触公共场所的公共物品，疫情期间应尽量避免参加各类聚会。

（4）避免用脏手触摸口鼻、揉眼睛等。勤洗手，可以自备含消毒酒精的免洗洗手液、消毒湿巾等产品。

（5）外出回家需要注意洗手或进门洗澡。建议把外衣挂在门口特定的地方，不与干净的衣物混放。如未与病人接触，外套表面残留病毒污染物的可能性小。

（6）户外活动也应避免去人流密集场所。部分健身活动可调整在家中进行，如健身操、瑜伽等。

4. 上班时的防控

（1）公务出行、接待来访人员应佩戴口罩。对来访者进行体温检测，并明确其有无疫区驻留史以及有无与确诊或疑似病例接触史，有无发热、咳嗽、呼吸不畅等症状。对接待车辆等用消毒酒精、含氯消毒剂或含过氧乙酸的消毒剂等消毒。

（2）办公室应确保工作环境清洁卫生，保持室内空气流通。疫情期间停止或减少使用中央空调，必须开空调时，要同时开排气扇。要定期清洗空调。每天定时开启门窗，进行通风换气。定期用消毒液为办公室设备、门把手等进行消毒。注意手卫生，养成勤洗手的好习惯。

（魏李萍）

第九章　中药用药护理

第一节　中药煎煮法

中医中药浑然一体，医者治病必用中药，犹如战士必备武器以杀敌。中药有植物药（多数）、动物药、矿物药及少量的化学生物制品药，种类繁多。

中药原材料必须加工炮制，因为：①增强药物疗效。②改变药物性能。③便于服用。④消除和降低药物的毒性和副作用。⑤利于贮藏，且能保证药物不变质。中药的炮制方法众多，如有：先纯净、切制。再有漂洗、焖润、浸泡、喷洒、水飞。再经：炒、炙、烫、煅、煨、炮、燎、烘。尚有：蒸、煮、潬、淬、炖。此外还有用辅料炮制，常用酒、醋、蜂蜜、生姜汁、米泔水、胆汁、黑豆汁、甘草汁等液体辅助，尚有固体辅料，如食盐、麦麸、稻米、白矾、滑石粉、豆腐、羊脂、土、蛤粉、朱砂等。

临床运用中药，应通晓中药的性能，即四气、五味、升沉浮降、归经及中药毒性等。根据不同的临床表现和临床辨证，选用两种以上的中药组合应用，中医称之为"配伍"，其有"七情"的配伍原则，即单行、相须、相使、相畏、相杀、相恶、相反。

临床服用中药须制成不同剂型，中药剂型有：汤剂、洗剂、栓剂、软膏剂、浸膏剂、糖浆剂，以及丸、散、膏、丹等型。现今临床以中药汤剂最为常用，故本书以阐释中药汤剂为主，不涉及中药丸、散、膏、丹剂型的应用和护理。

中药汤剂，应用中药煎煮法（method of making a decoction），是将

药材加水煮去渣取汁成汤剂的方法。也称为"水煮法""水提法"。其应用方法有口服法、鼻饲法、灌肠法、外洗法、熏蒸法、浸泡法等。

【汤剂的优点】

1. 中药的有效成分分散度大，有利于胃肠道吸收，故而奏效快，速显疗效。

2. 中药剂量多少易控制，浓度高低易调节，便于因人、因时、因地应用。

3. 能够降低或减少某些药物对胃肠道黏膜和皮肤的刺激。

4. 能保存某些新鲜中药挥发油成分。

5. 应用方便，且稳定性和安全性高，尤在外洗法、熏蒸法、浸泡法等应用中。

【汤剂的不足】

1. 保持时间不长，当天的汤剂宜当天应用。现虽有冰箱保存，亦不宜过长。

2. 贮存和运输不便，因是液体，故易变质和破损。

【煎煮药器皿】

1. 煎煮中药以砂锅、瓦罐和陶瓷罐为佳。此类容器具有材质稳定，煎煮过程中不易与药物成分发生化学反应，且导热性能缓和，受热均匀的优点，是较为理想的煎药容器。

2. 搪瓷、不锈钢和玻璃器皿亦可作为煎药器具，但其传热较快，不利于药物有效成分的析出，且散热亦快。

3. 忌用铁、铜、锡、铝等容器煎煮中药，因铁、铜的金属活性较强，化学性质不稳定，在煎煮过程中可与中药成分发生化学反应，将影响汤剂的质量。轻则使药物中的某些有效成分发生沉淀，使药物有效含量降低，重则生成对人体有害的物质，产生毒性。在煎煮中药时，绝对禁止使用上述器皿。

【煎煮中药操作程序】

（一）操作前准备

1. 洗净煎煮中药器皿并晾干备用。

2. 用火准备，检查火源安全，按天然气、煤气罐（炉）、柴火炉（罐）等安全指南使用。

3. 煎煮中药用水

古代煎煮中药常根据临床表现需用，如雨水、露水、雪水、冰水、河水、井水、泉水、地浆水等。今煎药用水以水质洁净、矿物质少为原则，除处方有特殊规定用水外，一般用井水、自来水、蒸馏水或纯净水。另外煎药须用凉水或凉开水，忌用开水煎药。因为许多中药是植物药，生药的外层组织细胞骤然受热，产生蛋白质变性，使药物成分难以析出，影响药物有效性。

（二）煎煮前泡药

1. 药材煎前浸泡有利于有效成分溶出，可缩短煎煮时间，避免因煎煮时间过长，导致部分有效成分耗损，破坏过多。

2. 浸泡药材的用水，以常温水为宜，忌用沸水。

3. 一般复方汤剂加水搅拌后应浸泡30～60分钟，以花、叶、草类等药为主的方剂，需浸泡20～30分钟，以根、茎、种子、果实类等药材为主的方剂，需浸泡60分钟。但浸泡时间也不可过久，以免引起药物酶解或霉变。

（三）煎煮药火候

1. 先武火：是指温度上升速度及水分蒸发较快的火、大火，直至煮沸1～2分钟后止。

2. 后文火：是指温度上升速度及水分蒸发较慢的火、小火，小火保持药液在微沸状态。

3. 解表类、清热类、芳香类药物，其气味芳香，容易挥发，不宜久煎，以防药性挥发。滋补药一般为滋腻、质重、不易出汁的根或茎类药物，一般须武火煮沸后，改用文火久煎，否则药物有效成分没有完全析出，浪费药材。

（四）煎煮药时间

1. 煎药时间主要根据药物和疾病的性质而定，从水沸时开始计算，一般药物第一煎需 20～30 分钟，第二煎需 10～20 分钟。

2. 受热易变性的药物，如钩藤、大黄等，应待其他药物煎好前 5～10 分钟加入。

3. 解表、芳香类药物，第一煎需 15～20 分钟，第二煎需 10～15 分钟。

4. 滋补类药物，第一煎 40～60 分钟，第二煎 30～40 分钟。

5. 有毒性的药物，如附子、乌头等需久煎，约 60～90 分钟。

（五）特殊药物煎煮法

1. 先煎煮药物：是将质地坚硬的介壳或矿物质类的药物打碎后煎煮一定时间再下其他中药的煎煮方法。

（1）难溶于水的药：贝壳类、矿石类和角、骨、甲类药物，因质坚而难煎出味，应打碎后先煎煮 30 分钟，再下其他药，如海蛤壳、牡蛎、珍珠母、生石膏、寒水石、磁石、赭石、水牛角、龟甲、鳖甲、穿山甲、鹿角等。

（2）有毒的药物：如附子、乌头、半夏、商陆等，需先煎 60～90 分钟，以消除或降低毒性。

（3）泥沙多及质轻量大的药物：如灶心土、糯稻根、茅根、玉米须等应先煎，澄清后取汁，以其药汁代水再煎其他药。

2. 后下煎煮药物：是将气味芳香借挥发油取效的药物，为防其有效成分挥发，在一般药物即将煎好前 5～10 分钟放入再与其他药同煎的煎煮方法。如薄荷、藿香、砂仁、豆蔻、沉香等。

3. 包煎中药：是将药物装进纱布内与其他药物同煎的煎煮方法。

（1）含淀粉黏液质多，易黏锅糊化或焦化的药物如车前子、葶苈子等。

（2）带毛的药材，对咽喉有刺激性易引起恶心、呕吐的药物如旋覆花、砂仁、枇杷叶等。

（3）质地比较轻或容易浮在上面，或容易成糊状的药物如蒲黄、海金沙等。

4. 另煎中药：是将某些贵重药材单独煎煮，减少同煎时被其他药物吸收以保存其有效成分的煎煮方法。将药物切成小片，单味煎煮60～120分钟不等，煎好后单独服用或兑入汤药中同服，如人参、西洋参、鹿茸、犀角等。

5. 烊化中药：是将胶质类或黏性大且易熔的药物，单独加温熔化或置于刚煎好的去渣的药液中，微煮或趁热搅拌，使之熔解的煎煮方法。胶质类或黏性大且易熔的药物与其他药同煎则易黏锅煮糊，且附着他药，影响药效，因此需要烊化。如阿胶、龟甲胶、鹿角胶等。

6. 冲服中药：某些不耐高温且又难溶于水的贵重药物，先研成粉末，再用开水或用煎好的药液调匀后服用的方法。如三七、琥珀、犀角、珍珠、羚羊角等。

7. 泡服中药：某些易出味、不宜煎煮、挥发性较强的药物加沸水泡10～15分钟，出味后服用的方法。如番泻叶、胖大海、菊花等。也可将药物放入刚煎煮好的药液中泡服。

8. 兑服中药：不用煎煮中药，与其他药物兑入而服用，如梨汁、蜂蜜、黄酒、竹沥水、新鲜藕汁、姜汁等。

【机器煎药】

机器煎药是目前临床较为常用的煎药方法，该方法与传统煎药法相比，具有病人携带服用方便，剂量均匀、省时省力、一剂或多剂一次煎成等优点。

【煎煮中药注意事项】

1. 煎煮中药的时间，应根据不同处方用药而有差异，宜遵医嘱。不可认为煎煮时间越长越好。

2. 煎煮药物有宜加盖，有不宜加盖者，需知区别。一般药物，特别是植物类药材，多属含有挥发油，宜加盖煎煮，以防降低药效。另类有毒药物，又宜开盖煎煮，以降低毒性，如细辛、附子、川乌等。

3. 煎干或煎糊者应弃去不用，不能把药煎干再添水重煎。

4. 煎药时药液溢出，使火源熄灭，导致煤气泄漏，甚至煤气中毒。

如用明火煎药，武火时应有专人守护，直到转为文火才能离开。最好根据加药时间调好闹铃以提示关火。

第二节　中药口服法

中药的汤剂、散剂、丸剂皆用口服给药法，是临床最佳给药途径。中药口服法有口服法、舌下含服法，服药的种类有温服、热服、冷服、频服、顿服等。口服给药的效果受服药次数、服药时间及服药温度等影响。

【服药次数】

1. 一般常见病、慢性病，口服汤剂，每日1剂，煎煮2次，混合后分2次口服。

2. 丸剂、散剂口服剂量及次数应遵医嘱。

3. 急危重症、高热病人，遵医嘱，随时服用，不拘时，遵医嘱服用。

【服药时间】

1. 健胃药宜于饭前服用，消导药宜饭后服用，止泻药及时给予，按时再服，泻止停药。

2. 安神药宜在睡前半小时服用。滋补药宜空腹服用，以利吸收。涩精止遗药宜早、晚各服1次。生津润燥、清暑解热药，不拘时间频服。

3. 平喘药宜在哮喘发作前2小时服用，才能恰到好处起到治喘作用。催吐药宜清晨、午前服，驱虫药宜清晨空腹或晚上睡前给予。

4. 峻下逐水药宜清晨空腹服，润肠通便药宜空腹或半空腹服用，以利清除肠胃积滞。泻下药，入夜睡前予服。

5. 调经药物根据证候，于经前和经期服用不同的药物。如肝气郁滞的痛经病人，经前3天服疏肝理气之剂，使肝气条达，气血流畅。在经期宜服理气活血止痛之剂，可缓解痛经，利于月经周期恢复正常。

【一般服药方法】

1. 温服

温服：中药汤剂一般温服，将煎好的汤剂放温后服用，或用温开水、酒、药汁等液体送服。中成药则用温开水、酒、药汁等液体送服。温服可减轻某些药物的不良反应。汤剂放凉后要温服时，应先加热煮沸，使汤剂中沉淀的有效成分重新溶解后，再放温服用。不宜只加热到温热不凉就服用，因为汤剂放冷后许多有效成分因溶解度小而析出沉淀，如果只服用上面的清液，舍去沉淀部分，必然影响疗效。

2. 热服

热服：将煎好的汤剂趁热服下，或用热开水送服的方法。解表药须热服以助药力发汗。寒证用热药，应热服。真热假寒用寒药，应热服。理气、活血、化瘀、补益剂均应热服。凡热服时，注意咽部、食管烫伤。

3. 凉服：将煎好的汤剂放凉后服用或将中成药用凉开水送服的方法。热证用寒药应凉服。真寒假热用热药，应凉服。止血、收敛、清热、解毒、祛暑剂均应凉服。

490

【特殊服药方法】

1. 酒送服：凡治疗气血虚弱、体质虚寒、气滞血瘀、风湿痹证、中风手足不遂、步履艰难等疾病的中成药，用酒送服，疗效更佳。

2. 米汤送服：凡补气、健脾、养肠、利胆、止渴、利小便的中成药，都可用米汤送服。含贝壳等矿物质类的药物难消化，最好选用稀饭送服，以减少对胃肠的刺激。

3. 姜汤送服：用生姜煎汤送服药物。凡治疗风寒表证、肺寒、脾胃虚寒、呃逆等病证皆可用姜汤送服。

4. 淡盐水送服：凡治疗肾虚、肾亏、下焦疾病的成药，以淡盐水送服为佳。

5. 蜂蜜水送服：蜂蜜水有润肺止咳、润肠通便等功效，服用百合固金丸、麻仁丸、润肠丸、养阴清肺丸、清肺抑火丸等可用蜂蜜水送服，但糖尿病病人不要用蜂蜜水送服。

6. 红枣汤送服：红枣汤有补中益气、缓和药性等功效。一般用红枣

5～10颗，用水煎成汤而送服，如服归脾丸。

【中药服药禁忌】

1. 服药期间应忌生冷、油腻、辛辣、海鲜、腥臭等不易消化及有特殊刺激性的食物，脾胃虚弱者尤其要注意。

2. 服发汗药忌服醋及生冷的食物。服清热凉血药及滋阴药忌辛辣、温燥之品。

3. 服滋补药忌浓茶、萝卜，以免降低或消除滋补效力。地黄、何首乌忌葱、蒜、萝卜。甘草忌鲤鱼。薄荷忌鳖肉。茯苓忌食醋。鳖甲忌食苋菜。

4. 胸痹病人忌食肥肉、烟酒。肝阳上亢、头晕目眩、烦躁易怒者应忌食胡椒、辣椒、葱、蒜，忌烟酒等。

5. 热性病忌食辛辣、油腻、煎炸食物。寒性病忌食生冷。

6. 疮疡肿痛者应忌食鱼、虾、蟹、羊肉等刺激之品。

【口服中药的护理】

（一）服用发汗药的护理

1. 病情观察

观察有无汗出、出汗时间、遍身出汗、局部出汗等。若汗出不透，则病邪不解，需继续用药。汗出过多，会伤津耗液，损伤正气，可给予病人口服糖盐水或输液。若大汗不止，易导致伤阴亡阳，应立即通知医师，及时采取措施。对老幼及重症病人使用发汗药要慎重，防止虚脱或其他并发症。

2. 生活起居护理

保持室内温度18℃～22℃，气温过低不利于发汗。及时用干毛巾或热毛巾擦干汗液。汗止后及时更换衣被，并注意避风寒，以防复感。

3. 饮食护理

饮食宜清淡、易消化，忌食酸性和生冷食物。

4. 用药护理

汤剂应温服或热服，服药后卧床加盖衣被，保暖以助发汗，并且在短时间内大口喝下热稀饭约 200 mL 或给予开水、热饮料、热豆浆等，以助药力，促其发汗，以微汗为宜。若与麻黄、葛根同用时，则一般不需啜热粥。服发汗解表药时，尤其是小儿，禁用或慎用解热镇痛药，防止汗出太过，如阿司匹林、对乙酰氨基酚（扑热息痛）等。

5. 三因制宜

因人、因时、因地而护。体质虚者，汗之宜缓。体质强壮，汗之可峻。暑天炎热，腠理开泄，汗之宜轻。冬季严寒，腠理致密，汗之宜重。北方严寒，发汗宜重。南方炎热，发汗宜轻。

6. 注意事项

忌用冷敷、酒精擦浴等物理降温法，以免因冷而致汗孔闭塞，使邪无出路。凡淋家、疮家、亡血家和剧烈吐下之后均禁用发汗法。

（二）服用泻下药的护理

1. 病情观察

观察病人排泄物的色、质、量、气味及生命体征。如果泻下太过，出现剧烈腹痛、腹泻、面色苍白、汗出肢冷、头昏心慌等虚脱的现象，应及时报告医师进行处理。

2. 生活起居护理

寒下药适用于里实热证，病人有高热、烦躁不安、口渴舌燥等表现，应安排在温湿度良好的病室，使病人感到凉爽、舒适，利于静心养病。温下药适用于因寒成结之里实证，病人腹痛喜温，手足不温、便秘等表现，宜住温暖舒适病室，注意保暖。

3. 饮食护理

实热证者在服药期间应暂禁食，待燥屎泄下后再给予米汤、粥等养胃气之品。服药后 3～5 天忌食油腻、辛辣食品，以防热结再作。里寒证者宜用甘温平补膳食，忌服寒凉滋腻食品。

4. 用药护理

泻下药一般空腹服用，如通便的润下药应于睡前服用。攻下药中如有大黄，应后下或泡服，不宜久煎。芒硝不宜同其他药同煎，宜冲服或溶化后服。番泻叶宜泡服。芦荟宜入丸散服。

（三）服用补益药的护理

1. 病情观察

通过补益药物可使人体失调的脏腑、气血、阴阳重归平衡，临床上应辨证补益。指导病人起居有常，适当锻炼，保持充足的睡眠和休息，节制房事。虚证者，卫外功能低下，容易受外邪所侵，要做好四时护理。

2. 用药护理

补益类药大多质重味厚，宜多加水，浸透、煎透，一般煮沸后再文火煎煮40～60分钟，趁热过滤，宜饭前或空用。阿胶、鹿角胶、人参等药品必须另煎。用药以渐进为主，不可大量摄补，以防壅滞之弊。

3. 饮食护理

此类病人脾胃运化功能差，以平补膳食缓缓调理为要，忌食辛辣、油腻、生冷、坚硬的食物。

4. 情志护理

虚证病人大多处在大病初愈或久病不愈等状态，常易产生急躁、焦虑、抑郁等情绪，应做好开导和劝慰工作。

（四）服用清热药的护理

1. 病情观察

观察发热的规律、特点及伴随症状，密切观察病人体温、脉搏、呼吸、神志等变化，并正确记录。

2. 生活起居护理

清法用于实热证，室温宜偏凉，衣被宜轻薄透气，环境宜安静。热盛动风者床边应加床栏，严防坠床。

3. 饮食护理

饮食应给予清淡易消化的流质或半流饮食，多食蔬菜水果，鼓励病人多饮水或清凉饮料，如西瓜汁、梨汁、绿豆汤等生津止渴之品。

4. 用药护理

汤剂宜凉服或微温服。服药后观察病情变化，如服白虎汤后病人体温渐降，汗止渴减，神清脉静，为病情好转。若病人服药后壮热烦渴不减，并出现神昏谵语，舌质红绛，提示病由气分气营两燔。若药后壮热

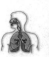

不退而出现四肢抽搐或惊厥者，提示热盛动风，应立即报告医师采取救治措施。疮疡肿毒之证，在服药过程中若肿消热退，为病退之象。若已成脓，则应切开排脓。病情危重入营血者，要严密观察神志、出血及热极动风之兆。

5. 对症处理

高热不退者可针刺大椎、曲池、合谷、风池等，或十宣放血。

（五）服用温里药的护理

1. 病情观察

观察病人的面色、寒热喜恶、肢体温凉、口渴与否等情况，另外要注意舌象、脉象以及涎、涕、痰、尿等排泄物的观察。

2. 生活起居护理

病室宜温暖，室温应适度偏高，冬天室内要备有取暖设备，如取暖器、空调。平时注意防寒保暖，多添加衣被。服药后，宜卧床休息，加厚衣被，以助药力透达四肢。

3. 饮食护理

宜温性、热性食物，冬天多食的羊肉、狗肉、桂圆等温阳之品，可适量吃一些红参，忌食生冷瓜果、凉性食物、油腻之品。

4. 用药护理

温阳补气之药，要文火煎煮，取汁温服，如理中汤、参汤等；温经祛寒之剂，需煮沸后再文火煎15～20分钟，再取汁温服，如四逆汤、当归四逆汤等。对真寒假热证，温药入口即吐者，可采用温药凉服，以防呕吐。

5. 对症处理

腹痛、呕吐、泄泻较甚者，可采用艾灸中脘、关元、足三里等穴。呕吐较剧者，可在服药前服姜汁几滴以止呕。

（六）服用消导药的护理

1. 病情观察

观察病人大便的性状、次数、质、量、气味和腹胀、腹痛及呕吐情况等。若泻下如注，次数频繁或出现眼窝凹陷等伤津脱液表现时，应立即报告医生。应用消痞化积药，注意观察病人的局部症状，如疼痛、肿胀、包块等，详细记录癥块大小、部位、性质、活动度、有无压痛、边缘是否光滑等。

2. 饮食护理

饮食宜清淡、易消化，忌生冷、硬、肥甘厚味之品，适当控制食量。肝郁气滞，肝胃不和之气积证，给予山楂、橘饼等理气消食之品，并配合情志护理。

3. 用药护理

使用消导之剂，要根据其方药的气味清淡、厚薄之别，采用不同的煎药法。如药味清淡，临床取其气者，煎药时间宜短。如药味厚重，取其质者，煎药时间宜长些。煎剂宜在饭后服用。中西药同服时，应注意配伍禁忌，如山楂丸与复方氢氧化铝片（胃舒平）不可同服。服药期间，不宜服补益药和收敛药，以免影响药效的发挥。年老体弱者慎用，脾胃虚弱者及孕妇禁用。哺乳期妇女应用消导药时忌用麦芽、神曲。

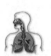

第三节　中药鼻饲

临床表现为神昏、嗜睡、昏迷、呼吸困难、吞咽困难、口腔疾病的病人，不能口服中药汤剂或丸剂、散剂者，临床可行鼻饲法。中药鼻饲是将中药汤剂经胃管注入胃内，达到治疗疾病的目的。

【鼻饲的操作程序】

1. 仔细核查病人中药鼻饲医嘱，了解病人病史及鼻饲中药药液的作用。

2. 向病人及家属做好解释工作，告知中药鼻饲的目的、药液的作用，以取得配合。

3. 根据医嘱准备中药鼻饲药液。

4. 常规放置鼻饲管，检查胃管是否在位并通畅。

5. 中药鼻饲前抽尽胃内容物，缓慢注入药液 100～150 mL，温度一般 35℃～37℃为宜，特殊治疗时应根据医嘱。

6. 鼻饲完毕，协助病人取舒适卧位，观察病人不适症状。

【鼻饲的注意事项】

1. 中药鼻饲应根据病人的病情、病变性质、病人的体质，选择适宜治疗的鼻饲药液。

2. 中药鼻饲前要确保胃管通常，位置到位。

3. 中药鼻饲应严格掌握汤剂的量、温度、副作用等，减少病人不良反应。

4. 中药鼻饲时速度不宜过快，注入前后用少量温开水冲洗胃管。

5. 行胃肠减压治疗者中药鼻饲每次总量应<200mL，注入后夹管30分钟左右，再开放胃管，行胃肠减压。

【鼻饲的护理】

1. 中药鼻饲操作前评估：鼻饲操作前应详细了解病人的病史、用药史、过敏史等，评估病人对中药鼻饲的认可程度及心理状态。

2. 中药鼻饲药液的准备：根据病人病情，遵医嘱准备中药鼻饲药液。

3. 病情观察：操作前做好解释工作，指导病人取舒适体位，避免紧张情绪。中药灌注前先抽取胃液，如胃液为血性，应暂停注入。操作过程中密切观察病人有无恶心、呕吐、腹痛、腹泻、皮肤过敏及胃肠道过敏等症状，出现不良反应时应立即停止灌注，并给予对症处理。

4. 用药护理：中药鼻饲后观察病人用药效果，准确记录病人大便次数及量的多少。有腹泻者应加强肛周皮肤护理，保持皮肤清洁。

第四节　中药灌肠

临床表现为肠梗阻、便秘、溃疡性结肠炎、炎症性肠病、非感染性慢性腹泻、非特异性结肠炎等肠道疾病，可选用中药灌肠法。中药汤剂灌肠，通过肠黏膜吸收达到润肠通腑、清热解毒等作用。

【中药灌肠的操作程序】

1. 认真核查中药灌肠医嘱，了解病人病史及灌肠汤剂的作用。

2. 病人取适宜体位。

3. 根据医嘱准备灌肠汤剂。

4. 操作者戴手套，操作时动作轻柔，肛管插入直肠约 10～15 cm，避免损伤皮肤及黏膜。

5. 调节药液滴速，缓慢灌肠，观察病人不适症状。

6. 灌肠完毕，指导病人保留 1 小时左右，勿用力，避免药液流出，保证药液充分吸收。

【中药灌肠的注意事项】

1. 中药灌肠应根据病人的病变部位、病变性质、病人的体质，选择适宜的灌肠方法。

2. 中药灌肠时选择合适的体位，确定肛管插入的深度，避免损伤黏膜。

3. 中药灌肠应掌握汤剂的量、温度、灌肠压力，减少不良反应。

【中药灌肠的护理】

1. 中药灌肠操作前评估：灌肠操作前应详细了解病人的病史、用药史、过敏史等，评估病人对中药灌肠的认可程度及心理状态。

2. 中药灌肠汤剂准备：根据病人病情，遵医嘱准备中药灌肠汤剂，温度 39℃～41℃为宜。根据灌肠要求准备合适的灌肠筒和肛管。

3. 病情观察：操作前指导病人排尽便尿，取舒适体位，避免紧张情绪。操作前后密切观察病人有无腹痛、腹泻、皮肤过敏及胃肠道过敏等症状，并及时处理。灌肠汤剂温度过高易造成肠道黏膜损伤，操作过程中应严格掌握灌肠汤剂的温度。出现不良反应时应立即停止灌肠，并给予对症处理。

（陈海燕）

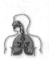

主要参考文献

［1］ 俞森洋. 呼吸危重病学［M］. 北京：协和医科大学出版社，2008.

［2］ 徐丽华，钱培芬. 重症护理学［M］. 北京：人民卫生出版社，2008.

［3］ 李家邦. 中医学［M］. 7版. 北京：人民卫生出版社，2008.

［4］ 陈文彬，潘祥林. 诊断学［M］. 7版. 北京：人民卫生出版社，2008.

［5］ 陆在英，钟南山. 内科学［M］. 7版. 北京：人民卫生出版社，2010.

［6］ 王颖. 老年病的中西医护理［M］. 兰州：甘肃科学技术出版社，2011.

［7］ 张娇，周秀娟. 呼吸系统疾病临床护理［M］. 兰州：甘肃科学技术出版社，2012.

［8］ 林琳，张忠德. 呼吸科专病中医临床诊治［M］. 3版. 北京：人民卫生出版社，2013.

［9］ 王辰，高占成. 内科学呼吸与危重症医学分册［M］. 北京：人民卫生出版社，2016.

［10］ 陈佩仪. 中医护理学基础［M］. 2版. 北京：人民卫生出版社，2017.

［11］ 徐桂花，张先庚. 中医临床护理学［M］. 2版. 北京：人民卫生出版社，2020.

［12］ 尤黎明，吴瑛. 内科护理学［M］. 6版. 北京：人民卫生出版社，2020.

［13］ 郭光英，王友玲. 护理人员的职业危险因素与自我防护［J］. 中国实用医药，2010，5（29）：275-276.

［14］ 李六亿，巩玉秀，张流波，等. 传播疾病医院感染预防与控制规范 WS/T511-2016［J］. 中国感染控制杂志，2017，16（5）：490-492.

［15］ 倪小平，武迎宏，陆群，等. 医疗机构环境表面清洁与消毒管理规范 WS/T512-2016［J］. 中国感染控制杂志，2017，16（4）：388-392.

［16］ 宗志勇，尹维佳，乔甫，等. 医疗机构门急诊医院感染管理规范 WS/T591-2018［J］. 中国感染控制杂志，2018，17（9）：848-852.

［17］ 侯铁英，李六亿，钟振锋，等. 医院感染暴发控制指南 WS/T524-2016［J］. 中国感染控制杂志，2016，15（12）：984-988.

[18] 梁建生，邓敏，沈瑾，等．医院医用织物洗涤消毒技术规范 WS/T508-2016[J]．中国感染控制杂志，2017，16(7)：687-692.

[19] 中华护理学会护理管理专业委员会．针刺伤防护的护理专家共识[J]．中华护理杂志，2018，53(12)：1434-1437.

[20] 孙建，徐华，顾安曼，等．中国医务人员职业暴露与防护工作的调查分析[J]．中国感染控制杂志，2016，15(9)：681-685.

[21] 国家卫生健康委．关于加强疫情间医用防护用品管理工作的通知：国卫办医函〔2020〕98 号[EB/OL]．（2020-02-03）[2020-02-23]．http://www.gov.cn/zhengce/zhengku/2020-02/04/content_5474521.htm.

[22] 李春辉，黄勋，蔡虻，等．新冠肺炎疫情期间医疗机构不同区域工作岗位个人防护专家共识[J]．中国感染控制杂志，2020，19(3)：199-213．DOI：10.12138/j.issn.1671-9638.20206155.

[23] 国家卫生健康委办公厅．关于印发医疗机构内新型冠状病毒感染预防与控制技术指南(第一版)的通知：国卫办医函〔2020〕65 号[EB/OL]．（2020-01-22）[2020-02-25]．http://www.gov.cn/zhengce/zhengceku/2020-01/23/content_5471857.htm.

[24] 国家卫生健康委员会．关于印发新型冠状病毒肺炎防控方案(第五版)的通知：国卫办疾控函〔2020〕156 号[EB/OL]．（2020-02-21）[2020-02-25]．http://www.nhc.gov.cn/jkj/s3577/202002/a5d6f7b8c48c451c87dba14889b30147.shtml.

[25] 中华人民共和国卫生部．医院隔离技术规范：WS/T311-2009[S]．北京，2009.

[26] 中华人民共和国国家卫生和计划生育委员会．经空气传播疾病医院感染预防与控制规范：WS/T511-2016[J]．中国感染控制杂志，2017，6(5)：490-492.

[27] 中华人民共和国卫生部医政司．甲型 H1N1 流感医院感染控制技术指南(试行)[J]．中国感染控制杂志，2009，8(3)：220-224.

[28] 中华人民共和国卫生部．血源性病原体职业接触防护导则[S]．北京，2009.

[29] 国家药品监督管理局．一次性使用医用防护鞋套：YY/T1633-2019T[S]．北京，2019.

[30] 国家药品监督管理局．一次性使用医用防护帽：YY/T1642-2019T[S]．北京，2019.

[31] 中华医学会呼吸病学分会肺栓塞与肺血管病学组，中国医师协会呼吸医师分会肺栓塞与肺血管病工作委员会，全国肺栓塞与肺血管病防治协作组．肺血栓栓塞症诊治与预防指南[J]．中华医学杂志，2018，98(14)：1060-1087.

[32] 中华医学会呼吸病学分会肺癌学组，中国肺癌防治联盟专家组．肺结节诊治中国专家共识(2018 年版)[J]．中华结核和呼吸杂志，2018，41(10)：763-770.

[33] 中华医学会呼吸病学分会介入呼吸病学学组，中国医师协会呼吸医师分会介入呼吸病学工作委员会. 经支气管冷冻活检技术临床应用专家共识[J]. 中华结核和呼吸杂志，2019，42（6）：405-411.

[34] 陈志斌，兰岚. 鼾症中医诊疗专家共识意见[J]. 中国中医药信息杂志，2019，26（1）：1-5.

[35] 陈志斌，兰岚. 气胸中医诊疗专家共识[J]. 中国中医急症，2019，28（2）：189-203.

[36] 中华医学会呼吸病学分会哮喘学组. 支气管哮喘患者自我管理中国专家共识[J]. 中华结核和呼吸杂志，2018，41（3）：171-177.

[37] 中国康复医学会重症康复专业委员会呼吸重症康复学组，中国老年保健医学研究会老龄健康服务与标准化分会，《中国老年保健医学》杂志编辑委员会，等. 中国呼吸重症康复治疗技术专家共识[J]. 中国老年保健医学杂志，2018，16(5)：3-10.

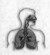